段富津教授简介

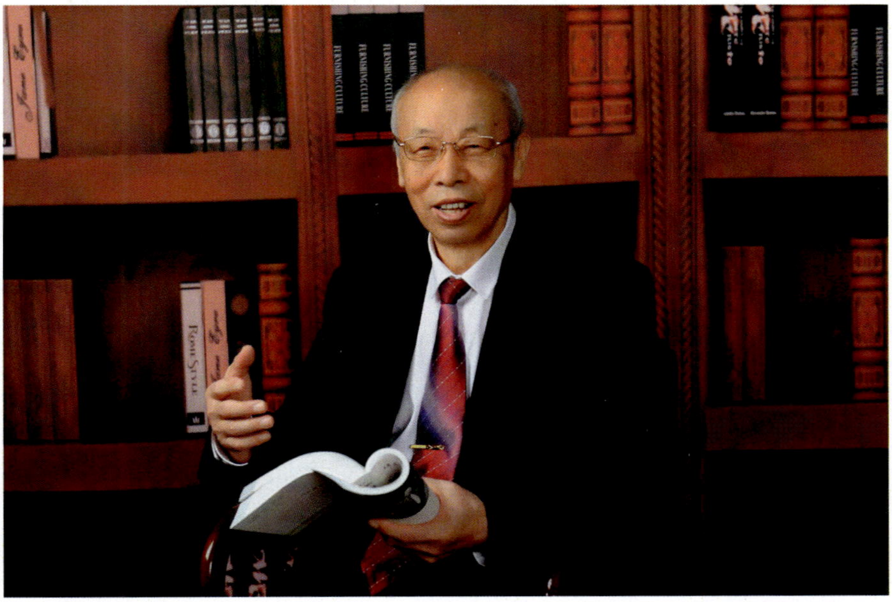

段富津，男，1930年生，吉林怀德人，中共党员，教授，博士生导师，博士后合作导师。行医64年，从教57载。

第二届国医大师，首届国家级教学名师，全国优秀教师，全国师德先进个人，第二、三、四、五批全国老中医药专家学术经验继承指导老师，黑龙江省首届名老中医。获首届中华中医药学会中医药传承特别贡献奖、中华中医药学会成就奖、中华中医药学会终身理事，享受国务院政府特殊津贴。国家重点学科方剂学学科奠基人，国家中医药管理局及黑龙江省重点学科带头人，中华中医药学会方剂学分会顾问，黑龙江省教育系统优秀共产党员。曾任国家重点学科方剂学学科带头人，第二、三届国家药品审评委员，国家中医药类规划教材编委会委员、《方剂学》主编，中国中医药学会方剂学专业委员会常务副主任委员，黑龙江省学位委员会学科评议组成员。

中医理论娴熟，医术精湛，精于辨证论治，善用经方。临床治愈无数疑难杂证，擅长治疗胸痹心痛。对心力衰竭、肾功不全、糖尿病、肺心病、肺纤维化、感染性疾病、过敏性疾病、脊髓空洞症、风湿病等疗效显著。医德高尚，淡泊名利，“医乃仁术"是他的口头禅。十分关心体贴病人，处方用药一般是十味左右，药简效高。他不但治病更治心，耐心指导患者在情志、生活、饮食等方面进行调养。

衷于辨证论治，特别注重正气，认为正气是维持生命的原动力。正气不仅能御邪，而且能祛邪，也能促进康复，尤其强调"正气运药"，药物治病要依赖正气的运化而发挥功效。遣药组方，十分强调配伍，配伍的核心是君臣佐使，君臣佐使的核心是药力的大小，药力的大小决定于药量。他首次明确提出"药量是标识药力的"，并首创药力判定公式：药力＝药性＋用量＋配伍＋用法。这种"唯药力论"思想强化了处方的严谨性。

学识渊博，授课深入浅出，生动形象，经典名言出口成诵，临床经验信手拈来。以逻辑推理教学法为主，结合多连博贯、博约相应、教学相资、温故知新和知行统一教学法，使抽象问题形象化、分散问题系统化、理论问题实际化、复杂问题条理化、枯燥问题趣味化，该教学法获国家级教学成果一等奖，并被评为首届国家级教学名师。

已培养百余名研究生，其中有我国第一位中医学博士后、国家级重点学科带头人、国家级教学名师、全国优秀教师、全国先进工作者等。他所领导的方剂学学科被评为"国家级重点学科"、"国家级教学团队"、"全国教育系统先进集体"、"黑龙江省级领军人才梯队"、"黑龙江省研究生优秀导师团队"、"黑龙江省科技创新团队"。

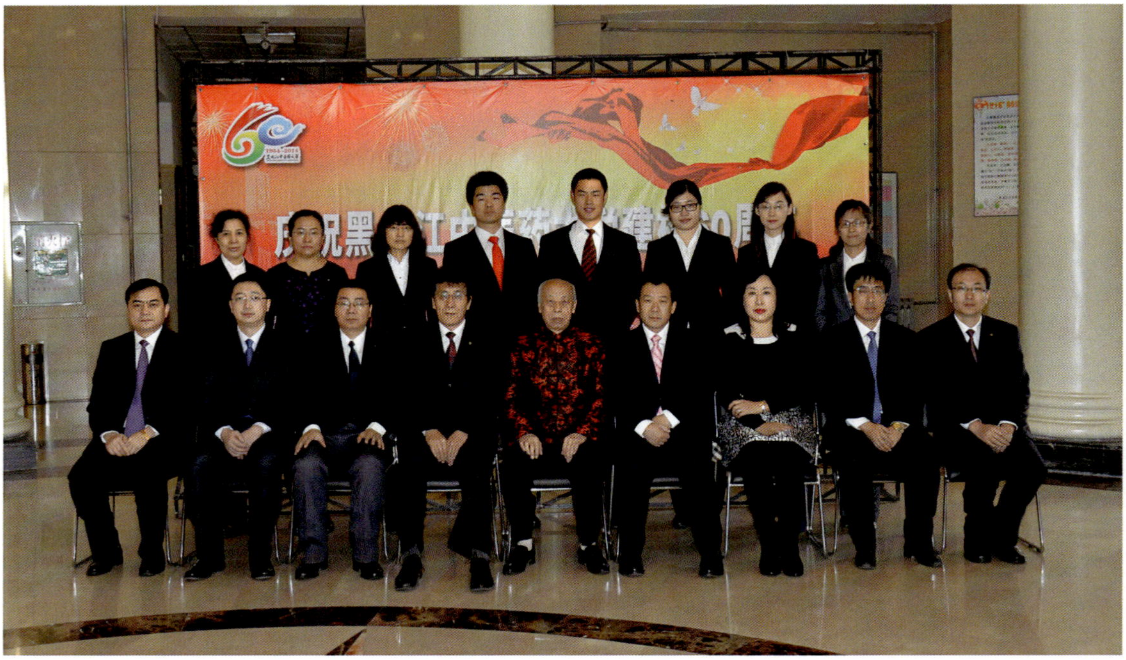

国家出版基金项目
NATIONAL PUBLICATION FOUNDATION

“十二五”国家重点图书出版规划项目

国医大师临床研究

中华中医药学会 组织编写

段富津方剂学讲课实录

【第2版】

段富津 主编

科学出版社
北京

内 容 简 介

段富津教授，第二届“国医大师”，首届国家级教学名师，全国老中医药专家学术经验继承指导老师。自1961年至今先后主编、主审、参编全国各类方剂学教材；从医六十余载，善治内科疑难杂病。本书是依据段富津教授为中医专业七年制学生讲课课堂录音整理而成，贯穿着段富津教授积累多年教学经验所总结的“多维博约，因方施教”的方剂学教学模式。

本书分两部分，上篇总论讲述方剂的起源与发展、治法、分类、组成与变化、剂型、煎服法等方剂学基本理论与基础知识，下篇分十八章讲解了二百余首常用方剂。

本书第1版于2013年出版后得到广大读者的好评，第2版在第1版的基础上，对各类方剂功效主治进一步凝练与总结，并做了横向对比，以求精益求精。本书适合高等中医药院校本科学生学习方剂学使用，也可作为授课补充资料，供中医教学、临床、科研工作者参考阅读。

图书在版编目(CIP)数据

段富津方剂学讲课实录／段富津主编．—2版．—北京：科学出版社，2015.3
(国医大师临床研究)
国家出版基金项目·“十二五”国家重点图书出版规划项目
ISBN 978-7-03-043843-0

Ⅰ.段…　Ⅱ.段…　Ⅲ.方剂学-研究　Ⅳ.R289

中国版本图书馆CIP数据核字(2015)第054510号

责任编辑：丁　毅　曹丽英／责任校对：张凤琴
责任印制：赵　博／封面设计：黄华斌　陈　敬

科学出版社 出版
北京东黄城根北街16号
邮政编码：100717
http://www.sciencep.com
北京建宏印刷有限公司印刷
科学出版社发行　各地新华书店经销
*
2013年7月第　一　版　开本：787×1092　1/16
2015年3月第　二　版　印张：18 1/2　插页：1
2024年7月第八次印刷　字数：429 000

定价：118.00元

(如有印装质量问题，我社负责调换)

《国医大师临床研究》丛书编辑委员会

《段富津方剂学讲课实录》第 2 版编委会

主　编　段富津

副主编　陈宝忠　胡晓阳

编　委　(以姓氏笔画为序)

孔　菲　朴圣爱　毕珺辉　陈宝忠

赵雪莹　胡晓阳　段富津　姜元辉

唐明哲　梁　雪

《国医大师临床研究》丛书序

2009年6月19日，人力资源和社会保障部、卫生部和国家中医药管理局在京联合举办了首届"国医大师"表彰暨座谈会。30位从事中医临床工作(包括民族医药)的老专家获得了"国医大师"荣誉称号。这是新中国成立以来，中国政府部门第一次在全国范围内评选国家级中医大师。国医大师是我国中医药事业发展宝贵的智力资源和知识财富，在中医药的继承创新中发挥着不可替代的重要作用。将他们的学术思想、临床经验、医德医风传承下来，并不断加以发展创新，发扬光大，是继承发展中医药学，培养造就高层次中医药人才，提升中医药软实力与核心竞争力的重要途径。

为了弘扬中华民族文化，广泛传播和充分利用中医药文化资源，满足中医药人才队伍建设的需要；进一步完善中医药传承制度，将国医大师的学术思想、经验、技能更好地发扬光大。科学出版社精心组织策划了"国医大师临床研究"丛书的选题项目，这个选题首先被新闻出版总署批准为"十二五"国家重点图书出版规划项目，后经科学出版社遴选后申报国家出版基金项目，并在2012年获得了基金的支持。这是国家重视中医药事业发展的重要体现，同时也为中医药学术传承提供良好契机。国家出版基金是国家重大常设基金，是继国家自然科学基金、国家社会科学基金之后的第三大基金，旨在资助"突出体现国家意志，着力打造传世精品"的重大出版工程，在"弘扬中华文化，建设中华民族共有精神家园"方面与中医药事业有着本质和天然的相通性。国家出版基金设立六年来，对中医药事业给予了持续的关注和支持。

作为我国成立最早、规模最大的中医药学术团体，中华中医药学会长期以来为弘扬优秀民族医药文化、促进中医药科学技术的繁荣、发展、普及推广发挥了重要作用。本丛书编辑出版工作得到了中华中医药学会大力支持。国家卫生和计划生育委员会副主任、国家中医药管理局局长、中华中医药学会会长王国强亲自出任丛书主编。

作为中国最大的综合性科技出版机构，60年来科学出版社为中国科技优秀成果的传播发挥了重要作用。科学出版社为本丛书的策划立项、稿件组织、编辑出版倾注了大量心血，为丛书高水平出版起到重要保障作用。

本丛书同时还得到了各位国医大师及国医大师传承工作室和所在单位的大力支持，并得到各位中医药界院士的支持。在此，一并表示感谢！

本丛书从重要论著、临床经验等方面对国医大师临床经验发掘整理，涵盖了中医原创思维与个性诊疗经验两个方面。并专设《国医大师临床研究概览》分册，总括国医大师临床研究成果，从成才之路、治学方法、学术思想、技术经验、科研成果、学术传承等方面疏理国医大师临床经验和传承研究情况。这既是对国医大师临床研究成果的概览，又是研究国医大师临床经验的文献通鉴，具有永久的收藏和使用价值。

文以载道，以道育人。丛书将带您走进“国医大师”的学术殿堂，领略他们深邃的理论造诣，卓越的学术成就，精湛的临床经验；丛书愿带您开启中医药文化传承创新的智慧之门。

《国医大师临床研究》丛书编辑委员会

2013 年 5 月

第 2 版前言

本书是依据课堂录音整理而成的。2007 年我为中医专业七年制学生讲课，教研室的年轻教师和在读的博士研究生们随班听课，他们进行了录像和录音，继而做了一番简单的修饰和删改，写成了这本书稿。由于是课堂实录，所以语句难免有些重复，甚至有些倒装句，而且有不少是口语，或者夹杂着一些方言和口头语。本书第 2 版在第 1 版的基础上，对各类方剂功效主治进一步凝练与总结，并做了横向对比。以求全书结构严谨、内容丰富。

中医专业本科(包括七年制)方剂学的教学目的是引导学生掌握组方原理和配伍规律，培养分析运用方剂以及临证组方的能力。因此，方剂学讲课重点要着重阐述方剂的配伍关系，君臣佐使的配伍意义和配伍变化，继而明确方剂的功用与主治。对于主治证病因病机的阐析尽量简明扼要，以基本满足方义分析、体现辨证论治为原则。

讲课是一门学问，亦是一门艺术，既要阐明理论，又要讲出趣味。教师的表述很重要，不仅语言要流畅、清晰，声音抑扬顿挫，而且要有适宜的教态和情感，同时要配合一定的板书和图表，即或利用多媒体课件，仍然需要有相应的板书，对重点内容、重要词语，特别是一些示意图，写画在黑板上，会加深学生的印象，更具形象性、直观性。我曾对方剂学教学方法发表过几篇文章，叙述我的点滴体会和做法，主要是以逻辑推理教学法为主，从每首方剂的主治病证入手，分析其病因病机、治则治法，论述组方原理、配伍意义；或者从方剂组成入手，剖析君臣佐使、配伍关系，推导功用、主治及病证表现。通过从证到方或从方到证的反复推理，非但巩固学生已有的基础知识，而且培养学生分析方剂的方法和临证组方能力，以及运用方剂的本领。结合多连博贯教学法、博约相应教学法、知行统一教学法等，尽量使抽象问题形象化、分散问题系统化、理论问题实际化、复杂问题条理化、枯燥问题趣味化。令方剂学教学形象、直观、生动、具体、实际、有趣，有理有据，有声有色，调动学生的学习积极性，强化知识输入效果，圆满完成方剂学的教学任务，充分实现教学大纲的目的要求。

本书绪言由段富津编写；方剂的起源与发展、方剂的分类、安神剂、消食剂，共 2 万余字，由唐明哲编写；方剂与治法、解表剂、清热剂、开窍剂、治燥剂、祛痰剂，共 10 万余字，由赵雪莹编写；温里剂、理气剂，共 5 万余字，由朴圣爱编写；方剂的组成与变化、方剂的煎服法、祛湿剂，共 5 万余字，由梁雪编写；剂型由陈宝忠、胡晓阳、姜元辉编写；泻下剂、和解剂、补益剂、治风剂、驱虫剂，共 10 万余字，由毕珺辉编写；固涩剂、理血剂、涌吐剂，共 5 万余字，由孔菲编写。

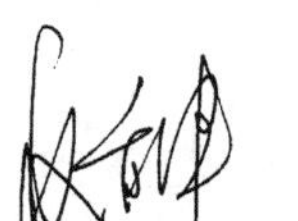

2015 年 1 月于黑龙江中医药大学

第2版前言

目　录

上篇　总　论

下篇　各　论

绪　言

方剂学这门课大概要讲90学时，主要是讲方，大约是200首，方剂学学习起来，你会觉得非常有趣。一方面是我讲，另一方面是你们自学，个人有个人的学习方法，怎么能把它学习好，还得靠大家自己去领悟。

首先，我们先来讲述方剂学的绪言。绪言里要讲五个问题：第一个问题就是方剂学的概念，就是什么是方剂学？第二个问题是讲方剂学的重要性，为什么要学习方剂学？第三个问题是讲方剂学的性质，这门课在中医学里属什么课程？居什么地位？第四个问题讲方剂学的教学目的，就是我们要达到一个什么目标。最后一个问题是讲方剂学的学习方法。

我们首先讲第一个问题——方剂学的概念，为了更好地理解它，咱们把它分解着讲。第一个讲什么是方？自古以来它就代表着药方或者处方，也叫医方。咱们现在也常说："看看病，开个方。"这个方就是药方。早在《庄子》的《逍遥游》里就有这么一段记载，说"宋人有善为不龟手之药者"，宋人这个部落的人，他们有一种最好的药，就是使人不裂手，能保护皮肤不让手冻裂。因为宋人世世都以洴澼纩为业，就是漂洗丝棉，纩就是丝棉，洴澼就是漂洗的意思，就是他们以洗丝棉为职业。洗丝棉他们就不免经常接触水，特别是冷天，冷天常沾水、沾湿的人，他的手就容易裂，一裂就是很深的口子，这手就不敢接触东西。宋人整天做这个洴澼纩，他就容易裂手。他们这种药被一位游客知道了，"客闻之"，就是游客知道了，就来买他们的药方。"请买其方以百金"，就是想买这个方，花多少钱呢？"百金"。这个百金什么概念呢？宋人世世以洴澼纩为业，得到的也不过数金。这一张方子就给他们百金，这个数目相当大了，够他们生活几十年了。后来宋人就商量这事情，大家看这么多金，就把方子卖给他了。游客得了这个方之后，就去游说吴王，吴国的国王很高兴，吴国得到这个方后，做成药，恰巧到了冬天就和越国战争，冬天打水战，越国兵将手足皲裂，结果是越国大败，吴国大胜。那个时候就讲方，药方。从这件事情看，中国古代就非常重视科学技术，这是方的一个意思。那么方的第二个意思，方有规矩的意思。大家都知道"不以规矩，不能成方圆"，这个方也代表规矩，也代表着一种法度。这两个合起来说，方是把药按着一定规矩，按着一定的原则把它组合起来。这个药方不是随便拿药就成方的，它是有原则的，有法度的。

"剂"字，当调和、调配来解释，古来也把这个"剂"字和"齐"字通用。这个"剂"就是把几味药调配得整齐，不是七拼八凑，是非常整齐的一个队伍，这个大概就是方剂的意思。"方剂"这个词最早见于《梁书·陆襄传》，有这么一段记载："襄母卒病心痛，医方须三升粟浆"，粟浆就是用米做成饭而后发酵作浆，相当于现在的"酸浆"，有健胃、消食作用。襄母得这个心痛，古来这个心痛包括胃脘痛，咱们现在把胃脘这地方也叫"心口"，吃完饭后说哪不舒服了，说心口，实际上就是胃，这个人病的是胃脘痛。医生处方须三升粟浆，一般家庭不预备这个，正好"忽有老人诣门货浆，量如方剂"。按着方剂的量，就是量三升，这就是"方剂"的最早记载。

那么什么是方剂学，加个"学"字就有研究的意思了。方剂学研究什么呢？就是研究方剂应该怎么配伍，应该用哪些药，哪个药应该用多少，怎么把这些药调配整齐，怎么用，治什么病，这个就是方剂学要研究的任务。那么具体点说，方剂学就是研究方剂的组方原理、配伍规律和临床运用的一门学科。学一首方，首先要讲清它的组方原理，就是这首方为什么要用这些药，药和药之间是什么关系？它们的配伍意义是什么？学习的时候要经常想这些问题。麻黄汤为什么要用麻黄，而且麻黄必须用到三两，把这个原理弄懂。用麻黄为什么还要用桂枝，桂枝和麻黄是什么关系，这是组方原理。紧接着就要讲它的配伍规律，这个麻黄和桂枝为什么要配在一起，它们配伍在一起起什么变化，达到什么作用，这个就是找规律。麻黄和杏仁配伍发生什么变化，什么关系；麻黄和石膏配伍发生什么变化，什么关系，就是讲它们的配伍规律。那么掌握这些理论之后，归根结底是为了临床怎么运用。咱们学方，主要还是为了运用，还是用方去治病，学会临床上怎么用这个方。原理掌握了，配伍规律基本清楚了，然后怎么用这个方，用它治什么病，这是应该学会的。

下面讲第二个问题，方剂学的地位，也就是方剂学的重要性。方剂学是中医学理、法、方、药的重要组成部分。理、法、方、药就是辨证施治的全过程。辨证施治是中医的精髓，中医的最大特点就是辨证施治，这个和西医不一样，西医讲辨病，要是病不清楚就没有办法治疗，中医的证要是不清楚也就没有办法治疗，咱们讲的是辨证。辨证施治的过程就是理、法、方、药四个步骤。理，就是用中医的理论进行辨证，这里我特别强调是中医理论，学中医就按中医理论去研究，不要和西医去对号，这个要注意。中西医是两种不同的理论体系，中医就说中医话，就用中医理论去说理、去研究。辨证就是辨别这个疾病当前的病位，什么位置，是心病、肺病、脾病，还是肾病，还是某经络病，还是卫气营血，就是这个病位要清楚。再一个就是病性要清楚，就是病的寒热、虚实、表里、阴阳，这个必须清楚。第三个就是辨病情，一样的病位，一样的病性，病情不一样，就有轻重缓急之分。咱们讲急则治其标，缓则治其本，所以要分清病情，也叫病势。再一个就是分清它的病因和病机，这个病是什么原因引起的，当前这个病的病机是什么，这些就是中医的整体观。这和西医不一样，西医大部分是局限性的，西医讲的是具体事物，咱们中医讲的大多是抽象概念。西医好多是实验性的，在实验室就可以做的，中医大多是实践性的，要通过临床具体的病证、具体的治疗，才能总结出经验来，在实验室不容易弄出中医的结果，所以中医是实践性的。咱们常说“久读王叔和，不如临证多”。你看了很多书，你不临证可能最后你还是一张白纸。因此，提倡中医要早临床、多临床，通过实践去体会、去琢磨，这就说明学习中医难度系数很大。咱们常说中医大多是看不见、摸不着，大多数是抽象的，这就要求学习中医要有悟性，要自己去体会，通过实践去体会，才能学得好一点，不一定能达到精，所以学习中医要踏踏实实地按中医理论去学，一步一个脚印地去学，身临其境地去学，总得有点临床经验，这样将来才能成为一个不错的医生。明白这些以后，千万别说冠心病或者糖尿病、肝炎用什么方治，这中医可绝对开不出方来，因为它必须辨证。都是乙型肝炎，个人有个人的病情，都是感冒，个人有个人的特点，男的女的不一样，大人小孩不一样，南方北方不一样。同样是感冒，在广州开的方来黑龙江不一定好用，这就是地域性的不同，季节性的不同，时间的不同，性别的不同，好多因素中医都须辨证地看，所以学中医是非常需要动脑筋的，要灵活，要因时因地因人而异。理，是很重要的，辨证是为了治疗，在辨证清楚的基础上才能提出治法。法，就是治法，明确了治法之后才能进行处方。这个病的治法是发汗散风寒，这方的功用就必须是发汗散风寒，如果是风热感冒，就应该辛凉解表，是风寒感冒就应该辛温解表，所以方剂是在明确治法的基础上进行组方的，就是根据治法的要求来组方，这就是法和方。最后一个字是药，药就是为方所准备的，方就是遣药组方。辨证、治法是方的理论基础，药是方的物质基础。这个大概就是理、法、方、药四个环节，这四个环节可以把它们分为两部分，一个是辨证，一个是处方。一个好的中医主要抓住这么两点，会不会辨证，辨证清不清楚，准不准确，这是前提。再一点就是医生处方的好坏。辨证清楚，处方准确，你的疗效就会非常好，这两者哪个有所偏，肯定疗效不好。辨证再好，处方不好，那不等于枉费心机？你说处方好，但不对证，那叫什么处方好？把方剂学好，辨证清楚，你就能成为一个高明的医生。咱们处方的好与坏直接关系到疾病的转归,用好了当然就会取得很好的疗效,用不好就会出现很多坏病,直接关系到这个病人的生和死。这里方剂是很重要的,应该把它学好。这就是方剂学的重要性。

第三个问题就是方剂学的性质。方剂学这门课是中医药各专业的必修课,因为咱们中医药的各个专业都是为医疗服务的,医疗的主要手段还是用药,尽管有些非药物疗法,你要不会方,恐怕还不是好医生。尽管针灸能治疗许多病,但大多数疾病还是靠药,所以这门课是各专业的必修课,它也是重要的基础课,也是骨干课。另外,方剂学也是桥梁课,因为方剂学涉及中医基础理论、中医诊断学,还有中药学,同时也涉及到临床各科,内、外、妇、儿,所以方剂学也是从基础到临床的一个桥梁。如果你把方剂学学好,将来你学临床课也会非常轻松,所以我们这门课,请大家注意,努力学习好。这是方剂学的性质。

下面讲方剂学的教学目的和要求,目的就是要"达到一个掌握,培养两个能力"。一个掌握就是掌握它的组方原理和配伍规律,学每首方都要掌握这个。那么培养两个能力就是分析方剂的能力和临证组方能力。学会分析方,就具备了临证组方的理论基础。临证组方能力,就是到临床上看完病之后,自己会处方。这个说是说,只能说是达到初步的,要达到熟练处方能力,还需要多年的临床磨练。

下面讲学习方剂学的要求,我们要讲 200 首方,把这 200 首方按着它的重要性分为三级。一级方我们叫做掌握的,咱们要讲 100 首,掌握就是全面掌握,所谓全面掌握就是从它的组成,这个方它有什么药,甚至是哪味药用多少量,每个药在方中的地位,配伍意义,方的功用,主治什么病,这个病有什么症状都要掌握,有的方还要掌握它的用法。这是第一级方,也叫一类方。二级方我们叫做理解的,或者叫做熟悉,大约要讲 50 首。主要掌握它的组成、功用,再掌握主要的配伍意义。一级方的方解(配伍意义)都得掌握,二级方的方解不用全面掌握,主要的配伍关系掌握了就可以。三级方也要讲 50 首左右,主要掌握主要药都有什么,不用全面掌握,然后它主治证是什么,具体症状大概了解一下,三级方也有一些方是常用的。我们一共讲方 200 首,这个就是我们的教学目的和要求。

最后一个就是学习方法。通过上面的讲述,大家会有一个明确的想法,就是得有中药学知识。因为方是由药物组成的,药是方剂的物质基础,有了物质基础它才有功效,不同的配伍、不同的物质组成的方剂就产生了不同的功效。如果中药知识不够扎实,请课余时间再看看。药物各有特性,但是经过配伍之后会有诸多变化,我们要掌握它的配伍变化,它的配伍规律,这是第一条。第二条就是具备熟练的中医基础理论知识和中医诊断学知识。因为方剂的前提是辨证,那么辨证靠什么呢?就是靠中医理论和中医诊断,靠脏腑的生理病理知识,要有熟练的中医基础理论知识。有了这两个基础,下面就是方剂的事了。要掌握组方原理和配伍变化,组成是基础,每首方由多少药物组成这是主要的。这一点怎么办?一定是要背诵方歌。不要想别的窍门,你下点功夫把方歌背下来,这是我们学习方剂的基本功,也是中医的基本功。一个好的中医不会几百首方是说不过去的,至少要四五百首方剂,这是一辈子的事,一生的事。这一条一定要背,现在说是理解的背,不理解也得背,你就背诵吧。书读百遍其义自现,为了治病救人,一定要背诵方歌。掌握了方剂的组成,然后分析它的组成原理,理解君臣佐使的配伍意义,经过推理就会知道它的功用,知道方剂的功用,就大概知道它主治什么病证了,学习起来会很有趣味。最后要学会鉴别,把组成相近似的,功用相近似的,主治相近似的,放在一起比较。这些方为什么差一味药就有变化,用量差那么一点就有那么大的变化,这是什么原理?一比较就会很清楚,认识的更深刻。

(段富津　编写)

上篇

总　论

第一章　方剂的起源与发展

下面开始讲总论，总论第一章是方剂的起源与发展。这里概括地说一说方剂的历史沿革和它的发展概况。有些作为常识去了解，另外，这里有很多是考试的考点，所以需要大家适当地记忆。

首先讲方剂的起源。方剂的起源很早，从祖先在寻找食物当中，发现了吃到某些东西有药的作用、有医疗作用，所以就逐渐把它当作药，这叫药食同源。药食同源也是医食同源，发现药了，有医疗作用了，那就算医了。随着时间的延续，经验的积累，就逐渐发现两味药配合在一起比单味药治疗效果好，那么这个时候就开始形成方剂。只要是两味药配合在一起，这就是方剂了。

据现有文献看，最早记载方剂的医书应该是《五十二病方》。《五十二病方》是 1973 年在马王堆汉墓挖掘出来的，这本书是个残卷，但大部分还是保存完整的，是一种帛书，用帛抄写的。根据它的内容推断，大概这本书是公元前三四世纪的一个手抄本。这本书由于是个残卷，看不到它的书名，马王堆帛书小组根据这本书在目录后边有“凡五十二”这个字样，而且全书共设有五十二个题目，每一题目下面都列了一系列治疗这个病的方。所以，帛书小组整理完之后，就把这本书命名为《五十二病方》。这本书现存的一共记载方剂 283 首，从内容上看这本书比较粗糙，有方无名，有些病名后世也没有，有些药名后世也没见到。那么从整体上看，这本书是个方剂的雏形，是记载方剂的专书。我国现存的最早方书就是《五十二病方》。

下面就是《黄帝内经》。《黄帝内经》这本书大约成书于战国时期，或者再稍微晚一点。《黄帝内经》是中医的经典著作，它包括整个中医学的脏腑经络、生理病理、病因病机、治则，甚至包括一些方药。这是中医的经典著作，咱们现在一说话，一引经据典，引到《内经》，这就是经典了。从方剂学来说，它有组方原则，就是君臣佐使，君臣佐使最早记载的就是《黄帝内经》。另外还有组方体例，如：君一臣二，君一臣三佐五，君二臣四，那个时候它对组方体例上就有个要求。《黄帝内经》里还有好多治法，如“寒者热之，热者寒之”、“虚则补之，实则泻之”、“其高者，因而越之”、“其有邪者，渍形以为汗”、“其下者，引而竭之”、“损者益之”、“逸者行之”、“惊者平之”，这个好多好多，都给方剂学奠定了理论基础。所以，《黄帝内经》这本书是中医的经典著作，也是方剂学的理论基础。因为《黄帝内经》不是方剂专书，所以这本书只有 13 首方，方剂虽然不多，但剂型不少，13 首方就有 6 种剂型，包括汤剂、丸剂、散剂、膏剂、酒剂、丹剂。

到了汉代，最著名的就是张仲景的《伤寒杂病论》。《伤寒杂病论》这本书大约成书于公元 205 年，有人说 206 年。这本书后来散失了，经过晋・王叔和的整理，把它分为两本书，一本书就是《伤寒论》，另一本就是《金匮要略》。《伤寒论》讲的主要是治疗外感病，而且那个时候主要就是外感风寒。《金匮要略》主要是治疗内科病，包括一部分妇科，也包括一部分外科，主要是内科杂证。这本书把病、证、脉、治紧密联系在一起，既讲病因病机，又讲病理、病位、病性，而且有治法，有方、有药，是理、法、方、药比较齐全的，是历史上首次把理、法、方、药融为一体的一本书。《伤寒杂病论》中的方剂大部分都是组方严谨、用药精当、疗效卓著，所以现在好多方还在临床广泛应用。书中的方组方理论特别深刻，特别有规律性，用药特别精当，绝大多数是几味药成方。所以咱们把张仲景称为“医圣”，把他的书称为“医方之祖”，他的方都称作“经方”，“经方”以后的方子都叫“时方”。这些方都是来之不易的，我们现在学起来很简单，这些方都是经过临床实践，用多少生命换来的。开始对这些病不会治，死了多少人，后来又治活了多少人，才总结出这些方。张仲景在《伤寒论》序里讲这么一段话，他说：“余宗族素多”，我们老张家宗族人口很多。“向余二百”，二百多口人。“建安纪年以来，犹未十稔”，从建安元年，到他写书的时候，还不到十年。“其死亡者，三分有二，伤寒十居其七”。算一算，二百多口人不到十年死了三分之二，得死一百三十多口人，这一百三十多口人里面得伤寒死的十居其七，是不是将近一百人。在这种情况下，张仲景“感往昔之沦丧，伤横夭之莫救，乃勤求古训，博采众方，撰用《素问》、《九卷》、《八十一难》、《阴阳大论》、《胎胪药录》”，著成《伤寒杂病论》。容易吗？所以我们学张仲景的方子说它好，确实好，这好可是来之不易的。这些方组织严谨，行之有效，屡用不衰，所以我们要好好学习，不要有三心二意。古人的方子，两千多年了，我们还学它，学它正经有用呢，这一点要清楚，要好好学。《伤寒论》这本书一共载方 113 首，叫 397 法、113 方。《金匮要略》载方一共是 262 首，这两本书合在一起是 314 首方。这 314 首知道怎么回事了吗？有重复的，因为这两本书原来是一本书，后经王叔和整理分为两本书，所以其中有很多重复的，合在一起是 314 首。这就是汉代张仲景的书，也是中医学的经典医籍。

到了晋代，葛洪是一位炼丹家，也是个医学家。它收集整理了很多单方、验方，价廉、易得，而且疗效好。它收集的这些单方、验方，一般都是一味、两味药的，著成了一本书叫作《肘后备急方》。“肘后”，肘以后是什么啊？是衣兜？还是挎包？“肘后”随身携带，随时可取，“备急”就是准备急用。这本书一共收集了 2000 多首方，最初不到 100 方，后来经历代整理，特别是到了金代，杨用道摘录《证类本草》中的单方增入本书，使方剂数目增加到 2000 多首。现在咱们看见的《肘后方》是 2000 多首，都是很简单的方，这个大家也应该了解一下。

到了唐代，唐代最著名的医家就是孙思邈，著有一本《备急千金要方》，成书于公元 652 年。大家都知道孙思邈，现在称为“药王”，或叫“药王爷”。孙思邈的贡献是很大的，它搜集了唐以前能搜集到的资料，加上他本人的医疗经验，写成了《备急千金要方》。这本书大约载方 5300 多首。他讲“人命至重，有贵千金”。当医生是治病救人的，人命特别贵重，“有贵千金”，就说千金，刚才说百金买个方，千金也买不了一条人命，“人命至重，有贵千金”。“一方济之，德逾于此”，一个方把病治好了，你这个医德比千金还重。所以孙思邈不仅是医术高超，医德也非常高尚。你们看咱们学校有个大医之路，大医之路就是按孙思邈的思想修成的。孙思邈在《备急千金要方》中有一段叫做“大医精诚”，“大医精诚”做题目，写怎么做医生。他讲“若有疾厄来求救者，不得问其贵贱贫富，长幼妍媸”，你是年长、年幼的，你是美的、丑的；不论富贵贫贱，你是有钱的、没钱的，地位高的、低的，医生不管这些事。不论“怨亲善友”，都“一心赴救”，不分严寒酷暑，所以后世称为“药王”。咱们每年 4 月 28 日的庙会，纪念谁啊，纪念孙思邈，据说 4 月 28 日是孙思邈的生日，这是《备急千金要方》。事过 30 年之后，到了公元 682 年，他感觉到《备急千金要方》收载的这些内容还是有很多遗漏，所以又写了一本书叫《千金翼方》。“翼”就是辅助的意思，安个翅膀也行，就是作为《备急千金要方》的辅助、补充。这本书又记载方和论 2900 多首，这就是唐代孙思邈的著作，集唐以前之大成，是唐代著名的两本医书。唐代还有一本书叫《外台秘要》，作者是王焘。王焘这个人当时在国家图书馆工作，叫弘文馆，由于他在国家图书馆工作，他很重视医学，他就把这 20 年来看到的秘密枢要的方，都是秘方，枢要就是很重要的方，他都把它抄录下来。后来，不知道因为什么把他贬到郧境当个外台，郧境可能在河南境内。是不是因为窃密被贬了，有人说给他派下去了，去那作了郡守，郡守就叫外台。就他在做外台的这段时间，把抄的这些东西写成一本书，所以这本书叫作《外台秘要》。这本书大约成书是公元752年，记载方剂一共是6000多首。它的价值，一是它保存了唐以前散失的一些医书的方剂，如《小品方》、《集验方》，那时候都佚失了，现在咱们看见的也是最近几年通过各个医书把它搜集整理出来的，肯定不是原貌。《外台秘要》就标明这个方是《小品方》的，或者是《集验方》的，而且这些方大多是秘密枢要，都是很重要的，所以也是很好的，大部分都是行之有效的。

到了宋代，宋代医学比较发达，宋代国家也比较兴旺，平定了五代动乱局面，整个社会有很大的发展，医学也有很大的发展。宋代的方书很多，其中一部书叫《太平圣惠方》，成书于公元992年，是当时宋太宗号召翰林医官院各献家传经验方，整理编辑成书，共载方16 834首，是我国历史上由国家组织编写和颁布的一本方书。后来又经过100多年，到了公元1117年，宋徽宗当皇帝，他很爱医学，由他又组织编写了一部书，叫《圣济总录》。这部书记载方剂2万多首，因为又隔了100多年，又有发展，加上搜集整理的面可能又宽了。这是宋代两本记载方剂的书，载方比较多了。还有一本书是《太平惠民和剂局方》，咱们现在简称《和剂局方》，再简称就叫《局方》。这本书开始编著时是公元1085年，后来经过160多年的增补，最后成书叫《太平惠民和剂局方》，开始记载方剂只是297首，最后成书记载方剂一共是788首。这本书记载的方剂都是丸、散、膏、丹，都是成药，没有汤剂。国家药局叫惠民和剂局，是国家成立的，各地都有惠民和剂局。这本书就是国家各地药局的配本，每个药局配药时，必须按这本书去做，就相当于现在的配本。这本书是我们国家第一部由政府颁布的成药药典。另外，这本书的方，大多是政府号召"天下高手医，各得有效秘方进"，把每个名中医的秘方献给太平惠民和剂局，而且又经过太医局试验，确实认为是有效的，才写入这本书里，所以《局方》的方大部分也是行之有效的。我们现在学方剂也有不少方是《局方》的，它是"高手医"的秘方，而且还经过太医局试验才写入这本书的，那也是很谨慎的。这是咱们国家历史上第一部由政府颁布的成药药典。还有一本书是《伤寒明理论》，这个是宋代之后，金代成无己著的。《伤寒明理论》里有一本书叫《伤寒明理药方论》，这本书分析了《伤寒论》里的20首方，按照君、臣、佐、使这个组方原则系统地分析了20首方。这样一分析，使方剂学的理论大大提高了一步，咱们现在学方的方解的基础就是这本书。后来到了元代、明代、清代又有很多发展，比如赵以德的《金匮方论衍义》，罗美的《古今名医方论》，汪昂的《医方集解》，吴仪洛的《成方切用》以及张秉成的《成方便读》，这些都是方论，按照君、臣、佐、使论方，的原始都是受《伤寒明理药方论》的启发。所以《伤寒明理药方论》把方剂学的理论大大的向前推进了一步，这在方剂学的发展史上是很重要的一个转折点，它开了方论的先河。

金元时期，大家都知道金元四大家，金元四大家的出现对方剂学又有很大贡献。刘河间的寒凉派，张子和的攻下派，李东垣的补土派，朱丹溪的滋阴派，由于他们的学术特点不同，产生了很多新的方剂，对方剂的发展做出了很大贡献。

到了明代，有一部书叫《普济方》，其作者叫朱橚，他是朱元璋的第五个儿子。他也热爱医学，没继上位，整天上太医局去看书、去玩，后来就组织太医局把明代以前的书搜集起来，几乎收集全了，把这些方编成一部书叫作《普济方》。《普济方》成书于公元1406年，共载方61 739首，到了这个时候方剂就是6万多了。《普济方》是现存古籍中最大的方书。

到了清代，温病学派的崛起，又有很多新方治疗温病的。大家现在都知道银翘散、桑菊饮、清瘟败毒饮，这些都是清代的。明清之后，方剂又有很大的发展，不过这个再没有人去系统整理了。

新中国成立之后，咱们国家又多次征集了民间的单方、验方，特别是现在对中医研究的比较热，还有中西医结合又出来很多新方。南京编一本书叫作《中医方剂大辞典》，厚厚的，一共11本，收集有史以来一直到1986年，凡是能查到的医书或文献，包括杂志发表的文章，所有有名的方都搜集起来。这部书一共记载方剂96 592首，这是有名的，对于有方没有名的，就没有收载，如果加上那些没名的，现在得接近10万或超过10万首，这说明方剂是不断发展的。那么这些方怎么学？不能把10万首方一首一首的学，一辈子你也学不了10万首啊，那我们就要走捷径。捷径就是我们要学原理、学规律，掌握它主要的原理和规律，我们临证就能组方。所以《中医方剂大辞典》也是现存记载方剂最多的方书了，这部书也是很有价值的。当然现在的医风存在很多问题，有些方我看不真实或者说还很不规范，所以大家学、用的时候还要经过自己的思索，自己去研究，来谨慎地使用。这大概就是方剂的发展概况。

讲这么多，大家重点的记一记，一个是《五十二病方》，它是最早的一本方书。其次是《黄帝内经》，那是中医的经典著作，为方剂学奠定了理论基础。再就是《伤寒杂病论》，它创造性的融理、法、方、药为一体。唐代《千金方》，包括《要方》、《翼方》，注意"要"是重要的要，不是吃药的药，咱们大医之路上孙思邈塑像下写的是吃药的药，是错误的，给他们提出来，他们改了，可是越改越错。还有，王焘的《外台秘要》对研究方剂都很有意义。宋代《太平圣惠方》是第一部国家编写的方剂全书。再一个就是《和剂局方》，是国家的第一部成药药典。金代成无己的《伤寒明理药方论》，开方论之先河。明代《普济方》是古籍中最大的一部方书。最后就是《中医方剂大辞典》，是现存记载方剂最多的方书。大概有这十个主要内容，同时，把各书收载方剂的数量适当记一记。

（唐明哲　编写）

第二章　方剂与治法

这一章内容大概了解一下就可以了,上次咱们已经讲了中医的精髓就是辨证施治,辨证施治的全过程就是理、法、方、药四个步骤。首先还是要讲辨证,在辨证清楚的基础上提出治法,依据治法进行组方。比如一个外感风寒表实证,就是"麻黄汤"治的那个病,它症见恶寒、发热、头痛、身痛、无汗而喘、苔薄白、脉浮紧。根据这些症状,我们经过分析判断,这是一个风寒表实证。那么这个风寒表实证的治法,就应该发汗散风寒,同时要宣肺平喘。因为是恶寒、发热、头痛、身痛,这是表证;无汗也是表证,无汗就应该发汗,所以这个病的治疗方法应该发汗散风寒。喘,就是肺气不宣,皮毛内舍于肺,外感风寒之后,皮毛腠理闭塞,肺的宣降功能失常,所以出现喘。因而在发汗散风寒的同时,要宣肺平喘。根据这个治法,我们进行组方,组方就是选药,选什么药,它能发汗散风寒、宣肺平喘,所以就组成了麻黄汤。麻黄汤组成之后,麻黄汤起什么作用?麻黄汤的功效也必然是发汗散风寒、宣肺平喘。所以从这个意义上讲,方剂的功效就是这个病的治法,所以方剂的功效应该与这个病的治法是一致的,是同一的,必须是相同的。每一首方的功效,就是它主治病的治法,所以方剂的功效与治法是同一的,是一致的。这么说,治法是组方的依据,方剂是治法的体现。治法是组方的依据,临证组方的时候就根据治法要求,它要求我这个方一定要发汗散风寒,同时要宣肺平喘,按着这个要求进行组方用药。方剂组成之后,它的功效就体现了这个治法,这两者关系大概就是这么两句话,治法是组方的依据,方剂是治法的体现。

下面讲常用治法。治法很多,咱们上节课说《中医方剂大辞典》已经载了 9 万多首方,一首方就是一个治法,一首方它就体现一个病的治法,那你说治法具体有多少,现在起码有 9 万多、10 万多了。早在《内经》里就有很多治法,如"寒者热之、热者寒之","虚则补之、实则泻之",《伤寒论》等各个医书都有很多治法。细致说是有很多很多,千变万化的,但把它总括起来,清代医学家程钟龄著有《医学心悟》,他就把诸多治法概括为八法,他讲"论病之情,则以寒、热、虚、实、表、里、阴、阳,八字统之"。论病属于什么性质,大概用八纲就可以统率了。如果"论治病之方,则又以汗、和、下、消、吐、清、温、补八法尽之",把这些诸多治法总括起来就用八法概括就可以了。我看中医基础里"八法"也讲了,今天咱们也是概括地讲。为什么概括地讲?因为以后各论里每一章都是一个法。比如解表剂,就是汗法,那时候咱们再详细讲解表剂是怎么回事。今天先概括地说说,不作细致讲解。汗法当然就是以发汗为主的了,但是不单独是发汗,就是解表发散,用解表剂不发汗,也叫解表剂,也叫汗法。宣肺,外感风热,外感风寒,肺气不宣,出现咳嗽、喘,用宣肺的方法疏散外邪,这个也叫汗法。就是祛除外邪,通过宣肺,通过解表,通过发汗,这就叫汗法。那么汗法当然就是治疗外感的一些疾病,治疗外邪引起的表证。风寒束肺、风热束肺,出现咳嗽、喘,开始也有发热、恶寒,这个也叫表证。由于外邪的不同,风、寒、暑、湿、燥、火,外邪的不同,解表的方法也就不同。风寒的应该是辛温解表,风热的应该是辛凉解表,外感风湿的就应该是发散风湿,外感暑邪的就应该是发散祛暑,这个就是邪气不同,方法也不同。再加上人体素质不同,人体素质有寒有热、有虚有实,所以还分气虚外感、阳虚外感、阴虚外感、血虚外感,治法还应该与补气、助阳、滋阴、养血等联合起来。甚至汗法与清法配合，汗法和温法配合，汗法与清法、温法一起配合，汗法与下法配合，汗法和消法配合；甚至一个法当中有很多法一起配合使用，在这个时候以一法为主，其他那些法是配合，可能有轻有重，有多有少，这样配合起来就千变万化。所以程钟龄最后说“一法之中，八法备焉”，一法之中就可以含有八法，可以和八法配合起来；“八法之中，百法备焉”，八法配合起来之后就可以变生百法。这个百法就不是一百的百了，是千变万化，产生了很多的法，具体的内容我们在各论里再说。八法我就先说到这，不再具体讲了。

（赵雪莹　编写）

第三章　方剂的分类

这一章不是重点章,但有几个名词需要记住。方剂的分类方法,历代各有不同,根据历代方书的情况看,方剂的分类方法大体有以下几种:大多数方书都以病证分类,比如中风下面列了很多方剂,咳嗽下面列了很多方剂。以病证分类的优越性,就是便于按病索方。比如咱们治疗一个病,不知道用什么方好,那么你就去查书,找这个病用什么方,选取适当的方剂。从《五十二病方》开始就是以病证分类,《伤寒杂病论》也是以病证分类。《伤寒论》按六经,太阳、阳明、少阳病,《金匮要略》就是按中风、咳嗽、痰饮、胸痹、心痛去分类,大多数都是以病证分类,这个知道一下就可以了。还有一种以脏腑分类,首列脏腑。比如孙思邈的《千金要方》,在前几卷就是按脏腑分类,头部、鼻部、口部等,到十一卷就有心脏、小肠腑、肝脏、胆腑,就是按五脏六腑去列的,每一个脏腑里列有一些疾病,然后下面才是方,这种脏腑分类归根结底还是按病证分类。所以心脏,下面还是列了很多相关病证;肝脏也是,寒热虚实;胆腑也是,胆实证、胆虚证、胆热证、胆寒证,也是按病分类的。还有一种是病因分类,病因分类就是根据内因、外因、不内外因来分,外因还是风寒暑湿燥火,内因还是七情,不内外因还是饮食、虫兽、金刃所伤。这个分类实质上它也是列了一些疾病,不过它首先提出病因,寒或叫中寒,风或叫中风,下面列了一些病,记载一些方剂,所以病因分类基本上也是病证分类,只不过首先提出的是病因,然后下面列一些疾病。按病因分类最好的书是《三因极一病证方论》,宋代陈言著的,他把疾病,比如衄血分为外因衄血,什么原因来的,用一些什么方;内因衄血,用什么方;不内外因衄血,用些什么方,比较详细。用三因的分类方法,所以他的书叫《三因极一病证方论》,现在简称《三因方》,这是比较典型的,上面这三种总体概括来说算是病证分类。

下面一种就是组成分类,组成分类什么意思?就是根据方剂的体例和用药情况,以什么药为主,按着这个进行分类。比如麻黄汤类、桂枝汤类。麻黄汤类就是把和麻黄汤近似的方剂都归属于麻黄汤类,像麻黄汤、大青龙汤、小青龙汤、桂枝二麻黄一汤、麻杏甘石汤,以麻黄为主的,或与麻黄汤相近的都归在一起,这种归类方法对研究方剂很有意义。你看都用麻黄,不同配伍,或用量不同,方剂的功效作用都不同,这对方剂配伍研究很有意义。组成分类最早可追溯至《内经》,《素问·至真要大论》里讲:“君一臣二,制之小也,君一臣三佐五,制之中也,君一臣三佐九,制之大也”,它依据方剂用多少味药,定为小方、中方、大方,是按这个分的。还有“君一臣二,奇之制也,君二臣四,偶之制也”,它对用药多少,奇数还是偶数去分奇方还是偶方。它还说“奇之不去则偶之,是谓重方”。用单数药的方治不好,你再加上药变成偶方,奇方和偶方一起用,这个就是重方。以上是早在《内经》就有的提法,这个提法到金代成无己《伤寒明理论·药方论》,就把《内经》里的这些说法总括起来叫“七方”,即大、小、缓、急、奇、偶、复,他把“重”改成“复”。大家把这个名词适当的记一记。成无己讲“制方之用,大小缓急奇偶复是也”,至此,明确提出“七方”说。现在具体讲一讲“七方”的含义。大方,指的是药味比较多、用量比较重,就是大方,大方当然就是治大病、治重病的。小方,就是药味比较少,用量比较轻,当然药力就比较小,这个就是小方,治疗轻微的病。缓方,是药性缓和的方,当然就是治疗慢性病的。急方,是药性比较猛烈的方,就是治疗急病的。奇方,就是单数药组成的方,双数药组成的方就是偶方,几个方合起来就叫重方或叫复方。咱们现在讲的“七方”,就是“大小缓急奇偶复”,把《内经》那个“重”改成“复”,这个就是从《伤寒明理论·药方论》这里开始的,这个知道一下就可以了。真正以组成分类的是开始于明代施沛著的《祖剂》,它以一方为祖,然后下列诸方。一个祖,下面就是孙了,以一方为祖,刚才我说的麻黄汤类、桂枝汤类、承气汤类、白虎汤类,下面列了很多方。以“祖剂”分类的书,除了《祖剂》之外,后来《张氏医通》仿照《祖剂》,也编一个叫《祖方》,大概意思是一样的。

下面就是治法分类,治法分类也叫功效分类,或者叫功用分类。我刚才讲了治法和功用对方剂来说是同一的,所以叫治法分类也行,叫功用分类也可以,就是按照方剂的功用去分类。辛温解表的方剂列在一起,辛凉解表的方剂列在一起,补气的方剂列在一起,这是按治法分类或叫按功用分类。治法分类里有个“十剂”说,就是把方剂按“十剂”去分类。“十剂”分类在方剂学中最早也是成无己的《伤寒明理论·药方论》里说的,他说“制方之用,大小缓急奇偶复七方是也”,“制方之体,宣、通、补、泻、轻、重、涩、滑、燥、湿十剂是也”。比这再早提出“十剂”的应该是北齐·徐之才的《药对》,他把中药按功能分为十类,他说“药有宣、通、补、泻、轻、重、涩、滑、燥、湿十种”,因为是药的分类,所以他那时还不叫“十剂”,叫“十种”。后来到宋代,宋徽宗赵佶著《圣济经》,他在每种之后加一个“剂”字,金·成无己把“十剂”这个词正式用于方剂的分类。方剂按“十剂”分类的书也很少,现在看到的只是清代陈修园的《时方歌括》,其他书还很少见“十剂”分类。当时“十剂”分类还是比较先进的,因为按功效分类还是首创,现在看,随着时代的进步发展,“十剂”已经不适用了。为什么呢?“十剂”这十个字,内涵和外延都不太清楚,或者说大多数不太清楚。比如说,他讲“宣”,“宣可去壅”,“壅”是什么呢?就是壅塞不通,什么叫壅塞不通?气滞可以叫壅塞不通,血瘀可以叫壅塞不通,外感腠理闭塞可不可以叫壅塞不通,是不是?所以这个不是太清楚,但一般来说“宣可去壅”指的是气滞来说的。《本草纲目》里讲徐之才的《药对》说“宣可去壅”的代表药是生姜和橘皮,是理气的或者有些解表作用的。“通可去滞”,通剂可去滞,滞也是不通的意思,血瘀可不可以叫滞。小便不通可不可以叫滞?大便不通可不可以叫滞?这个都可以,它的内涵也不十分清楚。《本草纲目》中讲,通可去滞的代表药物是通草、防己,通草是通窍、利小便的;防己有通窍的作用、有利水祛风湿作用,主要指小便不利。李东垣还认为这里还应包括治疗大便不通,还有水气不利,逐水药都应包括进来,这个界限也不是十分清楚。下面这些都差不多了,“补可去弱”,是治疗虚证的;“泄可去闭”,主要是治疗大便不通的;“轻可去实”,主要是解表,实指表实,代表药是麻黄、葛根,代表方就是麻黄汤、桂枝汤。这些药大多是质地比较轻的,有轻宣作用的,质地轻,轻就有宣的作用,宣散外邪的,发汗、解表、宣肺,这都叫轻可去实,就是解表的、发汗的。“重可去怯”,重指质地比较重的,像铁落、朱砂、琥珀,这种质地比较重的药物,都有重镇安神的作用。“重可去怯”,是治疗心虚胆怯,治疗惊恐、惊悸不安、心悸失眠,这个“怯”是心虚胆怯,这个就用重镇的方,像咱们以后要讲的朱砂安神丸。“滑可去著”,药性滑利的,著也是停留不动,著指停留,滑指滑利,像滑石、冬葵子,主要指利小便的药物。它和“通可去滞”都有利小便的意思。“通可去滞”是指木通、通草、防己之类的,指通窍利水的,滑利尿窍指滑石、冬葵子,这就叫“滑可去著”。“涩可去脱”这个就好理解了,固涩的能治滑脱,治疗久泻久痢、崩漏、久汗、汗出过多、久咳不止。“燥可去湿”也好理解,治疗湿邪为病,药性比较燥,苍术、白术都属于这个。“湿可去枯”,也可叫“湿可润燥”,质地比较柔润的生地、熟地、麦冬、沙参,这些都是滋阴药,这些都可算作“湿可去枯”。这十个词可适当的记一记,有能力的就把这个具体的记一下。后来明代张景岳又有个“八阵”,用药如用兵,治病如作战,它就把方剂按布阵分类。“八阵”就是“补、和、攻、散、寒、热、固、因”。“补阵”是补其虚也，和“十剂”里的“补可去弱”是一回事，咱们现在叫做“补益剂”，这个就叫“补方之制，补其虚也”。“和阵”和其不和也，这个就是“八法”里的“和法”。“攻阵”就是“下法”，下法就是治疗大便不通的，就是攻法，咱们常说攻下，叫攻法也行，叫下法也行。“散阵”就是解表的，“用散者，散表证也”，属于“八法”中的汗法，属于“十剂”里的“轻可去实”，也包括一部分“宣可去壅”。“寒阵”就好说了，寒阵为清火也，“寒阵”就是清热剂。“热阵”就是温里、助阳、祛寒一类的方剂。“固阵”就是那个涩，就是“十剂”里的“涩可去脱”，起固涩作用。上面的七阵，补、和、攻、散、寒、热、固都差不多了。最后是个“因阵”，什么叫“因阵”呢？“因其可因者也”，这是什么意思呢？就是“因阵”这类方，都很明确的有一定的病因，或者说“因阵”这些方，你不用怎么去详细辨证，大概按这些病因就可以选这些方了。那么哪些病不用辨证呢？大概都是外伤，如虫兽所伤，被狗咬了，这不用怎么辨证，就可以治疗；被蝎子蜇了，那么该用什么药就吃点什么药，或上点什么药就好了。虫兽所伤，这个就是有明确的病因。再就是刀刃所伤，被刀砍出血了，这个不用辨证，该止血就止血，该止痛就止痛，该消肿就消肿，该用什么方就用什么方，这种外伤就不用怎么辨证，大概属于这类方剂。还有些如饮食所伤，基本上也不用怎么辨证，用点消食的方就可以了。就是前面那七阵都包括不了的，最后有明确病因的，他就设个“因阵”，这也是其他书所见不到的，“因其可因者也”这个就叫“因阵”。“八阵”，其实也是治法，是补法、是和法、是下法，所以这些都是以治法分类的。“十剂”也好，“八阵”也好，这些分类方法当时来说都是很先进的。后来在这个基础上有很大的发展，感觉这些内涵都不是十分清楚。所以后来到清代，汪昂《医方集解》的分类方法，在这个基础上有很大进步。《医方集解》分为解表剂、补益剂、泻下剂、清热剂、温里剂、祛湿剂、祛风剂等22剂，这个分类方法就比较好，很明确、很清楚，而且不是用十个字或八个字就能概括的。这个就比较好，比较具体，分的比较清楚，也便于整理，便于学习。它属于综合分类法或者相当于近代功能分类法，所以咱们教材都是按《医方集解》的分类方法进行分的。

下面是笔画分类，笔画分类就是《中医方剂大辞典》，按着方剂名称头一个汉字的笔画去分类的。在《中医方剂大辞典》里，“麻黄汤”就有90多个，这对研究方剂是很有益处的。上面讲的就是第三章，方剂的分类，这个作为一般常识去了解，其中主要的要记一记什么是“十剂”、“八阵”、“七方”，把这几个名词记住就可以了，今后可能会有汉语拼音分类、英文分类等。

（唐明哲 编写）

第四章　方剂的组成与变化

这一章是非常重要的，整个方剂学理论集中在这一章里，我们学习整个方剂都是在这一章的指导下去学习。我们学习方剂要培养两个能力，分析方剂能力和临证组方能力，都是以这章的理论作为基础，所以这章是非常重要的，也是整个方剂学里的理论核心，所以这章我们要详细地讲。这章是讲方剂的组成，咱们要组方，方剂的组成根据什么，怎么组成，原则是什么，就要讲这个。

第一节　组 方 原 则

组方原则就是君、臣、佐、使。《素问·至真要大论》讲："主病之谓君，佐君之谓臣，应臣之谓使"，这就是君、臣、佐、使的起源。"主病之谓君"，就是主治这个病的它应该是君药；"佐君之谓臣"，能帮助君药治疗主证的就是臣药；"应臣之谓使"，配合臣药，顺应臣药的就是使药。《内经》里就提到一个君，一个臣，一个使，佐的概念还没有。它有"佐君之谓臣"，后人就把"佐"单提出来，就成为"君、臣、佐、使"。后来到金代张元素，就是李东垣的老师，他又提出来"力大者为君"，他在《内经》的基础上又加了一句"力大者为君"，这个提法就是以药力大的为君，一个方里哪个药药力最大它就是君药。因为药力大，它才起主要作用，它就能治疗主病或主证。他充实了《内经》的内容，使君药的内涵更加具体，更加明确。后来，李东垣在《脾胃论·君臣佐使法》里又重申"力大者为君"，并进一步指出："君药分两最多，臣药次之，使药又次之"。他说作为君药，用量要大，用量大它力量才大，力量大它才起主要作用。他又特别强调"不可令臣过于君"，千万不能让臣药的用量大于君药，"君臣有序，相与宣摄，则可以御邪除病矣"。所以处方用药必须君臣有序，不是随便撮合。下面，为了全面深刻理解"君臣佐使"的含义，我们现在把它具体归纳一下。君药是方中的主要药，是必不可少的药，君药在方中起主要作用，对疾病来说它治主证、主病，对方中的其他药来说它起统帅作用，就是说方中的臣、佐药都要从属于君药，听从君药的指挥，配合君药发挥作用。比如麻黄汤中麻黄为君药，桂枝是臣药，桂枝的药力就得比君药麻黄小，君药麻黄对桂枝起、支配作用，桂枝就要听从麻黄的。麻黄要发汗，那么桂枝就要配合麻黄发汗，这时桂枝不能温里散寒，这就发生了配伍关系，这个臣药桂枝在麻黄汤里就是发汗、散风寒。在苓桂术甘汤里，茯苓是君药，桂枝是臣药，这时候不能说桂枝是发汗散风寒的，因为茯苓要利水，桂枝得千方百计配合茯苓去利水，这就叫配伍关系。桂枝本来不是利水的，但在茯苓的统帅下，桂枝就发挥温阳化气的作用，通过温阳化气来帮助茯苓利水，这才引起了方剂配伍的不同。所以君药是很重要的一个药，起主要作用的，对病来说治主证，对药来说它起统帅、支配作用。那么，它要起到这个作用，它的药力一定要大，所以它的药力应该居方中之首。那么，怎样体现君药的力大呢？大概有三条：第一条，一般来说它用量偏大，君药的用量一般都要超出常规用量，用量大它药力就大。比如麻黄汤，麻黄三两，桂枝二两，显然是麻黄用量大；白虎汤中石膏一斤，知母六两，显然石膏是君药。第二条，不要绝对看药量，因为药的本身药性不同，它本身的药力大小就不同。3g 牛黄和 10g 黄连比，不用 3g 牛黄,就是1g牛黄和10g黄连比,那也是1g牛黄力量大;5g羚羊角和30g钩藤比较,那也是5g羚羊角力量大;1g麝香和100g菖蒲去比,1g麝香也比100g石菖蒲力量大。药性本身就有药力差别。药量虽然小,但是药力大,所以归根结底看的是药力,不是绝对看药量。通常情况下,药量大药力就大,但是根据药物本身特性,量虽然小,但是药力大,它还是君药。第三条,要看配伍。就是将方中的药物按功用分组(分类),看看方中哪类药多,同类药加在一起,看哪类药力大,从中确定君药。在这一组药里,哪个药力比较大一点,它就是君药。看配伍,就是在配伍情况下,被加大药力的那个药就是君药。李冀教授发表过一篇文章"药力=药性+药量+配伍+……",药性+药量+配伍,可以推断出药力的大小。概括起来说,"主病之谓君"、"力大者为君",因为它药力大,所以起主要作用,它能治主病(主证),对方中其他药来说它起支配作用。君药是起决定作用的,一首方治什么病,主要是看君药,一看君药的作用,这个方的功用基本就差不多了,当然这还不够,所以下面还要看臣药。

臣药的药力要小于君药,由于它小于君药,力量小一点,它才听从君药的支配,它才在君药的作用下随君药起不同的变化。臣药的作用有两条:一条是辅助君药治疗主证。大多数情况下,方剂都是君臣配伍,很少用单味药。"独参汤"那是一味药,"独圣散"单用一味山楂,这个很少很少,大多数方剂都有君臣佐使配伍。为什么君药能治主证了,还要配臣药呢?因为任何一味药它都有偏性,作用都不全面。药能治病,就是用药物之偏来纠正人体之偏,没有偏性的那是日常食物,日常食物多多少少也有点偏性,橘子还有点酸呢,何况是药呢?药都有偏性,就是用药物的偏性来纠正人体的偏性,这就叫药。那么,叫药它就有偏性,由于都有偏性,所以通常满足不了治疗的需要。就说麻黄吧,麻黄多好啊,发汗散风寒,那力量多强啊,但是你发汗的时候决不能单用麻黄,因为麻黄它有偏性,什么偏呢?就是发汗、开腠理、散风寒,这个功效非常好,发汗腠理开把风寒祛除了。那你想没想过,腠理开开了,邪驱出去了,那腠理还这么开着啊,这个腠理若是不调和,外邪随时可以入侵,旧邪去了,新邪又来了。外邪进来之后,它又开始重新发病,最后这个邪气还没祛尽,因此,用麻黄开腠理发汗时,必须给它加些调和腠理的药。一边发汗一边肌表调和,邪气祛了肌表也调和了,邪气再想来,也无机可乘,这就是咱们方剂的特长。和西药不一样,大家是不是都得过感冒、发烧,吃点止痛片,过一会发汗了,发汗热退了,可是过几个小时又发烧了,有没有这时候,什么意思?就是它只能开泄腠理,不能调和表气。所以,我们要在发汗的同时调和表气,使邪气去、表气和。因此,麻黄汤用麻黄给它配上桂枝,桂枝除了帮助麻黄发汗之外,它还能调和营卫,就是调和肌表腠理。臣药帮助君药的形式大概有两种:一种是正面帮助,用麻黄发汗加入桂枝,桂枝也发汗;用茯苓利水加上泽泻,泽泻也是利水的,这个就属于同类药的配合,这属于正面帮助。还有一种叫侧面帮助,就是这两个药不是同类药,但是配伍在一起它就能加强君药的作用,比如苓桂术甘汤治水饮,茯苓是君药,加桂枝去帮助利水,这个就是从侧面帮助,茯苓是直接淡渗利水,桂枝就是通过温阳化气使气化水行。在这种情况下要注意,药性虽然不同,它们之间有没有协同点?要注意在某个点上它俩是不是可以起协同作用。这样的药物配伍很多,比如,活血时要行气,君药是活血的,里面加行气药,那这个行气药肯定是帮助君药活血,这就符合"气为血之帅","气行则血行",行气就能帮助活血的道理。治痰也是如此,治痰用半夏,半夏燥湿化痰为君药,给它加行气药,行气药能帮助祛痰,这是痰随气动,气顺则痰消。行气能帮助祛痰,叫做"治痰先理气,气顺痰自消"。这些都是组方原则里需要注意的,这是从侧面帮助君药去治疗主证。从这里面去寻找规律,这是臣药的第一个作用,就是帮助君药治疗主证,帮助形式有从正面帮助的,有从侧面帮助的。那么臣药的第二个作用,就是治疗兼证。兼证当然就是比主证次要的,所以它治疗的药就用臣药,臣药治兼证一般来说它不和君药发生主要配伍变化,直接去治疗兼证。总的来说,臣药的药力一定要小于君药,臣药有两个作用,就是帮助君药治疗主证,或直接治疗兼证。

下面是佐药,佐药的药力要小于臣药,因为它小于臣药,它就不和君药发生主要配伍关系。佐药的药力虽然小,但是用途比较多,佐药的作用大概可以分为四条:一条是帮助君药或者帮助臣药起治疗作用。臣药治疗兼证也会不全面或者是力量不足,可以加佐药帮助臣药去治兼证;佐药也可以直接帮助君药治疗主证。方剂里的佐药比较多,一首药味比较多的方剂,大多数都是佐药。第二个作用就是治疗次要兼证。兼证有轻有重,重的药力就大一点,轻的药力就小一点。药力和病情要针锋相对,病重药轻则邪气不服,病轻药重则损伤正气。以上这两个合起来说叫"佐助"也可以。第三个作用就是制约君臣药的毒性和烈性,这个可以叫"佐制"。比如,用半夏的时候,常常加生姜,半夏有毒,生姜能制半夏毒;用巴豆的时候,常常加大黄,巴豆是峻下药,其力峻猛,服之暴泻,最易伤人,配以大黄则泻下反缓。第四个是起反佐作用。反佐就是从反面帮助君药起治疗作用,也就是方中加入与君药药性相反的药物,从而帮助君药发挥治疗作用。比如《伤寒论》中治戴阳证的白通加人尿猪胆汁汤。戴阳证是阴寒内盛,格阳于上,大有阳气浮越散失之势,病势危急,所以用大辛大热的附子、干姜急救回阳,但是由于阴寒极盛,最容易发生邪药格拒,邪气拒药不纳,故加入猪胆汁少许,猪胆汁味苦性寒,与阴寒之邪同气相求,则邪不拒药,从而附子、干姜直捣阴寒之巢穴,力挽将要散失之阳气,这样就可以救人于垂危而得生还。这个反佐很难理解,要细致琢磨琢磨,一般情况下不用反佐药。

使药的药力大概和佐药差不多,类似于佐药,它的作用有两个:一个是引经,一个是调和药性。一般的方剂不需要用引经药,因为每味药都有各自的归经,君药就有它的自身归经,所以可不再加引经药。但有些方剂须要用引经药,如治疗外伤病,筋断骨折,基本用药是活血消肿,接骨续筋,常用乳香、没药、三七、土虫、桃仁、红花等这类药,这类药大都归心肝经。临床应用时,要根据受伤部位不同,加引经药。如上肢加桂枝,下肢加牛膝,头部加川芎,腰部加杜仲等。使药的主要作用,最常用的就是调和药性。药有个性之专长,几味药合在一起,药性都不和,这就须要加一味使药来调和药性。常用的就是甘草,甘草味甘性平,大有调和之能,故有"国老"之称,所以绝大多数方子里最后都加一味甘草,使诸药调和,协同作战。甘草还能保护脾胃,也能解毒,尤其能延缓药力,它能使药效延长,药力延缓,有些药力猛的,加入甘草就能减缓。大概把君臣佐使的主要含义记住这些就可以了。

那么,咱们按照这个组方原则,来分析一下麻黄汤。麻黄汤这个方大家可能都知道,麻黄是君药,桂枝是臣药,是怎么分析得到这个结论的?分析一首方剂,首先要把这个方全面看一下,它是由哪些药组成的。第二步就是把方中的药物进行归类,也叫分组,看看这个方都是哪类药组成的。在分清楚哪类药之后,然后再看哪味药药力比较大,或者是哪类药比较多,最后看作用大的这组中哪味药的药力最大,那么这个药就是君药。那么,咱们现在看麻黄汤,这是汉代张仲景的方,麻黄三两,桂枝二两,杏仁七十个,大约是二两稍多些,我们按二两算,炙甘草一两。那么,这个方很显然两个是辛温解表药,杏仁是止咳平喘药,甘草是补益药,或者很明确说是调和药性的。这样一分析,麻黄、桂枝是辛温解表药,而且用量比较大,显然这个方主要是辛温解表。那么在辛温解表药中,药力最大的当然是三两麻黄,因此,这个方君药确定是麻黄。麻黄这个药有什么作用呢?下面就是分析它的功用。这是先分析到君臣佐使,那么麻黄是君药,下一步谁是臣药呢,当然是桂枝。桂枝二两,杏仁二两,就它们两个本身来说,药力基本相当,可是君药是麻黄,麻黄的主要作用是辛温解表,那么桂枝也是辛温解表,所以这个时候它的臣药应该是桂枝。那么杏仁呢,显然降到佐药地位,虽然就单味药来说它的药力和桂枝差不多，由于桂枝在麻黄的作用下，配合麻黄以辛温解表为主，这时杏仁显然是佐药。那么甘草当然就是使药。我们要注意分析方法。君药确定了，这个方的主要作用基本上就明确了。麻黄是君药，麻黄主要是发汗散风寒，宣肺平喘，发汗是主要的，辛温解表散风寒，同时还能宣肺，宣肺也是散风寒，宣肺是散肺经的风寒。外邪束肺之后，肺气不得宣降，则出现喘，所以麻黄能宣肺中之邪，散肺中之邪就能平喘。桂枝在君药麻黄的作用下，它当然要听从麻黄的，麻黄要发汗，这时桂枝它必然也得是发汗。桂枝这个药的作用很多，它既是解表药又是温里药，既是气分药又是血分药，就看你是怎么配伍。那么它在麻黄的作用下，当然它主要是辛温解表的，它配合麻黄发汗、解表。那么桂枝还有个作用叫调和营卫，因为它既入气分又入血分，既是辛药又是甘药，辛能发散，甘能调和，既能发散风寒，又能调和气血，所以它有调和营卫作用。这两个药合起来，它们就能发汗解表，在发汗解表散邪的同时又能调和营卫，这样就使外邪去、表气和，外邪去了之后，肌表就调和了，外邪不得复入。君臣药配伍决定这个方的主要作用，显然这个方的主要作用就是发汗散风寒，同时能宣肺平喘。为了加强平喘作用，因为肺受外邪束缚之后，它不得宣也不得降，肺气应该有开有合，叫肺司开合，应该有升有降，最后肺气应该是以肃降为顺的。所以单独宣肺，不肃降肺气，它还是肺气不和，因此下面加杏仁。杏仁是个佐药，在麻黄的君药作用下它主要是入肺经，入肺经之后是利肺平喘。这样与麻黄配合，麻黄是宣，君药以宣为主，以散邪为主，在散邪的同时就能利肺气，使肺气肃降。这两个药配伍之后能使外邪去，肺气调和，肺气有宣有降，能开能合，所以肺气就调和了，这就是麻黄汤为什么要用杏仁。最后一味药是甘草，当然是使药了，使药在这个方里主要是调和药性。麻黄和桂枝药性也不和，麻黄和杏仁药性也不和，一个宣一个降，药性怎么能和呢，所以一定要加上个调和药，用甘草来调和药性，这是主要的。再一个是麻黄和桂枝配伍之后，发汗力量比较强，发汗的力量过大，容易伤正气，所以用甘草还可以缓和麻、桂发汗的烈性，同时又使麻黄、桂枝的药效延缓了，使它发汗的时间长一点，一边发汗，一边营卫和，邪气去、营卫和，逐渐的邪气去了，营卫和了。这就是分析麻黄汤这个方，君臣佐使的分析方法。那么这首方的功用，就是发汗散风寒，宣肺平喘。咱们中医说话一般都是四六句，很少说三个字的，很少说五个字的，这是咱们的中国文化，就这么高，就这么好，一般都说四个字。你看咱们书上的功用主治，一般都是四个字。所以功用本来是发汗散风寒，写到文字上就是发汗解表，你理解是发汗散风寒就可以，讲究点文化水平就是发汗解表，宣肺平喘。根据这个功用，它的主治当然是治外感风寒不汗出，同时兼有喘。外感风寒，无汗，我们把这个证叫外感风寒表实证。表实证什么特点呢？就是恶寒、发热、头痛、身疼、无汗而喘。恶寒、发热、头痛、身疼，这是外感表证共有的特点，不汗出这就叫表实，而喘就说明外感风寒之后，皮毛受邪，腠理致密，皮毛内舍于肺，皮毛一受邪，腠理闭塞了，它的开合也失职了，那么肺的开合功能也失常了，所以肺受外邪所束，就宣降功能失常，所以喘就是主治证，很明确了。推理判断，越学越轻松。表证舌苔应该是薄白的，无汗出，脉应该是浮紧的，这就是咱们分析推理麻黄汤。

下面咱们再反过来，先说这个病，你看应该怎么处方，要学组方能力嘛。咱们先看这个病，这个病是什么病呢？就是恶寒、发热、头痛、身疼、无汗，我们把它分析归纳，辨证这是外感风寒表实证，同时还有无汗而喘，这显然又兼风寒束肺，主证是风寒表实。风寒表实怎么治疗呢？当然要发汗散风寒，由于它有喘，所以还应宣肺平喘。治法要求发汗散风寒、宣肺平喘，所以下面就根据这个治法去遣药组方，依据发汗散风寒、宣肺平喘，所以就在辛温解表药中选一个主要药。那么，既能发汗散风寒又能宣肺平喘的，当然首选就是麻黄，第二味你也找不到，所以当然选麻黄为君药。常用量是多少呢？在汉代时是三两，现在一般用 9g，它是君药，它在这个方中起什么作用呢？就是发汗散风寒，同时能宣肺平喘。用了麻黄这个君药，确实达到了发汗散风寒、宣肺平喘的作用了，但是麻黄这个药只能开表发汗，而不能调和肌表，它只能开发腠理，那么怎么能使腠理调和呢？这个麻黄不能，它没这个作用，所以下面应该加上一味既能帮助它发汗散风寒，又能调和肌表功能的，我们叫调和营卫，这个当然必须选桂枝，其他第二个也没有，所以臣药应选桂枝。那么桂枝药力应小于君药，所以药量为二两，咱们现在用6g，这个桂枝配伍着麻黄它辛温发汗，同时又能调和营卫，二者配伍使邪气去、营卫和，这个表证就好了。还有一个喘，选一个能配合麻黄利肺平喘的，因为风寒束表，影响到肺的宣降功能，况且肺气以肃降为顺，麻黄只能宣肺散邪，还必须配伍一味利肺平喘药。选杏仁，杏仁这味药能利肺平喘，古来用杏仁，也有发散风寒的作用，咱们现在讲杏仁一般只讲利肺平喘。那么加上杏仁之后，它当然是个佐药了，它配合麻黄有宣有降，既能散风寒，又能调和肺的功能，使邪气去、肺气和，这样肺也好了。现在看这些药基本上对症了，配伍也很恰当。那么再看就是药性不和，而且麻、桂配伍，发汗力较强，容易出汗过多而伤正，所以应该加甘草既调和诸药，又可延缓麻、桂之力。麻黄汤这个方比较典型，学起来比较容易，就是这样按君臣佐使去推理判断，这样就可以了。所以我说，学方剂主要是把组成掌握好了，根据它组成的药物和药物的地位，就是君臣佐使，来分析判断它的功能和主治，这样学起来就比较容易。

第二节　组成变化

组成变化是什么意思呢，上一讲咱们讲的组方原则，组成任何一个方都必须遵循这个原则，都必须按照这个原则去组方。那么这一讲，讲的就是变化，变化是经常的，使用前人的方、古人的方，那几万首，拿到我们手来，来治疗一个病，大多数情况下，可以说绝大多数情况下，我们都应该加减变化，不能原方照搬。很少有现在的病与那时的方恰好完全吻合，这是很少有的，多数情况下都是需要加减变化。即使咱们自己看病，今天上午你给他开个方，很可能下午、明天就发生变化了，就不是原来的方所能治的了，就需要加减变化，所以变化是经常的。变化是讲灵活性，在原则指导下要有灵活性。那么这种组成变化大致有三种情况：一个就是药味的加和减，也叫增损。药味加减是经常的，也是最主要的。一个医生用方，用的好和坏，会不会用方，主要在加减上，加减是非常难的事。药味的加减主要有两种情况：一种情况是一般药的加减，主要指佐药的加减，佐药药力比较小，它的加减一般不会影响主要配伍变化，它不影响君臣地位的变化。它只是佐药，药力比较轻，所以这种加减一般不影响这个方的主要功效，只是在某些兼证上、某些次要症状上有些变化，主要病机没有改变，适当做些加减就可以了。《伤寒杂病论》好多方都有这样的加减，比如简单说，小柴胡汤里有半夏，他说口渴就应该去半夏加瓜蒌根，口渴的人就说明津液受伤了，半夏比较燥，这时再用燥药就更伤津液了。所以有口渴的把半夏去掉，加上个天花粉，原方叫瓜蒌根，瓜蒌根就是天花粉，天花粉就能生津止渴。这种加减它不影响小柴胡汤的主要功效，只是针对某个症状进行加减，这样的例子很多很多。腹痛去黄芩加芍药，要是这个病有肚子疼的话，你就把黄芩去掉加白芍，柔肝缓急止痛，它的主要病证还是少阳证，这个没有变化，主症往来寒热没有变化，只是在某些症状上变了，这就是一般药加减。

最主要的是臣药的加减，臣药的加减它起主要配伍变化，所以它会改变这个方的功效，改变了功效当然就改变了主治，所以最重要的加减是臣药的加减，它会改变这个方的主要配伍关系。下面举两个方，一个是三拗汤，一个是麻黄加术汤。三拗汤是《局方》里的，“拗”这个字本来念“niù”，你要叫“三 niù 汤”好像土一点，所以咱们都叫“三 ào 汤”，这个字也念“ào”，你叫“三 niù 汤”也可以，不过显得不是那么文雅，所以咱们叫“三 ào 汤”。那就先看看三拗汤，它实质就是麻黄汤去桂枝，这个用量没什么大的变化，未引起主要的改变。这个方显然三两麻黄比二两杏仁作用大，所以这个方的君药应该是麻黄，那么臣药当然是杏仁，没有别的了。甘草就算佐使药，或把杏仁叫臣佐药，把甘草叫使药，这个也未尝不可。那好了，这样的配伍关系，麻黄和杏仁直接配伍了，这个方的主要作用是哪些呢？显然是治肺的，麻黄入肺经，杏仁也入肺经，当然这个方主要是治肺的，显然这个方是宣肺散风寒，同时能利肺平喘，功用是宣肺散风寒、利肺平喘，主治的病就是风寒束肺，肺气不得宣降出现的咳嗽、喘。这个风寒束肺当然也会出现一定的表证，可能也出现恶寒发热，但这个比较轻，主要以咳嗽、喘为主症。因为肺合皮毛，皮毛内舍于肺，皮毛和肺的关系非常密切。它主症是喘、咳嗽，可能有些很轻微的发热恶寒，不一定有头痛、身痛，那么这时脉也应该是浮的，舌苔也应该是薄白的，所以三拗汤是治疗风寒束肺的咳喘证的。下面咱们看麻黄加术汤，麻黄加术汤就是麻黄汤原方，药量也不动，就是麻黄汤原方加上四两白术。现在分析这个方主要看白术的地位是什么。四两白术能不能是君药呢？不应该是吧，为什么呢？就是先要把它分类，麻黄和桂枝都是辛温解表药，加在一起是五两。那么白术是不是辛温解表药？白术不是，白术是补气药、是健脾药，那么这时候四两白术，单味药比较，力量要比二两桂枝，二两杏仁力量大。现在呢，桂枝是和麻黄配伍在一起了，这当然还是以辛温解表为主。以辛温解表为主，当然桂枝还得是臣药，那么这时候白术总要比二两杏仁力量大，所以这时白术是不是也应该是臣药，对不对？那么这个方就形成了一君二臣的格局。原来麻黄汤的君臣药配伍是发汗散风寒的，白术在这里起什么作用呢？白术在这种情况下就是祛湿的，对不对？白术能健脾能燥湿，白术是祛湿的。一君二臣，发散风寒加个祛湿，麻黄加术汤的功效就是发汗祛风寒湿邪。那么外感风寒湿邪是个什么病呢？《素问·痹论》讲“风寒湿三气杂至，合而为痹”，这个病就是痹证。痹证就是周身关节疼痛，那么这个周身关节疼痛，它是外感风寒湿邪来的，外感风寒湿邪初起当然有表证，有发热恶寒，也有头疼身疼，这个病是以身痛为主的，以周身关节疼痛为主的，所以这个就叫痹证。发热恶寒相对就是次要的，主症就是疼，一身尽疼，周身烦疼，疼的非常厉害，这个叫痹证。这就说明有湿邪了，它才这样，没有湿邪它不能烦疼，不能疼得那么厉害。杏仁在这里还是宣肺的，宣肺就能帮助散风寒；宣利肺气，它就能帮助祛湿，行气能帮助祛湿，这句话叫做气化则湿化，气能够运化，湿邪就能够运化。肺为水之上源，肺气以肃降为顺，肺能通调水道，下输膀胱，肺气肃降，水道就通畅了，湿邪就运化了。这个杏仁在这里面，一方面能帮助散风寒，一方面能帮助祛湿，这就可以了。最后还是甘草，甘草还是使药，还是调和药性。所以麻黄加术汤这个方就是一君二臣，它能发汗祛风寒湿邪，所以它是治疗痹证的，这个功用也就出来了。臣药的加减，它起主要配伍变化，配伍变化就引起了功用变化，所以臣药的加减是非常重要的，这个都清楚了。下面我们讨论个问题，这个方加的是白术，你说这个方加苍术是不是更好？苍术这味药是不是既能发汗又能祛风寒湿邪，苍术一味药就能治痹证。这个风寒湿痹初起，苍术就可以治，苍术味辛苦性温，既能发汗祛风寒，同时又能燥湿，你说这个方加苍术是不是更好？它为什么非要加白术？白术是止汗药，白术是补气健脾，能实肌腠，它能使腠理致密，所以白术是止汗药，苍术是发汗药。那么这个方加白术了，虽然也是发汗，但发汗力量比原来麻黄汤要小，是不是？因为白术是止汗的，如果你加苍术，它的发汗力量比原来麻黄汤要大，是这关系吧。这个方要发汗，是发汗力量大一点好呢，还是小一点好呢？加白术就是发汗力量小，加苍术就是发汗力量大，显然是发汗力量小一点好，因为加白术了嘛。为什么发汗力量小一点好呢，大一点怎么不好呢，这个知不知道？这就得看治什么邪。我们现在治风寒湿邪，湿邪什么特点？其性黏腻重滞，不是一汗而解的，如果是风寒可以一汗而解，这个湿邪重滞黏腻，它属阴邪，不可能一汗而解。所以发汗要慢一点，缓和一点，出汗时间要长一点，出小汗，一边出，一边风寒祛了，湿邪也祛了。若是出大汗，风寒去了，湿邪没有去。《金匮要略》有一段话，讲"风湿相搏，一身尽痛"，风湿痹证，全身都疼，"法当汗出而解"，理应当汗出就好了。那么"汗出而不愈者，何也？"，发汗了为什么不好啊？什么原因，"何也"？"盖，大发其汗"，大概给他发汗发大了，"大汗出者，风气去，湿气在，是故不愈也"，就是因为这个不好。所以下边又接着说，"若治风湿者，发其汗"，应该发汗，但"微微似欲汗出者，风湿俱去也"。两个限制词，"微微"还不够，还得加上个"似欲"。"似欲"什么意思？就是好像要汗出，是出了还像没出，说没出它还出了，就是感觉潮乎，看不见汗珠，这样发汗就是取微汗，发小汗，时间要长一点，这样"微微似欲汗出者，风湿俱去也"，这个时候风湿就都去了。所以学方剂单会用药还不行，还得懂得这个治疗原则，懂得这个病应该怎么治，这涉及病因病机、病理、治则问题，所以这些方面都要掌握，必须有全面的知识。这个就是加减变化，重点是臣药的加减，这是第一个变化。

第二个变化就是药量变化，药量的增和减。其实这个好理解，药量增减怎么的了，是不是引起君臣配伍关系变化了，君臣配伍关系变化了，是不是引起这个方的功用变化了。方的药量很重要，药量是标识药力的，药量决定药力的大小，药力大小决定它在这个方中的地位。近代中医岳美中老先生有句话："中医不传之妙，就是量"，会不会用这个量是很重要的。下面举两个方吧，一个叫小承气汤，一个叫厚朴三物汤。这两个方都是三味药组成的，都是大黄、枳实、厚朴，而且这两个方大黄都是四两，关键在厚朴和枳实上。小承气汤厚朴是二两，厚朴三物汤厚朴是八两。枳实呢，小承气汤是三枚，一枚相当于一两，厚朴三物汤是五枚。小承气汤两个行气药加在一起是五两，大黄是四两，这时是四两大黄的力量大？还是五两行气药的力量大？当然是大黄，你别看行气药是五两，大黄泻下力量比较猛，"有斩关夺门之力，推陈致新之功"，号称"将军"，它显然是推荡之力比较强，所以是攻下药。那么这个方的君药应该是大黄，臣药是枳实，佐药是厚朴。那么这样一来，以大黄为君药，大黄起主要作用，它就是泻热的，治热结大便不通。这个病人高热、大便不通。那么枳实是臣药，由于大便不通，腑气不通所以就胀肚，用枳实就来治胀肚，同时行气就能帮助泻下，因为气行则一切积滞都行。厚朴是佐药，配伍行气，枳实能行气消痞，厚朴能行气消胀，二者还可以帮助大黄攻下。这样小承气汤就是以攻下热结为主，是治阳明腑实证的。那么厚朴三物汤行气药加在一起是十三两，厚朴八两，枳实五枚，大黄还是四两，这怎么也得说行气药力大了吧。这两个行气药，厚朴是君药，厚朴是行气消胀的，那厚朴是君药，枳实当然就是臣药了，所以这时候大黄就是佐药了。那么这个方主要是行气的，行气治疗腹胀的，气滞腹胀。那么它为什么用大黄呢，大黄是泻下的，泻下也能帮助行气，这个方就是治疗气滞腹胀的。大家从这里看出药量的重要性，这是重点的重点，一定要深入学习，熟练掌握。

第三个变化是剂型的变化，同样的方，用量相同，君臣佐使什么都不变，只是剂型不一样。汤剂和丸剂，归脾汤、归脾丸作用是不一样的。汤剂作用强，丸剂作用缓和，这个主要根据病情的轻重缓急来决定用汤还是用丸。病情较重时主要用汤剂，病情较缓和、慢性虚弱病一般用丸剂。如女子月经不止，淋漓不断，血量很少，时间很长，就不一定非得用汤剂，或先用汤剂，血止得差不多了，然后用归脾丸巩固。同样方剂，剂型不同，有轻重缓急的区别，这个就不用多讲了。方的组成变化就讲这三点，最主要的还是臣药的加减和药量的增减，会引起方剂功效的改变。

（梁 雪 编写）

第五章　剂　　型

剂型刚才已经涉及了，剂型就是用药的形态，是汤、丸、散、膏、丹，还是冲剂，还是注射剂，剂型不同，作用也不同。这方面大概了解一下就可以了。剂型主要是《内经》的六种剂型，汤、丸、散、膏、丹、酒比较有临床实际意义，后来又发展了许多剂型。《本草纲目》中就有四十多种，新中国成立之后，特别是近二十多年，中药研究发展很快，又增加了很多剂型。咱们选其中对方剂有影响的讲一讲。

一个是汤剂，汤剂是用水、或用酒、或用水酒煎煮后去滓，取汁，就是喝汤，这个就叫汤剂。汤剂的特点是作用比较快，便于加减。一般用于大病，而且病情不稳定，一般比较重的时候用。李东垣讲"汤者荡也，去大病用之"，有推荡作用，用于病比较重的。汤剂用药量比较多，不便携带，现在有煎药机，方便一些。

散剂，是将药物粉碎成粗粉或者是细粉，内服散剂有细散和粗散。细散用水冲服，粗散一般都煮，和煎药一样，只是煎的时间短一些，就等于汤药了，但一般用量小，比汤剂用量轻。内服的散剂大多有疏散作用，李东垣讲"散者，散也，去急病用之"，就是有疏散作用，有发散作用，或是有行气作用。散剂节省药材，药味固定，便于携带和服用，但不能随便加减，这是内服的散剂。散剂也可外用，比如刀伤，将药面撒在伤口上可以止血。长疖肿疮疡，用散剂敷在局部可以消肿止痛。

丸剂，是将药材粉碎成细粉后加上一定的黏合剂制成丸。通常用的是蜜丸，还有糊丸，就是用比较稀的浆糊和药面制成小丸。还有水丸，这都是小丸，其他还有浓缩丸、滴丸，最常用的是蜜丸。丸剂的特点，李东垣讲"丸者，缓也"，丸药作用慢，"舒缓而治之也"，就是慢慢的治。刚才我说了，归脾汤、归脾丸，丸药就是慢，治慢性疾病，特点是容易携带，便于服用。

还有膏剂，膏剂也分内服、外用两种，内服的膏就是汤剂浓缩，是稠黏的，现在用的益母膏、鹿胎膏、琼玉膏都是熬成膏，熬膏时一般都加蜂蜜或者糖，有补益、滋润的作用。外用的膏大概有两种，一种硬膏，一种软膏。硬膏就是平时用的膏药，狗皮膏、拔毒膏、风湿膏，硬膏也叫膏药，古来叫"薄贴"。硬膏是用植物油，最好是香油，用豆油也可以，将药放里炸，炸到一定程度，去掉药，继续加热到滴水成珠的时候，用小棍蘸油，滴在水里，滴多大是多大，到水里油滴不散，滴水成珠这就是熬到时候了，然后用铅丹，一丹二油，二斤油加一斤丹，把铅丹往里一放，搅匀、冷却，这就是膏药。还有软膏，软膏基质是软的，一般都用凡士林油，把药面和在凡士林里，像红霉素眼药膏，就是把红霉素放在凡士林里面。消瘀膏、全蝎膏都是这样的，这是外用的。

下面讲酒剂，现在叫药酒，古来叫"酒醴"，这个就是像做汤药似的，把药放在酒里泡，或者炖，然后放坛子里随时就可以喝。现在许多酒，风湿酒、五加皮酒，一般都是祛风湿的，因为酒能活血通络，另外酒能行药势，所以一般用补益剂时也可以泡酒，比如参茸酒，枸杞、五味子都可以泡酒，很多很多，就不详细讲了。

最后讲丹剂，也分内服、外用两种。内服丹剂，剂型不固定，有的丸剂称丹，也有散剂称丹的，叫丹的大概有两种情况。一种是把丸药外表加上朱砂的，叫朱砂为衣，如天王补心丹，外边红、里面黑。还有一种情况，药比较贵重，疗效比较好的也常常叫丹，像至宝丹、紫雪丹等，药材比较贵，疗效也比较好。外用的丹一般叫炼丹，一些矿物质，水银、朱砂、硫黄等，密闭加热升华之后为丹，像红升丹、白降丹等，都是外科用的。这些简单介绍一下，作为方剂常识了解，对方剂有一定意义。其他剂型好多，像线剂，药线、药捻，那都是根据外科的病证运用的。有时间看看书，就不多讲了。

（陈宝忠　胡晓阳　姜元辉　编写）

第六章　方剂的煎服法

第一节　煎　　法

煎药法，这主要是针对汤剂来说的。汤剂方才说了，把药材饮片用水或者用水酒合煎，有的干脆就用酒煎，最后去滓取汁，喝这个药汤。煎药也是方剂中很重要一条，会不会煎药直接影响方剂的疗效。李时珍说"虽品物专精，修治如法"，你这个方里的药很精，炮制的也是很正规，很合理，"若煎药者鲁莽造次"，随便乱来，"则药亦无功"。方剂再好，煎药不好也没有药效，所以煎药也很重要。

先讲用具，用什么器皿去煎药，古来都用瓦器，现在市场依旧有煎药的药壶，用泥烧成的那种瓦器。现在可以用砂锅，砂锅也是瓦器一类的，还有用搪瓷盆的也可以，用铝制品也勉强可以，最忌用铜器和铁器，有的药见了铁器可能会降低药效，或发生不良反应，这是用具。用水一定用冷水煎，不能用热水煎，一定要用冷水煎，洁净冷水就可以，自来水、纯净水都可以。用火，有武火、文火，武火就是火大一点，文火就是火小一点。一般是先武后文，没开锅之前用大火烧开，烧开之后用小火慢煮。煎煮时间，一般先泡半小时，然后上火煮，一般方剂大约煮40分钟。解表剂时间短，一般30分钟就可以，有的20分钟也可以。补益剂煎的时间可以长点，50分钟、1小时都可以。一副药煎二次，第一次煮好，加冷水再煎，煮法和第一次相同。水量，第一次水应该稍多点，第二次水稍少，每次煎得大约150ml就可以，大约是三两，咱们喝水的水杯一杯就可以了。两次药液合在一起，分二、三次喝。现在有的提倡煎三遍，过去都煎三遍，煎第三遍也很好，还有一部分有效成分，煎完再把药滓挤压一下，也有药效。

另外，煎药时还有先煎、后下、包煎、单煎、烊化、冲服。先煎的一般是质地坚硬的，金石、介类，矿物质的，像石膏、磁石、代赭石，都可以先煎；像介类，石决明、龙骨、牡蛎，先煎，煎10~20分钟，再把其他药放里面一同煎。有先煎，就有后下，有的药质地比较轻、气味辛香的药煎的时间要短，像薄荷、金银花、藿香都应该后下，有一部分含有挥发油的，煎的时间要短，防止挥发。还有包煎，有些带有刺激性的需要包煎，或者容易粘锅的需要包煎，像旋覆花、辛夷。有的药刺激咽喉，吃完之后咳嗽，要包煎，车前子熬完之后容易沉底、粘锅，都得包煎。还有单煎，有些贵重药可以单煎，像羚羊角、西洋参。还有烊化，就是这个药不能放汤药里去煎煮，要单独溶化，像阿胶、鹿角胶，这些都要烊化，如果把它放汤剂里煎都成胶了，整个药汤都黏了，那还怎么喝啊，所以这样的药单独去溶化。有些药极易溶于水，像芒硝，也不用煎，把药熬好之后，然后把它放药里直接喝下去。还有冲服，有些贵重药不放汤药里面，应该冲服，像麝香，不能熬，麝香芳香四射，只能冲服，"宁请朋友吃顿饭，不给麝香看一看"，一看就挥发了，非常密闭地包好，快速服下去。其他像牛黄、朱砂，都应该用水冲服。

第二节　服　　法

服药法，就是什么时间吃、怎么吃，这里简单说说。吃药时间，一般来讲，"病在上焦者，先食而后药”，饭后吃，药力在上；“病在下焦者，先药而后食”，饭前吃；其他有些药，像安神药临睡前吃，治疟疾的药发作前2小时吃，这都有些特殊要求。《神农本草经》里说“病在四肢血脉者，宜空腹而在旦，病在脏腑者，饱食而在夜”。不论先食后药还是先药后食，要记住绝不能食药相连，必须间隔一段时间，药气散即进食，食气消即进药，《神农本草经》讲“如人行七八里”，就这个时间，药和食的间隔大约40分钟到1小时，走七八里路，快则半个多小时，慢则1小时，间隔这些时间，绝不能药食相连，以免影响药效。还有一个问题，有的药需要热服，有些药需要冷服，现在一般都是温服，但有时也可以冷服，有时可以热服。病情比较重的容易邪气拒药，咱们讲反佐时讲邪气拒药，所以寒药治热邪可用热服法，这也叫“反佐”，寒药治热病，热邪可致拒药不纳，如果热服可能减轻药邪格拒。同样热药也可以冷服，现在大多数都是温服。另外，就是服药呕吐的，有些病人晕药，他本来不吐，但吃完药就吐，有些呕吐病人吃完药也吐，这时冷服可以减轻呕吐，或少服点姜汁，在吃药前喝一小口姜汁，稍停一会再喝药，可能就不吐了，这就是服药的方法。

最后讲药后调护，用药后如何护理，也和方剂有重要关系。有两方面，一是正常的生活护理，一是饮食护理。饮食护理又有两方面，一个是病忌，大多数情况下都是病忌，一般叫忌口，就像消渴病，就是现在说的糖尿病，糖尿病本身就应该饮食调节好，轻微的糖尿病，饮食调节好就可以治好病，不用吃药，而且大多数都是吃出来的病。消渴病人当然要忌糖，特别是要忌酒，现在饮酒的人太多，大多是饮酒得的糖尿病，甚至水果、主食都得限制，这是病忌。水肿病人，不论什么水肿，心源性水肿、肾炎水肿，都得忌盐，吃东西要清淡，不是完全禁盐，要少吃盐，吃盐吃多了当然口渴，口渴就喝水，水喝多了排不出去就加重水肿。这是病忌，大多都是病忌。还有药忌，比如用生地、熟地、何首乌一定要忌萝卜，萝卜能解药，吃萝卜之后生地、熟地功用就大大减低，生地、熟地用铁刀切片，药性都会变，就用竹刀切，这都是古来非常讲究的。还有土茯苓忌茶叶，荆芥忌鱼。有个故事，一个人有病吃药，本来没有大病，吃完药应该好了的，结果死了，就找原因，怎么找也找不出来，结果发现，中午在院子里吃饭，刮风把树上吊的荆芥吹掉汤里了，和鱼汤一起吃了，就产生毒副作用了。有些药物确实应该忌口，这个得注意。还有生活上的护理也很重要，该取汗的要取汗，该避风的要避风，该忌酒的要忌酒，避免劳累的应该适当休息。就像心脏病，告诉他你要休息，越劳累越会伤气，这边吃药补气，那边活动伤气，怎么也好不了，所以要注意药后调护。

（梁　雪　编写）

下篇
各　论

第一章 解 表 剂

每一章前面都有一个概说,概说里大体要讲四个问题。一个问题就是给这类方剂下个概念。比如解表剂,什么叫解表剂。第二个问题就是这一类方剂的适应证,就是主治哪些病证。第三个问题就是这类方剂的分类。第四个就是使用这类方剂应该注意的事项。

下面首先就讲解表剂的概念,概念里讲三层意思,一是讲这类方剂都是以什么药为主组成的,这个非常好记。解表剂就是以解表药为主组成的,泻下剂就是以泻下药为主组成的,清热剂就是以清热药为主组成的,这个一说就明白,以后就不详细讲了。二是这类方剂有什么作用,解表剂有发汗、解肌、宣肺、透疹等作用。首先讲有发汗作用,发汗能祛除表邪。为什么加个解肌,解肌和解表发汗基本上是同义词,不过解肌比发汗力量小一点,叫解表也可以。解表剂不一定都发汗,但都有发散作用,有些方剂不发汗,但它能解表,也能祛除表邪,所以加一个解肌。透疹也是解表,因为外邪束表,才导致疹出不透。宣肺也属于解表,皮毛内舍于肺,外邪束肺,用宣肺法可以祛除犯肺的外邪。三是讲这类方剂主治什么病证,解表剂当然就是治疗表证,清热剂当然治里热证,温里剂当然治里寒证,补益剂当然治虚证。把这三个合在一起就是每一类方剂的概念。那么解表剂的概念就是:凡是以解表药为主组成的,具有发汗、解肌、宣肺、透疹作用,治疗表证的方剂,统称解表剂。以什么药为主组成的,有什么作用,治什么病,三层意思。

第二个问题讲适用范围,主治哪些病,这个在"概念"的最后一句话已经讲了,就是治疗表证。那么表证都包括些什么?在这里再展开一点说,就是用于一切外感病,包括伤风、伤寒、风湿、风热、暑邪、燥邪,凡是外感六淫邪气初起都有表证,都有发热、恶寒,这个就叫表证。其他像咳嗽初起,痢疾、腹泻初起,疮疡初起见有表证的,都可以用解表剂。

第三个问题就讲分类,解表剂大概分多少类,这个没有绝对名称,也没有个绝对数字。大体上根据解表剂性质的不同,首先分辛温和辛凉两大类。再一个就是根据人的素质,体质素虚,除了解表之外,还得加上补虚的,叫扶正解表,所以第三类就是扶正解表。这个扶正解表包括就比较多了,人的素质有气虚的、有血虚的、有阴虚的、有阳虚的,所以详细的分,可以叫补气解表、养血解表、滋阴解表、助阳解表。就是按方剂的性质不同、配伍不同,一般分为三类。

第四个问题讲使用注意事项,就是使用这类方剂应该注意什么?一个是这类方剂的药性都属于辛散的,所以煎煮的时间应该短一些。比如银翘散,银翘散用煎剂,一般不超过20分钟,煎时间长了效果就不好了。一般解表剂煎煮30分钟左右就可以了。第二个就是温覆取汗。通常要温服,服后加盖衣被,重要的问题就是取汗。上次咱们讲麻黄加术汤的时候,要求"微微似欲汗出者,风湿俱去也"。那么解表剂也应该是取微汗,取微汗的意思是汗出不要过多。如果汗出过多,一个是容易大汗亡阳,就是虚脱了;另外,大汗可能伤正气、耗阴血,血汗同源嘛;再者汗出过多使腠理开泄,尽管用些调和营卫的药来调和腠理,但由于开泄太过,腠理也不容易调和,所以大汗出邪气虽去而肌表不容易调和。因此要取微汗,一边出汗,一边祛邪,一边表气调和,邪气去、表气和,营卫调和了。但也不能汗出不彻,全身都应该有汗。第四个就是没有表证的不能用,这句话好像是废话,任何一种方剂,不是它的适应证当然不能用。有时表邪未解已经入里了,这时应该表里同治,或者先解表后治里,这根据病情去确定。这些问题将来咱们学具体方剂时都能碰得到,将来就逐渐清楚了。最后一个问题就是要忌口,用解表剂需要忌口。发汗之后总要伤点正气,所以出汗之后不要吃生冷的东西,不要吃硬东西,不要吃油腻东西,不要损伤脾胃。脾胃为后天生化之源,出汗之后津液总要伤一点,所以不能伤及脾胃,让脾胃正常运化水谷精微,补充汗源,这样才能邪气去,正气调和。中医特别重视正气,以人为本,一定不要损伤正气。

第一节　辛温解表

下面就开始讲正方了,第一节就是辛温解表剂。辛温解表剂当然就是以味辛性温的这类解表药组成的,主治证当然是外感风寒。外感风寒总的特点,应该有恶寒发热,头痛身痛,再加上舌苔薄白,脉浮,这就叫表证。《伤寒论》把风寒表证叫"太阳病","太阳病"就是风寒表证。治太阳病的代表方就是麻黄汤、桂枝汤。

麻黄汤

《伤寒论》

【组成】 麻黄去节,三两(9g)　桂枝二两(6g)　杏仁去皮尖,七十个(6g)　甘草炙,一两(3g)

【用法】 上四味,以水九升,先煮麻黄减二升,去上沫,内诸药,煮取二升半,去滓,温服八合,覆取微似汗,不须啜粥,余如桂枝法将息。(现代用法:水煎服,温覆取微汗。)

【功用】 发汗解表,宣肺平喘。

【主治】 外感风寒表实证。恶寒发热,头身疼痛,无汗而喘,舌苔薄白,脉浮紧。

【讲述】 麻黄汤的方解、配伍关系、组方原则、功用、主治在总论都已经讲过了,所以今天就不去详细说了。要说的就是麻黄汤临床怎么运用的问题了,下面就讲麻黄汤怎么运用。麻黄原方三两,现在用三钱,三钱就是9g,北方可以用到15g,用量不要过大,过大之后就容易发汗太过。再一个就是麻黄汤一般只给一剂药,而且只熬一次,全喝了。这个要做好医嘱,不然的话就容易出现发汗太过。咱们61年级有个同学,毕业之后分配到呼兰的一家医院,他就给开麻黄汤,拿两剂药,告诉病人一副药只煎一次,可是病人没太在意,仍然按习惯一剂药熬两次,将两次药液合在一起,再分两次喝,服后确实取汗了,汗出以后病确实好了。病人认为这个药确实好使,第二天早上又把剩下的药吃了,结果不超一个小时,也没温覆,自己就出汗了,而且出汗不止,几乎要虚脱了。马上给他喝一碗糖水,过一阵子总算过来了。所以这个问题要特别注意。回过头来说,假如服麻黄汤出汗了,或者汗出不彻,病未完全好,下一步也不是麻黄汤证了,尽管还有些表证,但绝不是麻黄汤证了,就不能再服麻黄汤了。第二个问题,总体来说虚人慎用。因为麻黄汤发汗力量比较强,很容易出现大汗亡阳,所以虚人慎用,或者叫禁用。《伤寒论》里有好几条叙述麻黄汤的禁忌证:一个讲是汗家,汗家就是经常出汗的人,这样的病人不能用麻黄汤。"汗家不可重发汗",发汗则恍惚心乱,现在说麻黄汤能使交感神经兴奋,使心跳加快,所以恍惚心乱。另外就是疮家,经常长疮的人不可发汗,"汗出则痉"。疮家平时就阴血不足,出汗耗伤阴血,筋失所养,所以就抽搐。淋家不可发汗,淋家是指小便不利、小便频数,相当于现在的一些尿路感染、膀胱炎、肾炎,这些病人也不能发汗。还有亡血家,亡血家就是平常血虚、伤血的人,本来血虚就不能再发汗。衄家就是经常上部出血的,或者牙龈出血的,或者眼睛出血的,鼻子出血的,衄家也不能发汗,发汗就更耗伤津血了。还有尺中脉迟阳虚的人,都不应该用麻黄汤,使用不当就会引起坏病。

桂 枝 汤

《伤寒论》

【组成】 桂枝去皮,三两(9g) 白芍三两(9g) 甘草炙,二两(6g) 生姜切,三两(9g) 大枣擘,十二枚(3枚)

【用法】 上五味,㕮咀,以水七升,微火煮取三升,去滓,适寒温,服一升。服已须臾,啜热稀粥一升余,以助药力。温覆令一时许,遍身漐漐微似有汗者益佳,不可令如水淋漓,病必不除。若一服汗出病瘥,停后服,不必尽剂;若不汗,更服,依前法;又不汗,后服小促其间,半日许,令三服尽。若病重者,一日一夜服,周时观之,服一剂尽,病证犹在者,更作服;若汗不出,乃服至二三剂。禁生冷、黏滑、肉、面、五辛、酒酪、臭恶等物。(现代用法:水煎服,温覆取微汗。)

【功用】 解肌发表,调和营卫。

【主治】 外感风寒表虚证。恶风发热,头痛汗出,鼻鸣干呕,苔白不渴,脉浮缓或浮弱。

【讲述】 下面重点讲第二个方桂枝汤,桂枝汤这个方也是《伤寒论》的,桂枝汤治的病是外感风寒自汗出,麻黄汤是外感风寒不出汗。外感风寒自汗出,把它叫外感风寒表虚证,外感风寒不汗出叫风寒表实证。外感风寒为什么会自汗出?是由于风寒伤卫,《伤寒论》叫"营弱卫强"。正常的营卫二者应该是平衡的,现在是营弱卫强,弱就是虚,强就是实,一虚一实,营弱卫强当然就不调和了。下面为了说明这个问题,简单看一下这个示意图。在正常生理情况下,"营在脉中,卫在脉外",营卫两个并行,有营就有卫,有卫就有营,互相配合,互相依存。这两个也是阴阳关系,营属阴,卫属阳,"阳在外,阴之使也,阴在内,阳之守也"。卫是保护营的,营是营养卫的。现在是风寒伤卫,卫中受了风寒,卫中邪气多了,邪气多了就叫实,"邪气盛则实"。这是个基本概念,什么时候都这么说。实就是邪气盛,实也可以叫强,所以叫卫强。卫分受邪,卫外的功能就失常了,就不能温分肉、肥腠理、充皮肤、司开合了。卫外功能失常了,就不能保护营了,营在脉中,营阴就外流了。这好比卫气是江堤,江堤被破坏,里面的水就往外流了,营阴流到脉外就是汗。营阴本来不应该外流,现在外流了,是不是营阴就不足了,营阴就虚了,虚了就是弱了,"精气夺则虚",所以这个时候叫做营弱。卫中邪气强,营中阴气弱,合起来就叫营弱卫强,营弱卫强当然营卫不和了。这就是桂枝汤治这个自汗出的病机。明确这个病机了,下面就应该知道怎么治了。首先得祛邪,因为汗出是由于卫中受邪了,得把卫中邪气祛除了。卫气恢复正常了,就能保护营阴了,营阴就不外流了,是不是这个原理?所以首先就应该祛卫分之邪。祛卫分之邪,就得发汗,发汗祛卫中之邪,这是首要的。那么邪气去是不是就等于这个病好了?不是啊,营阴还不足呢。所以第二个问题还得恢复营阴,这样卫中邪气去了,营中阴气恢复了,达成阴平阳秘,这才是肌表调和。这个原理清楚了,下面咱们就开始处方吧。

根据上面的病机,首先应该发汗,这个发汗药选什么呢?肯定不能选麻黄了,因为自汗出,腠理已经疏松了,当然不能选麻黄了。那么得选一个辛温发汗药,同时还能调和营卫的。必须选择桂枝,所以这个方用桂枝为君药,原方用三两,现在用9g,能辛温发汗散风寒,在散风寒同时具有调和营卫作用。第二就得恢复营阴,恢复营阴当然用补阴药,用什么补阴药来治这个营虚？是不是既得能补阴，而且最好还有收敛作用，使营阴不往外流。只有白芍有这个作用，白芍是养阴药也是养血药，而且具有酸收作用，能敛阴。主要矛盾是卫中邪气盛，次要矛盾是营中阴气虚，原方白芍也是三两。那么这两个药配伍，桂枝祛卫中之邪，白芍养营中之阴，使邪气去阴气复，达到营卫调和的目的。那么再进一步看，桂枝是辛甘温的，白芍是酸苦寒的，都用9g，这两个药的药力基本相当，也就是说，9g 白芍会限制桂枝的发汗。这样一来桂枝很难发汗，那么达不到发汗的目的，就达不到治病的目的。如果就是这样配伍，桂枝不一定是君药，白芍也可能是君药，或者两个都是君药。你可能提出问题来了，怎么不多用点桂枝呢？或者为什么非得加 9g 白芍呢？这不是人为的么！为什么不用 6g 白芍呢？这个要注意，要注意啥问题呢？如果这个方要多用桂枝的话，桂枝这个药有两重性，它既是解表药又是温里药，桂枝是个温热药，叫它解表它就解表，叫它温里它就温里。多用桂枝，发汗作用确实好，但是它的温热作用反而会伤阴，这个道理一定要清楚，不能顾此失彼。那么反过来说，多用白芍更不可以，多用白芍一酸收，就更不发汗了。如果少用白芍，那么桂枝又相对的多了，况且少用白芍又不足以养阴。那怎么办呢？只好在佐药上下功夫了。所以下面要加佐药，给谁加佐药呢？主要是给桂枝，让桂枝发汗。下面配上生姜、大枣，三两生姜、十二枚大枣，生姜、大枣合用，大体上相当于桂枝的作用。桂枝辛甘温，生姜辛微温，大枣甘平，辛微温加甘平，等于辛甘微温。桂枝能入气分，又能入血分，生姜入气分，大枣入血分，辛能发散，甘能调和，既入气分，又入血分，所以生姜、大枣在桂枝的作用下就相当于桂枝，既能发汗解表，同时也有调和营卫作用。那么生姜、大枣和桂枝所不同的地方，就是它的性质是微温，不像桂枝那么热，所以发汗而不至于伤阴。

这里我要多说两句，生姜、大枣这两味药在桂枝作用下能解表调和营卫，在柴胡的作用下，能调和表里，在补气血药里能调和气血，在调和阴阳药里能调和阴阳，放在脾胃药里能调和脾胃。这两个药的作用非常广泛，调和营卫，调和表里，调和气血，调和阴阳，调和脾胃。脾胃不和的经常用生姜、大枣，生姜能降胃气，大枣能补脾气，所以生姜、大枣是非常好的两个药，是经常用的。除了这个之外，生姜还能和胃气，大枣能养血、补脾。刚才说血汗同源，大枣还有补血作用，还能补脾，补脾就能助后天生化之源，助后天生化之源就能补充汗源，所以大枣能补充汗源，使汗有来源，这样虽然发汗而不至于耗伤营阴。

这样配伍之后，还有什么问题？就是药性非常不和。桂枝是辛甘温的，白芍是酸苦寒的，桂枝要走表，白芍要走里，药性非常不和，所以加甘草。甘草用多少呢？麻黄汤只用一两，桂枝汤的药性严重不和，所以甘草用二两，用来调和药性。甘草用到二两，又带来一个问题，甘草能延缓药效，桂枝配白芍本来发汗力量就很小，加上生姜、大枣才能帮助桂枝发汗了，但二两甘草使得发汗作用又小了，这怎么办呢？又很难发汗了。最后只能在服法上下功夫。

下边就注意桂枝汤的用法，请大家看书。“上五味，㕮咀”，“㕮咀”原意是用牙把它咬碎了，古人的牙可能结实点，实质都是用刀切碎的，或者轧碎的。“㕮咀，以水七升，微火煮取三升”，这个不用太注意。注意下面，“适寒温，服一升”，就是温度适宜的时候喝一升，还剩二升。下面接着说，“服已须臾”，吃完这一升之后，不大一会儿，“须臾”，大约一刻钟，15 分钟左右。“啜热稀粥一升余，以助药力”，“啜热稀粥”帮助发汗。喝完粥之后，再“温覆”，加盖衣被。“温覆令一时许”，一时，是一个时辰，子、丑、寅、卯……，一天十二个时辰，一昼夜 24 小时，一个时辰等于 2 个小时，温覆 2 个小时左右，取汗。“遍身漐漐微似有汗者益佳”，遍身都有像小细雨下到身上那样的汗，取微汗 2 个小时左右。“不可令如水流漓，病必不除”，不能出多了，如果像水似的流淌了，病必不除。汗出多了反而不好，重伤其阴了。这段话就是服药后喝粥取汗。下面接着说：“若一服汗出病瘥，停后服”，吃一次，出汗了，病好了，剩下的二升就不要喝了,“不必尽剂”。如果不出汗,“若不汗,更服依前法”,没出汗,再喝第二升药,再喝粥,再温覆一时许。“又不汗,后服小促其间”,不要等待2个小时了,一个半小时左右就再喝第三升药,再喝粥,再温覆。你看这取汗难不难,说明桂枝汤的发汗力量是很小的。三次喝进去了,“若病重者,一日一夜服”,如果病重的可以一天一宿的吃。“周时观之”,十二个时辰过去了,“病证犹在者,更作服”,还吃!若不出汗,再吃!“乃服至二三剂”,一剂吃三次,二剂吃六次,三剂吃九次,一直到汗出病瘥为止。这个病取汗非常谨慎,绝不能大发汗,在护理上要非常注意。同时要忌口,“忌生冷、黏滑、肉、面、五辛、酒酪、臭恶等物”,得忌多少东西?喝奶酪都不行了,吃肉都不行了,吃面也不行了,那就得吃米了,气味大的也不行。什么意思啊?生冷影响发汗,不行;五辛能发汗,也不行;损伤脾胃也不行,损伤脾胃正气不能恢复,营卫就不能调和。学中医这些都得学,顾此失彼绝对不行,所以一个好中医要“行方知圆”,就是要考虑到多方面,以人为本,治病是治人。只看到好的一面,没看到坏的一面,那都不行。这是第一个方,要把它学的好一点,思路要清楚。

下面把桂枝汤的综合作用说一下,桂枝汤的作用就是发汗散风寒,调和营卫。前边五个字,后边四个字,不好听,都编成四个字,叫解表发汗,调和营卫。主治风寒表虚证。风寒表虚证什么样?也发热恶寒,不过比较轻,腠理疏松,不像麻黄汤证腠理致密,发热恶寒明显,所以这个发热也轻,恶寒也轻,一般叫恶风。《伤寒论》叫“啬啬恶寒,淅淅恶风,翕翕发热”。也有头痛、身痛,同时有自汗出,它的特点就是自汗出。由于自汗出,所以脉是浮缓的。其他还有鼻鸣、干呕,这个可有可无。

下面简单地把麻黄汤和桂枝汤鉴别一下。麻黄汤治的病是外感风寒不汗出,叫外感风寒表实证,它所以不汗出是因为腠理致密,卫闭营郁,所以不汗出。深入点说,麻黄汤证是外感风寒以寒邪为主,寒主收引,所以腠理致密不汗出。桂枝汤证由于卫分受邪,出现营弱卫强,所以自汗出。深入点说,这个外感风寒是以风邪为主,风属阳邪,其性开泄,使腠理疏松。因此,麻黄汤证在《伤寒论》里叫“太阳伤寒”,或者就叫“伤寒”;桂枝汤证叫“太阳中风”,简称“中风”。为了区分内科杂病里那个中风,把这个叫“太阳中风”。

九味羌活汤

张元素方,录自《此事难知》

【组成】 羌活(6g) 防风(6g) 苍术(6g) 细辛(3g) 川芎(3g) 香白芷(3g) 生地黄(3g) 黄芩(3g) 甘草(3g) (原书未著用量)

【用法】 上九味,㕮咀,水煎服。若急汗,热服,以羹粥投之;若缓汗,温服,而不用汤投之。(现代用法:水煎温服。)

【功用】 发汗祛湿,兼清里热。

【主治】 外感风寒夹湿,内有蕴热证。恶寒发热,无汗,头痛项强,肢体酸楚重痛,口苦微渴,舌苔白或微黄,脉浮。

【讲述】 九味羌活汤这个方出自《此事难知》,这本书作者是王好古,这个方不是王好古的,是王好古他师父的,王好古的师父就是张洁古,就是张元素。麻黄汤、桂枝汤是汉代的方,这个方是金元时期的。到了金元时期,气候可能有些变化,人的体质也可能有变化,张元素在临床上感觉麻黄汤、桂枝汤治疗风寒表证有些不适宜。特别是无汗用麻黄,有汗用桂枝,外感风寒不单独是有汗、无汗,有些外感风寒,再用麻黄汤、桂枝汤就有点不合实际了。所以张元素就在长期临床实践中组成了一个方，这个方他认为治疗一般风寒感冒，不受麻黄汤、桂枝汤的限制，最后命名九味羌活汤。显然是九味药了，这个方怎么分君、臣、佐、使？从组方上看，大部分是辛温解表药，即使苍术在辛温解表药里，它也是辛温发汗的，也有发散风寒作用，所以大多数都是发散风寒的。原方没标注用量，但头一味药是羌活，而且注明羌活“君主之药也”。其次对防风、苍术论述的比较详细。所以后世一般都把这三味药作为方中的主要药，用量也基本相等。《医方集解》就是用各一钱半，咱们教材上用各6g，其余的用量是各3g。在这种情况下，当然羌活是君药，防风、苍术是臣药，其余都是佐药。比较起来，羌活的力量稍大，所以羌活是君药，羌活也是解表药，它的特长是祛风湿，祛风湿药中它的解表作用最好，它能祛上焦和表部的风寒湿邪。苍术也能发汗，也能祛湿。防风能祛风，也有除湿作用。所以这三味药合起来，就能发汗祛风寒湿邪，以祛风寒为主。

下面就是用细辛，细辛发散风寒，能治头疼。白芷也是辛温发散风寒，也有治头疼的作用。川芎在祛风药里面，也有祛风作用，祛风止头疼，川芎是治头疼之圣药，但主要是祛风止疼。川芎也是行气药，更是活血的，在这个方里主要是祛风，祛风止头痛。综合全方，九味羌活汤是以祛上焦风寒为主，兼祛湿邪，除了有恶寒发热之外，有头痛、身疼，而且以头痛为主。上面这些药还有个归经问题，羌活是入太阳经的，太阳经主要是后头痛，如果是后头疼的多用点羌活。如果太阴经头痛，湿邪胜，头痛如裹，多用点苍术。如果少阴经头痛，就是疼得很厉害，就多用点细辛。如果是阳明经头痛的，上额、鼻子、眉棱骨这一带疼的比较明显，多用点白芷。川芎治厥阴经头痛，巅顶疼多用点川芎。所以原方特别指出：“以上九味，虽为一方，然亦不可执，当视其经络前后左右之不同，从其多少大小轻重之不一，增损用之，其效如神。”方中还用黄芩，黄芩主要是清热，这样病人可能有点内热，口苦、口渴。上面这七味药都具有燥性，无论是羌活发散风寒，苍术的燥湿，即使是防风，风药中之润剂，也是风能胜湿，至于细辛、白芷、川芎都有燥性，黄芩虽然是寒的，也是燥的，叫清热燥湿。这样一来，加在一起都是燥药，燥能伤阴，再加上还要发汗，就很容易伤阴，因此一定要减轻它的副作用。所以加用生地，滋阴润燥，既制约君、臣药的燥性，又能帮助黄芩清里热。尽管如此，全方还是药性偏燥，所以《医方集解》说：“阴虚气弱之人，在所禁耳。”最后加甘草，还是调和药性，又能延缓药效，使其发汗之力缓和一些。

概括起来它的功用就是发汗散风寒祛湿，兼清里热。若用四个字来说，就是发汗祛湿，兼清内热。这个内热比较轻，所以只用黄芩一味，而且用量还比较轻。那么它的主治当然是外感风寒夹湿。风寒夹湿是什么特点呢？湿邪重滞，病人除了恶寒发热、头痛、身痛之外，它是肢体酸楚重痛。因有内热，所以口苦、口渴。舌苔薄白，或白略腻，也可能有点微黄。脉是浮的，大多数是浮缓。用法里有个要求：如果要急汗，就是需要快点发汗，就热服，然后以羹粥投之，就像用桂枝汤似的喝粥；如果要缓汗的话，温服就可以，而且不用汤粥。

香　薷　散

《太平惠民和剂局方》

【组成】 香薷去土，一斤（12g）　白扁豆微炒　厚朴去粗皮，姜汁制熟，各半斤（各6g）

【用法】 上为粗末，每服三钱（9g），水一盏，入酒一分，煎七分，去滓，水中沉冷。连吃二服，立有神效，随病不拘时。（现代用法：水煎服，或加酒少量同煎。）

【功用】 祛暑解表，化湿和中。

【主治】 阴暑。恶寒发热，头重身痛，无汗，腹痛吐泻，胸脘痞闷，舌苔白腻，脉浮。

【讲述】 香薷散是治疗阴暑的，阴暑是暑病的一种。暑病分阴、阳两大类，咱们见到的大多数为阳暑，就是一般说的“中暑”。阳暑的症状是高热、汗出、口渴、头痛。阴暑的发病是由于暑月纳凉饮冷，素有暑湿，外感风寒，阳气被阴寒所遏，阳气不得发越，湿邪不得运化，所以也发热恶寒、头痛、身痛、不汗出。因为感受风寒，寒主收引，所以不汗出；而且里有暑湿，暑湿损伤脾胃，所以还常有吐、泻。治疗当然要发汗散风寒，同时要祛暑化湿。

既能发散风寒，又能祛暑化湿的药，最好的就是香薷。“夏月之用香薷，犹如冬月之用麻黄”，香薷既有发汗作用，同时又能祛暑化湿。香薷是个香药，芳香化湿，因此这个方是以香薷作为君药，外散风寒，内化暑湿。湿邪最易阻碍气机，会引起脾的清气不升，胃的浊气不降，就可能出现呕吐、泄泻。因此，方中用厚朴为臣，调畅气机，芳香化湿。白扁豆能理脾和胃，止吐止泻，又能祛暑。就这三味药，总的功用就是祛暑解表，化湿和中，主治阴暑。这个方一共三味药，所以也叫三味香薷散。如果湿郁化热，舌苔黄、脉数了，可以在方里加黄连，加黄连就叫四味香薷散，也可以叫黄连香薷散。如湿邪偏盛，小便比较少，可以加茯苓、甘草，茯苓当然是利水的，再加上甘草，五味药了，就是五味香薷散。

小青龙汤

《伤寒论》

【组成】 麻黄去节，三两(9g) 芍药三两(9g) 细辛三两(6g) 干姜三两(9g) 甘草炙，三两(9g) 桂枝去皮，三两(9g) 五味子半升(6g) 半夏洗，半升(9g)

【用法】 上八味，以水一斗，先煮麻黄，减二升，去上沫，内诸药，煮取三升，去滓，温服一升。(现代用法：水煎温服。)

【功用】 解表散寒，温肺化饮。

【主治】 外寒内饮证。恶寒发热，头身疼痛，无汗，喘咳，痰涎清稀量多，胸痞，或干呕，或痰饮咳喘，不得平卧，或身体疼重，头面四肢浮肿，舌苔白滑，脉浮。

【讲述】 小青龙汤也是《伤寒论》的方，治的病是素有寒饮，外感风寒。平素肺里有寒饮，相当于慢性支气管炎，平时就咳痰，寒饮吐痰是清稀的，当然颜色是白的。这样的人又外感风寒，腠理闭塞，无汗、发热恶寒、头疼身疼。本来就有寒饮，肺的宣降、开合功能已经失常了，又加上外感风寒，腠理闭塞，就加重了肺的开合失常，所以加重了水饮内停，因而咳嗽更严重了，痰也更多了。这就是表里同病，外有风寒，里有寒饮，因此这个时候的治疗，一个是外散风寒，一个是内化寒饮，因此这个方属于表里同治。小青龙汤方中八味药，用量基本相等，都是三两，五味子是半升，半夏也是半升，都相当于三两。其中麻黄三两，桂枝三两，这比麻黄汤的桂枝还要多。麻、桂配伍，肯定是发汗散风寒的，君药当然就是麻黄，麻黄还是发散风寒，宣肺平喘。桂枝是臣药，既能帮助麻黄发汗散风寒，又能调和营卫，同时它又是温里药，也能帮助干姜温肺化饮，所以要多用点桂枝。这样配伍，发汗力量要比麻黄汤大。对这个病来说发散太大是不适宜的，因为平素肺的开合功能已经失常，肌表的开合功能也就失常了，如果大发其汗，必定损伤表气，因此又用白芍。白芍当然就是相当于桂枝汤的白芍，既制约麻、桂的发汗作用，使之发汗而不伤阴，同时芍药和桂枝配伍，能增加调和营卫作用，使汗不伤正，在祛邪的同时，肌表功能也调和了。这就是解表的方面。

下面就是温肺化饮了，温肺化饮主要是用干姜。干姜大辛大热，入肺经能温肺化饮，三两干姜也是君药。一般用干姜温肺化饮时，都加细辛。细辛三两是臣药，细辛是辛温的，在干姜的作用下，细辛主要是入肺经，温肺散饮。干姜通过温热作用把凝聚的寒饮化开，细辛温肺化饮虽然不如干姜，但它的特长是辛散力量比较强，能散饮。比如一块冰，用干姜把它化开了，用细辛把它散开了，散开了就干的快了，是不是这个原理？然后再佐以半夏燥湿化痰，通过半夏的燥性，使饮邪很快就干了。所以这三味药配伍，消寒饮特别快，一温、一散、一燥，三者配伍，祛寒饮效果特别好，是治寒饮经常用的三味药。对于素有寒饮的病人，肺气的宣降功能已经失常了，如果一味的散，肺气就不收了，就会耗伤肺气，所以在散的同时一定加点收敛肺气的药，使肺气有开有合、有升有降，肺司开合，肺主宣降。因此，方中佐入五味子，五味子当然是收敛肺气的，也有止咳作用。五味子和细辛、干姜，包括麻黄在内的这些辛散药的配合，就使肺有散有收，散不伤正，收不留邪，同时能调和肺的开合功能，使邪气去，肺气和。这就是治寒饮方面。这里还要讲一下细辛的用量问题，原方是三两，现在可以用 9g。但是受细辛不过钱的影响，一般都只用 3~5g，这样就减低了药效。那么只好把五味子的用量也减下来，使它散收相当。

以上两方面的药性当然是不和了，表药本身就不和，里药本身也不和，有开有和，有散有收的，所以应该大力调和，方中甘草用量也为三两。这就是小青龙汤用药的原理。现在我们回过来看，这个方是不是解表发汗和温肺化饮的力量都很强，而且两方面又互相渗透，桂枝能帮助温里，细辛能帮助解表，这样双管齐下，表里同治，效果才能更好，所以应该是麻黄、干姜两个君药。

整个方的功用就是解表散寒，温肺化饮，简称解表化饮。主治外寒内饮证，临床表现有恶寒、发热、头痛、身痛、无汗，这是外感风寒表证。寒饮停肺，就是咳嗽，痰多、清稀、色白，严重的还可出现喘不得卧。如果饮邪偏重的，还可出现头面、四肢浮肿。这样的病人舌苔都应该是白腻，或者是白滑苔。脉是浮弦，或者浮滑。小青龙汤是很重要的方，治疗效果特别明显。

介绍一个病例，原来有个体育老师，现在 90 多岁了，他在 40 多岁时得了这个病，1 周来服药不效，而且逐渐加重，随时都咳嗽，吐大量清稀白痰。最后就是用小青龙汤，只服 1 剂药，吃上两次，表证不但没有了，痰也明显少了。

止嗽散

《医学心悟》

【组成】 桔梗炒　荆芥　紫菀蒸　百部蒸　白前蒸，各二斤（各 12g）　甘草炒，十二两（4g）　陈皮水洗，去白，一斤（6g）

【用法】 上为末。每服三钱（9g），食后、临卧开水调下；初感风寒，生姜汤调下。（现代用法：共为末，每服 6~9g，温开水或姜汤送下；亦可作汤剂，水煎服。）

【功用】 宣利肺气，疏风止咳。

【主治】 风邪犯肺证。咳嗽咽痒，咯痰不爽，或微有恶风发热，舌苔薄白，脉浮缓。

【讲述】 止嗽散是清代《医学心悟》的方，是治疗咳嗽的常用方，现在治疗咳嗽大都可以用止嗽散。这个病也是外感咳嗽，不过它治的病是经过解表之后，表证大部分都解了，只是咳嗽不止。外邪已经十去八九，但是还咳嗽不止。这主要是肺气宣降功能失常，或者叫肺气不利，肺气以肃降为顺，所以治疗重在理肺。方中主要是用紫菀和百部为君药，原方用量各二斤，因为做散剂，每次只用三钱，或者二钱都可以，主要看它的用量比例来确定君、臣、佐、使。紫菀主要是利肺气，下气止咳，不论新久咳嗽都可以用。百部这味药在紫菀的配合下也有下气的作用,不过百部能润肺止咳,治咳逆上气,利气比较缓和,下气止咳而不伤肺,所以用这两味药作君药。这是《医学心悟》程国彭先生久经临床应用,选定的两味君药。方中又用桔梗和白前各二斤为臣药。白前也是下气止咳,桔梗则能宣能降,桔梗是辛苦药,辛能宣、苦能降,符合肺司开合的功能,而且桔梗升升降降,降降升升,辗转于咽喉、胸膈之间,最后以肃降为顺,使肺气调和。表邪未尽,外邪十去八九,所以用一味荆芥解表。另外荆芥和桔梗配伍能清利咽喉,除咽痒,止咳嗽。方中用橘红理气化痰,一方面帮助利肺气,使肺气能正常肃降,同时橘红还能化痰。橘红是陈皮去白,橘红和陈皮大体上相差不多,所不同的是橘红偏燥,所以能燥湿化痰。用陈皮也可以,陈皮偏于理气,去白主要入肺,能燥湿理气。最后,加上甘草调和药性,甘草和桔梗配伍也能清利咽喉,这个在《伤寒论》里叫桔梗汤。这个方临床用得非常多,如果会用的话,进行加减化裁效果更好。初起的时候,如果表证比较明显,也可以加点紫苏,加防风也可以。必要时也可以少加麻黄。如果表邪已解,咳嗽不止,荆芥也可以去掉,加入理气的、消痰的都可以。整个方的功用就是以宣利肺气为主,同时能疏风止咳。主治外感咳嗽的后期,表邪已轻,咳嗽不止。

第二节 辛凉解表

辛凉解表当然就是治外感风热,凡是表证都有恶寒发热,外感风热证在理论上叫恶寒轻、发热重,也有头痛身痛。但是临床实际上怎么说发热重、恶寒轻呢,什么叫发热重?体温39℃叫发热重,还是38℃叫发热重?什么叫恶寒轻呢?病人不会说这个,所以这个不是外感风热的主要特征。外感风热,风属阳邪,热也属阳邪,风热外感容易腠理开泄,所以有的病人可能有汗,有的病人也可能无汗,有汗也是汗出不畅。外感风热的主要特征,一个是口渴,外感风寒初起没有口渴,风和热都是阳邪,容易伤阴,所以外感风热的病人初起就有口渴。第二个特征,咽喉疼痛,风热阳邪,容易伤于上焦,叶天士讲“温邪上受,首先犯肺”,喉属肺系。第三个特征,舌尖红,苔薄白,所有外感的苔都是薄白的,但风热舌尖是红的。第四个特征,脉是浮数的。外感风热主要特征是口渴、咽喉疼痛、舌尖红、苔薄白、脉浮数。

银翘散

《温病条辨》

【组成】 连翘一两(20g) 银花一两(20g) 苦桔梗六钱(12g) 薄荷六钱(12g) 竹叶四钱(8g) 生甘草五钱(10g) 芥穗四钱(8g) 淡豆豉五钱(10g) 牛蒡子六钱(12g)

【用法】 上杵为散。每服六钱(18g),鲜苇根汤煎,香气大出,即取服,勿过煮。肺药取轻清,过煮则味厚而入中焦矣。病重者,约二时一服,日三服,夜一服;轻者,三时一服,日二服,夜一服;病不解者,作再服。(现代用法:作汤剂,加芦根9g,水煎服。)

【功用】 辛凉透表,清热解毒。

【主治】 温病初起。发热,微恶风寒,头痛无汗或有汗不畅,咽痛口渴,咳嗽,舌尖红,苔薄白,脉浮数。

【讲述】 治疗外感风热的主要方剂是银翘散,银翘散是清代《温病条辨》的方。外感风热大都属于温病范畴,温病也属于风热外感病,所以叫温病就是有瘟的意思,有流行性,因为风热属阳邪,常常夹着一种毒邪。一般风热感冒不带有流行性。银翘散就是治外感风热初起或者温病初起。这个方是以金银花、连翘作为君药，这两味本来是清热解毒药，但是它有清宣外透作用，在清热解毒的同时，能够清宣外透。那么它能发散风热吗？显然这两味药是不行的，达不到解表作用，因此下面配伍发散风热的薄荷和牛蒡子。原方金银花和连翘各一两，清代的一两就是现在的一两，30g。那么再加薄荷六钱，18g，牛蒡子六钱也是 18g，这两个药都是发散风热药，加在一起是一两二钱，金银花和连翘加在一起是二两，所以二两清热解毒药的药力要比一两二钱的发散风热药的药力大。因此金银花和连翘是君药，薄荷和牛蒡子是臣药，发散风热，清利头目，加强银花、连翘的发散风热解表作用，同时清热解毒。

那么为什么要这样配伍，为什么不以发散风热药为君药，为什么要用清热解毒药作为君药呢？一个是风热外感大多数都夹有毒邪，因此要清热解毒。要清热解毒把它用作臣药不可以吗？当然也可以，但还有第二个原因，风热外感，腠理开泄，腠理是疏松的，如果发散太过，容易伤表气，所以不能发散太过。第三个原因，外感风热，它本身就伤阴，所以外感风热初起就口渴，如果发汗太过容易汗多伤阴。根据这三条原因，所以不能过用解表药，这是很重要的原理。那么这样配伍之后，发散作用还是不太好，因此又佐入两味解表药，荆芥穗四钱、淡豆豉五钱，这两味药都属于辛温的。现在用的淡豆豉大都是辛凉的，原来的淡豆豉大多都是辛温的。知道什么是淡豆豉吧，黑豆用紫苏与麻黄煎汤浸泡，蒸透，然后发酵，这个就是辛温的；用青蒿、桑叶煎汤浸泡的就是辛凉的。现在用的大多是辛凉的，银翘散用的是辛温的，它的辛散作用比较小。但是淡豆豉有个特殊作用，能宣发胸中邪气，因为邪在上焦，淡豆豉能宣发胸中邪气而除烦，也就是宣发上焦，所以淡豆豉用五钱。那么单用荆芥穗而不用荆芥，荆芥用穗显然是取其轻而上行，能到达上焦，疏风解表。加上这两味药能帮助薄荷、牛蒡子解表，这两味药是辛而不烈、温而不燥，辛味不太强，温性也不大，可以配合牛蒡子和薄荷解表，疏散风热，这样解表力量就比较强了。那么为什么不多用点薄荷和牛蒡子？主要原因由于薄荷的辛散力量比较强，用量过多容易伤气。牛蒡子有滑利之性，用量过多容易导致腹泻。所以才加点荆芥穗轻而上行，帮助薄荷解表，淡豆豉宣发胸中邪气，也可以祛除壅于上焦的邪气。大概配伍就是这个关系，上边这六味药，二君二臣二佐，主要是疏散上焦风热，同时清热解毒。加点桔梗，原方六钱就是佐药了，宣利肺气，因为这个病主要在上焦，影响到肺的宣降功能。一般风热外感也可能有咳嗽，这就是表气不宣，影响到肺的宣降失常，所以有咳嗽。下面加点竹叶，竹叶用四钱，佐药，竹叶主要是清上焦热的，能清热除烦。这个病初起就有口渴，是风热伤津液了，所以用芦根，也是佐药，用它清热生津止渴。最后还是加甘草五钱，主要还是调和诸药，配合桔梗还是能清利咽喉。这个方以清热解毒药作为君药，所以它的发散力量比较小，也就是治疗风热外感发散力量不要太强，过汗就容易伤津液。

由于这个方的药力比较缓和，所以在服法上还需要做点文章。原方是用粗散，每服六钱，用新鲜的苇根熬水，用芦根水再去煎这个药。煎到香气大出即取服，要轻煎，煎的时间要短，因为这些药都是辛香药，煎煮时间一定要短，开锅后 15 分钟就可以了。如果过煮，煮的时间太长了，这个药就不是解表的了，"肺药取清轻，过煮则味厚而入中焦矣"，所以这个服法要注意。再一个问题，吃的次数要多一些。"病轻者三时一服"，病比较轻的三个时辰吃一次，"昼二服，夜一服"，白天服两次，晚间还得服一次。"病重者二时一服"，四个小时吃一次，"日三服，夜一服"。这样吃了之后，如果"病不解，作再服"，一直吃到病解，这个和桂枝汤的吃法差不多，吃一次、二次肯定不能好，这就是原方的用法。我们现在临床大多用汤剂，用汤剂效果要比散剂好得多。用汤剂时可以按原方用量减半，先用冷水泡 20 分钟，然后就煎煮，从沸腾算起，煎煮的时间不超过 20 分钟，而且煎完之后就热服，可以不用二煎，服后还是 20 分钟，喝点热水，温覆取汗，大约也是"温覆令一时许，遍身漐漐微似有汗者益佳”，取微汗，一边出汗，一边热退，大约两个小时之后热就退了。它不再复发，这方就是这么有效，现在你学会了，就会治风热感冒了。

现在市场上有一个银翘丸，还有一个银翘片，它把原来的散剂做成丸剂，或者做成片剂，特别是那个丸剂，效果是非常不好的，所以方剂的剂型也很重要。它为什么效果不好？银翘散做成丸剂，大蜜丸是9g，一是这药本来不应该用蜜丸，蜜是滋腻药，这一滋腻就没法发散了，所以效果不好。那么大的蜜丸有多少药呢，大约55%~60%都是蜜，因为它都是草药用蜜量大，9g丸，含有4g多药，药太少了，所以效果不好。一个是药量不足，一个是影响发散。

桑 菊 饮

《温病条辨》

【组成】 桑叶二钱五分(8g) 菊花一钱(3g) 杏仁二钱(6g) 连翘一钱五分(5g) 薄荷八分(3g) 苦桔梗二钱(6g) 生甘草八分(3g) 苇根二钱(6g)

【用法】 水二杯，煮取一杯，日二服。(现代用法，水煎温服。)

【功用】 疏风清热，宣肺止咳。

【主治】 风温初起，邪客肺络证。咳嗽，身热不甚，口微渴，脉浮数。

【讲述】 桑菊饮也是《温病条辨》的方，是治风热客肺的。《温病条辨》说这是风热客于肺络，就是病位比较轻浅，因此出现的症状比较轻，“但咳，身不甚热，微渴者，辛凉轻剂桑菊饮主之”。风热客于肺络的治疗原则，也必须是宣肺散风热。宣肺散风热最常用的就是桑叶，这个方桑叶用量最大，是二钱半，把它作为君药。桑叶属于寒凉的，质比较轻，有宣肺作用，但力量比较缓和，能入肺轻宣风热。肺受风热之邪，宣降功能失常，所以在宣肺散邪同时，还应该利肺气。因此下面加了两味利肺药，一个是杏仁，一个是桔梗。这两个药都是利肺为主，利中有宣，利肺的同时都有宣肺作用，配合桑叶既宣肺又利肺，就能宣利肺气。肺气调和了，咳嗽就好了。桔梗和杏仁并用，似乎是利肺气的力量偏大了，为了不影响桑叶宣肺的作用，所以加个菊花，只用一钱。按药力说这个菊花应该是个佐药，可是一般都说它是臣药，菊花的力量比较缓和，菊花在桑叶的作用下入肺经，也是清热解毒，也有轻宣风热的作用。这四个药主要作用在肺，以宣肺散风热为主，同时能宣利肺气，使肺气调和。风热在肺也影响到表，所以也有一定的表证，因此加薄荷八分，与菊花一钱配伍，辛凉解表，发散风热。外感风热多数都夹有毒邪，所以又用清热解毒的连翘一钱半。风热伤阴，也有口微渴，因此也用二钱芦根，清热生津止渴。最后加八分甘草调和药性。甘草配合桔梗，还可以清利咽喉，帮助止咳。

整个方的功用就是疏风清热，宣肺止咳，叫辛凉宣肺，清热解毒也可以。主治风热客于肺络，叫风温初起，风热客于肺络，症状就是但咳，身不甚热，口微渴，苔薄白，脉浮数。这个方治疗风热咳嗽是常用方，而且非常有效。注意这个方的特点，外邪总要以宣为主，所以方中其他药的用量不要超过桑叶，如果其他药用量超过桑叶，桑叶就不宣肺了，可能成清里热药了。

下面把桑菊饮和银翘散这两个方鉴别一下。这两个方都是治风热表证，功用都可以叫辛凉解表，银翘散偏于走表，桑菊饮偏于走肺。走表当然就以表证为主，恶寒发热、头痛、身痛、口渴、咽痛、舌尖红、苔薄白、脉浮数。桑菊饮主要入肺，轻宣肺络中风热，所以它主症是咳嗽。凡是风热都有口渴、咽痛、舌尖红、苔薄白、脉浮数。再一个银翘散叫辛凉平剂，桑菊饮叫辛凉轻剂，轻说明它质轻，轻而上行。

麻黄杏仁甘草石膏汤

《伤寒论》

【组成】 麻黄去节，四两(9g)　杏仁去皮尖，五十个(6g)　甘草炙，二两(6g)　石膏碎，绵裹，半斤(18g)

【用法】 上四味，以水七升，煮麻黄，减二升，去上沫，内诸药，煮取二升，去滓。温服一升。(现代用法：水煎服。)

【功用】 辛凉宣肺，清热平喘。

【主治】 外感风热壅肺证。身热不解，咳逆气喘，甚则鼻煽，口渴，有汗或无汗，舌苔薄白或黄，脉浮而数者。

【讲述】 麻黄杏仁甘草石膏汤也是《伤寒论》的方，就这四个药，简称麻杏甘石汤。现在看这个方，四两麻黄量比较大，八两石膏这个量也不小，麻黄还应该是君药。四两麻黄比麻黄汤的麻黄量还大。虽然是四两麻黄，但它没用桂枝，它不用桂枝，这麻黄是什么作用？显然是入肺经，宣肺的，特别是石膏、杏仁都可以入肺经，所以，麻杏甘石汤肯定是入肺的。入肺的麻黄就是宣肺，它本身是宣肺散风寒的，现在给它配上八两石膏，石膏的用量倍于麻黄，石膏是大寒的，八两石膏的寒凉就制约了麻黄的发汗作用，麻黄就不发汗了，只好入肺宣肺了。这时，八两石膏配合四两麻黄，麻黄宣肺散什么？就不是散风寒了，而是散风热。石膏既然限制了麻黄的发汗，所以石膏也是君药，麻黄也是君药。这个散风热和桑菊饮比就大有不同了，桑菊饮桑叶的作用很缓和，是治疗风热客于肺络，那么这个清肺的力量比较大，宣散的力量比较强，这个就是治疗风热客于肺经，整个肺经受到风热所伤，这就是麻黄、石膏的配伍关系。石膏的用量倍于麻黄，这个麻黄就不发汗，不发汗就宣肺，在大量石膏的配伍下，就宣肺散风热，而且两药配伍之后，麻黄得石膏宣肺而不助热，石膏得麻黄清热而不凉遏，凉而不遏。所以，麻杏甘石汤这个方是治风热客于肺经的，邪气重，伤的部位又比较深。因此，症见身大热，喘的很厉害，甚至是暴喘，教材上写的气急鼻煽。同时口渴也比较明显，脉应该是浮数略大。风热客于肺经，肺的宣降功能失常，因此也要加杏仁利肺气而平喘。甘草在这个方里既是调和药性的，又是保护胃气的，因为大量石膏容易寒凉伤中。同时，甘草又能延缓药效，延缓麻黄、石膏的药力，使其药效缓和而延长。这个方综合起来，还是辛凉宣肺。麻黄味辛，石膏性凉，所以变成辛凉之剂。银翘散叫辛凉平剂，桑菊饮叫辛凉轻剂，麻杏甘石汤应该叫辛凉重剂，这就把三个方区别开了。

回过头来，我们再进一步分析讨论一下，既然是麻黄、石膏两个都是君药，可不可以麻黄宣肺散风寒，石膏大清肺热呢？应该是可以的。这个病就是风寒入里化热，外邪尚未全解；或者病人素有肺热，风寒束肺，热邪壅遏而形成的。一般把这个叫作“寒包火”。这个证候也是身大热，气急鼻煽，口渴，脉浮数而略大。所不同的是不汗出，前者是风热客于肺经应该有汗，所以教材上写“有汗或无汗”。如果肺热的程度比较重，石膏的用量还可以适当加大一些。

柴葛解肌汤

《伤寒六书》

【组成】 柴胡(6g)　干葛(9g)　甘草(3g)　黄芩(6g)　羌活(3g)　白芷(3g)　芍药(6g)

桔梗(3g)　(原书未著用量)

【用法】 水二盅,加生姜三片,大枣二枚,槌法加石膏一钱(3g),煎之热服。(现代用法:加生姜3片,大枣2枚,石膏12g,水煎温服。)

【功用】 解肌清热。

【主治】 外感风寒,郁而化热证。恶寒渐轻,身热增盛,无汗头痛,目疼鼻干,心烦不眠,咽干耳聋,眼眶痛,舌苔薄黄,脉浮微洪。

【讲述】 柴葛解肌汤是明代《伤寒六书》的方。原方没有用量,这几味药既有解表的,又有清热的。解表的都是散风寒的,它治的病就是外感风寒,表证未解,邪气入里化热。现在通常叫"三阳合病",三阳就是太阳、少阳、阳明。风寒表证因为失治或误治,邪气逐渐入里化热了,一个是入少阳,从太阳再入里一层就是少阳,少阳是阳明与太阳之间,从少阳再入里就是阳明,入少阳就微有化热,到阳明就完全化热了。所以,这个病就是外邪未解,入里化热而形成的三阳合病。既然是三经都有病了,就有个轻重问题,所以这个方没加用量,就根据哪个轻、哪个重,酌情选定君药。方中羌活和葛根是解太阳风寒的,葛根性平,与羌活配伍,可以解太阳风寒。柴胡、黄芩是解少阳之邪,石膏入阳明,解阳明之热。白芷和葛根,都可以入阳明经解表,葛根也入太阳经。这种三阳合病的特点,太阳病是恶寒发热,入阳明就发热不恶寒,少阳病就往来寒热,所以这个病就是恶寒渐轻,发热渐重。入阳明经就出现头面疼痛,前额疼、眉棱骨疼、鼻子疼,这都属于阳明经的。因为化热了,所以鼻子发干、口渴,这就是三阳合病的特点。不单独是太阳病,而且兼有少阳和阳明。上面的药以解表药居多,况且已经入里化热了,容易伤阴,所以加白芍保护营阴,使发汗而不伤阴。桔梗还是宣利肺气,宣利肺气有助于解表,肺气宣了,肌表也宣通了。最后加甘草调和药性。大家主要知道,它是治三阳合病的,所以这个方的功用就是解表清热,治三阳合病。临床时要根据某一证的轻重来决定君、臣、佐、使,不一定柴胡是君药,也可能是羌活、葛根,甚至也可能是石膏。

升麻葛根汤
《太平惠民和剂局方》

【组成】 升麻　白芍药　甘草炙,各十两(各6g)　葛根十五两(9g)

【用法】 上为粗末,每服三钱(9g),用水一盏半,煎取一中盏,去滓,稍热服,不计时候,日二三服。以病气去,身清凉为度。(现代用法:作汤剂,水煎服。)

【功用】 解肌透疹。

【主治】 麻疹初起。疹发不出,身热头痛,咳嗽,目赤流泪,口渴,舌红,苔薄白,脉浮数。

【讲述】 升麻葛根汤这个方现在很少用,主要是透疹的,治疗疹出不透。咱们国家经过疫苗预防,麻疹基本绝迹了。过去每个人都得出一次麻疹,出完之后就终生免疫了。麻疹按着中医理论讲,是毒气伏于六腑,到一定程度,1岁、2岁,有的十几岁,感受一种毒邪,就开始发病了。麻疹的治疗首先是透疹,疹以发表透为先,一身都出遍了,毒气就从六腑出于肌表,所以首先要透。透疹的方法,就是用解表的方法,由于感受外邪,外邪束表才疹出不透,所以应该解表透疹。升麻葛根汤是透疹的主要方剂,君药是葛根,葛根的用量是十五两,其余各十两。葛根既能解肌发表,又能升阳生津,所以它透疹而不伤阴。升麻为臣药,除了解肌、升散作用,还有解毒作用。所以用葛根的同时配伍升麻,升麻不要多用,由于它有升提作用,容易引热上僭,引起咽喉疼痛。因为麻疹是毒热病,容易伤阴,所以用白芍养营阴。麻疹开始是以透为主,最后是以养阴为主。白芍的用量不要多,因其酸寒收敛,多了就影响透疹了。最后加甘草,一方面调和药性,一方面也是解毒。一般用散剂就可以了,服一两次疹子就可以透出来了。你们种过牛痘吗？过去有专门种牛痘的医生,老百姓管他们叫“花先生”,种牛痘老百姓叫栽花,把痘叫天花。到春天了,就到处给小孩种牛痘,防止出天花,现在天花也绝迹了。过去种牛痘之后,也给点药吃,那药基本就是升麻葛根汤,能使种的牛痘很快灌浆,引毒气外出。麻疹初起都有咳嗽、流泪、流涕,不要用清热药,寒凉药影响升散,会使疹出不畅,毒气不出。

第三节　扶正解表

扶正解表这部分是治虚人外感的。正虚的人,有气虚、血虚、阴虚、阳虚,治法就分补气解表、养血解表、滋阴解表、助阳解表等。由于人的素质不同,感受的外邪也不同。阳虚的人就容易感受风寒,阴虚的人就容易感受风热。所以要根据虚证的不同和外邪的性质,适当配伍补益药和祛邪药。再一个就是虚的程度和邪气的程度不完全相同,还要根据虚实的程度酌情用药,要求补不留邪,散不伤正,特别要注意邪正关系。

败毒散

《太平惠民和剂局方》

【组成】 柴胡去苗　前胡去苗,洗　川芎　枳壳去瓤,麸炒　羌活去苗　独活去苗　茯苓去皮　桔梗　人参去芦　甘草各三十两(各9g)

【用法】 上为粗末。每服二钱(6g),水一盏,加生姜、薄荷各少许,同煎七分,去滓,不拘时候,寒多则热服,热多则温服。(现代用法:作汤剂,加生姜3g、薄荷2g,水煎服。)

【功用】 散寒祛湿,益气解表。

【主治】 气虚外感证。憎寒壮热,头项强痛,肢体酸痛,无汗,鼻塞声重,咳嗽有痰,胸膈痞满,舌淡苔白,脉浮而按之无力。

【讲述】 败毒散教材中写的是《太平惠民和剂局方》的,《局方》中的败毒散叫人参败毒散,前面加“人参”二字,如果只叫“败毒散”,是《小儿药证直诀》的方,这两本书出版的年代很相近,都是宋代的。败毒散是治气虚外感的,病人应该有气虚症状,如气短、乏力、脉来无力。另外还应想到,气虚的人如果感冒容易外感风寒,阳虚容易感寒。气虚主要指脾肺气虚,脾为气母,肺为气府,气生于脾、藏于肺。脾肺气虚,脾虚就容易生湿,所以气虚外感的病人容易风寒夹湿。肺气虚,肺就不能布散津液,通调水道,所以容易生痰,出现咳嗽,痰多。这个方主要还是解表,气虚的不明显,还是以解表为主。方中各药的用量相等,解表发散药居多,二活应该是君药。羌活是祛上焦和在表的风寒湿邪,独活祛下焦和筋骨间的风寒湿邪,这两个药是治痹证的主要药,二者合用,能祛一身上下的风寒湿邪。从这里可以看出,正气虚无力抗邪,邪气中的比较深,周身疼痛的症状也比较明显。由于邪客部位比较深,下面又加上两味药,一个是柴胡,柴胡是入少阳经的,是走半表半里的,在两个君药的作用下,入少阳经解表。再就是川芎,川芎在九味羌活汤中也讲过,在解表药中它是祛风的。另外川芎和独活一样,是搜风药,搜风就不单是解表,而是能入筋骨间祛风外出。上面四味药主要解表,下面就用些祛湿的、化痰的、止咳的。桔梗能宣利肺气,一方面帮助解表,一方面止咳。前胡有一定解表作用,又有祛痰止咳作用，还有下气作用，使肺气肃降有权。前胡三个作用：解表、下气、消痰，在这个方中三个作用都能表现出来。桔梗、前胡主要是宣利肺气，化痰止咳。痰由湿生，所以加茯苓健脾利湿化痰，茯苓既能治已生之痰，也能治生痰之源。另外还用枳壳行气，行气能帮助止咳消痰，气顺则痰消。这四个药主要是化痰止咳。下面就是扶正了，加人参补气，这里的补气，一个是补中气之不足，另外人参能扶正，扶正就能祛邪，中气一旺盛就能抗邪外出，所以补气亦能帮助解表祛邪。最后加甘草益气调药。原来是散剂，每服二钱，服药时少加生姜、薄荷，一起煎服。上面就是败毒散的组方原理。

整个方的功用，一个是解表，祛风寒湿邪，一个是化痰止咳，一个是补气。简单一点说就是散寒除湿，益气解表，化痰止咳。本方在《小儿药证直诀》里治小儿伤风、瘟疫、风湿，因小儿元气未充，故用少量人参，扶正以托邪外出。清代喻嘉言用这个方治痢疾，属于表证痢疾，就是外感之后发热恶寒、头痛，同时出现痢疾。是素有脾虚停湿的人，外感风寒之后，正气抗邪，中气更虚，正不胜邪，表邪内陷，湿邪加重，湿浊下注，就会出现腹泻痢疾。治疗方法还是使内陷的外邪从表而解，外邪一去，脾湿得以运化，则泻痢自止。这种治法喻嘉言称作"逆流挽舟"法，"逆流"就是指邪气内陷这个流，治法是使这个流往外散，这就是逆流。挽舟就是使大便不往下泻，这个舟就是指粪便说的。逆外邪内陷之流，挽下泻之舟，这也是喻嘉言的一大创新。

参　苏　饮

《太平惠民和剂局方》

【组成】 人参　紫苏叶　干葛洗　半夏汤洗七次，姜汁制炒　前胡去苗　茯苓去皮，各三分(各6g)　枳壳去瓤，麸炒　桔梗去芦　木香　陈皮去白　甘草炙，各半两(各4g)

【用法】 上㕮咀。每服四钱(12g)，水一盏半，姜七片，枣一个，煎六分，去滓，微热服，不拘时候。(现代用法：加生姜7片，大枣1枚，水煎温服。)

【功用】 益气解表，理气化痰。

【主治】 气虚外感风寒，内有痰湿证。恶寒发热，无汗，头痛，鼻塞，咳嗽痰白，胸脘满闷，倦怠无力，气短懒言，苔白，脉弱。

【讲述】 参苏饮也是治气虚外感的，它和败毒散的区别就在于这个方主要是治风寒伤肺，所以参苏饮治的病以咳嗽为主，是风寒咳嗽，也叫伤风咳嗽，就是虚人外感风寒咳嗽。治疗方法还是宣肺散风寒。一般应该用麻黄，但是气虚之人能不能用麻黄呢？因为它除了宣肺之外，解表力很强，容易伤正。因此，这个方用苏叶作君药，紫苏叶能宣肺，散风寒，能止咳。葛根也有解表作用，也入太阳经，解表发汗而不伤阴，所以葛根也作君药。这样两个君药配伍，既能宣肺又能解表。肺气虚不能布散津液，聚而生痰，生痰就咳嗽，所以又用了几味化痰止咳药。一个是前胡，前胡有解表化痰，理肺气作用，当然也能止咳嗽；再用半夏燥湿化痰。化痰还是要理气，所以用陈皮，陈皮去白，去白就是橘红，不去白就是陈皮，用哪个都可以，在这里是佐药，理气化痰。如果用橘红，橘红有一定燥性，也能燥湿化痰，陈皮主要是理气，理气就能帮助化痰；用枳壳、木香也是理气帮助化痰。痰由湿生，茯苓健脾利湿化痰；用桔梗宣利肺气。全方肺经药居多，化痰、理气，止咳的药多。最后还要补气，所以用人参。但人参用量不宜过大，过于补则补而留邪，特别影响痰、气的排出与运化。甘草调和诸药，加姜、枣调和脾胃，调和营卫。全方的功用是补气解表，理气化痰。主治气虚外感，风寒束肺，内有痰饮。表证比较轻，以咳嗽为主，脉来无力、舌淡、四肢无力、气短，微有恶寒发热，同时有头痛、鼻塞，肺气不利也可以头痛、鼻塞。

参苏饮和败毒散都能益气解表，主治气虚外感风寒的表证。败毒散是以二活为君，它的作用偏于解表除湿，适用于虚人外感风寒湿邪，以表证为主的，以恶寒发热、头痛身痛为主要见症。参苏饮以苏叶、葛根为君，它的作用偏于理肺化痰止咳，适用于虚人外感风寒束肺，以咳嗽有痰为主要见症的。二者一个邪气偏于在表，一个邪气偏于在肺。

再造散

《伤寒六书》

【组成】 黄芪(6g) 人参(3g) 桂枝(3g) 甘草(3g) 熟附子(3g) 细辛(2g) 羌活(3g) 防风(3g) 川芎(3g) 煨生姜(3g) (原书未著用量)

【用法】 水二盅，枣二枚，煎至一盅，槌法再加炒芍药一撮，煎三沸，温服。(现代用法：加大枣2枚、芍药3g，水煎服。)

【功用】 助阳益气，解表散寒。

【主治】 阳气虚弱，外感风寒证。恶寒发热，热轻寒重，无汗肢冷，倦怠嗜卧，面色苍白，语声低微，舌淡苔白，脉沉无力，或浮大无力。

【讲述】 再造散是治阳虚外感的，方中有人参、附子，这是参附汤。人参、附子是温阳益气，这个方是明代《伤寒六书》里的，这本书的作者叫陶华、陶节庵。他在这个方之前有段话，他说："病人头痛、发热、项脊强、恶寒、无汗，服发汗药二、三剂，汗不出者，庸医不识此症，遂以麻黄重剂及火劫取汗。"用麻黄汤，强发其汗，或以"火劫取汗"，用火烤帮助发汗，古来的人确实有这种办法，结果"误人死者多矣"，这样把人治死的很多。它最后说"殊不知阳虚不能作汗"，这是阳虚没有力量蒸发作汗，名曰"无阳证"。这种无阳证不能勉强发汗，一旦汗出，阳气也可能随汗而亡，所以误治死者多矣。治这个病就必须助阳发汗，以助阳为主。这个方原方没有用量，要看阳虚的程度和邪气的轻重来定君药，书上写的细辛、羌活作君药，不一定对。如果按照陶节庵原来的意思应该以助阳为主，阳虚不能作汗么，应该重用附子、人参，一方面用人参、附子、黄芪来温补阳气，一方面用羌活、防风、细辛去散邪。这个要注意散和补的关系，一定要权衡好，所以这个方还是不讲君、臣、佐、使为好，临证酌情。不能大散，大散之后容易汗多亡阳，阳随汗脱；补的力量太大，也容易补而留邪。这个方其实是桂枝汤的变化方，有桂枝汤的桂枝、白芍、生姜、大枣、甘草，再加上黄芪、人参、附子、细辛、羌活、防风、川芎这些药。这个方的功用当然是助阳解表。阳虚外感的人都有什么症状？阳虚生内寒，再外感风寒，一定是恶寒重、发热轻，同时四肢不温、面色萎白、头痛、身痛、无汗、舌质淡、脉浮而无力，有的脉沉而无力，邪气盛可能脉浮，阳虚甚则脉沉。要注意依据阳虚和外寒的程度来酌情用药。

加减葳蕤汤

《重订通俗伤寒论》

【组成】 生葳蕤二钱至三钱(9g) 生葱白二枚至三枚(6g) 桔梗一钱至钱半(4.5g) 东白薇五分至一钱(3g) 淡豆豉三钱至四钱(12g) 苏薄荷一钱至钱半(4.5g) 炙草五分(1.5g) 红枣二枚

【用法】 水煎，分温再服。(现代用法：水煎温服。)

【功用】 滋阴解表。

【主治】 素体阴虚,外感风热证。头痛身热,微恶风寒,无汗或有汗不多,咳嗽,心烦,口渴,咽干,舌红,脉数。

【讲述】 加减葳蕤汤,葳蕤就是玉竹,既有补阴作用,又有补气作用,能够补气生阴。这个方叫加减葳蕤汤,可能就是以玉竹作为君药,原方玉竹用量二至三钱,是治阴虚外感的。素体有阴虚症状,口干、咽燥、口渴,甚至有五心烦热,阴虚就生内热,所以这样的人容易感受风热,即或感受风寒也很快化热了,所以临床表现多为风热表证。阴虚的人要更加注意,汗为阴液,血汗同源,阴虚也不能作汗,而且发散也能耗伤津液;再加上外感风热,风热也容易伤阴,所以这样的病人一定要养阴与发散并用,而且发汗力量要轻,要缓和。所以方中用玉竹作君药,原来是二至三钱,现在用9g,多用点也可以。玉竹药性非常缓和,甘、平,可以当食品,到山里饿了,没啥吃的,可以挖玉竹,又解饥,又补气生津,解渴。同时这个药有个特点,叫做滋而不腻,滋阴又不留邪,其他滋阴药,如生地、麦门冬、玄参、熟地都滋腻容易留邪,玉竹滋阴补气,滋而不腻。发汗解表用葱豉汤,葱白和淡豆豉合用,这两个药发散力量很小,是平和的解表药。一般感冒喝姜汤,那得是外感风寒的,不能是外感风热的,本来嗓子疼,你再喝姜汤,那不是火上浇油么。所以葱豉汤性平和,一般感冒都可以用,原来《肘后方》就用葱豉汤,解表治感冒。但这两个药不一定发散风热,因此又加薄荷一钱到钱半,辛凉解表,发散风热。除此之外,加桔梗宣利肺气,帮助止咳解表。阴虚生内热,平素就有内热,所以加白薇,白薇既能清虚热,又能透邪外出。最后用甘草调和药性。加大枣补血,配合玉竹在方中滋阴补血。全方的功用就是滋阴解表。

小 结

解表剂讲了十五首方,其中辛温解表剂讲了六首,辛凉解表剂讲了五首,扶正解表剂讲了四首。

辛温解表剂主要讲了麻黄汤和桂枝汤。麻黄汤是发汗力量比较强的,是治疗外感风寒表实证的,辛温解表同时能宣肺平喘,主治症的特征就是无汗而喘。桂枝汤治疗外感风寒表虚证,病机是营弱卫强。要特别注意的是,桂枝和白芍为什么用量要相等,为什么要用生姜、大枣?外感风寒表虚证的特征就是自汗出。《伤寒论》把这两个方的主治证,一个叫太阳伤寒,一个叫太阳中风。其次是九味羌活汤,这个方发汗力量比较缓和,特别是它不受有汗、无汗的限制,只要是外感风寒,特别是风寒兼有湿邪就都可以用。张元素制这个方,补充了麻黄汤、桂枝汤的不足。它的主治特征是身体痠楚重痛。其次就是香薷散,是治疗阴暑的,暑月感寒,发热恶寒,头痛身疼,不汗出,由于暑月容易内伤暑湿,所以常常有呕吐,腹泻或腹痛。小青龙汤是治外寒内饮,表里同病,素有寒饮,外感风寒,是表里俱寒,因此这个方是两个君药,解表发汗的是麻黄,温肺化饮的是干姜。特别要深刻理解为什么要用白芍和五味子。止嗽散是治疗外感咳嗽或叫伤风咳嗽,邪气已经十去八九,但咳嗽不止,主要是肺气不利,这个方主要功用是宣利肺气,同时能疏风解表。

辛凉解表剂主要是银翘散、桑菊饮、麻杏甘石汤。银翘散是治风热在表,影响到肺,所以主要是风热表证,同时还兼有咳嗽,也可能没有咳嗽。这里特别要注意银翘散为什么要用双花、连翘作为君药,而不用薄荷和牛蒡子作君药;还要注意它的煎服法,要轻煎、频服。桑菊饮主要是治风热客于肺络,邪气轻浅,症状也比较轻,但咳、身不甚热、口微渴,这个方叫"辛凉轻剂",银翘散叫"辛凉平剂"。麻杏甘石汤是治风热客于肺经,主要症状就是身高热、暴喘,以喘为主症。同时这个方也可以用于寒包火。这个方也是两个君药,要注意麻黄、石膏的配伍关系,石膏倍于麻黄,麻黄就不发汗了,它主要就是宣肺;石膏就是清热,二者配伍,是宣中有清,清中寓宣,宣清并用,所以是入肺宣散风热,主治风热客于肺经。另外,因为两个君药的药性不同,所以也可能是麻黄宣肺散风寒,石膏清里热,因此它也可以用于寒包火。主要区别就是有汗、无汗,有汗就是风热客于肺经,无汗的就是寒包火。柴葛解肌汤是治三阳合病,所以三阳经都有药,那就看哪一经症状为主,就以哪一经药作为君药。升麻葛根汤主要是透疹用的。

扶正解表剂中败毒散是治气虚之人外感风寒,这样人一般都是风寒夹湿,所以二活并用,而且都是君药,祛一身上下内外的风寒湿邪。参苏饮主要治疗气虚外感风寒,邪气客肺,所以这个方就以苏叶和葛根配伍作君药,主要入肺经宣肺,同时解表,参苏饮的主治是以咳嗽为主,平素内有痰饮,所以方中理肺化痰的药比较多。再造散就是治无阳证的,阳虚外感,阳虚不能做汗,所以方中有助阳药、补气药,人参、附子、黄芪,或者桂枝也包括在温阳药里,配伍一些辛温解表药。但发散力不能太强,防止阳随汗脱。加减葳蕤汤治疗阴虚外感,阴虚生内热,所以阴虚之体一般易感风热之邪,治法是滋阴解表,处方时滋阴不能敛邪,解表不能伤阴,要滋而不腻,滋阴而不留邪,祛邪而不伤正。

（赵雪莹　编写）

第二章　泻　下　剂

泻下剂属于八法里的下法，首先还是讲概说，还讲四个方面。一个是泻下剂的概念，概念里包括三个方面，以什么药为主组成的，具有什么作用，治疗什么病。泻下剂是以泻下药为主组成的，具有通便作用，主要治疗大便秘结。下面是适应范围，泻下剂主要是适用于大便秘结。大便秘结有热结，因为里热而大便干燥不通，属于《伤寒论》里的阳明腑证。另外还有寒结，因为脾胃虚寒，运化失常而大便秘结。还有燥结，因为津液不足而"无水舟停"。还有水结，就是水气在里郁而不下。下面就是泻下剂的分类，根据上面讲的，热结用寒下法，攻下热结；寒结大便不通的，用温下法，攻下寒积；燥结，用润下法，润肠通便；水结，用逐水法，攻下水饮；还有虚实夹杂的用攻补兼施法。最后是注意事项，使用泻下剂很重要的一条就是表证忌用，邪气在表，误用下法，会引邪内陷。如果是表证未解，里已结实，可用表里双解法，既解表又攻下。第二，大多数泻下剂药力都比较猛，甚至有的有毒，所以虚人要慎用。第三，就是中病即止，过服则伤正。最后，服泻下剂要注意饮食，特别是要保护脾胃，饮食要好消化，防止油腻过多。

第一节　寒　　下

大承气汤

《伤寒论》

【组成】　大黄酒洗，四两(12g)　厚朴去皮，炙，八两(24g)　枳实炙，五枚(12g)　芒硝三合(6g)

【用法】　上四味，以水一斗，先煮二物，取五升，去滓，内大黄，煮取二升，去滓，内芒硝，更上微火一、二沸，分温再服。得下，余勿服。(现代用法：水煎，先煎厚朴、枳实，大黄后下，芒硝溶服。)

【功用】　峻下热结。

【主治】

1. 阳明腑实证。大便秘结，频转矢气，脘腹痞满，腹痛拒按，按之则鞕，神昏谵语，不恶寒反恶热，身热日晡潮热，手足濈然汗出，舌苔黄燥起刺，或焦黑燥裂，脉象沉实。

2. 热结旁流证。下利清水，色纯青，脐腹疼痛，按之坚鞕有块，口舌干燥，脉象滑数。

3. 里热结实证之热厥、痉病或发狂。

【附方】

1. 小承气汤(《伤寒论》)　大黄酒洗，四两(12g)　厚朴去皮，炙，二两(6g)　枳实炙，三枚大者(6g)　以水四升，煮取一升二合，去滓，分温二服。初服当更衣，不尔者，尽饮之。若更衣者，勿服之。功用：轻下热结。主治：阳明腑实轻证。大便秘结，潮热谵语，脘腹痞满，舌苔老黄，脉滑而疾。以及痢疾初起，腹中胀痛，里急后重。

2. 调胃承气汤(《伤寒论》)　大黄去皮，清酒洗，四两(12g)　甘草炙，二两(6g)　芒硝半升(9g)　以水三升，煮取一升，去滓，内芒硝，更上微火一、二沸，温顿服之，以调胃气。功用：缓下热结。主治:阳明腑实证。大便秘结,蒸蒸发热,濈然汗出,口渴心烦,腹痛胀满,舌苔正黄,脉滑数。

【讲述】 治热结大便不通的方剂主要是大承气汤,这个方是《伤寒论》的,治疗阳明腑实重证。伤寒传到阳明,就是热邪最盛的时候。先看这个方的用药,大黄四两,芒硝是三合,就是一升的十分之三,一升大约相当于六两,三合就是一两八,咱们按二两算。后面就是厚朴八两,枳实五枚,五枚按五两算。大家看这个方比较熟悉,去掉芒硝就是厚朴三物汤,总论里讲了厚朴三物汤和小承气汤的关系,小承气汤是大黄倍厚朴,厚朴三物汤是厚朴倍大黄,大黄都是四两,现在加上芒硝了,就和那个方不完全相同了。厚朴三物汤厚朴是君药,大黄是佐药,主治气滞腹胀,现在加上芒硝二两,攻下药加在一起是六两,特别是大黄配芒硝,攻下力量比较强。行气药加在一起是十三两,还是倍于泻下药。因此,这个方应该是两个君药,一个是大黄,其味苦寒,纯阴沉降之品,泻热攻积,攻下热结,"有斩关夺门之力,推陈致新之功",号称"将军"。但是一旦燥屎成鞭,大黄就难以攻下了,所以必须加软坚泻下药,因此用芒硝二两为臣药。芒硝的特点是咸能软坚,软坚、润燥、攻下,攻下力也很强,但清热作用不如大黄。而当燥屎成鞭的时候,非芒硝不下,所以燥屎成鞭的时候,一定要用芒硝来软坚、润燥、攻下。那么大黄、芒硝合在一起,攻下热结的力量很大,是峻下热结之剂。下面是两个行气药,这两个行气药力量也很大,厚朴八两和枳实五两比较,当然厚朴力量大,所以厚朴也是君药。厚朴是行气消胀,治腹胀满。枳实为臣药,在厚朴的作用下,配合厚朴行气。枳实的特点主要是行气消痞,治心下痞,这两味药一个是治痞,一个是治胀。这两味药用量比较大,超常规用量,所以破气力量强,行气开郁之力猛,以上两类药各自的作用都很峻猛。然后再看这两组药的关系,泻下能帮助行气,大便通了,当然腑气就通了。行气能帮助泻下,气行则各种积滞都行。这两方面本身药力就比较猛,通过配伍关系,两方面又能互相加大药力,所以其力倍增,因此这个方叫大承气汤,功用叫峻下热结。主治阳明腑实重证,首要一条应该有数日不大便,这个数日,少则七八日,多则十余日,而且燥屎成鞭。身高热,日晡尤甚,申酉时是阳明旺盛之时,正气与邪气相争,所以这个时候热势更甚。另外是神昏谵语,不恶寒反恶热,手足濈然汗出,热盛津伤,阴津将尽,只见手足汗出。甚则循衣摸床,撮空理线,扬手掷足,再严重的出现登高而歌、弃衣而走。尽管神昏,但是他能往外跑,找高的地方大声喊叫,这些都是散热,使体内的热往外散。当然是口渴喜冷饮,舌苔焦黑燥裂、起芒刺。由于大便数日不通,浊气不下,所以有胸脘痞满,腹满胀大。这就是阳明腑实重证,就是大承气汤治的典型症状。这个时候服上大承气汤,只要大便一通,其热顿解,神志立即清醒。所以在一定程度上大承气汤是属于救急的,有"釜底抽薪"之效,有"急下存阴"之功。大承气汤是"急下存阴"法的代表方。

另外在阳明腑实证里,还可能出现以下几种证候:一个是"热结旁流",就是在数日不大便的情况下,突然发生腹泻,这种腹泻是纯利稀水无粪,而且是"下利清水,色纯青",泻下的水是青色的,气味恶臭。这是因为里热太盛,燥屎成鞭时,喝进去的水,由于腑气不通,水也运化不了,停留在肠中被燥屎堵住了,就形成了浊水,存了数日,这个水就臭了。那么它逐渐浸润着,几天之后忽然从燥屎旁边下来了,这就叫"热结旁流"。那么这个泻是由于什么原因引起的呢?是由于热结引起的,要是没有热结,就不能出现浊水潴留,不能出现腹泻,所以这时候还得攻下燥屎,峻下热结,这种治法可以叫"通因通用"。大承气汤是通的,是泻下的,从表面上看病人是下利,实质是因为燥屎,治病求本是通因塞用,从表面现象看是通因通用,所以通因通用这个治法的实质是通因塞用。这是一种证候,叫"热结旁流"。还可能在阳明腑实的情况下出现四肢厥冷,本来是不恶寒反恶热,但可能出现四肢厥冷,严重者出现通体皆厥,全身都是凉的，这是“真热假寒”、“阳盛格阴”。也叫“火极似水”，也叫“阳极似阴”，这个病名叫“热厥”。病机就是由于热邪太盛了，格阴于外，最严重的时候脉也绝了，很快就要阴阳离决。这个时候的治法可以叫“寒因寒用”，实质还是寒因热用。咱们好多名老中医，大多是用大承气汤出名的，病人几乎要死了，灌进大承气汤就可以治好，所以大承气汤是一个救急的方。还有一种情况，就是方才说的登高而歌、弃衣而走，这个时候叫“热狂”，西医叫中毒性精神病。还有一种情况，可能出现高热抽搐，热邪伤阴了，筋失所养，所以出现抽搐，这个叫“热痉”。以上这几种情况都是在阳明腑实证的情况下出现的不同证候，都是大承气汤的主治证。

历代医家通过总结归纳，可以把大承气汤的主治症归纳为四个字，叫“痞、满、燥、实”。痞，是胸脘痞闷；满，是肚腹胀大；燥，是数日不大便，燥屎成鞕；实，包括很多实证，如神昏谵语、不恶寒反恶热、舌苔焦黑燥裂，这些都算实热俱在。为了便于记忆和理解，也可以把这四个症和四个药对号，痞-枳实，满-厚朴，燥-芒硝，实-大黄。这只是为了记忆，但要深入理解病机，对后面两个方的学习也有好处。

这个方药力确实很猛，特别是行气药用量比较多，现在有的人把这个方的原意给说没了，把行气药用量说的很小，这就不是大承气汤的原意了。最后简单讲一讲大承气汤的用法，大黄一般是后下，特别是攻下的时候，大黄煎煮的时间一定要短。取它攻下一般煎 15~20 分钟，煎时间久了，大黄就不攻下了，所以大黄煎煮时间一定要短。芒硝一定是烊化。因此这个方是先煮二物，后内(纳)大黄，芒硝烊化。中病即止，得下，余勿服。

小承气汤在总论里已经讲过了。小承气汤是大承气汤去芒硝，而且枳、朴用量减少，枳实三枚，厚朴二两，大黄还是四两。但没有芒硝的配合，所以泻下力量比较小了，行气力量也小了。这个方大黄是君药，枳实是臣药，厚朴是佐药，所以这个方是“轻下热结”。主治阳明腑实的轻证，数日不大便，一般都是五、六天不大便，也有不恶寒反恶热，也可以出现神昏谵语，但这些都比较轻，痞满也很轻。不用芒硝，当然就没有燥屎成鞕，也绝不能出现循衣摸床、撮空理线、登高而歌、弃衣而走。而且舌苔是老黄而干，也不能出现焦黑燥裂。主治阳明腑实轻证，简单说就是痞、满、实而不燥，而且痞满很轻，特别是没有燥屎成鞕。小承气汤的煎法是三物同煮。

调胃承气汤还是大黄用四两，芒硝用半升，比大承气汤多二合，不用枳、朴，加甘草二两。还是大黄和芒硝同用，而且芒硝又稍多，攻下力量应该大一点。但没有枳实和厚朴了，单独攻下药没有行气药的帮助，所以泻下力量就比较小了。反而加甘草，泻的力量就缓和了，所以调胃承气汤是缓下热结。也是治阳明腑实证，应该有燥、实，而没有痞、满，当然这个病也比较轻。用法是先煎大黄、甘草，芒硝烊化。

历代有些医家、学者，对三承气汤的煎煮法做些文章。大承气汤原方的煎法是“水一斗，先煮二物，取五升，去滓，内大黄煮取二升，内芒硝”，分二次服，大黄的煎煮时间是消耗三升水的时间。小承气汤是三物同煮，水四升，煮取一升二合，分二次服，大黄的煎煮时间是消耗二升八合水的时间。调胃承气汤是水三升，煮二物取一升，去滓，内芒硝。大黄的煎煮时间是消耗二升水的时间。其实，调胃承气汤的大黄煎煮时间最短，而大承气汤大黄煎煮时间还稍长一点，所以其药力大小主要还是药物配伍最关键。

下面简单把这三个承气汤做一下比较，共同作用是攻下热结，治阳明腑实证。不同的一个是峻下热结，一个是轻下热结，一个是缓下热结。大承气汤主治阳明腑实重证，痞、满、燥、实四者俱备；小承气汤主治阳明腑实轻证，痞、满、实而不燥；调胃承气汤主治阳明腑实轻证，燥、实而不痞、满。调胃承气汤能下燥屎，所以也可以治热结旁流。

大陷胸汤
《伤寒论》

【组成】 大黄去皮,六两(12g)　芒硝一升(12g)　甘遂一钱匕(2g)

【用法】 上三味,以水六升,先煮大黄,取二升,去滓,内芒硝,煮一二沸,内甘遂末,温服一升。得快利,止后服。(现代用法:水煎,溶芒硝,冲甘遂末服。)

【功用】 泻热逐水。

【主治】 结胸证。从心下至少腹鞕满而痛不可近,大便秘结,日晡小有潮热,或短气躁烦,舌上燥而渴,脉沉紧,按之有力。

【讲述】 大陷胸汤也是《伤寒论》的方,是治结胸病的。什么是结胸病,它的成因是什么?结胸病都是因为太阳病误下来的,太阳病本不应该下,“病发于阳,而反下之,热入因作结胸”。因为误下,太阳之邪内陷入里化热,和内里的邪气相合。如果和水相合,就是大结胸病;如果和痰相合,就是小结胸病。“小结胸病,正在心下,按之则痛”,这是痰热互结。“大结胸病,从心下至少腹鞕满而痛,不可近”,这是水热互结。相当于现在的腹膜炎、胸膜炎、胸腔积液这类病。治法应该是泻热逐水,通大便,使水热从大便排出。大陷胸汤还是用大黄和芒硝,攻下热结;再加上甘遂,甘遂是逐水的,所以这个方的功用是泻热逐水。

大黄牡丹汤
《金匮要略》

【组成】 大黄四两(12g)　牡丹一两(3g)　桃仁五十个(12g)　瓜子半升(15g)　芒硝三合(9g)

【用法】 以水六升,煮取一升,去滓,内芒硝,再煎沸,顿服之。有脓当下,如无脓,当下血。(现代用法:水煎,芒硝溶服。)

【功用】 泻热破瘀,散结消肿。

【主治】 肠痈初起,湿热瘀滞证。右少腹疼痛拒按,甚则局部肿痞,小便自调,或喜屈右足,牵引则痛剧,或时时发热,自汗恶寒,舌苔薄腻而黄,脉滑数。

【讲述】 大黄牡丹汤是《金匮要略》的方,是治疗肠痈的。肠痈常见的有两种,一种是大肠痈,一种是小肠痈。大多数肠痈属于大肠痈,相当于现在的阑尾炎,这个方治疗急性阑尾炎是相当有名了。肠痈是什么原因来的?长在体表的痈都是因为热毒瘀血,所以红肿热痛,肿得很厉害,疼得很厉害,很快就化脓,清热解毒就可以治了。那么生在肠上的痈,也要清热解毒。六腑以通为顺,大肠者。传导之官,痈生在大肠上,泻一泻,使热毒从大便排出去,效果又快又好。热毒瘀血排出去就好了,肿也消了,也就不疼了,大黄牡丹汤就有这个特点。这个方还是用大黄四两,还是君药,攻下热结。桃仁五十个大约相当于三两,也是君药。大黄是泻热的,桃仁是活血破瘀的,大黄和桃仁配伍,大黄就入血分了,入血分就能破瘀泻热。这和大承气汤的大黄就不一样了,桃仁、大黄配伍在一起,就是入血分破瘀泻热,使痈肿的瘀热、瘀血、热毒完全通过大便排出去了,而且桃仁也有润肠作用。凡是大黄与桃仁配伍在一起,大黄就入血分了,破瘀泻热。不论妇科、内科、外科、伤科,凡是血分瘀热的时候,都可以用大黄和桃仁。比如闭经、癥瘕积聚、跌打损伤、癫狂等,都可以用大黄、桃仁,今后还有很多方会碰到这个问题。为了加强破瘀泻热作用，所以也用芒硝，芒硝配大黄攻下热结，芒硝也是活血药，叫咸能软坚走血。大黄、桃仁，加上芒硝，破瘀力量更大了。下面又加牡丹皮，牡丹皮是凉血活血的，凉血活血就能消肿，是佐药。最后还有一味药是冬瓜仁，书上写的是"瓜子"，现在一般都用冬瓜仁，冬瓜子有利湿作用。在外科病里用利湿药，就是利湿排脓，由于有利湿排脓作用，所以这个方治疗肠痈的时候，无论是脓已成还是脓未成都可以用。如果脓未成就通过活血、利湿作用，不让它化脓了；要是已经化脓了，就通过利湿、活血作用使脓吸收了，不至于溃破，所以排脓也可以消痈。

这五个药综合起来就是破瘀泻热、排脓消肿，主治肠痈初起。书上指出的基本上就是急性阑尾炎，阑尾炎主要病变在天枢穴这个地方，在肚脐右侧旁开二寸，这就是天枢穴，有压痛点，反跳痛，如果有反跳痛的就可以诊断为阑尾炎，就是大肠痈。小肠痈是在关元穴，就是肚脐下三寸有压痛点。大肠痈肿痛，右腿就不敢伸，伸腿右下腹就疼得厉害。舌苔是黄腻的，脉一般都是数脉。大黄牡丹汤主要是治疗急性阑尾炎，叫肠痈初起，效果是比较好的。

1965年天津南开医院有几位医生经过西医学中医之后，不少急腹症都用中医治疗，包括宫外孕、肠梗阻等。他们都是西医，大家为了研究中医，就用中药去治疗，中药实在控制不住了，就手术治疗。他们有这个条件，才敢大胆去试验，最后得出结论就是急性阑尾炎不用手术，基本方就是大黄牡丹汤。他们给大黄牡丹汤编个歌："大黄丹皮二仁硝，急性阑尾不开刀。"急性阑尾炎只要是没溃破之前都可以用。阑尾炎穿孔了，就不能用大黄牡丹汤了。南开医院经过研究，他们又把阑尾炎分为三期：开始是瘀滞期，中间是蕴热期，最后是以热毒期。开始以活血化瘀为主，最后是以清热解毒为主，中期既活血又清热解毒。这样他们制定了几个方——阑尾化瘀汤、阑尾清化汤、阑尾清解汤，治疗阑尾炎效果非常好。

第二节 温 下

温下是治疗寒积的，温下法当然得用温下药。大家学的中药里没有温下药，只有个巴豆，它是热下药，巴豆辛热力量很强，毒烈之性很大，其性大刚过急，不是随便轻易用的。为什么呢？因为寒积大多数病人是虚寒证，是虚中夹实证。一般都是慢性病，大多是由于素体脾胃虚寒，或者叫脾胃阳虚，运化不及，最后积滞内停了，形成了寒积证。这样就不能用巴豆去攻下，峻攻猛下就容易伤脾，应当温阳散寒攻下。

大黄附子汤
《金匮要略》

【组成】 大黄三两(9g) 附子炮，三枚(9g) 细辛二两(6g)

【用法】 以水五升，煮取二升，分温三服。若强人煮取二升半，分温三服。服后如人行四五里，进一服。(现代用法：水煎服。)

【功用】 温里散寒，通便止痛。

【主治】 寒积里实证。腹痛便秘，胁下偏痛，发热，手足不温，舌苔白腻，脉弦紧。

【讲述】 大黄附子汤也是《金匮要略》里的，是治寒积的基础方，是温下剂的代表方。《金匮》原文讲："胁下偏痛，发热，其脉弦紧，此寒也，以温药下之，宜大黄附子汤。"主症是胁下疼痛，由于寒积在里，大便不通。寒积证不应该发热，可是它有发热，这是寒积证又外感寒邪，外寒引动内寒，寒邪在表，则发热；外寒加重了里寒，寒性收引，所以腹痛或胁下痛。治法应当是助阳散寒，攻下积滞。这个方炮附子三枚，仲景用药一般都是生附子一枚，这个方用炮附子三枚，现在用9g就可以了。附子这个药的用量，要根据地域的不同，人体素质的不同，酌情运用。北方一般得用15g，南方一般用9g就可以了。附子大辛大热，助阳散寒。下面配大黄三两，也用9g，附子的热大于大黄的寒，那就是以热为主，同时能够泻下。这两个药配伍，一个热，一个泻，就构成了温下之剂。大黄虽然苦寒，但是在附子的作用下，特别是大量附子的作用下，大黄的寒性被制，而只是泻下了。大黄得附子，其寒性去而走泄之性存，这叫去性存用。这两味药是温下剂的常用配伍。症状还有发热，不应该发热而发热，就说明是外感来的，外寒引动里寒，所以还要祛外寒，同时又攻里寒，这需要一味既能解表散寒，又能温里祛寒的药。桂枝很好，既能解表散寒，又能温中散寒，按理说是可以的。但是桂枝和附子一配伍，它就温里了，解表的力量就非常小了，或者说就不解表了。所以这个方不用桂枝，而用细辛，它散的力量要比桂枝大，特别是散寒的力量要比桂枝大。所以用细辛二两作为佐药，温经散寒，既温里又解表。这个方泻下的力量比较小，只大黄一味还是臣药，附子大辛大热，再加上细辛，所以还是以温为主。

关于这个方的服法，原方有一段话，"以水五升，煮取二升，分温三服"。大、小承气汤都是分二次服，大黄都是四两。这个方分三次服，大黄是三两，泻下的力量又减轻了。下边又接着说："若强人，煮取二升半，分温三服。"刚才说的是水五升，煮取二升，煮大黄时间是消耗三升水的时间。下面说如果强人的话，煮取二升半，这个大黄的煎煮时间又短了，泻的力量又大一点。而且服后如人行四五里，也就是30~40分钟，再进第二服。这个间隔时间也比较短，间隔时间短，泻下作用就强些。大便一通，寒结也随着大便排出了。

温脾汤

《备急千金要方》卷十三

【组成】 大黄五两（15g） 当归 干姜各三两（各9g） 附子 人参 芒硝 甘草各二两（各6g）

【用法】 上七味，㕮咀，以水七升，煮取三升，分服，日三。（现代用法：水煎服。）

【功用】 攻下寒积，温补脾阳。

【主治】 寒积腹痛。便秘腹痛，脐下绞结，绕脐不止，手足欠温，苔白不渴，脉沉弦而迟。

【附方】 温脾汤（《备急千金要方》卷十五） 大黄四两（12g） 附子大者一枚（12g） 干姜 人参 甘草各二两（各6g） 上五味，㕮咀，以水八升，煮取二升半，分三服。功用：攻下寒积，温补脾阳。主治：下利赤白，连年不止，及霍乱，脾胃冷积不消，手足欠温，苔白不渴，脉沉弦而迟。

【讲述】 温脾汤是《备急千金要方》孙思邈的方。《千金方》里有三个温脾汤，咱们讲两个。先看正方，是《千金》十三卷的，治疗寒积腹痛，脐腹绞痛，绕脐不止，大便不通。《千金》十五卷的温脾汤，是治疗寒积冷痢，下痢赤白，连年不止。两个方都是寒积引起的，一个是大便不通，以腹痛为主；一个是泻痢，腹痛。既然是寒积就应该温下，所以这两个方都是大黄附子汤的变化方。这里变化得非常巧妙，或者说很微妙。首先，这两个方都是以附子作君药，大黄作臣药，《千金》十三卷的治大便不通，寒积比较重，而且是以腹痛为主，绕脐绞痛，疼得厉害，说明是寒邪偏重，阳虚生寒，素体脾胃虚寒，所以加干姜，而且干姜用量大于附子，干姜以散寒为主。十五卷的治下痢赤白，连年不止。久痢伤阳，也有腹痛，但比较轻，是阳虚为主，阳虚生寒，所以用附子的同时,也加干姜,但干姜的用量比附子少,附子大者一枚、干姜二两。大便不通,寒积腹痛,用附子二两,干姜三两。非常微妙,这就看阳虚和寒盛的程度,二者不是绝对的,这就要具体情况具体分析,不是阳虚生寒,就一定是阳虚为主,有时候就以寒邪为主。寒积应该是温下,所以加大黄,十三卷的大便不通,大黄就多用一点,所以大黄是五两。十五卷的下痢赤白是已经下痢了,所以攻下的力量就不能太大了,大黄就用四两,这个也要恰如其分。十三卷的是大便不通,腹痛得很厉害,攻下的力量要强一点,所以又用二两芒硝,加强攻下作用。十五卷的已经泻痢了,所以就不要再加芒硝。这两个病都是素质脾胃虚寒,所以都用人参。人参补脾益气,和附子配伍就能补气助阳,既补脾气又补脾阳。下面就是当归,当归有润下作用,当归用量大了就出现腹泻。另外,当归也有缓急止痛的作用,所以十三卷治腹痛大便不通的又用当归三两为佐药。十五卷大便已经泻了,就不需要当归了。但这个不是绝对的,有的时候久痢,可以加点当归,因为久痢赤白也能伤血,当归养血,能柔肝止痛,既治痢疾腹痛,还能养血,但要用的适当。懂得这个道理之后,就可以灵活运用。最后就是甘草了,一个是调和药性,一个是补益脾胃,另外就是延缓药效。

这里要注意大黄的用量,大便不通的就多用一点,大便通利的就少用一点。另外,要注意附子和干姜的用量,寒盛的多用干姜,阳虚的多用附子。

三物备急丸

《金匮要略》

【组成】 大黄一两(30g) 干姜一两(30g) 巴豆去皮心,熬,外研如脂,一两(30g)

【用法】 上药各须精新,先捣大黄、干姜为末,研巴豆内中,合治一千杵,用为散,蜜和丸亦佳,密器中贮之,莫令泄。若中恶客忤,心腹胀满,卒痛如锥刺,气急口噤,停尸卒死者,以暖水若酒服大豆许三四丸,或不下,捧头起,灌令下咽,须臾当差;如未差,更与三丸,当腹中鸣,即吐下便差;若口噤,亦须折齿灌之。(现代用法:为丸剂,成人每服0.6~1.5g,用米汤或温开水送下;若口噤不开者,用鼻饲法给药。)

【功用】 攻逐寒积。

【主治】 寒积急证。卒然心腹胀痛,痛如锥刺,气急口噤,大便不通,甚或暴厥,苔白,脉沉而紧。

【讲述】 三物备急丸,三味药准备治疗急症用的,所以叫三物备急丸。这个方治的病叫"寒实腹痛",刚才讲的大多是素质脾胃虚寒,即使有寒积,也大多数是虚寒冷积,起病比较缓,病程比较长。那么有没有寒实证呢?很少很少。寒实证起病特别急,猝然心腹胀痛,痛如锥刺。严重的出现气急口噤,甚至昏厥,也有大便不通。多数因为饮食不节、暴饮暴食来的,凉东西吃多了,或者是暴饮暴食之后寒邪直中。

这个方巴豆、干姜、大黄各一两,巴豆是君药,其性大刚过急,大辛大热,服后暴泻,能峻下寒积。由于巴豆攻下的过快过急,积滞可去,寒邪不一定一泻而解,所以给它加上干姜。干姜温里散寒,这样泻的同时寒邪就去了,也算防止遗寒于中。巴豆有毒,性质猛烈,所以用巴豆的时候,一般都加大黄,在总论已经说了,巴豆得大黄"泻人反缓",大黄能解巴豆之毒,缓巴豆之性,大黄的寒性能制约巴豆的热性,制约它的烈性和毒性。这三味药是做成小丸,像黄豆粒那么大,一服三丸。一般吃一次就可以泻了,如果有的人寒邪比较重,或者体质比较壮,吃三丸泻的不大,病未好,大约隔半个小时,再吃三丸,这个时候一定能泻了。服药用暖水,不要用太热的水,更不许用凉水。用冷水就不泻了,用热水就泻的厉害。"暖水若酒"什么意思?"若"当

“或者”讲，用温水或者用温酒。有很多书把若写成苦，苦酒是醋，醋是酸的，影响巴豆泻下。另外，这个药是急救药，如果病人气急口噤，不能服药，原书说可以折齿灌之，把牙打碎，把药灌进去，现在先进了，用鼻饲法就可以了，说明这个药是救急用的。

第三节　润　　下

润下是治疗津液不足而大便干燥的。津液不足，大便干燥有很多原因，有的由于热邪伤阴来的，有的由于气虚来的，血虚、阳虚、阴虚，都可以导致津液不足而大便秘结。

五　仁　丸
《杨氏家藏方》

【组成】　桃仁　杏仁麸炒，去皮、尖，各一两（各15g）　柏子仁半两（9g）　松子仁一钱二分半（4g）　郁李仁麸炒，一钱（3g）　陈皮另研末，四两（18g）

【用法】　将五仁别研为膏，入陈皮末研匀，炼蜜为丸，如梧桐子大。每服三十至五十丸，食前米饮下。（现代用法：五仁研为膏，陈皮为末，炼蜜为丸。每服9g，每日1~2次，温开水送服；亦可作汤剂，水煎服。）

【功用】　润肠通便。

【主治】　津枯便秘。大便干燥，艰涩难出，舌燥少津，脉细涩，以及年老或产后血虚便秘。

【讲述】　五仁丸是由五种仁组成的，桃仁、杏仁、柏子仁、松子仁、郁李仁都有润肠的作用。其中桃仁和杏仁的用量比较大，桃仁由于油脂比较多，能活血。杏仁利肺气而润燥，肺和大肠相表里，利肺气以助大肠的传导。柏子仁润五脏而养血，松子仁润五脏而益气，郁李仁润肠而行大肠气滞。方中还有陈皮四两，用量超过五仁，行气有助于通便，陈皮行气力量比较缓和，而且还有健脾的作用。用蜂蜜作丸也有滋润作用。

济　川　煎
《景岳全书》

【组成】　当归三至五钱（9~15g）　牛膝二钱（6g）　肉苁蓉酒洗去咸，二至三钱（6~9g）　泽泻一钱半（4.5g）　升麻五分至七分或一钱（1.5~3g）　枳壳一钱（3g）

【用法】　水一盅半，煎七分，食前服。（现代用法：水煎服。）

【功用】　温肾益精，润肠通便。

【主治】　肾虚便秘。大便秘结，小便清长，腰膝酸软，舌淡苔白，脉沉迟。

【讲述】　济川煎是《景岳全书》的，明代张景岳的方。济川就是助水行舟，是资助河川以行舟车的意思。这个方书上写的是治肾虚便秘的，肾阳虚不能运化津液而发生的大便干燥。实质这个方原来不单独治肾虚，肾虚大多是老年人，就是青年人也可以用，原来的意思是“凡病涉虚损而大便秘结不通”，不任硝黄攻击者，都可以用这个方。方中君药是肉苁蓉，原方用二三钱，现在肉苁蓉可能质量差了，用二三钱不管用，应该用到30~50g。这个药是补肾的，但是润肠作用很好，它能补肾益精，润肠通便。当归用三至五钱为臣药，当归能养血润肠，当归在肉苁蓉的作用下主要也是润肠的。另外肉苁蓉补肾,当归补肝养血,精血互生,精血同源,所以这两味药配伍,既能生精又能养血,对虚人便秘是比较好的。方中用牛膝补肝肾,又引药下行,治下焦病。用枳壳一钱为佐,枳壳能理气宽肠,上能宽胸,下能宽肠,行气就能帮助通便。由于是虚人,所以用少量升麻,升麻能升清气,与枳壳配伍,能升清降浊,使清气升,浊气降,这也叫"欲降先升",升清才能降浊。还用一味泽泻,泽泻的用量也不要多,也是佐药,泽泻主要是利湿泄浊,滋补药特别是补肾的时候,少加点泽泻,因为肾主水,肾虚之后,主水功能失常,补肾而不要留邪。另外张景岳认为泽泻有引药下行作用,这是张景岳的用药特点。泽泻配合升麻也有升清降浊的作用。现在治疗习惯性便秘和一般虚人便秘,效果比较好。

麻子仁丸

《伤寒论》

【组成】 麻子仁二升(15g) 芍药半斤(9g) 枳实炙,半斤(9g) 大黄去皮,一斤(12g) 厚朴炙,去皮,一尺(9g) 杏仁去皮尖,熬,别作脂,一升(9g)

【用法】 上六味,蜜和丸,如梧桐子大,饮服十丸,日三服,渐加,以知为度。(现代用法:共为细末,炼蜜为丸。每服9g,一日1~2次,温开水送服;亦可作汤剂。)

【功用】 润肠泄热,行气通便。

【主治】 脾约证。肠胃燥热,津液不足,大便干结,小便频数。

【讲述】 麻子仁丸是《伤寒论》的方,治胃热肠燥、津液不足的大便秘结,《伤寒论》里叫"其脾为约"。就是阳明胃热,脾被热邪约束。《素问·厥论》说:"脾主为胃行其津液者也",正常的脾是给胃行其津液的,胃的津液,需要脾的转输,"饮入于胃,游溢精气,上输于脾,脾气散精",所以脾是给胃行津液的。现在胃热了,脾也受约束了,脾就不能行其津液了,再加上胃本身有热,它还消耗津液,所以津液不足而失其滋润之性,则大便干结。进到胃的水,脾不给转输,胃中的水就直接往下注,下注到膀胱,所以这时就小便多,大便干。治疗方法就要清胃热,润肠燥。所以这个方用麻子仁二升,一升相当于五两左右,现在汤剂可以用15~20g,麻子仁就是润肠通便的。杏仁一升,也是润肠的,还能利肺气,五仁丸里已经讲过了。白芍半斤就是八两,是养阴的,养阴就能生津。麻子仁是君药,杏仁是臣药,白芍是佐药,这部分治大肠津液不足,是润肠的。下面就是泻热的,后面三个药是小承气汤,现在大黄是一斤,十六两;枳实半斤,是八两;厚朴一尺是多少?厚朴卷成卷,一尺大约相当于八两,行气药加一起是十六两,大黄十六两,就这三个药来说还是大黄的力量大,所以就是小承气汤那个原理,是泻热行气通便,显然这个方的腹胀是很轻的,主要是大便不通。全方大黄十六两,二仁十六两,基本上是润肠与攻下二者药力相当,所以麻子仁和大黄都是君药,杏仁、厚朴、枳实都是臣药。

这个方的功用就是润肠泻热,行气通便。《伤寒论》原文说"趺阳脉浮而涩,浮则胃气强,涩则小便数,浮涩相搏,大便因鞭,其脾为约,麻子仁丸主之"。所以后来就有人把这个病叫"脾约病",麻子仁丸也叫"脾约丸"。这个病热邪比较轻,而且大便干燥程度也比较轻,所以没有神昏谵语等热盛的症状。这个方是用蜂蜜做丸,蜂蜜也有润肠作用。现今药店卖的麻子仁丸,还有的叫麻仁脾约丸,就是这个方,用于习惯性便秘、痔疮便秘或手术后便秘。现在肛肠科做完手术一般都给服麻子仁丸,就是不让它大便干燥。现在有些人知道麻子仁丸是润肠药,习惯性便秘反复吃麻子仁丸,吃来吃去,反而不好用了。原因是没有热邪,久服大黄伤脾,脾不能运化,所以大便秘结,没有热象的病人尽量不用或少用。

第四节 攻补兼施

攻补兼施主要是治里热结实、正气不足的病。这样的病人可能素质就虚，也可能热病之后，耗气伤阴出现的正气虚。这个时候治疗，就应该攻补兼施，既扶正又祛邪，这个在处方的时候稍微难一些。因为涉及正邪两方面，邪气是阳明腑实，里热结实，非攻不可，而正气虚又非补不可。这两者是个矛盾，如果攻的太猛，则正气大伤，有可能导致正气暴脱；如果补之不当，反而助长邪气，可能成热势燎原。所以，这个时候攻和补的关系非常重要，这两者要用的恰如其分，要做到泻不伤正，补不留邪，这样才能取得很好的疗效。

黄龙汤

《伤寒六书》

【组成】 大黄(12g) 芒硝(9g) 枳实(9g) 厚朴(12g) 甘草(3g) 人参(6g) 当归(9g)(原书未著用量)

【用法】 水二盅，姜三片，枣子二枚，煎之后，再入桔梗一撮，热沸为度。(现代用法：上药加桔梗3g，生姜3片，大枣2枚，水煎，芒硝溶服。)

【功用】 攻下热结，益气养血。

【主治】 阳明腑实，气血不足证。自利清水，色纯青，或大便秘结，脘腹胀满鞕痛，身热口渴，神倦少气，谵语甚或循衣撮空，神昏肢厥，舌苔焦黄或焦黑，脉虚。

【附方】 新加黄龙汤(《温病条辨》) 细生地五钱(15g) 生甘草二钱(6g) 人参另煎，一钱五分(4.5g) 生大黄三钱(9g) 芒硝一钱(3g) 玄参五钱(15g) 麦冬连心，五钱(15g) 当归一钱五分(4.5g) 海参洗，两条(2条) 姜汁六匙(6匙) 水八杯，煮取三杯。先用一杯，冲参汁五分，姜汁二匙，顿服之，如腹中有响声，或转矢气者，为欲便也，候一二时不便，再如前法服一杯；候二十四刻不便，再服第三杯。如服一杯，既得便，止后服，酌服益胃汤(沙参、麦冬、细生地、玉竹、冰糖)一剂。余参或可加入。功用：泄热通便，滋阴益气。主治：热结里实，气阴不足证。大便秘结，腹中胀满而鞕，神疲少气，口干咽燥，唇裂舌焦，苔焦黄或焦黑燥裂。

【讲述】 攻补兼施的代表方就是黄龙汤，是明代《伤寒六书》的，和柴葛解肌汤、再造散都是一本书里的。黄龙汤的基础方还是大承气汤，当然是痞、满、燥、实四者俱备。热邪很盛，又有气血不足，所以在大承气汤的基础上加人参、当归，人参、当归是补气养血的。从药物上看好理解，但是在具体情况下这个药的比例关系很难用，因为原方没写用量，就是要根据临床实际情况去用，补药补多少，攻药攻多少，是5∶5、还是3∶7，就给个原则。方中用甘草，大承气汤加甘草又缓和了，尽量不要攻泻的太过，防止耗气伤阴。服法里还用桔梗，大概有两个意思，一个是桔梗能载药上升，配合人参能升提中气。再一个作用，桔梗在升提中气的同时开提肺气，肺主气，肺气肃降有利于大肠的传导。最后用生姜、大枣，调和脾胃，使脾气得升，胃气得降。用药原理基本上就是这个意思，综合起来就是攻补兼施，攻下热结，补气养血。明代《瘟疫论》在用黄龙汤时说“证本应下，耽搁失治，……邪热一毫未除，元神将脱，补之则邪毒愈甚，攻之则几微之气不胜其攻，攻不可，补不可，补泻不及，两无生理，不得已，勉用陶氏黄龙汤”，这个病是很难治的，“与其坐以待毙，莫如含药而亡”。清代《温病条辨》有个新加黄龙汤，治阳明温病，下之不通，属于“正虚不能运药”的。他说:“正虚不能运药、不运药者死,新加黄龙汤主之。”就是在黄龙汤的基础上进行化裁。加入补气、养血、滋阴、润燥的药,去掉枳实、厚朴。大家看看书,明白这个道理就可以运用自如了。

第五节 逐 水

逐水剂是治疗水气内盛引起水肿、腹胀、胸胁引痛等,相当于现在的胸水、腹水等,用攻下法使水邪从大便排出。

十 枣 汤

《伤寒论》

【组成】 芫花 甘遂 大戟各等分

【用法】 三味等分,各别捣为散,以水一升半,先煮大枣肥者十枚,取八合去滓,内药末。强人服一钱匕,羸人服半钱,温服之,平旦服。若下后病不除者,明日更服,加半钱。得快下利后,糜粥自养。(现代用法:三药等分为末,每服1g,以大枣10枚煎汤送服,每日1次,清晨空腹服。)

【功用】 攻逐水饮。

【主治】

1. 悬饮。咳唾胸胁引痛,心下痞鞕,干呕短气,头痛目眩,胸背掣痛不得息。
2. 实水。一身悉肿,尤以身半以下肿甚,腹胀喘满,二便不利,舌苔滑,脉沉弦。

【讲述】 十枣汤是《伤寒论》的方。这个方就是三味药,甘遂、大戟、芫花,大家都知道这三个药是很峻烈的逐水药。用量相等,药力基本上差不多,但是比较起来,甘遂的逐水力量比较好,甘遂这个药大无不出,小无不入,没有它去不到的地方,所以逐水效果好。咱们讲过的大陷胸汤,大黄、芒硝加甘遂,就是治水热互结的大结胸病。甘遂能“攻决经隧之水”,明道曰经,暗道曰隧,不论明的地方、暗的地方,大的地方、小的地方,只要有水甘遂都能攻决,使水从大便排出,应该是君药。大戟主要是泻脏腑之水,脏腑就是比较大的系统了。芫花能攻决胸胁之水。这三个药都有毒,而且药性猛烈,所以需要加一个缓和药性的、减轻它们毒性的药,一般的方都是用甘草,但是由于这三味药都反甘草,所以不能用甘草了,就得用大枣。大枣肥者十枚,瘦的不行,单要十个,九个也不行,十一个也不行,必须用十枚大枣。大枣能解毒,解遂、戟、芫的毒性,再一个能缓遂、戟、芫的烈性,制约它们的毒烈之性。此外,大枣能补脾,补脾就能制水,土能克水,补脾就能加强脾的运化水湿功能。同时,大枣补脾,能防止泻下伤脾,脾虚就不能运化水湿了,旧水虽去而新水重来。大枣的作用要好好理解。

下面还有个用法问题要注意,三个药研成末,做散剂,不能做汤剂,“三药为散”,用汤剂效果不好,汤剂刺激胃常常引起呕吐。不应该吐,吐就伤伐脾胃了。用十个大枣熬水冲服。第二个是用量问题,“强人服一钱匕”,大约相当于现在2g,“羸人服半钱”,省略个“匕”字,体质虚一点的人用“半钱匕”,那就是1g左右。也就是从小剂量开始,第一次不要给多了,防止攻泻过猛。如果服后下得少,病没好,明天再加半钱匕。第三条,服药时间问题,“平旦服”。平旦应是寅时,子丑寅卯,大约早上5点,太阳刚出来时吃也行,总的原则是空腹服,清晨空腹,没进饮食,使药物直接攻逐水饮,不受饮食干扰,每日一次平旦服。第四,“得快下利后,糜粥自养”。达到泻水而且泻的痛快就可以了,水邪就下去了。下后“糜粥自养”,两三天内都得喝粥,来保护胃气,不让饮食伤脾。

十枣汤主治悬饮,相当于胸水,水饮在胸中。有胸水之后,常常胸胁胀满,心下痞鞕,干呕短气。另外,也治水臌,水臌就是腹水,以及周身水肿,水气比较盛的时候,也可以用逐水法。十枣汤是逐水的代表方,也是很重要的一个方,从用药到用法一直到用量都要特别注意。

讨　　论

分析下列方剂的君、臣、佐、使及其配伍意义,并说明其功用、主治。

【组成】 麻黄六两(9g)　桂枝二两(6g)　甘草二两(6g)　杏仁四十粒(6g)　石膏如鸡子大(25g)　生姜三两(9g)　大枣十二枚(4枚)　水煎服。

【讲述】 麻黄汤麻黄用三两,这个麻黄为什么用六两?石膏如鸡子大,在汉代相当于八至九两。麻黄汤麻黄是三两,这个方麻黄是六两,还有桂枝配合,所以应该是君药。下面关键石膏是什么药?现在石膏九两,麻黄六两,石膏与麻黄是3∶2,它不像麻杏甘石汤吧?再说还有桂枝二两,麻、桂加一起是八两,还有生姜三两,石膏倍麻黄时麻黄不发汗而是宣肺的。这个方石膏、麻黄是3∶2的关系,这个麻黄还能发汗,单独麻黄一味和石膏比就能发汗,况且还有桂枝、生姜,从君、臣、佐、使看,石膏显然是臣药,所以这个方治的病是外感风寒,内兼里热,因为石膏是臣药,它就是治疗兼证的。麻黄是君药,君药是治主证的,那么主证就是外感风寒无汗。石膏是臣药,臣药治兼证,兼证是内热。这个方麻黄为什么用六两?就是因为方中用石膏九两。石膏大寒限制麻黄发汗,九两石膏,如果还用三两麻黄,石膏、麻黄的比例成了3∶1了,这样麻黄就不发汗了。为了保证麻黄发汗,所以麻黄用到六两。现在麻黄六两、石膏九两,发汗力量不是很大。但是还有二两桂枝、三两生姜,这样麻黄发汗的力量就大了,而且是很大,比麻黄汤发汗力量要大。麻黄六两是极其超常的,所以这个方发汗最强,容易汗出不止,甚至大汗亡阳。发汗力量大了,调和营卫的作用也应该加强,按理说加大麻黄的用量,同时就应该加重桂枝用量。那为什么桂枝只用二两呢?就是桂枝这个药有两重性,既能解表,又能温里,如果桂枝用多了它能助里热,所以不能多加桂枝。不加桂枝,那谁帮助桂枝调和营卫呢?就是后面用的生姜、大枣,这和桂枝汤里的生姜、大枣是一个意思,姜、枣既能帮助桂枝调和营卫,而不助热,同时大枣能补脾养血,以滋汗源。杏仁为什么减少了?因为没有喘的症状。不喘为什么用杏仁?因为杏仁能宣利肺气,就能帮助解表。最后加甘草二两,因为方中药性严重不和,所以用二两甘草,一个是调和药性,另外防止石膏寒凉伤中,同时,又能延缓麻黄的发汗,以防发汗太过。一加石膏就引起很多变化,这个方治的病就是麻黄汤证加上内热,主要是烦躁。《伤寒论》里讲:“中风脉浮紧,发热恶寒,身疼痛,不汗出而烦躁者,大青龙汤主之。”主症是风寒表实证,兼证是内热烦躁。这个方就是大青龙汤,主要功用是发汗解表,兼清里热,证候的关键是“不汗出而烦躁”,麻黄汤证的关键是无汗而喘。大青龙汤证是外寒内热,小青龙汤证是外寒内饮。大家最后复习,可以从大青龙汤主治证入手,来分析它的组方原理,从中可以受到一些启迪,会感到学习方剂的兴趣。

小　　结

泻下剂讲了十五首方,其中寒下剂五首,温下剂四首,润下剂三首,攻补兼施剂两首,逐水剂一首。

寒下剂主要讲了三承气汤，均治阳明腑实证，以大便不通为主症。大承气汤中大黄、芒硝与枳实、厚朴并用，厚朴用量倍于大黄，大黄、厚朴共为君药，峻下热结、行气导滞，治疗阳明腑实重证，痞、满、燥、实四证俱备，这里要注意这个“实”字，它包括许多实证，如高热、日晡尤甚，神昏谵语，手足汗出，舌苔焦黑燥裂、起芒刺，脉实有力等。甚至出现热厥、热狂、热结旁流、热痉；小承气汤不用芒硝，厚朴用量是大黄的二分之一，枳实亦减为三枚，轻下热结，治疗阳明腑实轻证，以痞、满、实为主；调胃承气汤大黄、芒硝并用，不用枳实、厚朴，加入甘草，缓下热结，治疗阳明腑实证，以燥、实为主。另外，还要注意大黄在三承气汤中的煎煮时间问题。大黄在小承气汤和调胃承气汤中虽然没有后下，但其煎煮时间也不长。大陷胸汤治疗水热互结的大结胸证，用大黄、芒硝攻下热结，再加甘遂逐水。大黄牡丹汤治疗肠痈初起，泻下瘀热，其中，大黄与桃仁配伍，是破瘀泻热的重要配伍。

温下剂治疗寒积便秘。大黄附子汤是温下剂的代表方，可助阳散寒、攻下积滞，治疗寒积里实证。其中，附子与大黄配伍，是温下剂的常用药对，特别要注意，温里药附子的用量不能小于寒下药大黄的用量。《千金方》的两首温脾汤，都治疗寒积腹痛。十三卷的温脾汤寒积重，所以干姜用量多于附子；十五卷的是阳虚重，所以附子用量多于干姜。十三卷的是大便不通，所以大黄用五两；十五卷的是下痢赤白，连年不止，所以大黄少用，四两，而且不用芒硝和当归。三物备急丸是治疗寒积急症用的，攻逐寒积。其中，巴豆药力峻猛，方中用大黄制约其烈性与毒性，减缓其泻下之力。

润下剂的三首方均能润肠通便。五仁丸用含油脂多的果仁为主组方，治疗津枯便秘。济川煎能温肾益精、润肠通便，治疗肾虚便秘。其中，肉苁蓉、当归、牛膝用量要多，泽泻、升麻、枳壳用量要少。麻子仁丸用润肠药合小承气汤组方，既润肠通便，又泻下热结，治疗肠胃燥热，脾津不足的脾约证。

攻补兼施剂主要治疗里热结实、正气不足证。黄龙汤是泻热通便兼以扶正，是大承气汤与益气养血药合用，治疗阳明腑实、气血不足证。新加黄龙汤是在黄龙汤的基础上，去掉枳实、厚朴，加上玄参、麦冬、生地、海参等滋补阴液，增水行舟，治疗热结里实、气阴亏虚证。

逐水剂的十枣汤是攻逐水饮的峻剂，治疗悬饮或水肿腹胀重证。特别要注意，方中甘遂、大戟、芫花都有毒，用量不能过大。由于这三个药都反甘草，所以加用大枣，既解三药的毒性，又能缓和其烈性，使之泻而不峻，泻不伤正。同时，大枣又能补脾，补脾以制水，补脾又可以防止水邪复聚。另外，还要特别注意十枣汤的服法及其意义。

（毕珺辉 编写）

第三章　和　解　剂

第一节　和解少阳

和解剂的概说和前两章不太一样，咱们先不讲，讲完了这章方剂，自然而然的就会说什么叫和解剂了。所以咱们开始就讲第一节和解少阳。和解少阳就是治疗伤寒少阳病，咱们讲第一章解表剂的麻黄汤、桂枝汤、大青龙汤、小青龙汤，这都是治疗伤寒太阳病，太阳病就是表证，那么讲三承气汤，就是治疗阳明病。在表就应当用汗法，在里特别是阳明腑实证，应该用下法。大家都知道，少阳就是半表半里，半表半里就是表里之间，这个概念要清楚。半表半里不是邪气一半在表一半在里。现在的邪气在半表半里，就是表里之间，太阳和阳明之间这个部位，这个地方叫半表半里。邪气在半表半里当然你不能发汗，因为邪气不在表，发汗则徒伤其表；邪气不在里，当然不能用下法，用下法就徒伤其里。所以这个时候既不能发汗，也不能泻下，只能用和法。和法实质上也不是绝对平和，正气和邪气仍然是相互斗争的，药和邪气也是个斗争过程，所以这个"和"不是绝对的和，它也是一个祛邪的治法。和解剂的祛邪治法，与汗、下两法相比，算是和，因为它也不发汗，也不泻下，比较而言算是和平。实质它偏于清，就是偏于清热。为什么要偏于清热？外感风寒或外感风热，不论外感什么邪气往里传的时候，一般都是个化热过程，不过这时候化热的比较轻，所以一般来说都用清法。但是又和完全清里热不一样，这个方法就叫做和解。治疗少阳病的时候有三禁，就是禁汗、禁吐、禁下。治少阳病的代表方就是小柴胡汤。

小柴胡汤
《伤寒论》

【组成】 柴胡半斤(24g)　黄芩三两(9g)　人参三两(9g)　甘草炙，三两(9g)　半夏洗，半升(9g)　生姜切，三两(9g)　大枣擘，十二枚(4枚)

【用法】 上七味，以水一斗二升，煮取六升，去滓，再煎，取三升，温服一升，日三服。(现代用法：水煎服。)

【功用】 和解少阳。

【主治】

1. 伤寒少阳证。往来寒热，胸胁苦满，嘿嘿不欲饮食，心烦喜呕，口苦，咽干，目眩，舌苔薄白，脉弦者。

2. 妇人中风，热入血室。经水适断，寒热发作有时。

3. 疟疾、黄疸等病而见少阳证者。

【讲述】 和解少阳的代表方是小柴胡汤，这个方叫小柴胡汤，当然是以柴胡作君药。柴胡的用量比较大，原方用半斤，就是八两，一般柴胡用量三两就可以了，那么这个方用了八两，显然它的药力最大,所以是君药。在中药里面,和解少阳的主要药就是柴胡,柴胡是入肝胆经,少阳属于胆经,所以用柴胡这个药它能入胆经。柴胡这个药是解表药,但是它的解表和其他的解表药不一样,它透表的作用不是太强。柴胡也有清热作用,但是它清热作用不像黄芩、黄连、黄柏那样清里热,它的内清作用也不强。所以这个药基本上就作用在半表半里,清解少阳邪气,我们现在叫和解少阳。柴胡的大部分功能是入少阳的,但它毕竟是个解表药,所以它偏于外透,有发散作用。而少阳病不能发散,不可发汗,柴胡入少阳之后又偏于外散,所以下面就应该给它加药,不让它外透,叫它恰恰入在少阳。因此,下面给它加上三两黄芩,三两黄芩当然是臣药了。黄芩是清里热药,它在柴胡的作用下,可以入胆经清胆热,用黄连、黄柏都不行。只有黄芩在柴胡的配合下,才可以入胆经清胆热,清少阳之热。但黄芩毕竟是个清里热药,这样一来,柴胡有外散作用,黄芩有清里作用,柴胡的外散作用被黄芩的清里作用给制约了,黄芩清里热的作用又被柴胡的外散作用给抑制了,所以这两个药配伍之后,就恰入少阳,正好就进入少阳了。进入少阳之后,当然就是和解少阳了,但实质是偏于清。这就是小柴胡汤君药柴胡和臣药黄芩的配伍关系。柴胡是半斤,黄芩用三两,这个比例必须注意,失掉这个比例,它的作用就不同了。邪入少阳微有化热,化热的比较轻,所以用偏于清的方法,叫和解少阳,或者叫和解少阳热邪也可以。下面的问题,就是邪气进入少阳,是从哪来的呢？是从太阳来的,邪气从太阳传入少阳。那么,邪气为什么从太阳传入少阳呢？主要由于病人正气虚,正气虚的人才得小柴胡汤证。《伤寒论》讲这个病机叫做"血弱气尽,腠理开,邪气因入","血弱气尽"就是这个人气血不足,邪气才从太阳传入少阳。再一个问题,这个时候邪气在少阳,柴胡、黄芩入少阳之后就要与邪气相争,药物要消灭邪气,形成药邪相争。这个时候的邪气,见到药物之后它也想要逃避,所以邪气有可能往里传,况且邪气的趋势本来就要往里传,因为这个人正气虚,所以邪气势必往里传。在这种情况下,为了防止邪气往里传,再加上本来正气虚,抗邪之力不足,所以当然要加补气药。下面就加上人参,人参也用三两,在这个方里面当然是佐药。人参的作用主要是扶助正气,扶助正气一个作用就能够扶正祛邪,抗邪外出,这叫扶正祛邪;第二个作用是扶正御邪,就是防止邪气内传。邪入少阳之后,它的发展趋势总是要往里传的,这个时候在这里面加上人参,人参相当于一堵墙,邪气想往里来也传不进来。这就是要加人参,一是扶正能祛邪,再一个就是扶正能御邪,防止邪气内传。少阳之邪往里传有两种趋势,一种趋势是它可以继续入里化热,形成阳明病;另一种趋势可以形成虚寒病,就是太阴病,脾胃虚寒,所以咱们常说两句话,叫"实则阳明,虚则太阴"。如果这个人阳气比较盛的话,少阳邪气传里就变成阳明病;如果这个人素质比较虚的话,特别是阳气虚,邪气从少阳再往里传就成为太阴病,所以加人参之后,就能防止邪气内传。这样,邪气不内传了,正气又抗邪,所以邪气很可能有外散的机会,邪气有可能从外解,因此吃完小柴胡汤有的病人可能汗出而解。小柴胡汤本来不发汗,但就是由于正气抗邪,邪气有外出之机,吃完小柴胡汤之后,这个病人出点汗就好了,这说明邪气已解,正气已经恢复。另外,还有可能吃完小柴胡汤后出战汗,就是吃了小柴胡汤,全身哆嗦,寒战一会儿,他也出汗了,这个病人也好了,这个叫"战汗"。这就是正气抗邪,邪气外散的标志,正气胜了,邪气去了,这个病当然就好了。这就是方中为什么要加人参。

此外,少阳属胆,胆主疏泄,邪入少阳之后就影响胆的疏泄功能,胆若不疏泄就可能出现胁肋疼痛,就是肝郁气滞那些特点。再一个就是胆的疏泄功能失常,势必影响到胃,这也叫木克土,少阳病的病人有呕吐,就是胃气不降。所以下面又加半夏半升,也是三两,当然也是佐药,在这个方里主要是降逆和胃。这是由胆气犯胃,胃气失和,胃气不降,胃气上逆,所以这个病人可以出现呕吐或喜呕。小柴胡汤的主要药就是这四个药。这四个药的作用方向,人参能补脾气，半夏能降胃气，柴胡偏于往外散，黄芩偏于往里走，所以这四个药的药性非常不和，可以说纷纷而动，因此下面要加大调和作用，加甘草三两，在这个方算使药，主要用它来调和药性。另外，由于这个方用半夏，用半夏的时候一般都要加生姜，半夏有毒，生姜能解半夏毒，同时又能助半夏之功。咱们说过，半夏有什么作用，生姜也有什么作用，而且生姜能解半夏毒，所以一般用半夏都要加生姜，既解毒又增效，化痰也行，止呕也行，用半夏就用生姜。那么用生姜了，就给它加几个大枣，姜枣合起来在柴胡的作用下，有调和表里作用。邪气在半表半里之间当然就表里不和了，姜枣有调和表里作用。另外，生姜大枣有调和脾胃作用，能调和脾胃。整个这个方大概基本用药就这样了。这个方的功效就叫和解少阳。

伤寒少阳证的一个主要症状是往来寒热，正邪交争，邪气在半表半里，总是动荡不居，再加上正邪相争，邪正交错，邪气一会儿偏于表，一会儿又偏里，偏于表则恶寒，偏于里则发热。所以这个病人一阵冷一阵热，热的时候不冷，冷的时候不热，这就和表证、里证不一样了。表证是发热恶寒同时存在，里证是发热不恶寒，而半表半里证就是寒热往来，一阵冷一阵热，一阵冷一阵热的过程就是邪正交争过程。这是少阳病的主要特征。除此之外，还有胸胁苦满，少阳经脉从目锐眦起，往下走，循胸布胁，所以少阳胆气疏泄功能失常，形成胸胁苦满，有的出现疼痛，这是第二个症状。第三个症状是嘿嘿不欲饮食，你可千万别念成“黑黑”不欲饮食。“嘿”和“默”基本上是一回事，中医讲文学水平，写这个“嘿”和写那个“默”，在这里就有点区别了。这个嘿嘿不欲饮食，不是单独精神上沉默，而且还是口头上默默，是嘴上默默不想吃东西，食欲不好，所以写这个嘿嘿不欲饮食。胆气犯胃，胃气不和，所以就不想吃东西，同时还出现心烦喜呕，喜呕就是胃气上逆了，心烦就是有热了。这就是小柴胡汤主治的四大症，往来寒热，胸胁苦满，嘿嘿不欲饮食，心烦喜呕。同时所有少阳病都有口苦，咽干，脉弦，目眩，这就是小柴胡汤主治的八大症。这个应该把它记住，往来寒热，胸胁苦满，嘿嘿不欲饮食，心烦喜呕，口苦，咽干，脉弦，目眩。小柴胡汤证的舌苔应当是白的，脉是弦的，化热比较轻，所以脉不数，脉弦说明是肝气郁滞，胆的疏泄不利。口苦、心烦，这说明是热。舌苔是白的，这条很重要，“舌上白苔者，可与小柴胡汤”。

另外，小柴胡汤还治热入血室，这个热入血室主要是妇科病。热入血室有两种情况：一个是月经适来，就是女子刚来月经，正好她刚来月经就感冒了，月经刚来这个时候血海一时空虚，外邪乘血海空虚直接进入少阳，进入血海。肝司血海，进入血海之后就出现些肝胆经症状和肝失疏泄症状。常常出现什么症状呢？这个病人昼日明了，夜则谵妄，就是白天她和正常人一样，到夜间就变样了，夜则谵妄，一到黑天她就出事了，说话也走板了，做事也不正常了，妄为了，这个病就叫热入血室。这个病也可以用小柴胡汤，说明它血室有热，胆经有热，或者叫肝胆经有热都可以。这个病一般不用治疗也可以好，大约一两天，热随血下，血室的热邪随着月经的排出，热邪随血而排出了，所以这个病不治也可以好。第二种情况就是月经适断，月经刚断她得感冒了，这个病就需要治了。这个病出现的症状主要是往来寒热，这就可以服小柴胡汤，方才月经适来也可以服小柴胡汤，加点活血药，她很快就好了。月经适断的热入血室用小柴胡汤就可以了，所以小柴胡汤治热入血室主要治月经适断的，这个病主要是往来寒热。小柴胡汤还可以治疟疾。疟疾这个病主症就是往来寒热，所以咱们常说“疟不离少阳”，就是疟疾也属于少阳病，所以也可用小柴胡汤治。小柴胡汤也是治疟疾一个常用方，特别是疟疾初期以往来寒热为主症的时候。还有其他如黄疸、肝炎、胆囊炎、胰腺炎、胃炎，许多病都可以用小柴胡汤治，凡是具备小柴胡汤主要证候的，都可以用小柴胡汤来治。

蒿芩清胆汤

《重订通俗伤寒论》

【组成】 青蒿脑钱半至二钱(4.5~6g) 淡竹茹三钱(9g) 仙半夏钱半(4.5g) 赤茯苓三钱(9g) 青子芩钱半至三钱(4.5g~9g) 生枳壳钱半(4.5g) 陈广皮钱半(4.5g) 碧玉散(滑石、甘草、青黛)包,三钱(9g)

【用法】 水煎服。

【功用】 清胆利湿,和胃化痰。

【主治】 少阳湿热痰浊证。寒热如疟,寒轻热重,口苦膈闷,吐酸苦水,或呕黄涎而黏,甚则干呕呃逆,胸胁胀痛,小便黄少,舌红苔白腻,间现杂色,脉数而右滑左弦。

【讲述】 这个方是治湿热郁遏少阳,也叫少阳湿热证。少阳湿热证主要原因是由于外感湿热,或者是外感暑湿,邪气进入少阳,而见少阳病证,且有湿热现象。或者这个病人平素就内里有湿热,外感风热和里面的湿热相合,阻遏在少阳形成少阳病。凡是少阳病肯定都有往来寒热,症状只是描述不同,原书写的是寒热如疟,说明也是往来寒热。而且是寒轻热重,因为这个湿热病它偏于热,所以恶寒时间短,发热时候多,叫做寒轻热重,实质还是寒热往来。第二个叫胸胁苦满,这个湿热郁遏少阳也是有胸胁苦满。当然还有嘿嘿不欲饮食,心烦喜呕,只是它描述的不同而已。原书写的是"胸痞作呕"。还有口苦,咽干,脉弦,目眩,所不同的就是它有湿热。教材里写的吐酸苦水,呕黄涎而黏等都是湿热病的特点。舌质红,苔白腻,或者是黄腻或者是腻而微黄,脉数、弦滑等都是湿热的象征。治疗方法叫和解少阳,清热利湿,或者就叫清胆利湿也可以。

蒿芩清胆汤这个方君药用青蒿,不用柴胡,因为柴胡不能祛湿。青蒿是清虚热药,青蒿又是个芳香药,芳香能化湿,芳香能外透,所以它也像柴胡,也有外透作用,同时它也有芳香化湿作用,能祛少阳的湿热。里有湿热,因此也加黄芩,清热燥湿,这两个药配合起来能和解少阳,同时能清热祛湿。但是青蒿这个药清湿热作用不是太好,所以下面给它加祛湿热药,用碧玉散。碧玉散是由三个药组成的,主要药是滑石,即六一散加青黛就叫碧玉散。其中主要是滑石,三钱碧玉散滑石占二钱半还得多,所以碧玉散主要是滑石。滑石就是清热利湿,使湿热从小便排出,这就给湿热以去路。加上青黛之后就偏于清胆热,青黛是入肝胆经清肝胆热邪的,这样就配合滑石祛胆经少阳的湿热。甘草主要是防止滑石寒凉伤胃。上面的药君臣相伍就是和解少阳,清热利湿,治疗湿热郁遏少阳。湿热郁遏少阳之后也影响胃气和降,所以下面又加竹茹。竹茹就是清胆和胃,既能清胆热,又能降胃气止呕吐。竹茹这个药止吐作用药力比较缓和,所以下面又加半夏,但是半夏用量比较少,因为这是湿热性呕吐,所以多用竹茹,少加半夏,加了半夏之后就能帮助竹茹和胃止呕。加茯苓就是帮助祛湿。再加点行气药,枳壳、陈皮,因为胆的疏泄功能失常了,用点行气药能够疏利肝胆,同时行气药能帮助和胃止呕,行气也能帮助祛湿,这些都是佐药,用量比较轻。这就是蒿芩清胆汤这个方的组方原理,功用是和解少阳,清胆利湿。教材里写的是清胆利湿,和胃化痰。但要注意这是治疗湿热郁遏少阳证,所以还是用和解少阳,清胆利湿比较恰当。

下面再把这个方和小柴胡汤鉴别一下:这两个方都是和解少阳的,小柴胡汤主治伤寒邪入少阳,主要是八大症,舌苔是白的。蒿芩清胆汤主治湿热郁遏少阳,除了具备小柴胡汤主治的八大症外,还有寒轻热重,舌红苔腻,脉弦数等。湿热郁遏少阳的治法是和解少阳的同时,要清热利湿。所以用青蒿和黄芩配伍,然后加上碧玉散。因为内有湿热,所以不用人参。小柴胡汤治证因为中气虚,故用人参扶正祛邪,还能防止邪气内传。

截疟七宝饮

《简易方》录自《医方类聚》

【组成】 常山 陈皮 青皮 槟榔 草果仁 甘草炙 厚朴姜汁制,各等分(各6g)

【用法】 为粗末,每服半两(15g),水盏半,酒半盏,同煎至一大盏,去滓,露一宿,次早温服。(现代用法:用水酌加酒煎,疟发前2小时温服。)

【功用】 燥湿祛痰,理气截疟。

【主治】 痰湿疟疾。寒热往来,数发不止,舌苔白腻,脉弦滑浮大。以及食疟,不服水土,山岚瘴气,寒热如疟等。

【讲述】 截疟七宝饮肯定是治疟疾的。为什么叫截疟?截疟就是把它截住,截止它的发作,一般都在发作前2个小时吃药。七宝饮肯定是七个药了,效果肯定是不错,七宝么!原方的七味药是各等分,其中的主要药应该是常山。常山是截疟的主要药,这个药能祛痰,能截疟,或者说是治疟疾的专用药也可以。但是这个药药性比较猛,如果多用的话可以引起呕吐,所以常山这个药用量不要多。一般的不要超过6g,不论南方北方,超过6g可能就出现呕吐,一旦呕吐就会伤伐脾胃。伤伐脾胃之后就生湿,生湿就生痰,生痰就加重疟疾发作。有句话叫做"无痰不做疟",疟疾反复发作就是痰邪作祟,常山能截疟主要是能祛痰。另外,把常山用酒炙了,酒炒常山就可以不吐,但是量大了之后还是吐。常山还可以引起腹泻,说明这个药性质比较猛烈。其次就是槟榔和草果,槟榔和草果都是行气药,这两个行气药有个特点,能祛山岚瘴气。山岚瘴气是一种浊气,疟疾这个病南方比较多,北方很少。南方的蚊子传染疟疾,北方的蚊子不传染疟疾。现在知道是疟原虫,中医没看到疟原虫,就叫它是一种瘴气,所以用槟榔和草果,主要是祛瘴气。其余就是行气药,行气就能帮助祛痰。最后加点甘草,甘草这个药尽量少用一点,常山如果得甘草就容易引起呕吐。但是,如果不加甘草,常山又容易伤脾胃,所以还不得不加,就得少加一点,如果常山用6g的话,甘草用3g就可以。

截疟七宝饮和小柴胡汤治疟的区别,小柴胡汤用于疟疾初起,叫"疟不离少阳",是少阳初起。用过小柴胡汤或其他解表药之后,外邪已解,但是疟疾不止,这时候主要是痰浊影响了少阳的枢机,所以也往来寒热,就可以用截疟七宝饮。这个疟疾叫做痰湿疟疾,也是寒热往来,舌苔白腻,脉弦滑浮大。

第二节 调和肝脾

调和肝脾就是治肝脾不和,肝脾不和是内科常见病,多数原因是由于肝郁克脾来的,肝气不疏,就形成木克土,叫肝郁克脾;还有一部分是由于脾虚来的,先有脾虚,脾虚之后木来克土,这个叫土虚木乘。这两个就有区别,一个是以肝郁为主,一个是以脾虚为主,所以调和肝脾要注意分清虚和实的关系。肝郁是实证,脾虚是虚证,是虚中夹实还是实中夹虚,这个虚实之间的比例是多少,在处方的时候虚和实必须要用药恰当,一定要注意虚和实的轻重关系。

四 逆 散

《伤寒论》

【组成】 甘草炙 枳实破，水渍，炙干 柴胡 芍药各十分(各 6g)

【用法】 上四味，各十分，捣筛，白饮和服方寸匕，日三服。(现代用法：水煎服。)

【功用】 透邪解郁，疏肝理脾。

【主治】

1. 阳郁厥逆证。手足不温，或腹痛，或泄利下重，脉弦。

2. 肝脾不和证。胁肋胀痛，脘腹疼痛，脉弦。

【讲述】 四逆散现在常用作疏肝的基础方，治疗肝郁气滞。千万可得会四逆散，学会四逆散就能治肝郁气滞，不论有什么样的见症，用四逆散加减就可以了，所以四逆散是疏肝的基础方。方中柴胡是疏肝解郁的主要药。讲小柴胡汤时，柴胡用半斤，那是要叫它升发外透，和解少阳。现在呢？这个方柴胡和其他药用量基本相等，况且都是理气柔肝药，所以这个时候柴胡主要是疏肝解郁，就是疏肝解郁时柴胡用量不要太大，就和一般药用量大体相等就可以，和解少阳的时候用量要大些。现在治肝郁气滞，柴胡一般用 9g 就可以了。原方是各十分，就是各二两半，柴胡就是疏肝解郁的。为什么现在讲柴胡是疏肝解郁的呢？就是下面配的药是白芍。注意这个关系，柴胡和白芍配伍是疏肝的主要药，或者叫对药。这两个药用量相等就可以。用量相等君药也是柴胡，因为柴胡的疏散力量，疏肝解郁的力量比白芍大。白芍是柔肝药，柔肝是什么意思呢？柔肝的实质也是疏肝。但为什么叫柔肝？这个特别要注意。这就是根据肝经的生理特点决定的，肝喜条达，恶抑郁，这是第一句话。第二句话是什么？叫以血为体，以气为用。第三句话叫做体阴而用阳。这是肝经生理特点，最常用的这么三句话。肝经要是出现肝郁气滞之后，它藏血功能就不好。肝以血为体，以气为用，肝血若是虚了，它就出现肝郁气滞。注意这个关系啊！一有肝郁气滞了，肝的藏血功能就不好了，出现血虚，肝郁就出现血虚；血一虚了就出现肝郁，它们两个关系就这么密切。正常情况应当气血平衡，气多血就少了，血少气就多了，气一多了疏泄功能就出现抑制，就出现肝郁气滞了。正因为这样，一味疏肝不行，单独疏肝就会伤血，况且肝郁气滞就会导致肝血不足，所以在疏肝的时候，一定得加养肝血、滋肝阴的药，使得阴血旺盛了，肝气就平衡了。不然的话，血若是少，肝气怎么也不能平衡，越疏肝反而还容易伤阴血了，因为疏散药都有辛散之性，容易伤阴血。是不是大家都听说过柴胡能劫阴，就是针对这个原因说的。一旦血虚，就容易出现肝郁气滞，这类病妇科常见。女子有病就容易出现肝郁血虚，所以女子好发脾气，就是这么个原因来的。因为女子是以血为主，肝主藏血，她有可能由于肝郁气滞逐渐出现血虚，也可能由于血虚逐渐出现肝郁气滞。如果女子血虚了，一旦月经过多了，出现血虚了，血虚之后不久就出现肝郁气滞，逐渐脾气暴躁了，好生气了，这就是她的生理特点决定的。因此，疏肝的时候要用柴胡作君药，同时给它配白芍，白芍是通过滋阴养血达到与肝气相平，这种方法不是疏，而是通过滋阴养血使肝气达到平衡，所以把它叫做柔肝，这是疏肝解郁最常用的药。二者配伍，疏肝解郁而不伤阴血，养血敛阴以条达肝气。这样用柴胡，柴胡就不伤阴了。除了这两个药之外，由于是肝郁气滞，所以给它加点行气药。方中枳实就是理气的了，加上枳实之后疏肝理气的作用就更好了，能理气开郁，用量也是相等。最后用甘草，还是调和药性。还是这个四逆散，它又成为治疗肝郁气滞的基础方。临床应用时，根据肝郁气滞程度的不同要进行适当化裁，效果更好。常用的疏肝解郁药，如青皮、香附、木香、枳壳等。主治就是肝郁气滞的胁肋疼痛，胆囊炎、肝炎、胰腺炎、胃炎等都可以。具有胁肋疼痛的就可以用四逆散。

这个方在《伤寒论》里原来是治四肢厥逆的，四肢厥逆这个病一般来说是个重病，但四逆散治的四肢厥逆比较轻。这个四肢厥逆只是手脚凉，而且凉的不是太重。它和阳气衰微，阴寒内盛那种四肢厥逆不同，阳衰厥逆应该凉的严重，上肢冷过肘，下肢冷过膝，而且有明显的阳衰证候。四逆散治的四逆，只是手脚发凉，不能冷过肘膝，没有阳衰的表现，病人精神状态良好，而且一得病就出现四肢厥逆。这是什么原因呢？这个病就是外感初起，外邪要入里，那么正气抗邪，正气不让邪气内入，邪气非要内入，结果阳气不得出，邪气不得入，阳气透不出来，被邪气郁阻了。由于阳气不能外透，所以出现手脚发凉，这也叫阴阳气不相顺接。什么叫厥？就是阴阳气不相顺接，所以这个人出现手脚凉，实质就是阳气透发不出来了，邪气闭阻了阳气，阳气透发不出来，这就出现手脚凉。这个凉当然不是太重，属于气机郁滞，我们把这种厥叫"阳郁厥逆"。怎么治呢？治疗就是想法使阳气往外透，阳气透出来了，邪气就进不去了，邪气就外解了，所以这个方主要是叫它透发阳气。

方中君药用柴胡，柴胡既能升发阳气，又能解表，升发阳气的同时能透邪外出，使阳气外透，邪从外解。阳气透发还必须与阴气相接。因为阴阳气不相顺接才出现厥，要让阳气和阴气相合，所以在透发阳气的同时，加上个药和阴气，和阴气的主要药是白芍，能收敛阴气。阴气内收，阳气外透，阴阳就相接了，这个厥逆就好了。有的人一得感冒就手脚发凉，基本上是这个原理。由于阳气郁滞，形成厥逆，所以再加点行气药，加枳实，能理气开郁，气一通顺了，阴阳气调和了，整个病就好了。枳实和柴胡配伍能调畅气机，一个是升阳气，一个是降浊气，二者配伍，一升一降，可以调畅气机。最后加点甘草，调和药性。这就是四逆散在《伤寒论》里治阳郁厥逆的组方原理。

四逆散从两方面讲，首先理解它是治疗肝郁气滞的基础方，这个好理解。这里要特别注意白芍，白芍是柔肝的主要药，疏肝解郁的时候不能单独用行气药，这个要特别注意，这就是肝经生理特点，以血为体，以气为用所决定的。血虚就气滞，气滞就血虚，所以这两者之间的关系是非常重要的。然后再看《伤寒论》的，《伤寒论》治的这个四逆，实质上也气滞，阳气不能透发，实质就是气郁，阳气不能与阴气相合，是外邪入侵，正气抗邪，邪正交争，互相不得出入，所以形成郁滞。用柴胡透发邪气和升发阳气，用白芍敛阴气，使阴阳气相接。枳实帮助理气，就是调畅气机，所以能治四肢厥逆。要注意，四逆散是治疗阳郁厥逆的。

逍遥散

《太平惠民和剂局方》

【组成】 甘草微炙赤，半两(4.5g) 当归去苗，剉，微炒 茯苓去皮，白者 白芍药 白术 柴胡去苗，各一两(各9g)

【用法】 上为粗末，每服二钱(6g)，水一大盏，烧生姜一块切破，薄荷少许，同煎至七分，去渣热服，不拘时候。(现代用法：加生姜3片，薄荷6g，水煎服；亦可为丸剂，每服6~9g，日服2次。)

【功用】 疏肝解郁，养血健脾。

【主治】 肝郁血虚脾弱证。两胁作痛，头痛目眩，口燥咽干，神疲食少，或往来寒热，或月经不调，乳房胀痛，脉弦而虚者。

【讲述】 逍遥散这个方的用药,除甘草外,用量是相等的。方中柴胡、白芍两个是疏肝的,当归和白芍是养血的,白术和茯苓是健脾的,显然这个方具有疏肝、养血、健脾三方面的功用。那么这三者哪方面药力大呢?柴胡、白芍疏肝,当归也有点疏肝作用,当归是血中气药,能守能走,能升能降,能养血也能活血,且兼理气,所以这个方还是疏肝解郁为主。方中仍是以柴胡为君,白芍为臣,当归在柴胡、白芍的作用下也有一定的疏肝作用。当归与白芍配伍又是养血的,所以逍遥散的功效主要是疏肝养血。方才在四逆散里已经讲过了,就是肝经的气血关系,疏肝应该养血,疏肝有利于养血,养血有利于疏肝,二者互相为用。当然这三者配伍是治疗肝郁血虚的。肝郁血虚证女子比较多,因为女子以血为主,肝主藏血,所以有人说女子以肝为先天。女子由于月经的关系、生育的关系,常常都有血虚,血虚就容易出现肝郁,所以女人容易急躁,好发脾气,也容易郁闷、爱哭。反过来说,爱急躁、郁闷的女人大多数都有血虚,常常出现心悸、失眠、多梦。肝郁血虚就容易月经不调,或前或后,或多或少,以及出现其他一些妇科疾病。

方中又用白术和茯苓,这两个药是健脾祛湿的,这又涉及肝脾关系,肝郁最容易克脾,这叫木来克土,所以肝郁常常出现脾虚。反过来说,脾虚也容易出现肝郁,这叫土虚木乘,这都叫肝脾不和。白术、茯苓和柴胡、白芍配伍,就是疏肝健脾,调和肝脾。脾虚就会出现四肢怠惰,食少难消,教材上写的神疲食少,以及大便溏泻,甚至下肢水肿,临床上有不少妇女常常有下肢浮肿。最后用甘草,既调和药性,又帮助健脾。在用法上,加薄荷少许,这个少量薄荷不是解表的,因为用量少,仅仅是个佐药,没有解表力量,那么就是借它的疏散作用,配合柴胡、白芍疏肝。这个要特别注意,逍遥散用少许薄荷,是疏肝,而不是解表,现代中药学已经讲过这一条。另外,用法里还有一块烧生姜,生姜烧了,就是减少它的发散作用,保存降逆和胃作用,配合白术、茯苓,补脾和胃,使脾胃调和。综合全方的功用就是疏肝、养血、健脾,疏肝作用略大于养血、健脾。主治肝郁血虚,脾失健运的病证,具体症状我们上面已经讲了,大家再把它整理一下就可以了。

下面讲一讲逍遥散的运用问题。逍遥散一共有三方面作用,这三方面是互相联系的,又是互相影响的。说它互相联系,就是疏肝有利于健脾,健脾有利于养血,养血有利于疏肝,同时疏肝也有利于养血,健脾也有利于疏肝。说它互相影响,就是肝郁可以克脾,脾虚可以导致血虚,血虚可以导致肝郁,同时肝郁也可以引起血虚,脾虚也可以出现肝郁。肝郁导致脾虚的叫木来克土,脾虚出现肝郁的叫土虚木乘,这个在治法上、在用药上就不同了。前者以肝郁为主,治法叫疏肝理脾,重点是疏肝;后者以脾虚为主,治法叫培土抑木,重点是健脾。疏肝、养血、健脾这三者关系搞清楚了,那么逍遥散就能用之应手了。就是说临床运用的时候,要根据三者的轻重缓急,酌情确定君药。以肝郁为主,当然是以柴胡为君;以血虚为主的就应该以当归为君,以脾虚为主的就应该以白术或者是以茯苓为君。什么情况以白术为君?什么情况以茯苓为君?你们说说!白术以健脾为主,脾失健运的应该以白术为君;茯苓以利湿为主,脾虚湿盛的应该以茯苓为君。君药就是药力要大,用量就要加大。

我给西医学习中医班讲课时,其中有一位女医生,40岁,妇科主任,患肝炎二年。近几个月,除右胁疼痛,心悸失眠,善惊易怒之外,下肢明显浮肿,身重乏力,饮食欠佳,月经常后期而至,舌苔白腻,脉弦缓。大家看看,这是不是逍遥散证?我要给她开逍遥散,她说已经服过二十剂逍遥汤了,不见好转。再仔细思考,应该是逍遥散证,遂提笔处方:茯苓50g,焦术25g,柴胡、白芍、当归各15g,甘草8g,加大腹皮、陈皮各10g,少许薄荷、生姜。她半信半疑,煎服两剂,尿量增多,浮肿渐消。接着又服四剂,肿平痛减,饮食有增。后以此方加减,共服十数剂,自觉症状不明显而正常工作。这位病人当前以下肢浮肿为重,是脾虚湿盛为主,湿阻气机,所以肿、痛明显。方中以茯苓为君,白术为臣,健脾利水,湿去则肿消,水去则气机调畅,气顺则痛减,气顺则肿消,气化则湿化。水气俱去则脾得运化,所以诸症明显减轻。

下边我们再讨论一个病例,请学习委员组织一下,分组讨论,然后每组派一名同学代表发言。大家可以补充,可以质疑,可以辩论。某女,36岁,素体稍胖,纳谷不馨,两月前行人工流产。近日出现头晕心悸,少寐多梦,大便溏,日3~5次,伴四肢无力,乳房胀痛,时而急躁易怒,舌质淡苔白,脉弦缓无力。请分析其病机,应以何法、何方、何药治之?并出具详细处方(包括药物、用量),说明其君臣佐使及其配伍意义。

痛泻要方

《丹溪心法》

【组成】 炒白术三两(9g) 炒芍药二两(6g) 炒陈皮两半(4.5g) 防风一两(3g)

【用法】 上锉,分八贴,水煎或丸服。(现代用法:水煎服。)

【功用】 补脾柔肝,祛湿止泻。

【主治】 脾虚肝郁之痛泻。肠鸣腹痛,大便泄泻,泻必腹痛,舌苔薄白,脉两关不调,左弦而右缓者。

【讲述】 痛泻要方,顾名思义这是治疗痛泻的。痛泻是腹泻的一种,腹泻有多种,有寒泻、热泻、水泻、伤食泻、脾虚泻、肾泻等,其中有个痛泻。痛泻的特点就是泻必腹痛,腹泻之前肚子先疼。它的病机是土虚木乘,就是肝脾不和以脾虚为主。《医方考》说得很好,它说:“泻责之脾,痛责之肝,肝责之实,脾责之虚,脾虚肝实,故令痛泻。”这几句话说的很精确,大家可以记下来。治疗方法,显然应该以健脾为主,然后疏肝。所以方中以白术为君药,一共四味药,白术用量最多,健脾燥湿止泻。以白芍为臣药,柔肝缓急止痛,与白术配伍,就是培土抑木,教材上叫土中泻木。方中用陈皮为佐药,理气、健脾、燥湿,健脾燥湿是协助白术止泻,理气可以祛湿,气化则湿化。但是理气之力不可过大,理气太过也能使人腹泻,所以用陈皮,药性比较缓和,用量也少,而且还有健脾燥湿作用。最后,方中有一味防风,防风是祛风药,在这个方里它有特殊意义:其一,在白术的作用下可以升发脾阳,它能鼓舞脾胃清阳之气。《素问·阴阳应象大论》讲“清气在下则生飧泄”,脾的清阳不升就可以出现腹泻。祛风药放在补脾药里就能升发脾胃清阳,这是李东垣的运用经验,其他像羌活、葛根、升麻、柴胡都有这样的作用。其二,防风在白芍的作用下可以协助疏肝,防风是升散药,配合白芍可以疏肝。其三,防风是祛风药,风能胜湿,许多祛风药都能祛湿,像羌活、独活、细辛等等。其四,防风是脾经的引经药,李东垣说:“补脾胃,非此引用不能行。”鉴于以上四点,所以这个方里防风用的最妙,其他药无所能及,只有防风最恰当。那么这个防风既是使药,又是佐药。综合全方,它的功效就是补脾柔肝,祛湿止泻,主治痛泻。痛泻临床上多数是肠易激综合征,有的是属于结肠炎等。运用时可以适当加味,但不要改变本方的主要配伍关系。

第三节 调和寒热

调和寒热的方剂主要用于寒热错杂的病证。寒热错杂病范围很广,有寒热互结、上热下寒,还有寒多热少、热多寒少、寒热相当的区别。我们这一节主要讲寒热互结的治疗方剂,代表方是半夏泻心汤。

半夏泻心汤

《伤寒论》

【组成】 半夏洗,半升(12g) 黄芩 干姜 人参各三两(各9g) 黄连一两(3g) 大枣擘,十二枚(4枚) 甘草炙,三两(9g)

【用法】 上七味,以水一斗,煮取六升,去渣,再煎,取三升,温服一升,日三服。(现代用法:水煎服。)

【功用】 寒热平调,散结除痞。

【主治】 寒热互结之痞证。心下痞,但满而不痛,或呕吐,肠鸣下利,舌苔腻而微黄。

【附方】

1. 甘草泻心汤(《伤寒论》) 甘草炙,四两(12g) 黄芩 人参 干姜各三两(各9g) 黄连一两(3g) 大枣擘,十二枚(4枚) 半夏洗,半升(9g) 上七味,以水一斗,煮取六升,去滓,再煎取三升,温服一升,日三服。功用:寒热平调,益胃消痞。主治:胃气虚弱之痞证。下利日数十行,谷不化,腹中雷鸣,心下痞鞕而满,干呕,心烦不得安。

2. 生姜泻心汤(《伤寒论》) 生姜切,四两(12g) 甘草炙,三两(9g) 人参三两(9g) 干姜一两(3g) 黄芩三两(9g) 半夏洗,半升(9g) 黄连一两(3g) 大枣擘,十二枚(4枚) 上八味,以水一斗,煮取六升,去滓,再煎,取三升,温服一升,日三服。功用:调和寒热,行水消痞。主治:水热互结之痞证。心下痞鞕,干噫食臭,胁下有水气,腹中雷鸣下利者。

【讲述】 半夏泻心汤是《伤寒论》的方剂,治疗寒热互结的痞证。为了便于理解,咱们先讲半夏泻心汤主治证的病机。这个痞证是心下痞,但满而不痛,就是现在人们常说的“心口堵塞”,就是胃中痞满。这个病在《伤寒论》里是因为小柴胡汤证误下,小柴胡汤证是少阳病,少阳有三禁,忌用汗、吐、下。可是医生偏偏给用了攻下药,就是用承气汤类攻下,这叫误下。不应该下而下,阳明没病误用攻下,结果带来两个问题,一个是损伤中气,一个是寒凉伤中,形成中焦虚寒。中气一伤,少阳之邪热乘虚入里。讲小柴胡汤的时候我说过,少阳邪气是向里传的趋势,实则阳明,虚则太阴。太阴就是脾胃虚寒证。所以误下伤中,少阳邪热乘虚入里,与寒凉伤中的寒邪相遇,形成寒热互结,寒热互结于中焦,所以就上下不能交泰而痞塞不通。痞塞不通再加上中气虚,运化不及,就形成脾的清阳不升,胃的浊气不降,因此,就出现了呕吐和泄泻。脾的清阳不升则泻,胃气不降则呕。所以这个病的主要症状就是痞、呕、利,主症是痞。

治疗方法就应该祛除寒热,调和脾胃,散结除痞。方中以半夏为君药,半夏既能降逆止呕,又能散结除痞。然后加上黄芩清热,干姜散寒。黄芩苦寒,干姜辛热,二者配伍,既清热又温中,而且又有辛开苦降之性,辛开苦降就能助半夏散结除痞。以上三味药,一君二臣是方中的主要药。那么,这三味药是偏寒还是偏热?当然是偏热,偏热就不利于清热,因此,少加点黄连。黄连一方面协助黄芩清热,一方面它有除痞作用,就是它苦降之性比黄芩好。加上黄连之后,再看这四味药,是不是寒热基本相当了,这就构成了寒热平调。这四味药合起来,它的功效就是寒热平调,辛开苦降,散结除痞。还有个中气虚没有解决,所以方中又用人参、甘草、大枣补益脾气,既加强脾的运化,扶正祛邪,使寒热得以运化,又与半夏配伍有升有降,使脾胃升降有常。脾胃升降调和了,就可以止呕止泻。全方的配伍特点就是寒热平调,辛开苦降,补脾和胃,散结除痞,这也就是半夏泻心汤的功效。主治寒热互结的心下痞,同时伴有呕吐、下利。舌苔应该是白而微黄,舌质应该是淡的,脉象应该是弦。

本方重用甘草，用作四两，名甘草泻心汤，治半夏泻心汤证而脾虚偏重的。其明显症状就是谷不化，下利较重。就是消化不好，腹泻较重，呕吐略轻。《伤寒论》称“下利日数十行”。是医见心下痞而复下之，误下加误下，脾胃损伤比较重。

本方加生姜四两，干姜减为一两，名生姜泻心汤，治寒热互结兼有水气的。其主要症状是心下痞鞕，痞加个鞕，痞不应该鞕，痞鞕就说明心下有水饮，同时伴有干噫食臭，就是水饮阻碍气机，胃气不降，不但呕，而且还干噫，就是噫气上逆。噫，这个字念爱，噫气就是我们说的打嗝，声稍微长一点。其他还是痞、呕、利，加上痞鞕，噫气。还可以有腹中雷鸣，就是肠鸣，这是水气内动。加生姜就是温散水饮的。减干姜用量就是防止过热，仍然保持寒热平调。

以上这三个泻心汤，把它区别一下。半夏泻心汤是治寒热互结的痞证，甘草泻心汤治寒热互结的虚痞，生姜泻心汤治寒热互结、水饮内停的痞证，简单说叫水热互结的痞证。水也代表寒，水为阴邪，所以叫水热互结就可以。

第四节　表里双解

表里双解的方剂，是治疗表里同病的方剂。表里同病范围很广，前面已经讲过的大青龙汤、小青龙汤所治的病都是表里同病，那些扶正解表的方剂也是治疗表里同病的。这里有表寒里热、表里俱寒、表实里虚等等。所以表里同病首先有表里的寒热性质不同，有表寒里热、表热里寒、表里俱寒、表里俱热的区别。其次还有表里虚实的差别，有表实里虚、表虚里实、表里俱虚、表里俱实。再次，表里还有病位的不同，有太阳阳明同病、太阳少阳同病、太阳太阴同病、太阳少阴同病、少阳阳明同病等等。除此之外，表里寒热虚实还有轻重缓急的不同，处方用药必须恰如其分，针锋相对。补多留邪，泻多伤正，热多助热，寒多助寒，用之不当则攻伐无过，引贼入室。所以说表里同病的病情特别复杂，处方用药必须权衡细辨，恰当组方。

大柴胡汤
《金匮要略》

【组成】 柴胡半斤(24g)　黄芩三两(9g)　芍药三两(9g)　半夏洗，半升(9g)　生姜切，五两(15g)　枳实炙，四枚(9g)　大枣擘，十二枚(4枚)　大黄二两(6g)

【用法】 上八味，以水一斗二升，煮取六升，去滓，再煎，温服一升，日三服。(现代用法:水煎服。)

【功用】 和解少阳，内泻热结。

【主治】 少阳阳明合病。往来寒热，胸胁苦满，呕不止，郁郁微烦，心下痞鞕，或心下急痛，大便不解或下利，舌苔黄，脉弦数有力者。

【讲述】 大家先看一下这个方，是不是一看就知道它是小柴胡汤变化方，是小柴胡汤去人参、甘草，柴胡半斤、黄芩三两、半夏半升、生姜、大枣，这都是小柴胡汤的用药。而且君臣不变，当然还是以少阳病为主，小柴胡汤主治的八大症还应该都具备。往来寒热，胸胁苦满，嘿嘿不欲饮食，心烦喜呕，口苦、咽干、目眩、脉弦。那么为什么去人参、甘草？显然是中气不虚。下面再看它加了些什么药。加大黄二两、枳实四枚、白芍三两，这三个药都应该是佐药。大黄和枳实是小承气汤里的药，显然是阳明已经有热，少阳之热邪已经有一部分传入阳明了，里热已经成实了，所以用大黄攻下热结，用枳实行气消痞。不用厚朴，显然是没有腹胀，只见大便不通，心下痞满。由于这两味药是佐药，所以这个病是以少阳病为主为重，阳明病为兼证为轻，我们就把它叫作少阳兼阳明病。这一下看清楚了吧？由于里热已经显现了，还能用人参吗？再用人参就补而助热留邪了，所以要去人参。再看加白芍，加白芍大家看这里包含着什么方？白芍、柴胡、枳实这三味是不是四逆散的药？四逆散是疏肝的基础方。那么，少阳兼阳明病是不是木克土？小柴胡汤证就有胆胃不和，那么这回胃已经有热了，是不是更应该加重胆胃不和？因此，这里有两大症状，一个是呕吐更重了，所以大柴胡汤证是呕不止，因此要加大疏肝作用，同时加大生姜用量，用至五两，比小柴胡汤多用二两。而且去甘草，因为"呕家不喜甘"。因为呕不止，呕吐比较厉害，所以去甘草。另一个由于肝郁较重，所以出现心下痞满，拘急，甚至于疼痛，因而用枳实、白芍理气柔肝，缓急止痛。综合起来说，大柴胡汤就是小柴胡汤去人参、甘草，加大黄、枳实、白芍，重用生姜所组成的。主治少阳兼阳明病，通常叫少阳阳明合病。功用就是和解少阳，内泻热结。主治症状，首先还是往来寒热，胸胁苦满，多一个"心下痞急或痛"，"大便秘结"。嘿嘿不欲饮食，心烦喜呕加重为呕不止，郁郁微烦。口苦、咽干、目眩、脉弦数。这个病的舌苔一定是黄的，这个舌苔很重要，一定是黄苔。若是白苔就是小柴胡汤证，"舌上白苔者，可与小柴胡汤"。

再简单总结一下，大柴胡汤是主治少阳兼阳明证的，是少阳病为主，少阳病重于阳明病，一般叫作少阳阳明合病。临床表现有小柴胡汤主治的八大症，见有心下痞急，大便不解，呕不止，舌苔黄，脉弦数。所以大柴胡汤的组成是小柴胡汤去人参、甘草，由于内里已经有热，所以去人参。由于大便干结，所以加大黄；由于心下痞急，所以加枳实、白芍；由于呕不止，所以去甘草，加重生姜。再进一步分析，也可说大柴胡汤里面含有小柴胡汤、小承气汤和四逆散，也可以说是这三个方加减而成的。少阳证为主用小柴胡汤，阳明病为次用小承气汤，大黄只用二两，没有腹满所以去厚朴。少阳阳明合病，势必胆胃不和的明显，所以用四逆散疏肝，合人半夏、生姜和胃止呕，去人参、甘草就不再重复了。这样反复讲，便于大家学会分析方剂的方法，便于理解组方原理和推断功用与主治，更便于加强记忆，掌握逻辑推理方法。

防风通圣散
《黄帝素问宣明论方》

【组成】 防风　川芎　当归　芍药　大黄　薄荷叶　麻黄　连翘　芒硝各半两（各3g）　石膏　黄芩　桔梗各一两（各6g）　滑石三两（18g）　甘草二两（12g）　荆芥　白术　栀子各一分（各1g）

【用法】 上为末，每服二钱（6g），水一大盏，生姜三片，煎至六分，温服。（现代用法：作水丸，每服6g，日服二次。或作汤剂，水煎服。）

【功用】 疏风解表，清热通里。

【主治】 风热壅盛，表里俱实证。憎寒壮热，头目昏眩，目赤睛痛，口苦而干，咽喉不利，胸膈痞闷，咳呕喘满，涕唾黏稠，大便秘结，小便赤涩，舌苔黄腻，脉数有力。亦治疮疡肿毒，肠风、痔漏，鼻赤、瘾疹等。

【讲述】 防风通圣散是个大方，由十七味药组成，比较复杂。因为它是个散剂，用药就比较杂，所以主治证比较多。咱们常说："有病无病，防风通圣。"就是说这个方适应证比较广，一般的病都可以治。当然这是一种赞赏，它确实是一种家庭常备药，一般有个头疼脑热的都可以治。

这个方是刘河间创制的，出自《宣明论方》，全方十七味药，具备汗、下、清、利四种功用。

既能解表,又能清热,同时又有泻下和利水作用。解表方面的药物有荆、防、麻、薄,用量基本相等,各半两,这四味药可以解表祛风,发汗使外感风邪从汗而解。攻下方面有大黄、芒硝,用量也是各半两,这两个药可以泻热通便。清的方面有连翘、黄芩、石膏、栀子、滑石,这五个药可以清上、中、下三焦之火热。其中滑石用量最大,是三两,这样滑石还可以利湿热,解暑热,与硝黄配伍可以使里热从二便分消。以上十一味药汗、下、清、利四法俱备,既能治表里俱热,就是外感风热和在里之火热,又能清上、中、下三焦之火热,所以把它叫作表里三焦通用之剂,祛一身上下表里之热。此外,方中用桔梗,既可清利咽喉,又载药上升,确保诸药上行,而且防止硝、黄泻下遗热于上。用当归、白芍、川芎养血和血,防止汗、下、苦燥伤血。白术、甘草保护脾胃,防止苦寒败胃。从而可以汗不伤表,下不伤里,邪去而正不伤。综合全方,具有疏风解表,清热通便的功效,主治表里三焦俱热之证。具体主治病证很多,一个是必须有表证,发热恶寒无汗,再一个应该有大便干燥,其三应该有里热证,如头昏目眩、头痛、牙痛、目赤、口糜、口臭口苦、咽喉疼痛、耳鸣、鼻塞、鼻流浊涕、咬牙、睡语,小便赤涩等等。其他如疮疡肿毒,风热疮疥,头生白屑,紫白斑,风刺瘾疹,酒糟鼻,肠风痔漏,酒过热毒等等。总的原则必须是表里同病,表里俱热,表里俱实。

葛根黄芩黄连汤

《伤寒论》

【组成】 葛根半斤(24g) 甘草炙,二两(6g) 黄芩三两(9g) 黄连三两(9g)

【用法】 上四味,以水八升,先煮葛根,减二升,内诸药,煮取二升,去滓,分温再服。(现代用法:水煎服。)

【功用】 解表清里。

【主治】 表证未解,邪热入里之协热下利证。身热下利,胸脘烦热,口中作渴,喘而汗出,舌红苔黄,脉数或促。

【讲述】 葛根黄芩黄连汤简称葛根芩连汤,出自《伤寒论》。原方主治"太阳病,桂枝证,医反下之,利遂不止"。就是太阳中风证,理应服桂枝汤发汗解表,但医生反而给攻下,结果表邪未解,一部分表邪由于误下伤中而乘虚内陷化热,导致下利不止。我们把它叫作"协热下利",就是表邪乘虚入里化热而成下利。此时,表证还在,下利不止。治当表里同治,既要解表,又要清里,使之表里双解。这种情况,解表用什么药?还用桂枝汤可以吗?内里已经有热,而且是热利,就是里热腹泻,如果用桂枝是不是热上加热?所以选用葛根,葛根药性甘辛而性平,既能解表,又能升发脾胃清阳而止下利。因为是误下伤中,损伤脾胃,脾的清阳不升则生泄泻。所以用葛根一举两得,既解表而不助热,又升阳而止下利,故重用八两为君药。但内热不除,下利不止,所以用黄连、黄芩清热燥湿止利,这两个药各三两,应该是臣药和佐药。最后用甘草二两为佐使,既调和药性,又保护胃气,防止苦寒伤中。这个病已经是误下伤中,所以应注意保护脾胃。综合四药,既解表又清里,解表清里,表里同治。主治病证就是协热下利,表证未解,下利已成。表证当然有身热,微恶风寒,里热下利当然舌红苔黄,脉数,原书有脉促,就是脉数时而一止,数属内热,止乃中气不足,清阳不升。至于胸脘烦热,口中作渴,都是后人加的,不一定有这些症状。这个方在煎法上是要先煎葛根,为什么要先煎葛根?就是葛根这个药有两重性,既可解表散邪,又能升发脾胃清阳,若不先煎,葛根可能随着黄连、黄芩苦寒清里的作用而入里,失去了解表作用。先煎葛根就可保存它的解表作用,因为它是以解表为主要功效的。

在保存解表功效之后,再配伍黄连、黄芩就可以随之入里而升发脾胃清阳。所以柯韵伯说:"先煮葛根则解肌之力优,而清中之气锐。"

疏凿饮子
《济生方》

【组成】 泽泻(12g) 赤小豆炒(15g) 商陆(6g) 羌活去芦(9g) 大腹皮(15g) 椒目(9g) 木通(12g) 秦艽去芦(9g) 槟榔(9g) 茯苓皮(15g)各等分

【用法】 上㕮咀,每服四钱(12g),水一盏半,生姜5片,煎至七分,去滓,温服,不拘时候。(现代用法:水煎服。)

【功用】 泻下逐水,疏风发表。

【主治】 阳水。遍身水肿,喘呼气急,烦躁多渴,二便不利。

【讲述】 疏凿饮子是治疗水肿的方剂,水肿病有表里、寒热、虚实之分,治疗上有开鬼门、洁净府、去菀陈莝的区别。开鬼门就是发汗法,治疗风水,就是风邪与水气郁于肌肤的水肿。洁净府就是利小便、利水法,是治水气内停的水肿。去菀陈莝就是泻下法,是治水气内盛的水肿,就是逐水法,在泻下剂里我们学过的十枣汤就属于这种治法。

疏凿饮子这个方具有汗、下、利三种功能,主治外有风邪,内有水湿壅盛,表里同病的水肿。外邪宜散,里水宜利,水气壅盛宜下。所以,这个方以羌活、秦艽、生姜疏风解表,使在表之水从汗而解。用泽泻、木通、茯苓皮、椒目、赤小豆利水祛湿,使里水从小便而利。商陆泻下逐水,使里水从大便而下。再用槟榔、大腹皮行气导水,以助水气下行,就是气行则水行。这样一来,使水气从汗、下、利而去,犹如大禹之疏江凿河,开通一切水道,使表里之水迅速分消,故名之曰"疏凿"。

全方十一味药用量相等,其中商陆有毒,药力较猛,是为君药。其次,利水药居多,所以这个方以通利二便为主。而解表之力较小,当然这个病表证较轻。综合全方的功用,显然是泻下逐水,利水祛湿,疏风解表。主治遍身水肿,二便不利而兼有恶风的病证。对于肾炎水肿、肝硬化腹水都可以用。没有表证可以不用羌活、秦艽。商陆有毒,用量不要太大,并且不要长时间应用。

在教材的主治里著有"阳水"一词,阳水是水肿病的一种。明代李梴著的《医学入门》里说:"阳水多外因涉水冒雨,或兼风寒、暑气,先肿上体,肩臂手膊,烦渴,二便闭;阴水多内因饮水及茶酒过多,或饥饱、劳役、房欲,先肿下体,腰腹胫跗,身凉,大便下利。"疏凿饮子治证有烦躁多渴,二便不利,所以称之为阳水。

这一章方剂讲完了,现在回过头给这一章下个概念。因为没有和解药,所以就不说以什么药为主组成的了,就直接用这一章方剂的功用与主治来表述。那就是:凡是具有和解少阳、调和肝脾、调和寒热、表里双解等作用,治疗邪入少阳、肝脾不和、寒热错杂以及表里同病的方剂,统称和解剂,属于"八法"中的"和法"。

小　结

和解剂讲了十三首方,其中和解少阳剂三首,调和肝脾剂三首,调和寒热剂三首,表里双解剂四首。

和解少阳剂治疗邪在少阳的病证。小柴胡汤是和解少阳的代表方，治疗伤寒少阳病，主要临床表现是往来寒热、胸胁苦满、嘿嘿不欲饮食、心烦喜呕、口苦、咽干、目眩、脉弦等八大症。用半斤柴胡和三两黄芩配伍，和解少阳之邪，用量比例是8∶3。蒿芩清胆汤治疗湿热郁阻少阳证，临床表现除具备小柴胡汤主治的八大症外，还有寒轻热重、舌红苔腻、脉弦数。湿热较重，所以用青蒿和黄芩配伍，再加碧玉散，清胆利湿、和胃化痰。截疟七宝饮治疗痰湿疟疾，主要用常山祛痰截疟，这个药药性比较峻猛，用量不要多。

调和肝脾剂治疗肝脾不和。四逆散是疏肝的基础方，治疗肝郁气滞，主要是柴胡与白芍配伍，疏肝、柔肝、调和肝性。四逆散在《伤寒论》里原来治的是阳郁厥逆，能透邪解郁。逍遥散治疗肝郁血虚脾弱证，临床要辨清肝郁、血虚、脾弱三方面的轻重程度，相应调配君药。痛泻要方治疗脾虚肝郁所致的痛泻，要重点理解方中防风的作用。四逆散治证以肝郁为重，逍遥散治证是肝郁、脾虚并重，痛泻要方治证是以脾虚为重。

调和寒热剂治疗寒热错杂的病证。半夏泻心汤治疗中气虚弱、寒热互结于中焦的痞证，主要临床表现是痞、呕、利，用半夏、干姜与黄芩、黄连配伍，寒热平调，辛开苦降，散结除痞。甘草泻心汤重用甘草四两，治疗寒热互结的虚痞，其症下利较重。生姜泻心汤重用生姜四两，治疗水热互结的痞证，胃气上逆较重。

表里双解剂治疗表里同病。大柴胡汤治疗少阳阳明合病，以少阳病为主，少阳病重于阳明病。临床表现有少阳的八大症，还有心下痞急、大便不解、呕不止、舌苔黄、脉弦数等阳明病。组成以小柴胡汤为主，去人参、甘草，加大黄、枳实、芍药，和解少阳、内泻热结。防风通圣散治疗风热壅盛、表里俱实证。这首方适应证比较广，汗、下、清、利四法并用，疏风解表，清热通里，为了防止攻伐伤正，方中还用了养血益气药。葛根黄芩黄连汤治疗表邪未解，邪热入里的协热下利。葛根用至八两，要先煎。疏凿饮子治疗外有风邪，内有水湿壅盛，表里同病的阳水，具备汗、下、利三法，开通一切水道，分消表里之水。

（毕珺辉　编写）

第四章 清 热 剂

清热剂还是先简单看看概说，什么叫清热剂？凡是以清热药为主组成的，具有清热、泻火、凉血、解毒作用，治疗里热证的方剂，就叫清热剂。这个概念比较好说，因为有清热药的概念做基础了。这里要特别注意里热证和阳明腑实证的关系，阳明腑实证也是里热，就是三承气汤治的那个病。那么，今天讲清热剂也是治里热，而且一般来讲都是实证。所不同的就是有没有大便不通，如果里热出现大便秘结的，那就属于阳明腑实证，叫做里热结实。如果大便通畅，是里热证，就是这一章方剂所治的里热证。为了区别这两者的关系，把那个大便不通的叫有形实热，把今天要讲的叫无形实热，就是它没有大便秘结。

这里还要讲一个问题，就是热和火的关系，这不是讲清热泻火嘛，那么热和火是什么关系？一般常说"热为火之渐，火为热之极"，那就是说热比火轻，热盛为火。这一点概念还不够，不是那么简单，在理论上可以这么说，热为火之渐，火为热之极，好像是火比热厉害，火比热重。在实际临床上不完全是这么回事，热和火在治疗上有一定区别，叫"热郁为火"，热郁到一个局部叫火，比如说今天我上火了，嗓子疼了，有这事吧；今天上火了，烂嘴了、眼睛红了，这是经常的事，这种叫火病，他身上并不一定发热。热盛为火，要按理说身上大热才是火，但有火的病人不一定发热。这就给治疗上带来了一个问题，就是治火病的时候，因为热郁到一个局部，应该泻火、降火，它不一定伤阴，所以治火的时候应该用苦寒药，黄芩、黄连、黄柏都可以，龙胆草也行。热就不是郁到一个局部了，要说热证，那可能通身都有热，热的范围比较大，它当然要伤阴，那么热邪伤阴了就不能用苦寒药，叫苦能化燥。苦寒药像黄芩、黄连、黄柏，是不都叫清热泻火药，也是清热燥湿药，如果热邪伤阴的病人，就不能用苦寒药，对不对？越用苦寒药越燥，这个寒药不但不能治疗那个热，反而越治越热。你们学没学过，有没有这么一句话，叫"寒之不寒是无水也"，用寒凉药治那个热病，结果它热不退，啥原因？寒之不寒是无水也，就是伤阴了。治热病伤阴的时候一定要用甘寒药。这个要特别注意，这是个非常重要的问题，所以我们要先把这个问题讲清楚。这一章里既有清热的又有泻火的，清热的一般指热病说的，治热病伤阴；泻火的一般就是用苦寒药治火证的。这个概念问题要清楚。

下面就是它的适应证，清热剂的适应证当然是治疗里热证，里热证有实热和虚热的区别，实热大多数都是外邪入里化热，咱们讲的葛根芩连汤，那也是外邪入里化热，讲大柴胡汤也是外邪入里化热，甚至半夏泻心汤那个寒热错杂也是外邪入里化热。许多外邪，不论是外感风寒还是外感风热，邪气入里都可以化热，都可以形成里热证。那么邪气入里之后，侵犯的部位就不一样了，有的在气分，有的在血分，有的形成气血俱热。暑热入里也可以化热，湿邪入里也可以化热，燥邪入里也可以化热，不论什么六淫之邪入里之后都可以化热，形成里热证。

下面说一说火证。火大部分是内发的，热大部分是外邪入里引起的。一般叫五志化火，咱们平常说这个人上火了，你为什么上火了？什么原因着急了？什么事不顺心了等等。不是嗓子疼就是眼睛红、烂嘴了，一般叫上火，这叫五志之火。长期情志不畅，可以气郁化火。经常想事情，有些事情在思想上总想不开，时间长了之后也会气郁化火。火大部分都是内来的，所以火证一般都是在一个脏腑。咱们常说这个人是肝火、心火，这人心火盛，烂嘴、烂舌头；这个人肝火盛，眼睛红了；这个人胃火盛，牙疼了，这一般都是火。当然有的时候说话，有的时候书上写的，不一定把这个火和热说得这么清楚，但咱们治病的时候可是一定要区别开热和火的关系，这是实热。再就是虚热，虚热一个就是热病伤阴来的，就是方才说的那个外邪入里化热，入里化热之后就会热邪伤阴，逐渐形成阴虚，由实热转成虚热，这是一部分。再一部分就是久病阴虚。火证日久都可以出现阴虚，肝火可以出现肝阴虚，火热伤阴慢慢都可以出现阴虚。久病之后就可以阴虚，过服辛热也可以导致阴虚。诸多内伤病也可以导致阴虚，这就是阴虚生内热。所以里热证有实热和虚热的区别。

分类就好说了，这一章大概分六节：一个是清气分热的，一个是清营凉血的，一个就是气血两清的，再一个是清脏腑热的，再一个就是清热祛暑的，再一个就是清虚热的。

下一个是使用注意事项，简单看看就可以了。一个就是要辨清热邪的部位，气分、血分、还是哪个脏腑，把部位分清了，是肝火、胃火，这要分清。再一个就是热邪的真假，这里提出来真假问题，有的时候出现的是假热，真寒假热，实质是寒证，结果外面出现热象了，这叫真寒假热，也叫阴盛格阳，水极似火，阴极似阳，这个要注意，不要被假象所迷惑。第三，就是辨别热的虚实了，方才讲实热、虚热，注意治法不一样。第四，有的热证拒药不纳，吃寒凉药之后，病人反而把药给吐出来，这可以给他用反佐法，清热剂都是寒凉药么，可以寒药热服，也可以先给点姜汁喝，先给他一小勺姜汁，姜汁不是温的么？然后再给他喝上苦寒药就行了。第五，就是不宜久服，清热药不要吃时间太长了，也不要吃过量，过量之后就会寒凉伤中，不但损伤脾胃，甚至可以使热证变成寒证，所以用的时间不要过长。概说要讲的就这些问题，适当的看看就可以了。

第一节　清气分热

气分热就是外邪入里化热，邪在气分，热在气分有什么特点？热在气分就这么四个特点，身热、汗出、口渴、脉大，见到这四个证候就说明这个热在气分。热在气分的治法当然主要就是清气分热，所以这一节就讲清气分热。

白虎汤

《伤寒论》

【组成】 石膏碎，一斤(50g)　知母六两(18g)　甘草炙，二两(6g)　粳米六合(9g)

【用法】 上四味，以水一斗，煮米熟汤成，去滓。温服一升，日三服。(现代用法：水煎至米熟汤成，取汤温服。)

【功用】 清热生津。

【主治】 气分热盛证。壮热面赤，烦渴引饮，汗出恶热，脉洪大有力。

【附方】 白虎加人参汤(《伤寒论》)　知母六两(18g)　石膏碎，绵裹，一斤(50g)　甘草炙，二两(6g)　粳米六合(9g)　人参三两(9g)　上五味，以水一斗，煮米熟汤成，去滓。温服一升，日三服。功用：清热，益气，生津。主治：气分热盛，气津两伤证。汗、吐、下后，里热炽盛，而见四大症者；或白虎汤证见有背微恶寒，或饮不解渴，或脉浮大而芤，以及暑病见有身大热属气津两伤者。

【讲述】 清气分热的代表方就是白虎汤，白虎汤主治就是气分大热，由于气分大热，所以把这四个证候都加上一个“大”字,就是身大热,汗大出,口大渴,脉洪大。这是气分热盛,是最热的时候。这个身大热就是里热炽盛,里热特别盛,里热熏蒸,所以一身内外都特别热,身大热、高热,体温可以达到40℃以上,甚至到42℃,体温计顶到头了。再一个就是汗大出,汗大出就是里热熏蒸的,热逼津液外出,所以汗大出,越热当然越出汗。一般来说,出汗之后热应当退,一般感冒出点汗之后,热就可以退了。这个不行啊,越热越出汗,越出汗越热,这就是里热熏蒸的。口大渴那就是里热炽盛,出那么多汗,再加上热邪伤阴,出汗就伤了不少津液了,再加上里热又伤伐津液,所以口大渴,叫热伤阴津,津液大伤,所以出现口大渴。脉洪大就是热盛于经,整个阳明经,整个气分都大热,所以脉来洪大。这就是白虎汤主治的病,通常叫四大症。总的来说就是由于里热特别盛,治疗当然就是大清里热,所以这个方重用石膏一斤,汉代的一斤等于十六两,一两咱们现代用一钱,一钱是3g,要算的话应该是48g,这是最轻的量,就是50g,真正热盛了这50g不好干啥,80g、100g,甚至可以用到200g。100g那是常事,当然把它作为君药,用它就是大清里热,清气分大热。

那么这个时候热邪已经伤耗津液了,所以单清热不行,在清热同时,还得加上养阴药,热邪去了之后,津液不恢复,阴液还虚着,这个病人还没好,所以热去了还得把津液恢复到正常,因此就要加养阴药。加什么养阴药好?加生地?加玄参?加麦冬?加知母?这些都是咱们最常用的养阴药吧!用哪个药好呢?生地和玄参是血分药,对不对?这个病在气分,不能用血分药吧。麦门冬和知母肯定是气分药,那当然在麦门冬和知母两个药中选,这两个药都是清热养阴药,这个时候是选知母还是选麦门冬?这两个药有啥区别?麦门冬养阴作用大于清热,所以把麦门冬叫滋阴药,对不对?知母清热作用大于养阴,麦门冬以养阴为主,知母以清热为主。那么现在气分大热的时候,是用知母还是用麦门冬?显然应该用知母,对不对?因为现在它热盛,所以主要还是要清热,因此下面用知母六两,18g,把它作为臣药,这个就是清热养阴的。这两个药配伍之后,石膏主要是大清里热,知母也有清里热作用,它能配合石膏清热。同时知母又能养阴,治热邪已伤之阴,能使热去阴复,热邪去了,阴津恢复了,机体达到正常了。

那么看这两个药有什么不足的地方?好的地方咱们说完了,有什么不足的地方呢?这个大量的石膏有啥毛病?叫寒凉伤中是吧,寒凉伤胃,凡是用这种沉重大寒的药,它容易寒凉伤中,容易伤伐脾胃,所以下面给它加上药,叫它寒凉而不伤胃。加啥呢?加粳米,粳米是啥?就是旱田的稻子,咱们吃大米大部分是水田的么,没水的地方就种旱田。现在用大米就可以,不用分水田、旱田,这个米当然是养胃的了。为什么单用粳米呢?小米不行么?粳米和小米比起来,粳米偏于属阴,你看咱们中国人产后她喝小米粥,不喝大米粥,大米偏凉,它属阴。用粳米既能保护胃气,同时又有一定的养阴作用。行了吧,这个问题解决了吧,寒凉不伤胃了。还有什么毛病?还有什么不足?这个石膏沉降、大寒、质重,看见过石膏吧,矿物质,白色的,非常重,再加上寒凉之性,所以它容易沉降太过,就是这药到胃、到阳明经之后很快往下走,这样会使药效短暂,没等热清那石膏已经到达下焦了,咋办?加甘草,延缓药力,把它留守在中焦,用甘草使石膏的沉降作用缓和一点,使它药力延长一点,所以方中加甘草,用二两甘草就可以了,这就可以延缓药力,同时又可以调和药性,也可以配合粳米保护胃气。甘草主要是延缓药力,粳米主要是保护胃气,单用甘草保护胃气就不如用粳米了,因为粳米有养阴作用。这就是白虎汤里的四个药。这四个药,特别是大量用石膏,药力比较猛。《温病条辨》把白虎汤叫做慓悍之剂,药力特别猛,他说:“白虎慓悍,邪重非其力不举,用之得当,原有立竿见影之妙。”这个药确实好,如果真正的气分大热,吃上白虎汤热势顿挫,很快就好了,所以用之得当,原有立竿见影之效。但是由于这个药比较猛,所以“若用之不当,祸不旋踵”,寒凉伤中也是很厉害的,所以他接着又说“懦者，多不敢用”，胆小的医生、医术不高明的，不敢用白虎汤。这样的结果那就“未免坐误事机”，耽误了治疗时间，所以这个要见真胆雄，要大胆、要敢用，不要当懦者。但是还有孟浪者，粗鲁莽撞的人，“孟浪者，不问其脉证若何”，不管它脉证啥样，一看热了就用白虎汤，结果“应手而效者固多，应手而毙者亦复不少”，吃了白虎汤好的很多，死的也不少。因此，下面就提出禁忌证：“脉浮弦而细者不可与也，脉沉者不可与也，不渴者不可与也，汗不出者不可与也，常需识此，勿令误也。”必须知道这个才不能出现错误。所以白虎汤这个方子确实是个很好的方子，但是必须用的好，所以既要知道它主治的四大症，同时还要知道它禁忌那四个症，什么情况不能吃白虎汤，把这个适应证和禁忌证都认识清楚了之后，这样使白虎汤可能就准确了。它的功用当然就是清热生津了，这个生津主要是知母，石膏主要是清热保津，不是生津，石膏不是滋阴药，不生津，它能清热，清热当然就不伤阴了，知母是清热养阴药。好了，这个白虎汤就讲这么多，我讲的书上都有，四个禁忌证，四大适应证。

这里我还要讲的就是白虎加人参汤，书上第一个附方叫白虎加人参汤，在白虎汤方里加上三两人参，就叫白虎加人参汤，或者叫白虎加参汤也可以，但是咱们一般都叫白虎加人参汤。白虎汤为什么要加人参？人参补气不用说了，那就说明这个病由于热势比较盛，热伤元气了。大热之后除了伤阴之外它也耗气，白虎加参汤肯定是治疗热病气分大热，气阴两伤证。现在关键的问题，就是在这种“四大”的情况下，怎么知道它伤气了？白虎加参汤还有这“四大”症：身大热、汗大出、口大渴、脉洪大。在这种情况下，怎么知道应该加人参？这个人参可不要随便加。热邪炽盛，元气未伤，加入人参之后，人参会助热升阳，使热势燎原，不可救药。该加不加也不行。那么，什么情况下加人参？大概有五条标准，第一条：汗、吐、下后，出现白虎汤证的应该加人参。病人经过发汗，或者是涌吐，或者是攻下之后，病没好，反而出现白虎汤证了，出现“四大”了，这个时候应当加人参。用过汗、吐、下它肯定伤气了，这个时候它又出现白虎汤证了，热很盛，还有这“四大”，你看不出有气虚。但是，由于是汗、吐、下之后出现的，或者是汗，或者是吐，或者是下，之后出现白虎汤证了，这应该加人参。《伤寒论》26条，“服桂枝汤，大汗出后，大烦渴不解，脉洪大者，白虎加人参汤主之”；168条，“伤寒若吐若下后，七八日不解，热结在里，表里俱热，时时恶风，大渴，舌上干燥而烦，欲饮水数升者，白虎加人参汤主之”。这就是汗、吐、下后出现白虎汤证应该加人参。第二条：白虎汤证见有背微恶寒的加人参。白虎汤证应当恶热，身大热，不恶寒反恶热，如果这个病人出现背微恶寒了，这说明热伤元气了。背属阳，阳气虚了，首先感觉后背恶寒，所以应该加人参，白虎汤证见有背微恶寒的应该加人参。这见于《伤寒论》第169条。第三条：病人口大渴，如果饮不解渴，或欲饮水数升，数升也不解渴，叫烦渴引饮，引饮就是见了水就不想撒手，喝了一口还得喝，而且是饮不解渴，在这种情况下说明是气虚了。气虚不能布散津液，脾不能转输津液，津液不能上承于口，所以这个时候应该加人参。这见于《伤寒论》第170条和222条。第四条：脉洪大而芤，“四大”出现芤脉了，应该加人参，这个本来是洪大脉，但是这个洪大脉摸着有点中空了，芤脉是两旁有、中间空，这说明气虚了，所以应该加人参。《温病条辨·暑温》云：“在手太阴，白虎汤主之；脉芤甚者，白虎加人参汤主之”。第五条：中暑，夏天在高热条件下劳动，得了中暑的，这个时候应该加人参。因为暑必伤气，这个早在《金匮要略》里就有记载。白虎加人参汤证大概要掌握这么五条，这是个附方，但是附方也要讲，因为用白虎加人参汤的时候比较多。但是，不见有气虚的时候，可千万不要加人参，越加热越盛。见气虚了，不加人参，这个热也不退，气虚不能化津，津液不恢复，热也不退，加参与不加参要特别注意。

白虎汤的治疗效果确实是立竿见影,但是,不是身大热的就不要用白虎汤,学中医千万要注意辨证。有人把白虎汤作为解热剂,一见高热就用白虎汤,这绝对不行,这和西医不一样。什么是解热剂?去痛片是解热剂,把石膏也做为解热剂,那不行。用白虎汤一定是气分大热,所以后面提出四个禁忌证,不够气分大热的,不能随便滥用白虎汤,该用的不用不行,不该用的滥用也不行,这个要特别注意。

竹叶石膏汤

《伤寒论》

【组成】 竹叶二把(6g) 石膏一斤(50g) 半夏洗,半升(9g) 麦门冬去心,一升(18g) 人参二两(6g) 甘草炙,二两(6g) 粳米半升(9g)

【用法】 上七味,以水一斗,煮取六升,去滓,内粳米,煮米熟,汤成去米,温服一升,日三服。(现代用法:水煎服。)

【功用】 清热生津,益气和胃。

【主治】 伤寒、温病、暑病,余热未清,气津两伤证。身热多汗,虚羸少气,气逆欲吐,口干喜饮,或虚烦不寐,舌红苔少,脉虚数。

【讲述】 竹叶石膏汤也是《伤寒论》里的方子,竹叶石膏汤治的病也是气分热,但这个时候的热比白虎汤的热盛期要轻。竹叶石膏汤证的热势已经降低了,但这个时候依然身很热,同时出现气阴大伤。叫热病后期也行,就是高热的时期已经过去了,但已经气阴大伤。《伤寒论》里叫"伤寒解后",解后就是高热之后,不是完全解了,伤寒解了还用药干什么。就是伤寒高热期,热势稍降了一点,出现"虚羸少气,气逆欲吐",就这么八个字。虚羸是啥呢?就是说明这个人瘦弱了。经过高烧之后,这个人瘦弱了,是热邪伤津了,津液不足了;少气是气短了,瘦弱了,气也短了。同时还见气逆欲吐,胃气不和了。因为热势还比较盛,所以这个方石膏还是用一斤,但是比白虎汤证那时的热势也确实轻了一些。出现虚羸少气了,当然应该加人参了。虚羸少气,虚羸瘦弱了,津液不足了,这个时候阴伤的程度比较重了,热势也轻了,所以把知母去掉,换上麦门冬。虚羸少气了就应该加人参、麦门冬了。气逆欲吐,是胃气不和,所以加半夏。但半夏性燥能伤阴,这个时候半夏和麦门冬的关系要注意了,原方是用一升麦门冬,一升相当于六两,和白虎汤中知母的用量是一样的。用六两麦门冬,只用半升半夏,麦门冬的用量倍于半夏,半夏在大量麦门冬的配合下,其燥性去而降逆之性存。这个时候半夏不伤阴了,大量麦门冬也就滋而不腻了。另外加竹叶两把,竹叶论把的,一把大约相当于汉代的一两,两把就相当于二两,竹叶的作用,一个是清热除烦,另一个竹叶能清上焦热,也防止这个热遗留在上焦。其余就是粳米和甘草了,还是白虎汤中的意思。

全方的功用就是清热养阴,益气和胃。主治高热之后,热邪未清,然后出现虚羸少气,气逆欲吐,或者出现心烦不宁。这时还是身大热,当然不如白虎汤那么热了,还是汗出,还是口渴,脉还是大的,这个脉大有些虚软了,脉虚大而数。这就是竹叶石膏汤,这个好理解是吧?白虎汤、白虎加参汤、竹叶石膏汤这三个方都是清气分大热的,清热作用白虎汤和白虎加参汤是一样的,竹叶石膏汤清热作用比前两个方轻点。补气当然是后面这两个加人参的方,养阴生津当然还是竹叶石膏汤作用大,因为竹叶石膏汤用的是大量麦门冬。降逆作用只有竹叶石膏汤有半夏,有降逆和胃作用。下面看这三个方的鉴别表。(略)

第二节　清营凉血

清营凉血这一节主要讲的是热入营分和热入血分，大家学诊断的时候都学了，温病辨证方法讲卫、气、营、血，《伤寒论》讲的是六经辨证，太阳、少阳、阳明等。温病大多是由风热引起的，风热外感初起叫卫分证，卫分证用方就是咱们讲的银翘散、桑菊饮。卫分病再往里传，入里化热，热盛就是气分证，气分热用白虎汤。伤寒阳明经热也用白虎汤，不论风寒还是风热，一入里化热变成里热最盛的时期，在温病里叫气分证，在《伤寒论》里叫阳明病，所以方才学白虎汤的主治叫阳明气分大热，看到这个词了吧，你明白了么？那个词不应该放在一起，气分是气分，阳明是阳明，这两个辨证方法不同。不论风寒、风热，入里化热的时候，都可以出现白虎汤证。《伤寒论》里还有个阳明腑实证，都叫阳明病，为了区别这两者的不同，把白虎汤证叫阳明经证，把承气汤证叫阳明腑证。咱们今天要讲清营凉血，温热之邪从卫分传入气分，如果再往里传，就可以传到营分。营分热可以从气分来，也可以从卫分直接传入营分。营分热再往里传就是血分热，这是卫、气、营、血的关系。现在这一节讲的是清营凉血，就是治营分热和血分热。营分和血分这两个很接近，营是血的一部分，营还不是血，营可以化生为血，“营气者，泌其津液，注之于脉，化之为血”。营可以化生为血，借助这个生理特点把它用在辨证上，叫做营分热和血分热。那么在病理上它们是啥关系呢？血分热的时候，热完全入血分了，血得热怎么的？血得热妄行，热完全入血分了，就会出现动血现象。什么叫动血现象？就是血得热妄行，主要表现是出血，是衄血、吐血、呕血、便血，还是发斑等等。当然还有舌象、脉象以及神志的变化。那么热入营分啥样呢？你说它入血分吧，还没到血分，因为它还没进入血分，你说它没进入血分吧，它已经接近血分了，邪气要入血分还没入血分，这个阶段就是营分。出现一些类似血分症状，但又不是血分病，这时候最明显特征是斑疹隐隐，血分叫发斑，那营分是隐隐，要发斑还没发斑，没发斑好像还有些红点，你说发斑吧还不是斑，隐隐约约像发斑还不是发斑，所以叫斑疹隐隐。当然，这个时候也出现神昏谵语，舌质是绛的。到血分舌质是深绛，把这个区别开。营分病是温病里一个特有阶段，这个阶段很不好理解，咱们现在把它讲成是要入血分还没入血分，就是血分证的前期。为了便于理解，我们先讲犀角地黄汤。

犀角地黄汤（芍药地黄汤）

《小品方》，录自《外台秘要》

【组成】 犀角屑一两（水牛角代，30g）　地黄半斤（24g）　芍药三分（12g）　丹皮一两（6g）

【用法】 上切。以水一斗，煮取四升，去滓，温服一升，一日二三次。（现代用法：水煎服，水牛角镑片先煎，余药后下。）

【功用】 清热解毒，凉血散瘀。

【主治】

1. 热入血分证。身热谵语，斑色紫黑，舌绛起刺，脉细数；或喜忘如狂；或漱水不欲咽，大便色黑易解等。

2. 热伤血络证。斑色紫黑、吐血、衄血、便血、尿血等，舌红绛，脉数。

【讲述】 犀角地黄汤好理解，犀角地黄汤完全是血分药，完全是凉血药，就是治血分热的。现在咱们讲义上的是《小品方》里的,《小品方》是南北朝时期的,这本书已经遗失了,有人后来又辑成一本。咱们通常用的都是《千金要方》孙思邈的,孙思邈把这个方叫犀角地黄汤,《小品方》那时候还没名,等到《外台秘要》把它引来的时候,叫做芍药地黄汤,这个书上有吧,咱们一般都叫犀角地黄汤,最常用的,通常都知道叫犀角地黄汤,芍药地黄汤真有人不知道。这个方原来用的是犀角一两,犀角现在不准用了,用水牛角代替了。水牛角药力很小,真正血分热根本起不了啥作用。现在咱们用水牛角浓缩粉,力量稍微好一点,还得把它算君药吧,既然代替了,代替了还得算君药吧,也是清热凉血解毒。那么这个热病已经到后期了,伤阴的程度更重了,所以单用清热凉血不行,既得清热凉血还得养阴,当然用生地清热凉血养阴,不能用知母,也不能用麦门冬,所以方中用生地八两,和犀角比算作臣药,别看它量大,和犀角比它药力差远了。二者配伍既善于清热凉血,又养阴生津。这是犀角地黄汤两个主要药,也是治疗血分热的最佳配伍。那么血热就失血,失血当然就伤血了,无论是吐血、衄血,还是发斑都伤血了,所以适当加点养血药,方中用白芍三两,白芍既有养阴作用,还有养血作用。再就是血热发斑,发斑是出血,也是瘀血,血瘀皮下,凡是出血的都有瘀血,不论什么出血,因为血一离经之后就有瘀血,所以咱们常常说止血不留瘀。发斑有瘀血了,所以还要活血,要选个凉血化瘀药。牡丹皮是一个凉血药,凉血能帮助止血,同时,牡丹皮又是个活血药,所以它止血而不留瘀,凉血而不滞血。犀角地黄汤就这么四个药,这里面的白芍也可以用赤芍,如果是发斑的,瘀血比较重的,也可以用赤芍。瘀血程度重一点的用赤芍,失血程度重一点的用白芍。

这四个药总结起来就是清热解毒,凉血化瘀。主治第一条就是热入血分,热入血分什么样呢?肯定身热,另外,热入血分了,心主血,热入血分之后,它肯定热扰心神,所以有神昏谵语。其次就有些失血症状了,动血现象,吐血、衄血、便血、发斑。再一个就是舌象,舌深绛或舌红绛,伤阴程度重的可能起刺。脉数,稍微细一点,因为伤阴了、伤血了,所以细数。下面还有一些症状,一个症状是喜忘如狂,喜忘就是热扰心神所导致的。心主血,心藏神,血分热之后,心神不宁,所以记忆力不行了,神志也不行了,可以出现喜忘如狂。再一个症状就是漱水不欲咽,这个病人伤阴的程度已经很重了,口干而渴,可是不想喝水,只是漱嘴而不往下咽,虽然神昏了,但是喝水不往下咽,这叫漱水不欲咽。这个时候已经阴津大伤了,但热邪蒸发了血分的真阴,只能到咽喉,而不能上到口鼻,所以口是干的,就漱水不欲咽,这是阴气大伤的表现。还有一个症状是大便黑而易解,大便黑就是便血了,是胃肠出血了,血性濡润,所以大便黑而容易排出。这些都是热入血分的证候。另外,犀角地黄汤也治一般杂症的血热证,有些人常齿龈出血或鼻子出血,有的舌衄,舌头出血,有的耳衄、目衄等,全身并不发热。现在也常用犀角地黄汤治血小板减少性紫癜、过敏性紫癜,只要符合血热发斑的都可以。这是清热凉血,治血热证最好的方子。

清　营　汤

《温病条辨》

【组成】 犀角三钱(水牛角代,30~60g)　生地五钱(15g)　元参三钱(9g)　竹叶心一钱(3g)　麦冬三钱(9g)　丹参二钱(6g)　黄连一钱五分(5g)　银花三钱(9g)　连翘连心用,二钱(6g)

【用法】 水八杯,煮取三杯,日三服。(现代用法:水煎服。)

【功用】 清营解毒,透热养阴。

【主治】 邪热入营证。身热夜甚,神烦少寐,时有谵语,目常喜开或喜闭,口渴或不渴,斑疹隐隐，舌绛而干，脉数或细数。

【讲述】 下面重点讲清营汤，这个方很不好理解。清营汤是治营分热的，营分热什么特点？血分热都明白了，身热、神昏、谵语、发斑，特别是有明显的动血现象。那么热入营分就是热邪要入血分还没入血分，所以也有身热，但这个身热比犀角地黄汤证要轻，身热夜甚，晚间比白天要重一点。另外，也有神昏谵语，但也比较轻，时有神昏，时有谵语，不像犀角地黄汤证血分热那样经常神昏谵语。热入营分很重要一个特点叫做口反不渴，加个反字，这个反字什么意思呢？原来热在卫分和热在气分都有口渴，那么传到营分本来伤阴程度更重，应该口更渴，可是反而口不渴了。咱们方才讲犀角地黄汤那叫漱水不欲咽，营分热叫口反不渴，就是热入营分之后，把营分的真阴蒸发上来了，虽然伤阴的程度很重，但它把那个真阴蒸发上来了，所以这个时候嘴反而不干了。这不渴不是好事，说明阴伤的程度更重，而且这是伤真阴了，不是一般伤津液了，所以口反不渴。《温病条辨》里特别强调口反不渴，然后就是斑疹隐隐，舌绛，不是深绛，也不是红绛，是舌绛而干，脉数，这就是营分热的特点。

这个证候特点清楚了，现在就是治疗的问题了。就是这个处方，清营汤这个方怎么处？中药里面原则说没有清营分热的药，你们学的哪个是清营分热的药？可能讲犀角的时候多少给你讲点，说它能清营凉血，那是后来加的，就是后来有营分热的辨证了，所以就给犀角加个能清营分热，实质上中药里没有清营分热的。那么，这个方应该怎么处呢？营分热是血分的前期，要入血分还没入血分，所以用药就用清热凉血的，但是，不能让它完全入血分。血分药不完全入血分上哪去啊？那就是营分。因为血分热和营分热非常密切，营分热再一发展就是血分热，所以还用清血分热的犀角、生地。清营汤就是犀角地黄汤的变化方，就是要用血分药，用清热凉血的，但是可不能完全用血分药。犀角地黄汤四个药完全是血分药，清营汤就不一样了，清营汤的主体是血分药，所以还是犀角地黄汤这两个药，一君一臣。下面加药就有区别了，加两个滋阴药，玄参和麦门冬，这时因为营阴大伤了，所以加养阴药。如果单加玄参的话还是入血分，当然玄参也入气分，但是玄参主要是入血分。加入麦门冬之后，麦门冬是气分药，这时就不完全入血分了，是不是就可以入营分了，所以这就达到清营的作用了，基本上就是这个意思。下面用的药更特别有意思，加双花和连翘，双花、连翘是清热解毒药，是气分药还是卫分药？是银翘散的两个君药，但用的量比较少，是个佐药。这两个药清热解毒，清宣外透，使犀角、生地，包括玄参入血分之后外透，外透之后就不完全入血分了，所以只好透到营分去了。这个组方原理是根据叶天士“入营犹可透热转气”的理论而制订的。“入营犹可透热转气”不是使营分热透到气分去解，不要这么理解，是强调治营分热的时候千万要注意，不能完全用凉血药，完全用血分药是治血分病，热在营分完全清热凉血，不但药过病所，攻伐无过，反而会引邪深入，使病势加重。透热转气，我理解就是这个意思。营是血的一部分，和心经有密切关系，叫做“营气通于心”，营分热涉及心，所以出现时有神昏，所以还要用些清心热的药。一是加黄连，要少加，黄连是苦燥药，燥能伤阴，所以原方只用一钱半，帮着清心火。特别是加点竹叶心，竹叶只用里面那个心，也叫竹叶卷心，入心经清心热。又加丹参，有清心热的作用，也有凉血作用，但是药力比较小。特别是丹参能活血，可以防止热和血瘀到一起。血得热煎熬之后，也容易形成瘀血，所以加点丹参防止热与血结。上面就是清营汤的组方原理。清营汤为什么这么组方？这个要好好理解。

清营汤的功用就叫清营解毒，透热养阴，实质就是清营泄热。温病的发展过程是个伤阴的过程，温病开始就口渴、就伤阴，桑菊饮证、银翘散证都有口微渴，就说明热是伤阴的，越传越热，越热越伤阴，伤阴程度越来越重，最后到血分的时候伤阴更重。回过头看这两方子，好像清营汤养阴作用大,犀角地黄汤养阴作用小,犀角地黄汤只有生地,清营汤除了有生地,还有玄参、麦门冬,所以养阴作用大。热入血分伤阴更重,所以是漱水不欲咽,热入营分伤阴程度也比较重,叫口反不渴。到血分伤阴程度更重,为什么犀角地黄汤的补阴作用还不如清营汤呢?什么道理,能不能回答出来?犀角地黄汤是《小品方》或者是《千金要方》的,是晋唐时期的方。后来逐渐发展了,特别是温病学家重视养阴了,所以真正应用犀角地黄汤的时候还得加些养阴药。

前些天看个病人住在医大一院,今年已经70多岁了,脑血栓、糖尿病已经很长时间了,最近得了肺感染,病情加重了,就住院了。治了一个多月,开始是发高烧,各种抗生素、抗炎的药,注射的、点滴的用了很多,现在都不能用了,因为近日出现霉菌感染和真菌感染。没办法了,找中医来了。病人现在啥样呢?身体很瘦弱,精神有些委靡,目常闭不开,懒于言语,气息无力,发热不解,上午体温37.6℃左右,到下午和夜间则升到38℃以上,最高可到39℃。舌质是绛色。舌质一绛基本上就清楚了。进一步问其家属,病人说不说胡话?"偶尔有,方才还说让我们找个地方给他登记"。舌质绛,神昏谵语,身热午后夜甚。条件基本差不多了。问他渴不渴,经常要水喝,但是有时给他水又不喝。渴不渴,这个不好定了。二便尚可,惟小便有些短赤。这些可能就是清营汤证了,但一摸脉,又不是细数,脉还比较大。哎!这怪了,进一步问,出不出汗?营分热不应该出汗,伤阴程度比较重,不应该出汗,家人说有时候出汗,但出的不多。哦,这是咋回事啊?这是除了营分有热之外,气分还有热,脉大了,有时候口渴,有时候还出点汗,当然这时候伤阴程度有点重,汗出的不会太多。这就基本清楚了,用清营汤加石膏、知母。结果第二天下午、晚间体温就不升高了,基本就是37℃了,这个时候也不说胡话了。我说接着吃吧,第三天把两副药吃完之后,热退了,下午也不发烧了,神志清楚了。还是辨证要清楚,要准确,但是这里还有个用量问题。特别石膏用量多少?在这个方里石膏应该是佐药,主证是营分热,次要的是气分热,所以石膏用量不要太大。

第三节 气血两清

气血两清就好理解了,这个病是气血俱热。气分热咱们昨天讲了那四大症,血分热出现神昏谵语,出现动血现象。那么气血俱热,或者叫气血两燔,气分、血分都有热了,这个病当然就更重了,比单独血分热更重了。这个时候的治法,当然是气血两清,代表方、主要方就是清瘟败毒饮。

清瘟败毒饮

《疫疹一得》

【组成】 生石膏大剂六两至八两(180~240g) 中剂二两至四两(60~120g) 小剂八钱至一两二钱(24~36g) 小生地大剂六钱至一两(18~30g) 中剂三钱至五钱(9~15g) 小剂二钱至四钱(6~12g) 乌犀角(现用水牛角代)大剂六钱至八钱(18~24g) 中剂三钱至四钱(9~15g) 小剂二钱至四钱(6~12g) 真川连大剂四至六钱(12~18g) 中剂二至四钱(6~12g) 小剂一钱至钱半(3~4.5g) 栀子 桔梗 黄芩 知母 赤芍 玄参 连翘 竹叶 甘草 丹皮(各6g) (以上十味,原书未著用量)

【用法】 先煎石膏数十沸,后下诸药。犀角磨汁和服。(现代用法:先煎石膏、水牛角,后下诸药。)

【功用】 清热泻火，凉血解毒。

【主治】 瘟疫热毒，气血两燔证。大热渴饮，头痛如劈，谵语神昏，口干咽痛，或发斑，或吐血、衄血，或四肢抽搐，或厥逆，脉沉细而数，或沉数，或浮大而数，舌绛唇焦。

【讲述】 这个方是清代的方，制这个方的老先生叫余师愚，啥意思？我的老师很愚蠢？姓余，很谦虚，我学得不好，叫师愚。这个老先生非常有名望，他的最著名的方剂就是清瘟败毒饮，治疗瘟疫病。瘟疫是个传染病，是个流行病，瘟疫病发展很快，现在乙型脑炎、流行性出血热、猩红热都可以出现气血两燔。清瘟败毒饮这个方的基本组成：一个是白虎汤，因为气分热，清气分热当然是用白虎汤了，这个方的石膏最重的时候用到半斤，清代的半斤就是现在的半斤，多少啊？250g。我昨天说白虎汤用石膏可以用50g、80g、100g，甚至200g。余师愚先生用到250g。在解放初期这个病流行过，有的大夫这一天得专门有个人给他捣石膏，要不供不上他用，那石膏用量非常大。原方用到250g，最小剂量用八钱，那是最小的了。方中重用石膏，因为这个时候身大热，就像白虎汤证那么热，由于是气血两燔，所以还是把热先压下去，叫"甚者先平"，哪个最厉害我先攻它，所以重用石膏，这是白虎汤。当然第二个就是犀角地黄汤了，这个犀角用量也比较大，最大用量用到八钱，24g，用量相当大，价格相当贵，一般人吃不起了。由于这个病气血两燔，热盛发斑，所以方中用赤芍。由于气血两燔，毒热比较盛，所以又加了黄连解毒汤。一会儿就讲黄连解毒汤，黄连解毒汤是由黄连、黄芩、黄柏、栀子四味药组成的，有清热解毒泻火作用，热盛为火，火盛成毒，所以再加黄连解毒汤，这里去黄柏。这三个药都是苦寒药，所以药量一定要轻。这就是这个方的主体，以白虎汤为主，其次是犀角地黄汤，黄连解毒汤就用量很小了。除此之外，还有四个药，一个是玄参，玄参是清热解毒的，有清热解毒作用，玄参也有清热凉血作用，玄参也是清虚火的；连翘当然就清热解毒了；竹叶还是清心除烦；桔梗一个是载药上升，另外能清利咽喉。这就是清瘟败毒饮的组方基本原理。

功用是清热泻火，凉血解毒，或者就叫气血两清。主治就是气血两燔证。主要症状是大热烦渴，全身高热，体温40多度吧。由于血分热了，热邪伤阴了，所以不一定有汗出。其次就是血分热的那些症状，动血现象，衄血、便血、发斑等。当然这时候有神昏谵语了，血分热就有神昏谵语。火热上攻，头疼的比较厉害。最重的时候也可以出现抽搐，这个也叫热痉，热邪伤阴程度比较重，筋失所养，筋脉没有津液濡养，就发生抽搐了。再严重的也可以出现肢厥，这也叫热厥，相当于大承气汤治的那个阳明腑实证出现的热厥，这也是里热过盛，格阴于外，出现的四肢厥逆，也是阳盛格阴，也是真热假寒。根据病的轻重程度，把方分为大、中、小三个剂量，脉象也分为轻、中、重三种，脉沉细而数、脉沉数，脉浮大而数。脉浮大而数，在气血两燔证里是病情比较轻的，用小剂量的清瘟败毒饮就可以，小剂量石膏最重用到一两二钱，犀角最重用到四钱。脉沉而数的，这个病就比较重一点了，沉数就是热邪深伏了，这个时候可以用中剂量，石膏可以用四两，二两到四两。如果脉沉细而数的，这说明热毒深伏，潜伏的特别深，热势不得外发，这个病就比较重了，这时候一般会出现热厥了，用大剂量，石膏用到半斤，犀角用到八钱。这就是清瘟败毒饮这个方，这个方治的病比较重，效果也比较好。这个方比较好理解，要注意一下用药剂量，特别是分三种情况去用药，这个中间量的波动比较大，就根据实际情况酌情去用。既不要是懦者，坐误事机；也不要作孟浪者，草菅人命。

第四节 清热解毒

清热解毒当然是治疗热毒证的，包括火毒，我昨天讲了热和火的关系，包括热毒和火毒。

这里面有个问题,什么叫毒?到什么情况下叫热毒,热毒的临床表现是啥?这个先简单说一说,热毒大概有三种情况:一种是这个热病是流行性的,一般都夹有毒邪,所以叫热毒或火毒。第二种情况是出现赤肿糜烂的,痈疮疖肿,咽喉疼痛,口舌糜烂,可以叫热毒或者是火毒。第三种情况叫热盛为毒,方才讲的清瘟败毒饮也好,清营汤也好,犀角地黄汤也好,那都有一定毒邪。热毒大概就分这么三种情况。

黄连解毒汤

《肘后备急方》,名见《外台秘要》引崔氏方

【组成】 黄连三两(9g) 黄芩 黄柏各二两(各6g) 栀子十四枚(9g)

【用法】 水六升,煎取二升,分再服。(现代用法:水煎服。)

【功用】 泻火解毒。

【主治】 三焦火毒证。大热烦躁,口燥咽干,错语不眠;或热病吐血、衄血;或热甚发斑;或身热下利;或湿热黄疸;或外科痈肿疔毒。小便黄赤,舌红苔黄,脉数有力。

【讲述】 方才说了,清瘟败毒饮里有黄连解毒汤。黄连解毒汤这个方三黄并用,咱们说三黄就指的是黄芩、黄连、黄柏。这个方黄连的用量稍大一点,用量即或是相等,也是黄连力量最大,所以方中黄连是君药。黄连主要是清心火,也清胃火,也清肝火,重用它显然是以清心火为主的。再就是黄芩和黄柏,这两个药都是臣药,黄芩偏于清肺火,偏于清上焦火;黄柏主要是祛下焦火;黄连既清中焦火,又清心火,这三个药配伍,当然就能清三焦火,所以这个方治疗三焦火郁,就是上、中、下三焦都有火。这三个药又都是苦寒药,苦能降泄,所以这个方在治法上叫"苦寒直折",黄连解毒汤是苦寒直折法的代表方。什么叫苦寒直折?是针对火性炎上说的,因为火性炎上,病势向上的,用药就要针锋相对。它是火性炎上,治法就用苦寒直折,用苦寒药直折其火。方中还有栀子十四枚,大约相当于三两。栀子能入三焦经,能祛三焦火,栀子泻火叫屈曲下行。屈曲下行就是走曲线,和直折不同,药效延长了,面积也广了。加入栀子,一个是行上、中、下三焦,而且还有个三焦经,"三焦者,决渎之官,水道出焉",三焦主水道,所以栀子能利小便,能引热下行,使热从小便出。吃完栀子之后,尿色是深黄的,那是栀子的色素作用,说明那个热都从小便出来了。这个方的历史比较早,是唐代以前的方,那时是治心经火盛的主要方。那时还没有牛黄清心丸,更没有安宫牛黄丸,所以那个时候用黄连解毒汤清心火,治神昏、治谵语就觉着不错了。后来到明代出现了牛黄清心丸,到了清代牛黄清心丸又不好了,《温病条辨》又出了安宫牛黄丸。所以说黄连解毒汤就是清心泻火的基础方,现在只能用于治疗一般的心火、胃火,如咽痛、目赤、口舌生疮、牙痛、疖肿等,至于大热烦躁,错语不眠,热甚发斑等,药效就显得不足了。

凉膈散

《太平惠民和剂局方》

【组成】 川大黄 朴硝 甘草爁,各二十两(各6g) 山栀子仁 薄荷叶去梗 黄芩各十两(各3g) 连翘二斤半(12g)

【用法】 上粗末,每二钱(6g),水一盏,入竹叶七片,蜜少许,煎至七分,去滓,食后温服。

小儿可服半钱，更随岁数加减服之，得利下住服。（现代用法：上药共为末，每服 6g，用竹叶 3g，水煎，入蜜少许，调服；亦可作汤剂煎服。）

【功用】 泻热通便，清上泄下。

【主治】 上中二焦火热证。烦躁口渴，面热头昏，舌肿目赤，口舌生疮，咽痛鼻衄，或睡卧不宁，谵语狂妄，便秘溲赤，或大便不畅，舌红苔黄，脉滑数。

【讲述】 凉膈散顾名思义了，凉膈散肯定是治膈上热的，治上焦热的。先看看凉膈散这个方的组成，这个方用量最大的是连翘二斤半，二斤半是多少？四十两。所以用量最大的是连翘，其他大黄二十两，朴硝二十两，硝、黄加在一起是四十两。另外，还有黄芩、山栀子、薄荷各十两，所以这个方君药应该是连翘。它主要是清热解毒，轻而上行，入心、肺经清热，就是清上焦热，君药决定这个方的主要作用。然后就是用栀子、黄芩，黄芩是清上焦热的，栀子也能清胸中邪热，也有引火下行的意思。火性炎上，所以用苦寒药能直折其火。然后就是用大黄、芒硝了，大黄、芒硝是泻中焦实热的，在这个方里是臣药。基本组成就是上面这五个药，是凉膈散的主要组成，配伍在一起就是治中上二焦火热。前三个药主要是清上焦热的，大黄、芒硝主要是泻中焦实热的，这样凉膈散就形成了清上、泻中，就是清上焦、泻中焦。书上写的“清上泻下”，上和下是相对而言的，那个叫上这个就得叫下，所以叫清上泻下。为了加强清上焦作用，方中又加了十两薄荷，薄荷在这个方里是佐药，显然不是解表的，也不是清热的，而是取其疏散之性，使火郁发之。另外就是取其轻而上行，以助前三药上行之力。这是因为用了大黄、朴硝泻中焦，如果不泻中焦就没有这么多麻烦事，用药特点就不一样了。方中用竹叶少许，竹叶也是清上焦热，也可以清心热，银翘散里用竹叶也是清上焦热的，竹叶石膏汤用竹叶也是清上焦热的。最后，加点甘草调和药性，用点蜂蜜帮助大黄、芒硝润肠，这个就是凉膈散这个方的用药特点。

这个方的功用就叫泻火通便，清上泻下，叫凉膈泻热也可以。主治就是中、上二焦火热证，证候有胸膈烦热，烦躁口渴，面赤唇焦，口舌生疮，或咽喉疼痛，再一个特征就是大便干燥。关键问题是中焦有实热。

普济消毒饮（普济消毒饮子）

《东垣试效方》

【组成】 黄芩　黄连各半两（各 15g）　人参三钱（9g）　橘红去白　玄参　生甘草各二钱（各 6g）　连翘　黍黏子　板蓝根　马勃各一钱（各 3g）　白僵蚕炒　升麻各七分（各 2g）　柴胡　桔梗各二钱（各 6g）

【用法】 上为细末，半用汤调，时时服之；半蜜为丸，噙化之。（现代用法：水煎服。）

【功用】 清热解毒，疏风散邪。

【主治】 大头瘟。恶寒发热，头面红肿焮痛，目不能开，咽喉不利，舌燥口渴，舌红苔黄，脉浮数有力。

【讲述】 普济消毒饮是金元四大家李东垣的方子，原方是治大头瘟的。大头瘟是个传染病，这个病专攻脑袋，金代泰和二年，公元 1202 年，这个时候李东垣是二十二岁，在保定一带发生过大头瘟。这个病发展特别快，今天发热恶寒，明天就头面肿盛，目不能开，咽喉不利，脑袋肿的眼睛都睁不开，亲戚不能相访，染者多不救，死亡率非常高，死的人很多。当时有一个姓张的副县长，他有个侄子得这个病了，治了五六天，医生给他吃承气汤，吃完就泻，泻后病情稍有缓解,第二天又肿得很厉害。再吃又缓解点,结果病人越来越重,病情危重。当时听说李东垣这个医生挺高明,就特意把李东垣请去了。经过详细的辨证,问清治疗过程,认识到这种病应该是风热毒邪客于心肺,上攻头面,前医用承气汤下之,是"诛伐无过"。所以一改前医旧辙,另辟新方,结果病人霍然而愈。周围村屯听说之后,凡病大头瘟的都用这个方,结果"全活甚众"。后来就把这个方刻在石头上,谁病了就照方用药,李东垣从此声名大振。

这个方的组方原理就是依据风热毒邪客于心肺,上攻头面。因此,方中重点是用黄连和黄芩为君药,黄连、黄芩各五钱,其他都是一二钱。黄连、黄芩一个是清心火,一个是清肺火。由于是风热毒邪,所以用几味发散风热药,牛蒡子、薄荷、僵蚕,甚至包括连翘,这些都是发散风热的。这些药用量都比较轻,都各一钱,僵蚕用七分,所以黄连、黄芩是君药。另外加点清热解毒药,特别是马勃,马勃特别轻,轻而上行。玄参能清无根之火,板蓝根能清热解毒,原来用量比较小,现在要用的话板蓝根用量比较大,这些都是清热解毒的。然后就用桔梗、升麻、柴胡,这三个药都是升提药,桔梗能载药上升,三药合用可以使药力上行,使药力达到人的至高之分。另外,桔梗还有清利咽喉作用,升麻、柴胡还有发散风热作用,也可以"火郁发之"。方中用陈皮行气,行气就能帮助消肿。

全方的功用就是清热解毒,疏散风热,主治大头瘟。这个病现在没有了,解放初期曾经流行过,很快就控制住了。现在常用这个方治疗流行性腮腺炎,特别是小孩多发,大人也有,基本原理也是风热毒邪客于上焦,不过毒火不那么重,所以黄芩、黄连用量可以减少,特别是小儿,苦寒太过容易伤伐正气。但清热解毒药可以适当增加,特别是板蓝根可以多用一些。这就是普济消毒饮,原来叫普济消毒饮子,咱们现在把那个"子"字去掉了。

最后还要说明一个问题,这个方的人参问题。原方在处方里有人参三钱,但在解释病因病机和组方旨意中却未提及人参,而有"薄荷叶苦辛平"一语。《医方集解》在此方中径用薄荷,只言"一方无薄荷有人参三钱",汪讱庵的《汤头歌诀》也是有薄荷,或加人参,所以后来此方都用薄荷。原方用人参可能是因为病人屡用攻下,伤伐正气的原因。《汤头歌诀》也说:"虚者加人参"。

仙方活命饮(神仙活命饮)

《女科万金方》

【组成】 白芷六分(2g) 贝母 防风 赤芍药 生归尾 甘草节 皂角刺炒 穿山甲炙 天花粉 乳香 没药各一钱(各3g) 金银花 陈皮各三钱(各9g)

【用法】 用酒三碗,煎至一碗半。若上身,食后服;若下身,食前服。再加饮酒三四杯,以助药势,不可更改。(现代用法:水煎服,或水酒各半煎服。)

【功用】 清热解毒,消肿溃坚,活血止痛。

【主治】 痈疡肿毒初起。红肿焮痛,或身热凛寒,苔薄白或黄,脉数有力。

【讲述】 仙方活命饮是外科非常著名的一首方剂,叫"是疮不是疮,仙方活命汤"。外科疮疡的治法分消、托、补三个阶段,初起的时候用消法,使疮疡消散,不让它化脓,一化脓这个病就重了。仙方活命饮是治阳性疮疡初起,是阳性疮疡消法的第一方。阳性疮疡初起主要是红、肿、热、痛,出现红、肿、热、痛的原因就是热毒瘀血,所以,治疗这类病都是清热解毒,活血消肿,止痛。仙方活命饮这个方药味比较多,方中用量比较大的,一个是金银花,一个是陈皮,都各三钱。金银花药力比较大,所以金银花是君药,原方三钱,现在用9g太少了,20g也不多,30g也可以。金银花清热解毒,是疮家之圣药,《四百味》写的"未成即消,已成即溃","疗痈无对",

治疗痈疡没有它的对手，夸奖金银花的作用。下面就应当给它配上活血化瘀药，因为红、肿、热、痛是由于瘀血来的，因此下面加一些乳香、没药、当归、赤芍，这些都是活血消肿止痛的。下面又配上天花粉和贝母，天花粉和贝母在内科里都是清热化痰药，那么在外科就不能说是清热化痰，叫清热排脓，脓和痰都是缘于湿，湿得热就可以成脓，在内科里就可以成痰了。清热解毒加上活血化瘀，再加上清热排脓，这样就可以达到“未成即消”。方中又用皂刺、穿山甲，皂刺、穿山甲这两个也是活血药，但是这两个药又都是决痈药，皂刺、穿山甲都有通行经络作用，都有穿透作用，又是咸能软坚药，可以消肿。这两药配伍有消肿溃坚决痈作用，在清热解毒、活血化瘀药里加入皂刺、穿山甲，就可以达到已成即溃。方中还用防风、白芷作为佐药，防风和白芷在这个方里还是解表药，咱们在解表剂里说过，疮疡初起见有表证的，应该解表。疮疡初起一般都有表证，外科的事比内科还多，内科一般讲六淫，风、寒、暑、湿、燥、火，外科不单独讲六淫，而且还讲八风，外因六淫、八风，内因六欲七情，饮食起居，负挑跌扑，膏粱之变，藜藿之亏，都可以引起疮疡，这个病因非常复杂。所以，疮疡初起一般都有表证，因此加用祛风解表药。如果没有表证，当然可以不用了，已经溃破的千万不要用解表药，溃破之后再用解表药就会耗散正气，反而使疮毒内陷。那么解表为什么用这两味药？防风还有祛湿作用，可以帮助排脓，也能帮助消肿；白芷芳香化湿，也能化湿排脓，帮助消肿。方中还有陈皮，陈皮用量比较大，陈皮行气，行气帮助活血，特别在活血药里加上行气药，可以消肿止痛。最后用甘草，就是调和药性，也有清热解毒作用，配在清热解毒药里可以加强清热解毒作用。这个方完全是用酒煎药，或用水酒各半，酒能够活血通络，能帮助消肿。这个酒最好用黄酒，活血消肿作用好。仙方活命饮的功用：一个是清热解毒，一个是消肿溃坚。消肿指的是未成即消，溃坚指的是已成即溃，活血止痛。主治疮疡初期红肿热痛。

四妙勇安汤

《验方新编》

【组成】 金银花　元参各三两（各90g）　当归二两（30g）　甘草一两（15g）

【用法】 水煎服，一连十剂，药味不可减少，减则不效，并忌抓破为要。（现代用法：水煎服。）

【功用】 清热解毒，活血止痛。

【主治】 脱疽，热毒炽盛证。患肢黯红微肿灼热，久则溃烂腐臭，疼痛剧烈，或发热口渴，舌红脉数。

【讲述】 四妙勇安汤是《验方新编》里的，《验方新编》是清代的，主治脱疽。脱疽又名脱骨疽，多发于脚趾，溃破日久脚趾就会脱落，所以叫脱疽，相当于现在的血栓闭塞性脉管炎，多发于糖尿病后期的人，肿、疼的特别厉害，最后烂掉脚趾。有些人因为这个截肢，甚至高位截肢。四妙勇安汤治脱疽属于阳热证，病因也是热毒瘀血，这个病要比一般的疮疡为重，一个是疼得很厉害，另外烂掉脚趾、手指。四妙勇安汤效果还是可以的，但是也不一定治好。脱疽还有阴性的，属于虚寒证，治法就不一样了。四妙勇安汤主要是治热毒证，这个方一共就四个药。君药还是金银花，用量三两，这个清代的三两就是90g，不可少，重点是清热解毒。玄参也是三两，90g，这个药既能清热解毒，又能清热凉血，这个用生地就不行，必须用玄参，它能清热凉血又能清热解毒。热毒血瘀，所以，除了清热解毒还要活血，那么下面就是当归，当归用二两，在这里主要是活血，这个用当归尾也行，用当归也行，主要是活血。三药配伍，清热解毒，凉血活血，清热解毒是主要的。最后用甘草一两，甘草在清热解毒药里也有清热解毒作用，另外，甘草能调和药性，还能保护脾胃，因为这里用大量的玄参，大量的当归，容易滑肠。玄参用90g，几乎都要出现腹泻，当归用60g也容易引起腹泻，多用点甘草可以保护脾胃，能缓和药力。这个方的功用就是清热解毒，活血止痛。注意这个方的服法，水煎服，一连十剂，而且药味不可减少。现在也常用于静脉炎出现红、肿、热、痛的，量可以适当的轻一点。前几个月在门诊治一个静脉炎的患者，左小腿静脉怒张，红、肿、热、痛，疼的走道儿都困难，用这个方三四剂就消了。

第五节 清脏腑热

清脏腑热这部分就是治热在一个脏腑，就是一个脏腑有热，所以这部分大都是火证，比如肺火、肝火、心火、胃火等等，所以这部分的方大部分都是用苦寒药。因为火郁在一个局部，用苦寒药清热泻火，也常常配合“火郁发之”的方法治疗。火证一般舌苔是黄的，不一定身体发热。

导赤散

《小儿药证直诀》

【组成】 生地黄 木通 生甘草梢各等分(各6g)

【用法】 上为末，每服三钱(9g)，水一盏，入竹叶同煎至五分，食后温服。(现代用法：水煎服。)

【功用】 清心利水养阴。

【主治】 心经火热证。心胸烦热，口渴面赤，意欲饮冷，以及口舌生疮；或心热移于小肠，小溲赤涩刺痛，舌红，脉数。

【讲述】 导赤散，一看这个名就知道是治哪经火的？治心经火的，导赤，赤代表着心，心和小肠相表里，所以也代表小肠，这个方既能清心火又能清小肠火，所以它叫导赤，引导心经火和小肠火下行，使火从小便而出。这个方是《小儿药证直诀》的，这本书是宋代钱乙著的，钱乙是儿科大师，这本书是我国最早的儿科专著，钱乙在儿科方面非常有造诣，也非常有名望。儿科的心火和成年人的心火治法不相同，成年人的心火，用黄连解毒汤就可以，因为都是苦寒泻火药，但是小孩就不行了，小儿叫稚阴之体，特点是稚阴未充，稚阳易旺。小儿阴气不充实，阳气偏旺，所以小儿有病常有火，而且是易虚易实。所以，治疗时尽量避免苦寒药，因为苦能化燥伤阴，这是第一条。第二条就是小孩正在发育时期，所以要注意保护后天之本，就是要保护他的脾胃，保护他的生发之气。苦寒容易伤伐脾胃，如果把后天之本损伤了，这个小孩发育就受影响了。

导赤散一共四味药，这四个药各等分，生地、木通、竹叶、甘草，基本上是两个苦寒药，两个甘寒药，甘草是甘平的，生地是甘寒的。先看君、臣、佐、使，两个苦寒药，一个是木通、一个是竹叶；两个甘寒药，一个是生地、一个是甘草，甘草甘平，生用就稍微有点偏凉。那么现在看，苦寒药作用大？还是甘寒药作用大？一般来说苦寒药要比甘寒药作用快，因为甘能缓，苦能泄，所以一般苦寒药要比甘寒药作用大，这当然要看苦寒和甘寒的程度。那么现在木通的苦寒要比竹叶大，因此，这个方应该木通是君药。木通的特点就是入心与小肠经，清热利水，治心热和小肠热，清心火、利小肠，上能清心火，下能利小肠湿热，所以这个药应该是君药。那么，儿科应该尽量避免苦寒药，要用苦寒药，一定加上养阴药，防止苦寒化燥伤阴，所以方中用生地。生地应当算臣药，这个药就是养阴的，既能养心阴，也能养肾阴，小儿的稚阴之体主要是肾阴不足，当然其他五脏阴气都不足，主要是肾阴不足，所以加生地。生地既能入心经，也能入肾经，养心阴可以帮助清心火，养肾阴可以保护稚阴之体，特别是防止木通苦寒化燥伤阴。现在方中木通与生地等量，木通的清热利水作用，特别是利水作用就不好了，因为生地是滋阴药，滋腻药影响利水。所以下面又加竹叶，竹叶甘苦微寒，能清心火，也能利小肠，以助木通之功。为了保护生发之气，所以一定加甘草，甘草用量也是相等的，可以保护脾胃。另外，原方用的是甘草梢，甘草单用它那个梢，甘草梢能直达茎中，缓急止疼，治小便涩痛。这四个药就是根据我方才说的原则，要清心火和清小肠火，所以就这么用药了，这个方的功用就是清心利水养阴。

这个方主要治小儿心经火热证，主要治小儿心火，最常见的是口舌生疮，舌为心之苗，心经有热，口疮、舌糜。另外，还有吐舌，舌头常往外吐，总想伸出来，这说明是心经有火，所以总把舌头往外吐，导赤散效果非常好。还有木舌，就是舌头肿了，舌头肿大之后，像木头有点硬。还有重舌，重舌就是舌头下面长出一个小舌头，小孩一吃奶就哭，没有经验的就不知道怎么回事，看看舌头，舌头下面是不是肿了，那叫舌下腺炎，舌下腺肿大了，就像长出个舌头似的，所以叫重舌，这都属于心经有火。还有小儿夜啼，俗称吵夜，这也是心经有火，可以用导赤散来治。这是治儿科心火的主要方，效果很好。原方清热力量比较小，如果舌红苔黄，可以加点黄连，叫泻心导赤散。另外就是小肠火，“小肠者，受盛之官，化物出焉”，小肠主泌别清浊，小肠有热，则小便混浊，短赤淋痛。如果是心热移于小肠，可以发生口糜泻，就是上面烂嘴，下面腹泻，口糜是心火，小肠有热，泌别清浊功能不好，就可以发生腹泻，这就叫口糜泻，二者交替发作，儿科多见，成年人很少。特别是当发生口糜时用导赤散，口糜好了，腹泻也就不再发作了。

最后说一下木通问题，现在市场上比较常用的有关木通和川木通。关木通产于我们东北，所以东北地区临床上常用关木通。关木通苦寒之味较重，容易苦寒伤正，现在知道它对肾脏有损害，所以要慎用，用量不要过大，一般每天不超过 5g，而且服的时间要短，三、五天就停用。川木通苦寒之性轻一些，可能好一些。现在关木通已经禁止入药了，这个问题就不用担心了，但还应该慎重。

龙胆泻肝汤

录自《医方集解》

【组成】 龙胆草酒炒(6g) 黄芩炒(9g) 栀子酒炒(9g) 泽泻(12g) 木通(6g) 车前子(9g) 当归酒洗(3g) 柴胡(6g) 甘草生用(6g) 生地黄酒炒(6g) (原书未著用量)

【用法】 水煎服。

【功用】 清肝胆实火，利肝经湿热。

【主治】

1. 肝胆实火上炎证。头痛目赤，胁痛口苦，耳聋，耳肿，舌红苔黄，脉弦数有力。

2. 肝经湿热下注证。阴肿，阴痒，阴汗，小便淋浊，妇女带下黄臭等，舌红苔黄腻，脉弦数有力。

【讲述】 龙胆泻肝汤显然是泻肝火的了，而且龙胆草应该是君药。龙胆泻肝汤这个方也是很著名的，这是清代《医方集解》的。这个方大概治这么两种病，一个是治肝火上攻，火性炎上，肝开窍于目，最常见的是目赤。肝和胆相表里，胆为少阳，少阳经脉循耳，所以又治耳鸣、耳聋,暴发性耳聋一般都是肝火来的,还常见头痛、眩晕。一般有火都有口苦、苔黄,肝火应该脉弦数。再一个治疗肝经湿热下注,肝经湿热下注的主要表现在前阴,因为肝经的经脉绕前阴走一圈,然后往上走,所以肝经湿热下注之后,主要表现为前阴一些疾病,如小便涩痛、淋浊、阴肿、阴痒。这个男女都可以有,女子阴痒常见是阴道炎,男子阴痒常见是阴囊湿痒,俗称叫绣球风。其他像女子的带下,带下色黄,这就是湿热了。前阴这些疾病属于湿热病,用龙胆泻肝汤治疗效果都很好。

这个方的君药就是龙胆草,龙胆草入肝胆经,上行能清肝火,下行能祛湿热,它是苦寒药,能清热,能燥湿,这个方治的病,基本上是龙胆草一个药所能治的病。为了加强它的功能,所以下面给它配些药,而且配的还不少。一个是配伍黄芩和栀子,黄芩清上焦热,栀子清三焦火。还有一味柴胡,柴胡在这个方里也有清肝火作用,因为柴胡能升阳,柴胡入肝经之后还能上行,能引龙胆草上行,在龙胆草的作用下还能清肝火。另外,柴胡能疏肝,因为肝喜条达。其次,也有“火郁发之”的意思,所以柴胡在这个方里应当是一药四用:一个叫清肝火,一个叫引药上行,一个叫疏肝,一个叫“火郁发之”。以上主要是上行清肝火的配伍。另一方面就是帮助祛下焦湿热的,所以加一些清热利水药,木通、车前子、泽泻都是清热利水药,就是清热利湿,这是帮助龙胆草祛下焦湿热的配伍。这个配伍方法给咱们一个提示:如果只是治肝火上攻的话,利水药就可以少用或者不用;只是治下焦湿热的话,黄芩也可以不用或者少用。这个方原来没有用量,让你自己去权衡,看看怎么用合适。这样组合,上行清肝火的作用好了,下行祛湿热的作用也增强了,但是还要看到啥问题呢?就是这些药都是苦寒药,苦寒药就容易化燥伤阴,特别是肝经的生理特点,叫做以血为体,以气为用,喜条达,恶抑郁,体阴而用阳,所以肝经有火的时候,一个是疏泄功能容易受影响,一个是它本身有火就容易耗伤阴血,再加上用这么多苦燥药,容易伤阴耗血。因此,下面要注意这个问题,要保护肝的正常生理功能,是不是应该加些养阴药和养血药?因此,方中又加生地和当归,生地养阴,当归养血。从这里可以认识到,治哪经病要注意哪一经的生理特点,除了祛邪之外,要恢复它的正常生理功能。最后加甘草就行了,因为都是苦寒药,要保护胃气。这个方这么一分析是不是比较清楚了。这个方药物比较多,理解了也要背方歌,不背方歌记不住。

左 金 丸

《丹溪心法》

【组成】 黄连六两(9g) 吴茱萸一两(1.5g)

【用法】 上药为末,水丸或蒸饼为丸,白汤下五十丸。(现代用法:为末,水泛为丸,每服3~6g,温开水送服;亦可作汤剂。)

【功用】 清肝泻火,降逆止呕。

【主治】 肝火犯胃证。胁肋疼痛,嘈杂吞酸,呕吐口苦,舌红苔黄,脉弦数。

【讲述】 左金丸是个三类方,但方里有些事也很重要。左金丸是治肝火犯胃的,也属于木克土,肝火犯胃,当然就有胃气不降,这个病常常出现呕吐吞酸。肝主酸,肝郁就生酸,所以呕吐吞酸。肝火也有胁肋疼痛,龙胆泻肝汤证也可以有胁肋疼痛。所以叫肝火犯胃,应该是以呕吐吞酸为主症。这个方就两味药,就是黄连和吴茱萸,黄连是六两、吴茱萸是一两,二者是6∶1,这个要注意啊。当然黄连是君药,黄连既清胃火,又清心火,又清肝火,这个都可以。那么现在是肝火犯胃,当然选黄连是正确的,黄连既能清肝火,又能清胃火。为了真正让它入肝经清肝火，所以下面给它配上入肝经的药，用吴茱萸作为佐药。注意吴茱萸的作用，一个作用就是引经，入肝经，因为吴茱萸是入肝经的。那么黄连和少量吴茱萸配伍，这个黄连就主要是入肝经，入肝经清肝火。吴茱萸是个辛热药，和黄连配伍，当然黄连就要多一点，吴茱萸就少一点了，所以用量比是6∶1，吴茱萸用多了黄连的清热作用就不好了。肝经有那么多的引经药，为什么单用吴茱萸呢？这里吴茱萸第二个作用就是能降逆止呕，配伍黄连之后，一个是入肝经清肝火，同时又能止呕，治肝火犯胃的呕吐。第三，由于吴茱萸辛热，可以制约黄连的苦寒，防止苦寒败胃。第四，取其疏肝，以利肝司疏泄的功能。有的书还说吴茱萸是反佐，这个似乎没有必要。

泻白散（泻肺散）

《小儿药证直诀》

【组成】 地骨皮 桑白皮炒，各一两（各9g） 甘草炙，一钱（3g）

【用法】 上锉散，入粳米一撮，水二小盏，煎七分，食前服。［现代用法：共为粗末，每用9g，加粳米一撮，水煎食前服；或作汤剂，入粳米一撮（3g），水煎服。］

【功用】 泻肺清热，止咳平喘。

【主治】 肺热喘咳证。气喘，咳嗽，皮肤蒸热，日晡尤甚，舌红苔黄，脉细数。

【讲述】 泻白散这首方也是《小儿药证直诀》的，是治疗小儿肺热喘咳的。由于小儿是稚阴之体，脏腑娇嫩，所以尽量不用苦寒药，因此，本方以桑白皮作为君药。桑白皮味甘性寒，有泻肺作用，既泻肺火，又泻肺气，能肃降肺气而平喘，所以是治疗肺热喘咳的主要药，而且是甘寒之品，没有苦燥伤阴、败胃之弊，特别适用于小儿的肺热喘咳。为了照顾稚阴之体，方中加入等量地骨皮，地骨皮是清虚热药，是养阴清热药，用它一方面清虚热，一方面养阴。稚阴之体平素就阴气不足，容易阴虚生内热，时间比较长的阴虚内热也叫伏火。地骨皮也是甘寒药，既能协助桑白皮清肺热，又能养阴清肺中伏火，但主要是为了照顾小儿的稚阴之体。那么，下面就要注意保护小儿的生发之气，因此，方中用甘草和粳米，粳米是保护胃气的，而且有一定的养阴作用，甘草一个是调和药性，一个是保护胃气，还能够延缓药效。这个方基本上就是桑白皮的作用，根据小儿的特点加上了其他药物。甘草用量比较少，粳米用量也不大，因为方中都是甘味药，不至于伤胃。这个方的功用就是清热泻肺，平喘止咳，以平喘为主。症状大家看一下，有发热，特别是日晡尤甚，每天下午三点到五点的时候发烧比较明显，这是阴虚的特点，午后潮热，日晡尤甚。稚阴之体一般脉比较细一点，为细数。

泻白散和麻杏甘石汤功用、主治有什么不同？麻杏甘石汤是风热客于肺经，所以身热比较高，喘的也比较厉害，而且发病比较急。那么泻白散完全是肺热，没有表证，当然这个病一般是热病的中、后期，表邪完全入里化热了，这个喘属于肺热的喘，而且是伏火，所以身热日晡尤甚。

苇 茎 汤

《外台秘要》引《古今录验方》

【组成】 苇锉，一升（60g） 薏苡仁半升（30g） 桃仁去皮尖两仁者，五十个（9g） 瓜瓣半升（30g）

【用法】 上㕮咀。以水一斗，先煮苇令得五升，去滓，悉内诸药，煮取二升，分二次服。（现代用法：水煎服。）

【功用】 清肺化痰，逐瘀排脓。

【主治】 肺痈之痰热瘀血证。身有微热，咳嗽痰多，甚则咳吐腥臭脓血，胸中隐隐作痛，舌红苔黄腻，脉滑数。

【讲述】 苇茎汤是治肺痈的，肺痈就是肺上长了个大脓包，也属于疮疡之类的。疮疡长到肺上了，相当于现在的肺脓肿，也包括肺化脓证，主要是肺脓肿。所有的痈不论长在什么地方，肠痈、肝痈、长在体表上的痈，所有的阳性疮疡都是由热毒瘀血来的，肺痈也是热毒瘀血来的。不过生的部位不一样，脏腑功能不一样，所以治疗的时候也有些区别，但总的原则都要清热解毒，利湿排脓，活血化瘀。包括大黄牡丹汤也是这个原则，不过长在阑尾上，给它通大便就可以，六腑以通为顺，大便一通，热毒瘀血从大便一泻就排出去了。那么，长在肺上可不能泻了，那是在上焦，所以要用入肺经的，轻虚之品，它能往上行。这个方主要是用苇茎清热解毒，苇茎就是芦苇的地上茎，现在很少用苇茎了，都用地下茎了，地下茎就是芦根，芦根有清热解毒作用。这个我们也说过，不少地方出芦苇的，过去小孩出麻疹、天花，就先给他喝芦根水，它有点解表作用，还有清热解毒作用，也有清热利湿作用，还有清热生津止渴作用。再就是方中用瓜瓣，现在都用冬瓜子，这个瓜瓣有人说是甜瓜子，就是夏天咱们吃的那个香瓜的子，都可以，现在一般还是用冬瓜子。冬瓜子有清热利湿排脓作用，与苇茎配伍可以上行入肺经而清热利湿排脓。下面就是薏苡仁，薏苡仁也是利湿排脓。两个用量都是各半升，各三两。苇茎二升大概是相当于六两左右，因为苇茎比较轻。方中用桃仁三十枚，大约相当于唐代的二两，桃仁是活血化瘀的。

这四个药合起来，就是清肺解毒，化瘀排脓。主治肺痈。它的特征一个是发热，另外就是咳嗽、胸痛。要注意，一般肺热咳喘胸不疼，因为长个痈它能不疼么？红肿热痛么，最显著的是咳吐脓血腥臭。苇茎汤治肺痈，不论是脓已成、还是脓未成都可以用，因为它总的原则就是清热解毒、利湿排脓、活血化瘀，所以凡是肺痈都可以。当然不是肺痈的，一般的肺热不要用利湿排脓药，只有肺痈才能用利湿排脓药。

清　胃　散

《脾胃论》

【组成】 真生地黄　当归身各三分(各6g)　牡丹皮半钱(9g)　黄连拣净，六分，如黄连不好，更加二分，如夏月倍之(9g)　升麻一钱(9g)

【用法】 上为细末，都作一服，水一盏半，煎至七分，去渣，稍放冷服之。(现代用法：水煎服。)

【功用】 清胃凉血。

【主治】 胃火牙痛。牙痛牵引头脑，面颊发热，其齿喜冷恶热，或牙宣出血，或牙龈红肿溃烂，或唇舌颊腮肿痛，口气热臭，口干舌燥，舌红苔黄，脉滑数。

【讲述】 清胃散很明显当然是清胃火的了，是治疗胃火牙痛的，有的伴有牙龈肿痛，甚至牵引头疼。胃火牙痛的病人牙齿喜冷恶热，凉点好受。除了牙疼之外，这个方还治疗牙宣出血，牙宣出血就是齿龈出血，齿龈糜烂可以出血，齿龈出血也叫齿衄。这个方以黄连作君药，黄连在这个方里叫清胃泻火。这个黄连是不是那么听话，叫它清胃火它就清胃火，那不一定，它可能去清心火，还可能清肝火，那为什么能清胃火呢？就要进行配伍，使它入胃经去清胃火，配什么？升麻。升麻大家都知道是升提药，但是升麻是苦寒药，也能入胃经清胃泻火，升麻也是阳明经的引经药，黄连和升麻配伍之后，黄连肯定入胃经了。为什么单用升麻呢？升麻还有上升作用，入胃经之后上行清胃火，正好治牙痛，不论上下牙都属于胃经。阳明胃经起于鼻，交頞中，然后循鼻外入上齿，夹口环唇，所以胃火上攻就出现牙痛。升麻和黄连配伍之后，入胃经上行，能清胃泻火，主要治牙痛。另外，升麻也是个清热解毒药，又是个升散药，所以也有“火郁发之”的意思。二者用量相等就可以。胃经有火特别是牙痛，容易出现牙宣，齿龈出血，或者齿龈糜烂。因为阳明胃经是多气多血之腑，胃热就容易热入血分，热入血分之后就容易出现牙宣，所以下面又用清热凉血药，生地和丹皮。这两个药都是入血分的，清热凉血，丹皮还可以化瘀血。前两个药主要是治胃火上攻牙痛，后两个药主要是治疗牙宣。后面又用少量当归，主要是针对牙宣用的，因为牙宣出血，用当归一个是补血，一个是引血归经。这个方治疗胃火牙痛相当有效，《医方集解》又加用石膏也很好，如果是胃火牙痛比较重一点的，石膏很好用，多用点也可以。

我讲一个病例，1951 年那时候我还在农村，大队支部书记姓霍，那时候大队支部书记特别清廉，家贫如洗。结果他得牙疼了，牙疼得很厉害，两天就整个牙龈赤肿糜烂，不敢吃东西，连水都不敢喝。从昨天到现在 24 小时没有休息，不能睡觉，坐卧不宁，不得少安，满嘴都是血迹。他就来找我，诊其脉洪大而数，舌红苔黄厚而干，确诊为胃火牙疼，牙宣出血。就给他开清胃散，他疼得很厉害，我也特别同情他，他体质又很强壮，所以一狠心黄连用了六钱、30g，升麻用了五钱、25g，生地五钱，丹皮三钱，当归二钱，石膏一两、50g。当天晚上煎完就吃，那时候家庭很困难，没有电灯，点油灯都很少，哪有油啊。那时候大约六点钟就黑天，他六点前吃的药，吃完药过一会儿就躺下，开始根本睡不着觉，大约过了半个多小时就稀里糊涂要睡还没睡着的时候，他就感觉嘴里一会儿出来一口咸东西，他就吐了出来，一会儿又出来一口，他又吐，不知道什么时候睡着了，结果睡了一宿好觉，牙也不疼了，肿也消了。早上醒来一看，床前一个血饼子。牙不疼了他很欢喜，但是看吐了这么多血他又很惊讶。第二次药还吃不吃？他没主意来问我。你们大家说，还吃不吃？结果一摸脉，不是洪脉了，而是有点弦，稍微数一点。我说那就算了，见好就收吧，不是昨天的病情了，就不要吃了。回过头看，这个方对不对？有什么问题没有？总体是好的，但有一个药用的不适当了，升麻用量太大了，升麻用到 25g，哪有这么干的，一般用 10g 就可以了。我那时才二十一岁，刚行医不久，初生牛犊不怕虎啊，没这么多经验，只知道念《四百味》，“升麻苦寒，清胃热毒，升提下陷，牙疼可逐”，就是治牙疼顶用。升麻用量大了，升提太过了，出了那么多的血，所以这个药特殊讲一下。升麻得黄连则无升焰之虞，但是用多了可是了不得。幸亏这个人身体好，否则可能因为吐血过度而伤正。

玉　女　煎

《景岳全书》

【组成】 生石膏三至五钱(15~30g)　熟地三至五钱或一两(15~30g)　麦冬二钱(6g)　知母　牛膝各钱半(各 5g)

【用法】 水一盅半，煎七分，温服或冷服。(现代用法：水煎服。)

【功用】 清胃热，滋肾阴。

【主治】 胃热阴虚证。头痛，牙痛，齿松牙衄，烦热干渴，舌红苔黄而干。亦治消渴，消谷善饥等。

【讲述】 玉女煎显然是补阴的方剂，关于“玉女”的解释有许多说法。古代炼丹术中称肾为玉女，道家认为脾之神为玉女，还有的说玉女是仙女等。这里称肾为玉女似乎较为贴切，女属阴。因为这个方是治肾阴不足，阳明有余的牙痛、牙宣。它和清胃散都是治牙痛、牙宣的，可是这两个方用药完全不同。为什么？玉女煎治的是阴虚胃火，是少阴不足，阳明有余，就是肾阴不足,虚火上炎,加上胃火上攻。清胃散主要用苦寒药,那就不是阴虚,纯是胃火,用生地和丹皮主要是凉血。那么玉女煎是阴虚胃火牙痛,是肾阴虚,阴虚火旺,再加上胃有实火。齿为骨之余,肾经虚火上炎就会牙痛,老年人牙痛大部分属于肾虚。阴虚胃火就和胃经实火完全不一样了,所以它尽量避免苦寒药,因此就得用些甘寒药,既要滋阴,还得清胃热,所以这个方用石膏,原方最多用五钱,治阳明有余的胃热。少阴不足肾阴虚,所以用熟地滋肾阴,熟地最多用到一两,所以这两个药应该都是君药。加入知母既助石膏清胃热,又助熟地滋肾阴、清虚热。麦冬清热养阴,帮助熟地清热养阴。牛膝补肾,又能引血下行。

全方功用就是清胃热,滋肾阴,治疗阴虚胃热的牙痛、牙宣。它和清胃散证的舌脉也不一样,这个舌质应该是红的、干的,或者舌上少苔;清胃散证舌苔是黄的、燥的。玉女煎证脉应该是细数,清胃散证脉应该是洪大数。

芍　药　汤

《素问病机气宜保命集》

【组成】 芍药一两(30g)　当归　黄连各半两(各15g)　槟榔　木香　甘草炙,各二钱(各6g)　大黄三钱(9g)　黄芩半两(15g)　官桂二钱半(5g)

【用法】 上㕮咀,每服半两(15g),水二盏,煎至一盏,食后温服。(现代用法:水煎服。)

【功用】 清热燥湿,调和气血。

【主治】 湿热痢疾。腹痛,便脓血,赤白相兼,里急后重,肛门灼热,小便短赤,舌苔黄腻,脉弦数。

【讲述】 芍药汤是金元四大家之一刘河间的方子,是治疗湿热痢疾的主要方剂。咱们现在治疗湿热痢疾大部分都是以芍药汤为主,因为芍药汤体现了中医治疗痢疾的基本大法。哪些基本大法?一条就是清热燥湿,痢疾都是由湿热而成,不包括温脾汤治疗的寒积痢疾。这个叫湿热痢疾,夏季比较多,湿热季节比较多,治疗湿热痢疾大法,第一条就是清热燥湿。那么湿热之所以能成为痢疾,还得有积滞,不是所有的湿热都能成为痢疾,就是痢疾有湿热,还得加上一条就是食积,就是由于吃什么东西吃得不好。所有得痢疾的,都是从口入的。湿热积滞不化影响气血运行,形成气滞血瘀,湿热积滞与气血郁结,则下利脓血,而且伴有里急后重。里急就是里面的积滞总想往下排,排还排不出去,所以就后重。因此,治疗大法中第二个是攻下积滞。积滞下了之后它就不成痢疾了,也不成里急后重了,所以有的人治疗痢疾初起,啥也不用,就用大黄,一次口服5g,用不了一天就好了。第三个大法就应该是行气活血。行气就可以治疗里急后重,活血就能止下痢赤白。所以原方在注里有"行血则便脓自愈,调气则后重自除"的记载。再一个是下痢都有腹痛,痢疾腹痛的原因除了积滞和气滞血瘀,再就是肝脾不和。中医认为痢疾属于脾经病,脾经有湿热,下痢了就肝郁克脾,肝郁克脾也腹痛,因此还要柔肝理脾,这是第四个大法。治疗湿热痢疾要注意这么四个环节。芍药汤的治则把这些都概括了,所以这个方是治疗痢疾的常用方。湿热痢疾一般都有腹痛,便脓血,里急后重。

下面看看方,哪些符合我方才讲的意思。方中黄连、黄芩各半两,合在一起是一两,应该是君药,清热燥湿治痢疾之本。芍药一两为臣药,柔肝理脾,缓急止痛,而且《本草纲目》说它"止下痢腹痛后重",李时珍认为白芍不仅治痢疾腹痛,柔肝缓急止痛,而且能行气理血,就是调和气血而治里急后重。方中用大黄三钱,也是臣药,攻下积滞,而且又能活血破瘀,"行血则便脓自愈"。方中还用当归半两,配合白芍可以柔肝止痛;配合大黄可以养血活血,不仅补下利所伤之血，而且使大黄活血而不伤血，这个可以算是佐药。其次还用两个行气药，木香和槟榔，这两个药都有行气导滞作用，“调气则后重自除”，行气还可以帮助活血，各二钱，也是佐药。还有一味官桂，官桂就是上等肉桂，也叫贡桂。肉桂是辛热药，湿热病为什么要用辛热药？其一，可以防止苦寒伤中，苦寒太过容易苦寒败胃。其二，湿邪得寒则凝，在苦寒药中加入少许辛热药，可以防止苦寒碍湿，就是防止冰伏湿遏。其三，肉桂可以入血分温血活血，与大黄、当归配伍，能帮助活血，活血而不凉遏。这个肉桂的作用要加深理解。最后又用了炙甘草冲调药，与芍药配伍，增强了缓急止痛的作用。全方的功用就是清热燥湿，柔肝理脾，行气理血，消积导滞。教材上只说清热燥湿，调气和血八个字，这个要全面理解。

白头翁汤

《伤寒论》

【组成】 白头翁二两(15g)　黄柏三两(12g)　黄连三两(6g)　秦皮三两(12g)

【用法】 上四味，以水七升，煮取二升，去滓，温服一升。不愈，再服一升。(现代用法：水煎服。)

【功用】 清热解毒，凉血止痢。

【主治】 热毒痢疾。下痢脓血，赤多白少，腹痛，里急后重，肛门灼热，渴欲饮水，舌红苔黄，脉弦数。

【讲述】 白头翁汤还是治痢疾的，也是治疗湿热痢疾的。这个方和芍药汤不一样，白头翁汤大家一看就知道，白头翁一定是个主要药，确实这样。白头翁汤就是以白头翁作君药，白头翁也是治疗痢疾的常用药，也是苦寒药，所不同的就是白头翁能清热解毒，凉血止痢，所以白头翁汤治疗的痢疾是湿热毒邪深入血分，叫热毒血痢。热毒一入血分这个病显然就重了，这个病不但身高热，严重了都出现谵语。芍药汤可以身不热，或者身不大热，但是白头翁汤证那可就身热了，身热比较高，痢疾特点是赤多白少。

方中白头翁作君药，原方用二两，白头翁有小毒，所以用量不宜太大，一般用 15g、9g 都可以。痢疾还有湿热，所以又加用黄连、黄柏，黄连、黄柏是清热燥湿药，是治疗痢疾的常用药。这个方为什么用黄柏？方才讲芍药汤是用黄芩。这个病在《伤寒论》里叫厥阴病，就是属于肝经的，热毒深入血分，属于下焦病，所以它不用黄芩而用黄柏。其次就是加秦皮，秦皮是肝经药，也是苦寒药，既能清热燥湿，又有点固涩作用。因为这个病比较急、比较重，所以用药也比较简单，叫它单刀直入。这个方的功用就是清热解毒，凉血止痢。主治热毒血痢，除了痢疾那些症状之外，还有口渴，身热比较重，舌红苔黄，脉弦数。

第六节　清热祛暑

清热祛暑是治暑热病，暑热病就是夏天一种热病。咱们在第一章讲的香薷散是治阴暑，就是夏月纳凉饮冷，内伤暑湿，外感风寒，发热恶寒，头疼身痛，不汗出，伴有呕吐、泄泻，那个叫阴暑。清热祛暑就是治疗暑热病的，暑热病可以叫阳暑。阳暑最常见的是中暑，中暑的特点是身热、汗出、口渴、脉大，这是不是气分热？所以中暑病一般都是热在气分。根据这个特点，应该用什么方治？白虎汤可以，特别是白虎加参汤，咱们讲过那一条，中暑而见四大症的应该用白虎加参汤，所以白虎加参汤是治疗暑热病的常用方。除了这个之外，还有哪个方能治中暑？竹叶石膏汤，对，竹叶石膏汤是治伤寒后期，余热未尽，也是治疗中暑的常用方，到气阴两伤的时候，身高热，汗出，口渴，出现气短了，脉虚了，可以用竹叶石膏汤。所以，清热祛暑剂先把这部分说了，这个叫暑热病，也可以叫中暑，《金匮要略》叫中暍，就是中暑。

六一散(益元散)

《黄帝素问宣明论方》

【组成】 滑石六两(18g)　甘草一两(3g)

【用法】 上为末，每服三钱(9g)，蜜少许，温水调下(无蜜亦可)，日三服，欲冷饮者，新汲水调下。解利伤寒，发汗，煎葱白、豆豉汤调下。(现代用法：为细末，每服6~9g，温开水调下，日2~3服；亦可水煎服。)

【功用】 清暑利湿。

【主治】 暑湿证。身热烦渴，小便不利，或泄泻。

【附方】

1. 益元散(《奇效良方》)　滑石六两(18g)　甘草一两(3g)　辰砂三钱(1g)　上为细末，每服二钱(6g)，温水送下，灯心汤调服亦可。功用：清暑利湿，镇惊安神。主治：暑湿证。烦渴多汗，心悸怔忡，失眠多梦，小便不利。

2. 碧玉散(《黄帝素问宣明论方》)　滑石六两(18g)　甘草一两(3g)　青黛(2g，原书未注分量)　研为散。每服三钱(9g)，开水调下，或水煎服。功用：祛暑利湿，清热解毒。主治：暑湿证兼肝胆郁热，目赤咽痛，或口舌生疮。

3. 鸡苏散(《黄帝素问宣明论方》)　滑石六两(18g)　甘草一两(3g)　薄荷叶末一分(3g)　上为细末。每服三钱(9g)，温开水送服。功用：清暑利湿，辛凉解表。主治：暑湿证兼微恶风寒，头痛头胀，咳嗽不爽。

【讲述】 六一散这个方很简单，就是滑石和甘草，其实就是用滑石作君药，因为滑石能清热解暑，又能清热利湿，它是个利水药，能利小便，它治的这个病叫暑湿病。有人说"暑必夹湿"，夏季阴雨多湿，除了暑气之外，还有湿气，暑热与湿相合，就是湿热，湿热加上暑气，就形成一种暑湿病。暑湿病也有身热，周身酸楚重着。暑湿病常见的是小便不利和腹泻，湿不能从小便走了，湿都从后阴走了，所以就腹泻。夏天不少人腹泻，其中有一部分是暑湿，暑湿泄泻，叫暑泻。这个治疗主要是用滑石，滑石既能清热解暑，同时又能清热利湿，所以它的特点就是治疗暑湿病。但是由于这个药性质是寒凉的，又是滑利的，又是质重的，所以它容易寒凉伤中，它滑利之性下降速度比较快，容易药效暂短，所以要使它药效延长一点。根据这么两条原因，所以用滑石的时候都要加用甘草，既保护胃气，又延缓药效，使滑石在中焦脾胃停留时间长一点，清热祛湿作用长一点。甘草就是根据滑石的药性特点而用的。甘草用量不要太大，原方是6∶1，所以叫六一散。又叫天水散，天水就是六一，"天一生水，地六成之"，一是水的生数，六是水的成数。十枣汤为什么用十个大枣？桂枝汤为什么用十二个大枣？大青龙汤为什么用十二个大枣？咱们中医还得按照中医这个传统，按照中医这个文化说。六一散有利水作用，所以叫六一散。原方还叫益元散，元也是一，益元也是有助于水气的运行，所以也叫益元散。

六一散加上朱砂，也叫益元散，所以现在为了区别起见，把加朱砂的叫益元散了，原来的益元散就叫六一散了。朱砂有镇静安神作用，朱砂也有清热作用，儿科用六一散的时候常常加朱砂，使它镇惊安神，睡好觉，治暑湿证兼有惊悸不安的。六一散加青黛叫碧玉散，六一散有点淡黄色,青黛是青色的,合起来之后颜色就有点浅蓝色如碧,所以叫碧玉散。青黛就是清肝火的,在蒿芩清胆汤里讲过碧玉散,清热利湿,清肝胆湿热。碧玉散主治暑湿证兼有肝胆湿热的。六一散少加点薄荷,叫鸡苏散,薄荷有点解表作用,如果是暑热病稍稍有点表热的,可以少加点薄荷,鸡苏就是薄荷,薄荷又名叫鸡苏。这几个小常识也得记住它,夏天要是有点暑湿病,吃上很快就会好的。

桂苓甘露散(桂苓白术散)

《黄帝素问宣明论方》

【组成】 茯苓去皮,一两(8g) 甘草炙,二两(15g) 白术半两(5g) 泽泻一两(8g) 肉桂去皮,半两(5g) 石膏二两(15g) 寒水石二两(15g) 滑石四两(30g) 猪苓半两(5g) (一方不用猪苓)

【用法】 上为末,每服三钱(9g),温汤调下,新汲水亦得,生姜汤尤良。小儿每服一钱(3g)。(现代用法:水煎服。)

【功用】 清暑解热,化气利湿。

【主治】 暑湿证。发热头痛,烦渴引饮,小便不利,以及霍乱吐泻。

【讲述】 桂苓甘露散是治疗暑湿重证的,暑湿重就是身高热,口渴的厉害,小便不利,或者腹泻,甚至上吐下泻,这个说明暑湿比较重。这个方还是以六一散为基础方,就是六一散加味。滑石用四两,甘草二两,然后又加上二两寒水石,二两石膏,清热作用增强了。石膏、寒水石比滑石寒凉之性都强,所以清热力量比较大了。又加上利湿的五苓散,五苓散就是利水的,就是利小便的,其中有泽泻、茯苓、猪苓、白术,又加点桂枝。原方是桂枝,这个方是肉桂,这说明它寒凉药比较多,影响利水,肉桂的温性大于桂枝,化气利水作用就好一些。那么合在一起,还是以六一散为主,就是以滑石作君药,这时候清热作用比较好,利湿作用比较大了,所以它是治疗暑湿热重的。

清暑益气汤

《温热经纬》

【组成】 西洋参(9g) 石斛(15g) 麦冬(9g) 黄连(3g) 竹叶(6g) 荷梗(15g) 知母(6g) 甘草(3g) 粳米(15g) 西瓜翠衣(30g) (原书未著用量)

【用法】 水煎服。

【功用】 清暑益气,养阴生津。

【主治】 暑热气津两伤证。身热汗多,口渴心烦,小便短赤,体倦少气,精神不振,脉虚数。

【讲述】 清暑益气汤这个方值得学一学,看这个名就知道是治疗暑热伤气的,是暑热病出现气阴两伤。暑热病气阴两伤应该用啥方?竹叶石膏汤。暑热程度比较重一点的,还是用竹叶石膏汤,它既能够清暑,还能够益气,又能够生津,养阴生津。清暑益气汤也是治疗暑热病气阴两伤的,不过这个方比较缓和,治疗暑热气阴两伤症状比较轻的,这个病名叫虚暑。可能是虚人中暑,就是平素这个人就气阴两伤,气阴不足,然后得了暑热病了,或者是由于暑热时间稍微长一点,这个人逐渐出现气阴两虚了,这个也可以用清暑益气汤。虚暑都是身热、汗出、口渴、脉大,只是程度不同,也有短气,倦怠。详细揣摩,这个方就是竹叶石膏汤的变化方。因为这个病比较轻,虚暑比较轻的病,就是热比较轻,所以它不用石膏,竹叶石膏汤把石膏去掉,换上些解暑药,一个是西瓜翠衣,就是西瓜皮外面那层绿的,那就叫西瓜翠衣,它能清热利湿解暑。再一个用石斛,鲜石斛最好,也能清热解暑,又能清热养阴。再一个用西洋参,和人参有啥差别呢?西洋参也是补气的,它性质偏凉,人参偏温,所以用西洋参。竹叶在这个方里也能清热解暑,配在解暑药里竹叶是解暑的。粳米、甘草、麦门冬这都有,就是把人参换成西洋参,把石膏去掉,换成西瓜翠衣和石斛,再就是去半夏,因为没有呕吐,还因为半夏温燥,所以把半夏去掉了。其次就是加点黄连和知母,黄连当然要少用一点,知母还是清热养阴。这个方是清代后期仿造竹叶石膏汤的意思来治疗暑热病气阴两伤的轻证。原方没有用量,气虚重一点的多用一点西洋参,没有西洋参用生晒参也可以,虽然偏温一点,但是用那么多凉药它也就不热了。西瓜翠衣可以多加点,清热解暑利湿效果挺好,到南方很多解暑的东西都可以用。功用是清暑益气养阴。

第七节 清 虚 热

清虚热这一节主要是治疗阴虚生内热,虚热有多种,最常见的是阴虚生内热。一般说的虚热都指的是阴虚生内热。此外,还有血虚发热、气虚发热、阳虚发热。叫清虚热的属于清法这个范围之内的一定是阴虚生内热。血虚的用补法,气虚的用补法,阳虚的用温法。第二个问题,既然是阴虚生内热,当然要滋阴清热,要养阴清热,那么它和养阴什么关系呢?这个要区别开。阴虚和内热的比例并不一定相等,就是阴虚虽然很重,但是内热并不一定太重;阴虚虽然很轻,但是内热可能比较明显。阴虚生内热以热为主的,把这种热叫虚热,叫骨蒸潮热,这个热是从骨头里面蒸发出来的。阴虚生内热以热为主的用清法,叫清虚热。如果是以阴虚为主的,主要用补法,用滋阴的方法,滋阴清热。所以先把这点说清楚了。今天讲清虚热剂就是治疗以发热为主的,这个就叫清虚热。

青蒿鳖甲汤
《温病条辨》

【组成】 青蒿二钱(6g) 鳖甲五钱(15g) 细生地四钱(12g) 知母二钱(6g) 丹皮三钱(9g)

【用法】 水五杯,煮取二杯,日再服。(现代用法:水煎服。)

【功用】 养阴透热。

【主治】 热病后期,邪伏阴分证。夜热早凉,热退无汗,舌红苔少,脉细数。

【讲述】 青蒿鳖甲汤是清代《温病条辨》的,这个方就是治疗温热病后期出现阴虚的。这个叫虚热,用清虚热法。它治这个病是热病后期,特点是夜热早凉,潮热,每天一到晚上就发热,到早上不治身上的热就退了。有的是午后发热,一到下午就热了,到了半夜子时之后热就逐渐退了,这就是阴虚内热。原书说是“邪伏阴分”,这个不好说,看不出什么邪气来,主要是阴虚内热的特点。另外是热退无汗,就是这个发烧不出汗,所以叫热退无汗。有的骨蒸有汗,那叫有汗骨蒸,不出汗的就叫无汗骨蒸。舌红少苔,脉细数,这是阴虚特点。这个病虽然是以发热为主,但都是低热,体温一般是37℃多、38℃。

这个方以鳖甲作君药,鳖甲是清虚热最好的药,属于养阴清热药,它的特点是能够直入阴分,养阴清热。然后加上青蒿,鳖甲用五钱,青蒿用二钱,为臣药。青蒿这味药咱们在蒿芩清胆汤已经说过了,蒿芩清胆汤用它代替柴胡了,对不对?它有芳香外透作用,能把阴分的热往外透。鳖甲入阴分养阴清热，青蒿入阴分透热外出，二者配伍，一边清一边透，一边透一边清，热也就退了。所以，吴鞠通认为这两个药合用，有先入后出之妙，他说："青蒿不能直入阴分，有鳖甲领之入也"。因为青蒿是芳香药，不能进阴分，有鳖甲领着就进入阴分了。"鳖甲不能独出阳分，有青蒿领之出也"，鳖甲不能独出阳分，鳖甲入阴分养阴清热，有青蒿领之可以透热外出。君药是鳖甲，那当然它先入，青蒿为臣，就先入而后出，到阴分之后，养阴透热，两药配伍是清虚热最好的一组对药。然后再加养阴药，加生地、知母清热养阴，生地能入血分，知母能入气分，生地能清血分热，知母能清气分热。它不说余热未清么，无论它余不余热，只要是阴虚，这两个药都可以用。这个方治疗一般的阴虚内热也可以，有养阴清热作用。最后加一味丹皮，丹皮也是清虚热药，也是凉血活血药，丹皮清虚热的特点是治疗无汗骨蒸，要是有汗骨蒸那就用地骨皮了。无汗骨蒸是热在血分，有汗骨蒸是热在气分，这两个药就是这么个关系，就是有汗和无汗的区别。这个方是治疗虚热的常用方、基础方。当然热病后期伤阴的，养阴的药可以多加一点，也可以加一些其他清虚热药。

清 骨 散

《证治准绳》

【组成】 银柴胡一钱五分(5g)　胡黄连　秦艽　鳖甲醋炙　地骨皮　青蒿　知母各一钱(各3g)　甘草五分(2g)

【用法】 水二盅，煎八分，食远服。(现代用法：水煎服。)

【功用】 清虚热，退骨蒸。

【主治】 肝肾阴虚，虚火内扰证。骨蒸潮热，或低热日久不退，形体消瘦，唇红颧赤，困倦盗汗，或口渴心烦，舌红少苔，脉细数等。

【讲述】 清骨散是明代《证治准绳》的方，这个方基本上还是用鳖甲和青蒿，治疗一般的虚热证，不是热病之后。加地骨皮是治疗有汗骨蒸，除此之外还用知母，没用生地，说明阴虚的证候不太明显。另外加清虚热的银柴胡、胡黄连，这就是一般的杂症里常见的阴虚内热。这个方没什么更多可讲的，所以把它划成三类方，治疗一般杂症里的虚热病。这个方除了甘草之外都是清虚热药，就是集中了一些清虚热药放在一个方里，就是治疗阴虚内热。秦艽放到祛风湿里是祛风湿的，放到清虚热里就是清虚热的，它大概相当于青蒿那个作用。

教材说这个方是治肝肾阴虚的阴虚内热，其实也不一定都是肝肾阴虚，肺阴虚的也有，原书说"专退骨蒸劳热"，凡是阴虚内热都可以治。这个方加牡丹皮也可以，地骨皮和牡丹皮可以同用，就是看它俩以谁为主的问题，要是无汗骨蒸就重用牡丹皮，要是有汗骨蒸那就重用地骨皮。大家还知道什么清虚热药？黄柏确实能清虚热，什么情况下能用黄柏呢？阴虚用苦燥药这可得注意了，阴虚用黄柏这样的苦燥药肯定要伤阴了，这里肯定不应当加黄柏。生地和龟板都可以用，还有白薇也很好。特别是阴虚生内热心烦的时候，加点白薇也很好，其他那些滋阴药都可以用，但是要看阴虚程度。这个方就是治疗阴虚生内热的常用方。

当归六黄汤

《兰室秘藏》

【组成】 当归　生地黄　黄芩　黄柏　黄连　熟地黄各等分(各6g)　黄芪加一倍(12g)

【用法】 上为粗末,每服五钱(15g),水二盏,煎至一盏,食前服,小儿减半服之。(现代用法:水煎服。)

【功用】 滋阴泻火,固表止汗。

【主治】 阴虚火旺盗汗证。发热盗汗,面赤心烦,口干唇燥,大便干结,小便黄赤,舌红苔黄,脉数。

【讲述】 当归六黄汤也是清虚热的,也是治疗阴虚生内热的。但是这个方很特殊,这个方用黄芩、黄连、黄柏,六黄就是再加上生地黄、熟地黄、黄芪,然后再加上当归,所以叫当归六黄汤。这个方是李东垣的,用生地和熟地治疗阴血虚,加上当归对不对?生地和熟地都有养阴作用,那么当归和熟地都有补血作用,甚至生地都有补血作用,所以这三个药主要是治疗阴血不足。阴虚生内热应该是虚热,可是这个方偏偏治疗的是实热、实火。方才讲的都是阴虚生内热,都是虚火,可是这个方偏偏治疗的是实火,是气血不足兼有实火。这和一般说的阴虚火旺不一样,一般说的阴虚火旺是阴虚生内热,是虚热比较盛,叫阴虚火旺,这个方治的病是阴虚有实火,这样的病比较少。什么特点呢?一般虚热都是舌红少苔,脉细数,它这个不是,它是舌红苔黄,这就和一般阴虚不一样。而且这个方治的病是盗汗,不是一般的虚热,盗汗就是阴虚,然后就是有实火,实火入阴分之后,就出现盗汗,就是晚间睡着了出汗,醒了没汗。用这个方主要看舌象,舌红苔黄,在这种情况下才可以用黄芩、黄连、黄柏。如果舌红少苔或者无苔可千万别用黄芩、黄连、黄柏。因为主要是治疗盗汗的,所以把黄芪用量加大,主要是固表止汗。原方自注称此方是"治盗汗之圣药也"。

小 结

清热剂讲了二十九首方,其中清气分热剂三首,清营凉血剂两首,气血两清剂一首,清热解毒剂五首,清脏腑热剂九首,清热祛暑剂六首,清虚热剂三首。

清气分热剂治疗外邪入里化热,热在气分证。白虎汤是清气分热的代表方,治疗气分大热证,临床表现是"四大症",身大热、汗大出、口大渴、脉洪大。这首方石膏的用量要大,以大清里热。白虎加人参汤是在白虎汤的基础上加三两人参,益气生津,治疗气分热盛,气津两伤证。临床运用我们提出了五条,请大家深入理解。竹叶石膏汤是白虎加人参汤的变化方,治疗伤寒、温病、暑病余热未清,气津两伤证。竹叶石膏汤证热势已经降低了,所以去掉知母;阴伤的程度比较重,所以加麦冬,既清热又养阴;伤气,加人参益气;出现气逆欲呕,加半夏降逆止呕;加竹叶一方面清热除烦,一方面清上焦热,防止遗热于上。白虎汤变为竹叶石膏汤是"以大寒之剂易为清补之方"。

清营凉血剂治疗热入营分、血分证。犀角地黄汤是治疗热入血分证的代表方,临床出现身热、谵语、吐衄、发斑等症状。犀角地黄汤完全用血分药,所以能直入血分,清热解毒、凉血散瘀。清营汤治疗热入营分证。营分就是血分的初期阶段,邪热还没完全入血分,所以临床症状比犀角地黄汤证轻一些,出现身热夜甚、时有谵语、斑疹隐隐。清营汤还是以入血分药为主,同时配伍清热解毒、清宣外透的金银花、连翘,清营凉血,使营分邪热透出气分而解,体现了"透热转气"的治疗法则。

气血两清剂治疗气血两燔证。清瘟败毒饮是气血两清的代表方,治疗瘟疫热毒,气血两燔证。由白虎汤、犀角地黄汤、黄连解毒汤加减变化组成,清热保津、凉血散瘀、泻火解毒并进。方中重用石膏,甚者先平;其次是生地、犀角(水牛角代),清热凉血解毒。要注意原方用量,分为大剂、中剂、小剂,可根据脉象与病情斟酌运用。

清热解毒剂治疗热毒、火毒。黄连解毒汤治疗三焦火毒证,用黄芩、黄连、黄柏和栀子,大苦大寒之品组方,体现了"苦寒直折"法。凉膈散治疗上中二焦火热证,清热与通腑泻用,清上泻下,分消胸膈郁热。在清热中加入大黄、芒硝体现了"以泻代清"法。普济消毒饮治疗大头瘟,临床表现是头面红肿焮痛、咽喉不利。病机是风热毒邪客于心肺,上攻头面,所以重用黄连、黄芩等清热解毒药,配伍疏散风热药,清热解毒、疏散风热。仙方活命饮是中医外科治疗阳证消法的代表方,用清热解毒药配伍行气活血、散结消肿药,治疗痈疡肿毒初起,脓未成或脓成未溃均可使用,有未成即溃,已成即消的功效。四妙勇安汤清热解毒、活血止痛,药少、量大、力专,治疗热毒炽盛的脱疽。

清脏腑热剂治疗的大部分都是火证。导赤散是儿科用方,小儿是稚阴未充、稚阳易旺,叫稚阴之体,所以给小儿用药尽量避免苦寒药。这个方选用木通,木通这个药也是苦寒药,但其苦寒之性要比黄连轻得多,而且木通既能清心火又能利小肠,可以祛小肠湿热,因此这个方既能清心火,又能治疗心热移于小肠。治小儿还应该保护稚阴之体,所以又加上生地,生地就是养阴的,生地这个药既能养心阴又能养肾阴,因为稚阴之体主要是肾阴不足。生地是个滋腻药,影响木通的利水作用,所以又加了竹叶,竹叶在木通的作用下也能清心火、利小肠,要是没有木通的话,竹叶主要是清上焦热,或者叫清心除烦,它不一定能利小肠,那么和木通配伍,既能清心火,又能利小肠,所以它效果就能更好一些。最后要保护小儿的生发之气,就是保护后天之本,照顾先天的同时要保护后天,小儿正是发育时期,所以后天之本很重要,因此加甘草缓和药性,保护脾胃,同时用甘草梢又能直达茎中,缓急止痛。

龙胆泻肝汤和左金丸是清肝火的。常用清肝火的主要是龙胆泻肝汤,龙胆草是君药,它能上行清肝火,下行祛湿热。龙胆草是苦寒药,不是利湿药,它是苦燥药,所以下行祛湿热,是燥湿清热。为了加强龙胆草的作用,给它配上三个清上焦热的和三个清热利湿的。三个清上焦热的就是黄芩、柴胡、栀子,这三个药都能上行清火,特别是柴胡入肝经,黄芩入肝胆经,栀子清三焦火,都可以入肝经,所以在龙胆草的配合下都可以清肝火,治肝火上攻。下行利湿热的就是木通、车前子、泽泻,加强龙胆草祛下焦湿热作用。至于生地和当归就是根据肝经的生理特点来用的,体阴而用阳,以血为体,以气为用,所以它养肝血,滋肝阴。加上柴胡能疏肝,这样既有利于条达肝气,又防止苦燥伤阴。最后用甘草还是要保护胃气,因为都是苦寒药。综合全方就是治疗肝火上攻和肝经湿热下注。关于左金丸要特别注意用吴茱萸的意义。左金丸为什么要用吴茱萸,吴茱萸起什么作用?一个叫引经,黄连不单是清肝火的,它也清脾火、心火、胃火。要它清肝火,直接入肝经,所以加个引经药。入肝经的药很多,为什么用吴茱萸?就是吴茱萸还有第二个作用,吴茱萸能下气,一个是能降胃气止呕,所以左金丸主要是治肝火犯胃的呕吐、吞酸;再一个是能行气疏肝,因为肝喜条达;其次因为黄连是苦寒药,吴茱萸是辛热药,还能防止苦寒败胃;还有一个就是有"火郁发之"的意思。

清肺火的一个是泻白散,一个是苇茎汤。泻白散是治肺热喘嗽,因为泻白散还是儿科用药,所以尽量用甘寒药。方中以桑白皮作君药,桑白皮的功用就是泻肺,既泻肺气,又泻肺火。也要照顾稚阴之体,加地骨皮能入气分,既清热又养阴,能养肺阴和肾阴、肝阴都可以,养阴作用不大,它不是滋阴药。粳米、甘草就是保护脾胃了。苇茎汤主要是治肺痈,临床最显著的是咳吐脓血腥臭。肺痈也是热毒瘀血导致的,所以用苇茎入肺经,清热解毒为君药,臣药用冬瓜仁、薏苡仁利湿排脓,佐药用桃仁活血祛瘀。

两个清胃火的方,一个是清胃散,一个是玉女煎,这都是治牙疼、牙宣的。清胃散完全清胃火,治胃火上攻,所以它用苦寒药,其中特别是黄连和升麻的关系要注意,清胃火用黄连这个大家都知道,升麻清胃泻火,它必须在黄连的作用下,才入胃经清胃泻火,升麻入胃经上行,所以它能治牙疼。至于生地和丹皮主要是凉血的,胃火盛的时候一般都容易出现牙宣出血,齿龈糜烂。加当归就是引血归经。玉女煎也是清胃火的,但是由于有肾阴虚,它治的病是阴虚胃热,所以就不能用苦寒药了,尽量用甘寒药。滋肾阴用熟地,清胃火就用石膏,阴虚胃火不能用苦燥药,苦燥伤阴。其次就是用知母、麦门冬清热养阴,牛膝引血下行,同时牛膝还有补肾作用。

治疗湿热痢疾的两个方,一个是芍药汤,一个是白头翁汤。芍药汤是治疗湿热痢疾的名方,它概括了中医治疗湿热痢疾的基本大法,中医治疗痢疾不是简单的清热燥湿,而是调理整个脏腑功能。芍药汤一个是清热燥湿,两个君药就是黄连和黄芩,原方都是各半两,现在各用15g,南方各9g就可以,清热燥湿,治痢疾之本。湿热痢疾都有腹痛,腹痛的原因一个是有饮食积滞,湿热不化再加上有积滞,湿热和积滞相合,就可以出现腹痛。湿热积滞导致气滞血瘀,由于气滞血瘀又出现里急后重。同时出现肝郁克脾,肝脾不和,因为中医讲痢疾是脾经病,不是咱们现在说的叫大肠湿热,这样也出现腹痛。由于这三个原因,所以痢疾的腹痛比较明显,主要解决这三个问题,因此,芍药的用量比较重,原方是一两,所以有的人说这个方白芍是君药,也未尝不可。同时用大黄下积滞,木香、槟榔行气滞,还用当归养血,痢疾下血已伤之血,当归还能活血,也有柔肝作用。大黄用三钱,这个量不要太大,用它泻下积滞,另外大黄也是活血药,当归也有活血作用,配伍之后活血作用就更好了,所以既能祛积滞又能活血。没有瘀血了,痢疾就不下血了。用木香、槟榔各二钱,用量比较小,木香、槟榔当然是行气导滞的,行气就能治后重,“行血则便脓自愈,调气则后重自除”。整个方基本概括了中医治疗痢疾的基本大法,一个就是清热燥湿;第二个就是柔肝理脾,或者叫柔肝缓急;第三个就是行气活血;第四个就是攻下积滞。用少量肉桂,在大量苦寒药里少加点辛热的肉桂,可以防止冰伏湿遏,肉桂又能入血分,和大黄、当归配合,也可以加强活血作用。用甘草是要保护胃气。白头翁汤是治热毒血痢的,下利脓血,赤多白少,身热口渴,甚则见有谵语。方中君药是白头翁,清热解毒、凉血止痢,配伍黄连、黄柏、秦皮清热燥湿止痢。

清热祛暑剂治疗暑热病。六一散清暑利湿,治疗暑湿轻证,滑石、甘草的用量比例是6:1。益元散是六一散加朱砂,能镇惊安神,治疗暑湿证伴有心悸怔忡。碧玉散是六一散加青黛,能清肝胆之热,治疗暑湿证伴有肝胆郁热。鸡苏散是六一散加薄荷,能辛凉解表,治疗暑湿证兼微恶风寒。桂苓甘露散清暑解热、化气利湿,治疗暑湿重证,用石膏、寒水石、滑石清热,用五苓散利水,清暑利湿力量比较强。清暑益气汤既清解暑热,又益气养阴,治疗暑热耗气伤津证。清暑益气汤是仿造竹叶石膏汤,但暑热比较轻,所以去掉石膏,用西瓜翠衣清热解暑。

清虚热剂主要治疗阴虚内热证。青蒿鳖甲汤养阴与透热并重,治疗热病后期,邪伏阴分证。鳖甲与青蒿配伍,有“先入后出”之妙,是清虚热的一组重要药对。清骨散集清虚热药于一方,退骨蒸潮热,治疗肝肾阴虚,虚火内扰证。当归六黄汤滋阴泻火,固表止汗,除了用生地、熟地、当归、黄芪滋阴养血止汗外,还用了黄芩、黄连、黄柏三味苦寒药,所以是阴虚加实火导致的盗汗,舌红苔黄、脉数是辨证要点。

(赵雪莹 编写)

第五章　温　里　剂

温里剂是以温热药为主组成的，是治疗里寒证的，所以它的概念就是凡是以温热药为主组成，能够温中祛寒，回阳救逆，治疗里寒证的方剂都叫温里剂。里寒证的成因大概有两条：一条是寒从外受。寒邪从外来造成里寒的大概也有两种：一种就是寒邪直中。没经过表证，一感受寒邪直接形成里寒证，初起就出现脘腹疼痛。再一种就是外寒入里。初起是太阳病，未治或治不得法，寒邪由表入里。再一条是寒从中生，寒从体内生成的。寒从中生大概也有两种：一种是阳虚生寒。由于素体偏于阳虚，阳虚日久逐渐生寒，里寒证大多数都是由于这个原因来的。还有一种就是寒凉伤中。像半夏泻心汤治的那个病就是寒凉伤中来的，过服寒凉药就可以寒凉伤中。小柴胡汤证误治也可以出现寒凉伤中，即或是阳明病大热或者阳明腑实数日不大便，如果过服寒凉也会出现里寒证。饮食久服寒凉，也会生成里寒。

根据里寒程度和人的体质不同，里寒证有寒实证与虚寒证的区别。寒实证比较少见，如泻下剂里我们学过的三物备急丸，就是治疗寒实证的。临床最常见的是虚寒证，虚寒证的治法，一般用温中散寒法就可以了。但是，如果里寒特别重的时候，阳气就衰微了，这个病就比较重了，严重的会出现亡阳证，这就需要用回阳救逆法。所以，里寒证的治疗分为两大类，一个叫温中祛寒，一个叫回阳救逆。温中祛寒就是治疗一般的虚寒证，回阳救逆就是治疗阴盛阳衰证和亡阳证。另外，把温经散寒的也放到温里剂里，这章就分三节去讲。

下面就是使用注意事项：一个就是认清寒邪所在部位，是脾胃虚寒，还是肝肾虚寒。根据寒邪部位的不同用药要有区别，温里药的归经不同，作用部位就不同。第二个就是要注意寒证的真假。里寒特别盛、阳气特别衰微的时候，可以出现真寒假热。再一个就是寒邪太盛的时候，服热药可以邪药格拒，就是寒邪拒药不纳，结果热药进去之后反而给吐出来了，这不但达不到治疗作用，还可能会使元气大伤，这个时候适当加点反佐药，或者适当给点姜汁。最后就是阴虚的不能用，血虚的不能用，失血的要慎用。这是一般常识性的东西，就不多说了。

第一节　温中祛寒

理　中　丸

《伤寒论》

【组成】　人参　干姜　甘草炙　白术各三两(各 9g)

【用法】　上四味，捣筛，蜜和为丸，如鸡子黄许大(9g)。以沸汤数合，和一丸，研碎，温服之。日三服，夜二服。腹中未热，益至三四丸，然不及汤。汤法：以四物依两数切，用水八升，煮取三升，去滓，温服一升，日三服。服汤后，如食顷，饮热粥一升许，微自温，勿发揭衣被。(现代用法：上四药共研细末，炼蜜为丸，每丸重 9g，每次 1 丸，温开水送服，每日 2~3 次；或作汤剂，水煎服。)

【功用】 温中祛寒，补气健脾。

【主治】

1. 脾胃虚寒证。脘腹疼痛，喜温欲按，恶心呕吐，不欲饮食，大便稀溏，畏寒肢冷，口不渴，舌淡苔白，脉沉细或沉迟无力。

2. 阳虚失血证。便血、衄血或崩漏等，血色黯淡或清稀。

3. 胸痹、小儿慢惊、病后喜唾涎沫、霍乱等属中焦虚寒者。

【附方】 附子理中丸（《太平惠民和剂局方》） 附子炮，去皮、脐 人参去芦 干姜炮 甘草炙 白术各三两（各9g） 上为细末，用炼蜜和为丸，每两作一十丸。每服一丸（9g），以水一盏化破，煎至七分，稍热服之，空心食前。功用：温阳祛寒，补气健脾。主治：脾胃沉寒痼冷，或脾肾虚寒证。症见脘腹冷痛，手足厥寒，呕吐泄利，或霍乱吐利转筋等。

【讲述】 理中丸是《伤寒论》的方，是治疗脾胃虚寒的代表方。脾胃虚寒在《伤寒论》里叫太阴病，太阴指脾说的，脾属阴脏，所以它的病是脾胃虚寒。这个方一共就四味药：干姜、人参、甘草、白术。四个药用量等份，原书是各三两，现在各用9～15g。在这种情况下，你看这个方君药应当是什么？白术和甘草显然不如干姜和人参力量大了，因为用量相等，所以就在干姜和人参这里面选择哪个是君药。都说是干姜是不？干姜的温热性确实很大，大辛大热，温里祛寒作用确实比较强。但是人参三两、白术三两、甘草三两，这三个药都是补气健脾药，这三个补气健脾药加在一起是九两，而干姜是三两，你说干姜是君药？书上是这么讲的。但是很多人都主张人参是君药，这个方补脾的力量确实比较大，而且这个方在《金匮要略》叫人参汤，把它做成丸剂就叫理中丸。我认为补和热这两方面都很好，所以人参和干姜都是君药。理中丸治的脾胃虚寒，就是素体脾胃虚弱，继而出现寒证，这个寒邪可能是外来的，外来的寒邪可能直接进入脾胃，这就是寒邪直中；也可能是由于太阳病之后；也可能是阳明病、少阳病误下之后，寒凉伤中出现的脾胃虚寒证。再一个脾胃虚寒的寒也可能是从内生的，就是由于素体脾胃虚弱，阳气不足，逐渐生成寒邪。说完之后，咱们再按照书上讲，书上讲干姜是君药，能够温中散寒。那么素体脾胃虚弱，无论寒邪直中，或是从太阳进入太阴，这都是由于素体脾胃虚弱，所以应该用人参补气健脾。这两个药一个热，一个补，就可以治疗脾胃虚寒。那么，现在强调一个问题，临床上要依据虚、寒的轻重，适当的调整二者的用量。脾胃虚弱之后，一定是健运失常，运化功能失常可能生湿，形成寒湿。寒与湿都属于阴邪，湿性下注，所以会发生腹泻。脾胃虚寒腹泻的病比较多，所以下面加上白术，白术三两在这个方中应当是佐药，它能补气健脾燥湿，配合人参能补气、能健脾，它本身又是健脾的，能加强和恢复脾的健运功能。方中用甘草，主要是调和药性，同时甘草也是补气药，不过作用比较缓和，炙甘草还有点温中作用，有“炙则温中，生则泻火”的说法。

这四个药用蜂蜜做成丸药，丸如鸡子黄许大，像鸡蛋黄那么大，相当于现在的9g丸，也叫弹丸大。那么9g丸中含有多少生药呢？因为是蜂蜜做丸，大约一斤药需要一斤蜜才能做成丸。那就是说一丸药相当于4.5g生药，一次吃4.5g生药治疗脾胃虚寒，显得少一点，因此吃理中丸还要注意，注意啥呢？一次吃一丸药量比较小，所以服用次数应该增加，书上说“日三服、夜二服”，晚上还得吃两回，一天要吃五次，一天就是五丸。这个方药量小，吃的次数要多，即使吃的次数多也不一定有效，所以如果腹中未热，亦可增至三四丸。所以有的人说理中丸效果不好，是因为你不懂规矩，不懂得这个药的特点，所以不会用，你按照这个用法那就好了，当然不一定一次就增加到三丸，一丸不行可以增加到两丸，两丸不行再增加到三丸，达到腹中觉得有点热，因为这里有干姜。即或这样吃，也不如汤药力量大，所以说“然不及汤”，所以如果病情比较重、比较急的话，该吃汤药还得吃汤药，汤药各 9g 就比丸药的力量大得多了，所以可以把它做汤药吃，做汤药吃就叫人参汤。但是现在也有人把理中丸叫理中汤，咱们讲学问的话，丸药就叫理中丸，汤药就叫人参汤，把汤药叫理中汤当然也可以，就是有点不太合乎古人的原意。

理中丸的功用就是温中补虚，扩展开叫温中散寒，补气健脾。实质就是温中补虚，治疗脾胃虚寒证。主要症状就是脘腹疼痛，另外就是手足不温，有的出现腹泻，有的还可以出现呕吐，因为脾的清阳不升了，胃的浊气不降，但是一般来说应该以泻为主。总起来说大概就是这么四个字：冷、痛、吐、利。其他有口不渴，舌苔白，脉沉迟。

脾胃虚寒还可以出现其他一些症状，一个就是阳虚失血。脾胃虚寒，脾不统血，可以出现失血。最常见的主要是大便下血，相当于一些溃疡病，如溃疡性结肠炎、胃溃疡、十二指肠溃疡，多数都是黑便，黑便就是血，这属于虚寒性便血，在脾胃虚寒证候的基础上出现的便血，就是阳虚失血，也可能出现呕血、吐血。第二个就是小儿慢惊风。慢惊风病程比较长，慢惊风一般都是由急惊风来的。小儿高热抽搐叫急惊风，急惊风当然是用寒凉药去治疗，什么琥珀抱龙丸、牛黄清心丸，吃多了就会寒凉伤中，导致脾胃虚寒，从而转变成慢惊风。慢惊风就是脾胃虚寒证，也是手足不温，舌淡苔白，脉沉迟。这种抽搐比较缓和，是由于脾胃虚寒，寒则收引，阳气不能温养经脉，导致筋脉拘急，这就是小儿慢惊风。再一个就是病后喜唾。大病之后口水多，这是脾胃虚寒不能运化水湿。由于它能治疗病后喜唾，所以这个方又能治疗小儿口角流涎。有些小儿爱淌口水是脾胃虚寒来的，当然也有属热用导赤散的。第四个就是霍乱。中医说的霍乱，就是上吐下泻，不是传染病那个霍乱。这是脾胃虚寒，清阳不升，浊阴不降。第五个就是胸痹。人参汤在《金匮要略》里就是治疗胸痹，胸痹就是胸疼，这个用人参汤，不能用理中丸。由于脾胃虚寒影响到胸中阳气，阳气不通，形成中、上两焦虚寒，这个寒邪比较重，心下痞气，胸脘闷痛，这个要用汤剂，不能用理中丸。因为理中丸里有蜂蜜，蜂蜜就能助满，所以治疗胸痹的时候一定要用汤药，我们在总论“剂型变化”时已经讲过了。理中丸是将药材粉碎，加蜜做丸，直接服生药可能干姜的辣味明显。而人参汤是煎汤服，可能辛热作用不如人参的补益作用，所以用汤剂补益作用略强于温中散寒，因此，治胸痹虚寒证用人参汤，如果是寒凝气滞的用枳实薤白桂枝汤。总之，理中丸治病比较多，这个要注意，首先它是治疗脾胃虚寒证，脾胃虚寒证可以把它归纳为六个病：一是脘腹疼痛；二是阳虚失血；三是小儿慢惊；四是病后喜唾；五是霍乱；六是胸痹。

附带讲一下附子理中丸，附子理中丸出自《太平惠民和剂局方》，是宋代的，就在理中丸里再加等量附子就叫附子理中丸。加附子当然热的力量就更大了，附子就是君药了。附子大辛大热偏于走下焦，入肾经，因此，附子理中丸可以治疗脾肾虚寒的脘腹疼痛，它的寒象要比理中丸证重，不仅疼的比较厉害，而且手足不温的程度也比较明显，特别是脘腹疼痛。理中丸主要作用在中焦，重点是胃脘痛；附子理中丸作用在中、下二焦，所以是脘连腹痛。由于附子大辛大热，又有毒性，所以这个方用量不要太大，一般每次一丸就可以了，一天吃三次。

小建中汤

《伤寒论》

【组成】 桂枝去皮，三两（9g） 甘草炙，二两（6g） 大枣擘，十二枚（6枚） 芍药六两（18g） 生姜切，三两（9g） 胶饴一升（30g）

【用法】 上六味，以水七升，煮取三升，去滓，内饴，更上微火消解。温服一升，日三服。

（现代用法：水煎取汁，兑入饴糖，文火加热熔化，分两次温服。）

【功用】　温中补虚，和里缓急止痛。

【主治】　中焦虚寒，肝脾失调，阴阳不和证。脘腹拘急疼痛，喜温喜按，神疲乏力，或心中悸动，虚烦不宁；或四肢酸楚，手足烦热，咽干口燥，舌淡苔白，脉细弦。

【讲述】　小建中汤在《伤寒论》、《金匮要略》里都有，小建中汤治的病也是脾胃虚寒证，也是治疗脘腹疼痛的，但是小建中汤治疗的脘腹疼痛是拘急作痛，疼的比较厉害，而且是腹痛拘急。理中丸治的是隐隐作痛，一般说丝丝拉拉的疼。那么，下面就要知道这个脾胃虚寒为什么会出现拘急作痛，这要从小建中汤证的病机讲起。《金匮要略》里讲："虚劳里急，悸，衄，腹中痛，梦失精，四肢酸痛，手足烦热，咽干口燥，小建中汤主之。"叫"虚劳里急，腹中痛"，虚劳是个慢性病，久病多虚，虚损成劳。虚劳病的里急腹痛，大概有两条原因：一条是久病阴阳两虚，不单独是阳虚生寒，而且还有阴虚。阳虚温煦功能不足，因此就生寒邪，寒主收引，筋脉拘急便生疼痛，如果单独是寒，它只是疼痛，而不一定拘急。因为还有阴虚，阴虚则筋脉失养而拘急。所以这个拘急作痛是阴阳两虚，但以阳虚为主，如果是以阴虚为主就不能是拘急作疼了，阴虚就生内热了，阳虚才生寒，寒则收引，所以才疼。第二条就是肝脾不和，因为脾胃虚寒之后，木来乘土，肝来克脾，也可出现拘急作痛。咱们讲大柴胡汤里的白芍，治疗心下痞急；痛泻要方的白芍柔肝缓急，都是肝郁克脾出现的腹痛。正因为有这么两条原因，才出现拘急作痛。把这个病机弄明白之后，这个方就应该知道用些什么药了。

这个病是以脾胃虚寒为主，所以首先应该温中祛寒，第二是缓急止痛。这个止痛和理中丸不一样，理中丸是散寒止痛，这个应该叫温中缓急止痛。这个缓急一部分包括缓解拘急，另一部分包括柔肝。除此之外，还应该调和肝脾，叫做柔肝理脾，最后一条还得调和阴阳，使阴阳平衡。所以这个方就不像理中丸那么简单，它的组方原理很复杂，它既有阳虚，以阳虚为主，还有阴虚，既有脾虚，又有肝郁。

那么既能温中补虚，又能缓急止痛的药，主要是饴糖，所以这个方用饴糖一升作君药。饴糖是用大麦、小麦、粟米等熬制的糖稀，像蜂蜜那样稠黏的，这个药既有温中作用，又有补虚作用，而且有缓急作用，叫做温中补虚，缓急止痛，所以用它作君药，一升相当于八两左右。那么还有肝郁克脾，所以加白芍，白芍六两为臣药，它主要是柔肝养阴，一方面柔肝缓急止痛，同时还是养阴药。这样配伍，饴糖主要是补阳，温中补虚，那么芍药主要是敛阴，白芍和饴糖配伍，还有酸甘化阴的作用。这样就达到温中养阳，柔肝养阴，阴阳并补的作用，使其阴阳平衡。这个病主要是虚寒，六两白芍会降低饴糖的温中作用，饴糖本身温性就比较小，再加上白芍酸寒，把饴糖的温中作用给降低了，所以下面还得加温中药。方中又加桂枝三两为佐药，桂枝在饴糖的作用下就不是解表了，就是温中散寒的，这个配伍叫辛甘养阳。为什么非得用桂枝帮助温中？你看桂枝和白芍的配伍，这个很有文章，记得咱们讲桂枝汤吗？桂枝汤里叫调和营卫，这个方叫调和阴阳，桂枝和白芍配伍有调和阴阳的作用。这就是小建中汤的用药特点，既补阳又养阴，既柔肝又理脾，这三个药的共同作用是温中补虚，缓急止痛，柔肝理脾，调和阴阳。那么既然是要调和阴阳，而且是脾胃虚寒，脾胃不和，所以下面又用生姜三两、大枣十二枚。生姜、大枣在桂枝汤里是调和营卫的，在小建中汤里完全走里了，不是走表了，那当然是调和气血，调和阴阳，调和脾胃了，也有协助饴糖温中补虚的作用，更协助桂枝、白芍调和阴阳。由于药性非常不和，最后还是加甘草，用炙甘草主要还是调和药性，同时又协助饴糖温中补虚，缓急止痛，当然也有配芍药酸甘化阴，配桂枝辛甘养阳的意思。这就是小建中汤这个方用药的特殊性。它重点还是要温中补虚，特别是加桂枝、生姜后这个方就偏于温，所以重点还是温中补虚。同时缓急止痛，因为饴糖甘缓作用比较好，甘草、大枣都能帮助饴糖缓急止痛，都是甘缓药，再加上白芍的柔肝缓急，所以这个方缓急止痛的作用也非常好。因此，小建中汤的功用叫温中补虚，缓急止痛；再加上两句话，柔肝理脾，调和阴阳。这就全面理解了小建中汤的组方原理，从而对它的主治就比较清楚了。

小建中汤组方和理中丸差别很大，虽然都是治疗脾胃虚寒证，但是由于病机的不同，所以用药差别很大。根据上面分析的组方原理，小建中汤的主治证就是以脾胃虚寒为主，同时有肝脾不和，阴阳两虚，因此这个病叫虚劳里急，腹中痛，就是虚劳病人拘急性腹痛，这是它的主症，说明是脾胃虚寒来的。然后下面不少是阴虚证，有心中悸，梦失精，男子叫梦遗失精。手足烦热、咽干口燥，这些都是阴虚症状，所以这个病是阴阳两虚，以阳虚为主。这和理中丸要区别开，理中丸治的病是隐隐作痛，这个是拘急作痛。拘急作痛一般是阵发性的，隐隐作痛一般是持续性的。小建中汤证有阴阳两虚，理中丸证有脾失健运。理中丸证脉多沉迟，小建中汤证脉多弦细。由于这个方以饴糖为主，再加上甘草、大枣，这个药是甜的，因此呕家忌用，甘能腻膈，《伤寒杂病论》里讲："呕家不可用建中汤，以甜故也"。

吴茱萸汤

《伤寒论》

【组成】 吴茱萸洗，一升(15g)　人参三两(9g)　生姜切，六两(18g)　大枣擘，十二枚(4枚)

【用法】 上四味，以水七升，煮取二升，去滓，温服七合，日三服。(现代用法：水煎服。)

【功用】 温中补虚，降逆止呕。

【主治】

1. 胃寒呕吐证。食谷欲呕，或兼胃脘疼痛，吞酸嘈杂，舌淡，脉沉弦而迟。
2. 肝寒上逆证。干呕吐涎沫，头痛，巅顶痛甚，舌淡，脉沉弦。
3. 肾寒上逆证。呕吐下利，手足厥冷，烦躁欲死，舌淡，脉沉细。

【讲述】 吴茱萸汤也是《伤寒论》里的，这个方就四味药：吴茱萸一升，相当于六两，生姜六两，人参三两，大枣十二枚。从药上看就能知道这个方治疗什么病。吴茱萸六两，生姜六两，这两个药用量最大，显然吴茱萸是君药，吴茱萸和生姜配伍，是不是治疗呕吐的？因为吴茱萸本身就能降逆止呕，生姜又能降逆止呕，吴茱萸作君药是治什么样的呕吐呢？肯定是胃寒呕吐。吴茱萸能温中散寒，降逆止呕，和半夏不一样。半夏就是降逆止呕，不能温中散寒，那么吴茱萸既能温中散寒，又能降逆止呕，所以治胃寒呕吐。配伍生姜，也用六两，当然是用为臣药了，生姜也是温中散寒，降逆止呕，就加强了吴茱萸治疗胃寒呕吐的作用。方中用人参作佐药，这显然是一种虚寒证，是虚寒呕吐，所以用人参补虚。由于是呕吐，在调和药性的时候不用甘草，呕家不喜甘，不用甘草用啥呢？用大枣。大枣和生姜配伍又能调和脾胃，使胃气得降，脾气得升。虚寒去了，脾胃调和了，这个病就好了，这就是吴茱萸汤的用意。

吴茱萸汤的功用就是温中散寒，降逆止呕；或者是温中补虚，降逆止呕，治疗虚寒呕吐。由于吴茱萸这个药既能温胃祛寒，也能入肝经温经散寒，这在左金丸里已经讲过了。同时吴茱萸也是温肾药，入肾经温肾散寒。因此，吴茱萸汤主治三个病，第一个是胃寒呕吐，《伤寒论》里叫"食谷欲呕"。第二个是肝寒犯胃的呕吐。吴茱萸入肝经，暖肝散寒，降逆止呕，所以能治肝寒犯胃的呕吐。《伤寒论》记载"干呕，吐涎沫，头痛者，吴茱萸汤主之"。第三个是肾寒上逆的呕吐。这个肾寒要比肝寒重，常出现手足厥冷，甚至出现烦躁。《伤寒论》里说："少阴吐利，手足厥冷，烦躁欲死者，吴茱萸汤主之”。少阴吐利就是少阴肾寒出现的呕吐和下利，手足厥冷，烦躁。吴茱萸汤能治疗这三个病，就是因为吴茱萸既能入胃经，又能入肝经，还能入肾经，这三个病都有呕吐，所以都可以用吴茱萸汤。

第二节　回阳救逆

回阳救逆，叫回阳救逆都是救急的，它所治的病都是阴寒内盛，阳气衰微。不是一般的虚寒了，是阳衰阴盛，这时候出现四肢厥冷，手要冷过肘，足要冷过膝，这叫四肢厥逆。同时伴有恶寒蜷卧，怕冷，蜷卧，拘蜷着身体，使体温不外散。这和阳明热盛证形成鲜明的对比，大承气汤证是扬手掷足，循衣摸床，撮空理线。由于阳气衰微了，出现精神委靡了，也叫神衰，严重的出现冷汗自出，阳气外脱。腹痛下利，阳衰不能腐熟水谷了，严重的就是下利清谷，完谷不化。脉微细，甚则脉微欲绝。这个病比较重、比较急，治疗方法必须回阳救逆。代表方是四逆汤。

四逆汤
《伤寒论》

【组成】　甘草炙，二两(6g)　干姜一两半(10g)　附子生用，去皮，破八片，一枚(15g)

【用法】　上三味，以水三升，煮取一升二合，去滓，分温再服。强人可大附子一枚，干姜三两。(现代用法：水煎服。)

【功用】　回阳救逆。

【主治】　心肾阳衰之寒厥证。四肢厥逆，神衰欲寐，面色苍白，恶寒蜷卧，腹痛下利，呕吐不渴，甚则冷汗淋漓，舌淡苔白滑，脉微细，以及误汗亡阳者。

【附方】

1. 通脉四逆汤(《伤寒论》)　甘草炙，二两(6g)　附子生用，去皮，破八片，大者一枚(20g)　干姜三两，强人可四两(9~12g)　上三味，以水三升，煮取一升二合，去滓，分温再服，其脉即出者愈。功用：破阴回阳通脉。主治：少阴病，阴盛格阳证。下利清谷，里寒外热，手足厥逆，脉微欲绝，身反不恶寒，其人面色赤，或腹痛，或干呕，或咽痛，或利止脉不出者。若“吐已下断，汗出而厥，四肢拘急不解，脉微欲绝者”，加猪胆汁半合(5ml)，名“通脉四逆加猪胆汁汤”。无猪胆，以羊胆代之。

2. 白通汤(《伤寒论》)　葱白四茎　干姜一两(6g)　附子生，去皮，破八片，一枚(15g)　上三味，以水三升，煮取一升，去滓，分温再服。功用：通阳破阴。主治：心肾阳虚，阴寒内盛之戴阳证。手足厥逆，恶寒蜷卧，下利，脉微，面赤等。若“利不止，厥逆无脉，干呕，烦者”，加猪胆汁一合(5ml)，人尿五合(25ml)，名“白通加人尿猪胆汁汤”。

【讲述】　四逆汤是回阳救逆的主要方剂，是救急用的，在《伤寒论》里是治“少阴病”。理中丸是治太阴病，是虚寒，到少阴病阴寒更盛了，阳气衰微了。四逆汤一共就三个药，病情比较急，用药就比较少。附子原方是用生附子一枚，一枚的重量是多少？据《本草纲目》引《名医别录合药分剂法则》云：“附子一枚为半两。”生附子药性峻猛，毒性较大。现在不准用生附子，而用炮附子，它的药力要比生附子缓和，所以用量要大一些，一般救急用，至少需要15g。一枚大约折算为三两，大的折算为五两左右。干姜一两半，附子的用量倍于干姜，炙甘草二两。附子应该是君药，重用附子，附子大辛大热，直接入肾经，壮元阳，其性走而不守，作用特别快，入肾经壮元阳，很快就通达十二经，由下启上，力挽元阳，有起死回生之功，所以用它作君药。干姜为臣药，干姜也是大辛大热，主要是散寒的，散寒就能助阳，干姜是入肺、脾两经的，其性能守能走，入肺、脾经散阴寒，下通于肾。附子是从下启上，助元阳，通行十二经；干姜是从上走下，散阴寒，助阳气，下通于肾。正因为干姜是入肺、脾两经的，因此它有一个比附子好的作用，叫通脉。当阴寒最盛，阳气衰微，脉微欲绝的时候，多用点干姜，干姜的通脉作用要比附子好。因为它入肺、脾两经，肺朝百脉，脾主四肢，所以它能散寒通脉，阳气一通，脉就出来了。二者配伍，能助元阳，散阴寒，使阳气速生。散阴寒，通阳气，可以回阳救逆。这两个药作用很快、很强，但是辛散力量太大，这就容易出现一个问题，就是辛散太过容易使衰微的阳气暴亡。因为寒邪太盛了，阳气极少了，如果这一散，很可能阳气还没升起来，就造成阳气外脱了，使阳气外散，阴阳离绝了。因此，加炙甘草二两，当然就是缓和辛散之性，延缓附子、干姜的药力。再加上附子有毒，甘草还有解毒作用。这里要特别注意附子、干姜的作用和它的配伍关系。功用就是回阳救逆，主治就是少阴病。少阴病的特点就是四肢厥逆，恶寒蜷卧，神疲欲寐，腹痛下利，甚则出现口鼻气冷，脉微细。另外，四逆汤可以治疗大汗亡阳，服麻黄汤、大青龙汤出汗过多，大汗亡阳，出现少阴病这些症状，手足厥冷，神疲欲寐，恶寒蜷卧，脉微细。

比四逆汤证再重一点的，可以出现脉微欲绝，四逆汤证还是脉微细，出现脉微欲绝的时候，阳气更衰了，这时一般就出现下利清谷，既吐且利，又泻又吐，而且出现里寒外热了。这时阴寒更盛，阳气更衰，出现阴盛格阳，一派阴寒症状，但出现身反热不恶寒。这是真寒假热，阴盛格阳，水极似火。这和大承气汤治的那个热厥正好相反，大承气汤治的是真热假寒，火极似水，阳盛格阴；这个是真寒假热，阴盛格阳于外，只剩一点阳气格在外面了，这时阴阳将要离绝了。这个时候用四逆汤，把干姜的用量加大，和附子用量相等，或者比附子稍微少一点。原来是附子三两、干姜一两半，这回附子三两、干姜三两，或者附子五两、干姜四两，这个方就叫通脉四逆汤。脉微欲绝，把干姜的用量加大，散寒的力量大一些，通脉的作用快一些。

比这个再重一点，阴寒更盛，阳气更衰，可能不吐不泻了，阳气一点也不能运化了，水液已干枯凝滞了。四肢拘急不伸了，阳气将绝了，很容易出现药邪格拒，这就需要加反佐药，加猪胆汁半合，这个方叫通脉四逆加猪胆汁汤。到阳气将绝的时候，也可能出现戴阳证，其人面色赤。在恶寒蜷卧，四肢厥冷，下利清谷，脉微欲绝的情况下出现面色赤，原来面色是白的，现在面色赤，脸红了，只剩这一点阳气浮到脸上来了，这就叫戴阳证，到最重的时候了。还是用四逆汤，由于病情急，把甘草去掉，甘草一去掉能不能阳气暴亡？很可能。加葱白，带须子的葱白四茎，葱是通阳的，能使阳气上下相通，这个方名叫白通汤。四逆汤是助阳的，葱白能使阳气上下相通，阳气一通，阳气就回生了。比白通汤证再重一点的，就出现下利不止，厥逆无脉，干呕烦躁，要阴阳离绝了就烦躁了，这个时候最容易出现邪药格拒，所以也加反佐药了，在白通汤里少加点猪胆汁和人尿，原方猪胆汁一合，人尿五合。猪胆汁是苦寒的，但是少加一点不影响白通汤的温热作用，寒邪见到苦寒的东西，那叫同气相求，有亲缘性，愿意接受它。再加上人尿，尿是咸寒的，是一种浊阴之物，能够到达浊阴之地，通过这个反佐作用，使白通汤的药力真正达到寒邪之地，不会发生药邪格拒，这个就叫白通加人尿猪胆汁汤。吃完这个方预测能不能好，原文说："服汤，脉暴出者死，微续者生。"吃完这个药，脉逐渐逐渐地出现了，这个病人就能生还了。反过来，脉暴出者死，这是阳气暴亡。上面这些就是四逆汤系列方，用它回阳救逆。四逆汤、通脉四逆汤、通脉四逆加猪胆汁汤、白通汤、白通加人尿猪胆汁汤都是临床救急用的。

回阳救急汤

《伤寒六书》

【组成】 熟附子(9g) 干姜(6g) 人参(6g) 甘草炙(6g) 白术炒(9g) 肉桂(3g) 陈皮(6g) 五味子(3g) 茯苓(9g) 半夏制(9g) (原书未著用量)

【用法】 水二盅,姜三片,煎之,临服入麝香三厘(0.1g)调服。中病以手足温和即止,不得多服。(现代用法:水煎服,麝香冲服。)

【功用】 回阳救逆,益气生脉。

【主治】 寒邪直中三阴,真阳衰微证。四肢厥冷,神衰欲寐,恶寒蜷卧,吐泻腹痛,或身寒战栗,或指甲口唇青紫,或吐涎沫,舌淡苔白,脉沉微,甚或无脉。

【讲述】 回阳救急汤也是四逆汤的加味方,这两个方所不同的是回阳救急汤主治寒邪直中三阴,四逆汤证是寒邪伤阳。四逆汤治的病是有个过程的,或者是太阳病,或者是少阳病,或者是阳明病,误治出现的少阴病;或者是太阴病发展而来的。回阳救急汤证是寒邪直接中于三阴,所以发病特别急,并且发病就出现四肢厥冷,恶寒蜷卧,上吐下泻,腹痛,脉微细。这个病死亡率也很高,甚至朝发夕死,夕发朝亡。大家知道原来咱们黑龙江省有种克山病,以克山县最多,其他县和周围几个省都发生过,黑龙江最多。这个病起病非常快,死亡率非常高,中医辨证就是寒邪直中三阴。它的证候基本上和四逆汤证相差无几,不过腹痛、吐泻都要比四逆汤证重,直接就出现无脉,口唇爪甲青紫,现在诊断主要是心肌坏死,就用回阳救急汤,治疗有一定效果。

这个方还是以四逆汤为基础,还是附子、干姜、甘草。不过由于起病特别急,说明寒邪比较盛,因此在这个方里又加上肉桂,这个药也是大辛大热,加强温里散寒作用。另外,就是寒邪为什么能直接中于里?寒邪直中三阴,而且发病就腹痛,上吐下泻,四肢厥冷,恶寒蜷卧,说明这个人素体脾胃虚弱,寒邪才能直中三阴。三阴包括太阴脾、少阴肾、厥阴肝,但主要还是太阴脾,所以一发病就腹痛,上吐下泻,因此方中用六君子汤补益脾胃。人参、茯苓、白术、半夏、陈皮、甘草这六个药叫六君子汤,是补脾和胃的。克山病发病的时候有个特点,一般都在冬天,最多的就是杀年猪的时候,一进腊月自己养猪就杀猪了,杀猪了就请大家吃饭,结果这一吃可能就脾胃受伤了,脾胃一伤中气就虚了,中气一虚冬天寒邪就直中三阴,所以克山病最怕的就是"杀年猪、过小年"。寒邪所以能直中三阴,就是因为素体脾胃虚弱,所以这个方要用六君子汤。三个大辛大热药,加上六君子汤,药力就有些缓和了,它就不像四逆汤那么快、那么好。但是它又是脾胃虚弱,不加还不行,加上之后又影响这三个药的助阳散寒作用,特别是这个病发病急,所以方中用麝香。麝香大家都知道了,香气特别浓,芳香四射,"宁请朋友吃顿饭,不给麝香看一看"。打开一看,它的香味就挥发了,质量就降低了,所以麝香不能随便看,不能随便闻。麝香辛香、性温,走窜之力特别强,大无不出,小无不入,散阴寒,通关窍,内彻脏腑,外达皮毛,散寒作用非常快,能够帮助附子、干姜、肉桂散寒,这是麝香好的一面,散寒通窍确实又快又好。但是,同时也带来一个问题,由于麝香辛散力比较强,很容易导致阳气暴亡,所以用了麝香又加五味子。五味子酸收敛气,使麝香辛散而不耗气。另外,五味子能收敛肺气,和人参配伍之后,能补敛中气,这就达到回阳救逆,益气助阳的功效。少加点生姜,温中散寒,和胃止呕。麝香一定要冲服,而且冲服的水还不能太热,太热这个香气就挥发了,所以麝香这个药用的时候一定要把它用好。

这个方和三物备急丸都是治寒邪腹痛，都是急证。三物备急丸是治寒实腹痛，起病也很急，疼得很厉害，甚至牙关紧急，也可能出现手足厥冷。但是，它没有吐泻，更没有阳虚的证候，如精神委靡、恶寒蜷卧、脉微细等。

第三节 温经散寒

温经散寒这部分本来不属于温里剂的，温里剂是治疗里寒证的，温经散寒这部分是经络感受寒邪。这部分方子往哪放呢？按照现在的分类，很不好放，放到哪章都不太恰当，只有放到这一章里还算可以，所以就增加了一节叫温经散寒，这个寒邪中于经络，不在五脏六腑，而是在经络。

当归四逆汤
《伤寒论》

【组成】 当归三两(12g) 桂枝去皮，三两(9g) 芍药三两(9g) 细辛三两(3g) 甘草炙，二两(6g) 通草二两(6g) 大枣擘，二十五枚(8枚)

【用法】 上七味，以水八升，煮取三升，去滓。温服一升，日三服。(现代用法：水煎服。)

【功用】 温经散寒，养血通脉。

【主治】 血虚寒厥证。手足厥寒，口不渴，舌淡苔白，脉沉细或细而欲绝；或腰、股、腿、足、肩臂疼痛兼见畏寒肢冷者。

【讲述】 当归四逆汤也是《伤寒论》里的，叫四逆汤肯定有手足逆冷。四逆散也治手足冷，四逆汤也治手足冷，当归四逆汤也是治手足冷。这个手足冷是由于血虚受寒，就是素质血虚，感受寒邪，寒阻经脉导致的，《伤寒论》里讲“手足厥寒，脉细欲绝”。其他没什么明显症状，只是手脚凉，还有个特点就是脉细，甚至是脉细欲绝，这就说明是血虚。由于血虚受寒，血行不畅，脉来的比较细，严重的可以无脉。虽然无脉，但是病人没啥感觉，精神状态良好，只是手脚凉。病机就是寒血凝滞，血分受寒，血行不畅，明白这个道理之后治疗就好办了。血虚受寒，第一条就是养血，第二条叫散寒，第三条叫通血脉，合起来就是养血散寒，温经通脉。根据这个治法，看当归四逆汤就好理解了。

当归和桂枝各三两，都是君药。当归是养血的，治疗血虚的；桂枝既能温经散寒，又能通经活血，叫温通血脉。这两个药配伍，温经散寒，养血通脉。为了加强这两个药的作用，下面又配上两个药：白芍三两、细辛三两。白芍与当归配伍，肯定是养血的；白芍与桂枝配伍，又能调和气血，调和血脉。细辛主要是散寒，细辛的辛散作用比较好，既能散寒也能通行经络，所以细辛止痛效果好。细辛协助桂枝散寒通经络，使经络畅通，这是两个臣药。下面为了加强通血脉的作用，所以加二两通草。通草能通经络，通经活络，还能活血，所以通草也是孕妇忌服药。现在就用白通草就行了，古来木通也叫通草，所以这个方有的人还用木通。木通也能通经活血，也是清热利水药，一般来说还是用白通草比较好。因为白通草是甘淡的，木通是苦寒的，苦寒就影响散寒。为了增大养血作用，又加二十五枚大枣，这个大枣用量比较大。一般大枣用量都是十二枚，用量大，主要是养血，配合当归、白芍加强补血作用。本来还可以加生姜，生姜也有温中散寒作用，但是血虚的尽量避免辛散药，这里用桂枝已经够了，桂枝也不能多用，桂枝用多了也会伤阴血，所以用了大枣就不用生姜了。但是，不是绝对不能用生姜，如果寒邪确实比较盛，而且还有里寒的话，生姜可以用。不但用生姜，而且还用吴茱萸，暖肝散寒，所以《伤寒论》里还说“内有久寒者”，加生姜、吴茱萸，方名叫当归四逆加吴茱萸生姜汤。如果里面没有寒的就不要加生姜、吴茱萸了。这是很重要的一个门槛，什么时候该用，什么时候不该用，这个要求都是很严谨的。最后还用炙甘草，调和诸药。

下边把前面讲过的有关叫“四逆”的方子区别一下。咱们讲到治四肢厥冷的，首先遇到的是大承气汤，大承气汤治的那个叫热厥，是阳明热盛，数日不大便，不恶寒反恶热，是真热假寒，阳盛格阴，所以叫热厥。第二个是四逆散，四逆散治的病叫阳郁厥逆，就是外邪入里，正气抗邪，阳气不得外出，邪气不得内入，阳气被邪气阻隔，不能达于四末，这是阳郁厥逆。特点是在起病之初，即出现了四肢逆冷，没有其他明显症状，既没有明显热证，也没有明显寒证。第三个是四逆汤，治寒厥的，也叫阳衰厥逆。一派阴寒表现，四肢厥冷，恶寒蜷卧，神衰欲寐，脉微细。第四个就是当归四逆汤，治血虚寒厥。

总起来说，厥逆分寒厥、热厥两大类，真正的热厥就是承气汤证，真正的寒厥就是四逆汤证，阳郁厥逆归在热厥里，至于当归四逆汤就归到寒厥里了。

黄芪桂枝五物汤

《金匮要略》

【组成】 黄芪三两(9g) 芍药三两(9g) 桂枝三两(9g) 生姜六两(18g) 大枣十二枚(4枚)

【用法】 上五味，以水六升，煮取二升，温服七合，日三服。(现代用法：水煎服。)

【功用】 益气温经，和血通痹。

【主治】 血痹。肌肤麻木不仁，恶风，易汗出，舌淡苔白，脉微涩而紧。

【讲述】 黄芪桂枝五物汤是《金匮要略》里的，是治疗血痹的。血痹是个病名，血痹这个病的特点就是肌肤麻木，四肢或者半身或者手脚发麻，严重的就是麻木不仁，没有其他更明显的症状。《金匮要略》里首先提出了“夫尊荣人”，就是平素生活比较安逸的人，这样的人有个特点，叫“骨弱肌肤盛”，外强中干，很丰满，其实内里比较虚弱。有了这个生理特点之后，“重因疲劳汗出，加被微风”，稍微劳累就出汗了，出汗就腠理疏松，加被微风，就得了这个病。概括地说就是平素体质比较虚，腠理疏松，容易汗出，卫虚营弱，再加上感受风邪，经络阻滞，血行不畅，肌肤失养，所以出现肌肤麻木，这就叫血痹。简单点说就是表气不固，营卫虚弱，感受风邪，气血运行不畅。治法就应该补益营卫，祛风通痹，用黄芪桂枝五物汤。

方中用黄芪三两为君药，这就是补气固表。加上等量的桂枝和白芍，那就温卫阳，补营阴，调和营卫。同时，桂枝又能温通经络，祛风解表。桂枝得黄芪则益气温阳，鼓舞卫气，以温分肉、充肌肤、肥腠理、司开合；黄芪得桂枝则助卫阳、固表气、补不留邪。白芍敛阴和营，且除血痹，《神农本草经》就讲“芍药除血痹”。白芍和黄芪相须，能补气生阴，固护营阴，以敛其汗。以上三药配伍，能使卫壮营充，阴平阳秘。但是，祛风解表之力就不足了，因为有黄芪固表，白芍敛阴，所以桂枝就很难祛风解表了。因此又佐以生姜、大枣，配合桂枝、白芍增强调和营卫之功。其中重用生姜，生姜六两、大枣十二枚，比桂枝汤中的生姜多一倍，取其辛温之性，助桂枝辛散风邪。如此配伍，就可以实其表，祛其风，补营卫，通经络，或者说通血痹。

阳 和 汤

《外科证治全生集》

【组成】 熟地黄一两(30g) 麻黄五分(2g) 鹿角胶三钱(9g) 白芥子炒,研,二钱(6g) 肉桂一钱(3g) 生甘草一钱(3g) 炮姜炭五分(2g)

【用法】 水煎服。

【功用】 温阳补血,散寒通滞。

【主治】 阴疽。如贴骨疽、脱疽、流注、痰核、鹤膝风等属血虚寒凝证者。患处漫肿无头,皮色不变,酸痛无热,或伴畏寒肢冷,口中不渴,舌淡苔白,脉沉细或迟细。

【讲述】 阳和汤是清代《外科证治全生集》的方。阳和汤是治阴疽的,疽属阴,痈属阳,疽属阴寒证,和阳性疮疡相对。仙方活命饮是治阳性疮疡的,红肿热痛。阳热证发病比较快,化脓也比较快,痊愈的也比较快。阴疽病程比较长,发病比较慢,局部不红不热,漫肿无头。外科有一句话"不怕红肿高大,就怕紫黑趴嗒",不红不热很难治。阳和汤还是很有效的,阳和汤是治阴性疮疡消法的代表方,是阴性疮疡消法的第一方。这个病的原因是素体阳虚,阳气不足就不红不热。其次就是大部分都有血虚,血少不能化脓,所以通常都叫阳虚血少。阳虚生寒,寒血凝滞,湿阻痰郁。所以,治法主要是温阳补血,然后就加上些活血的、化痰的,叫它消肿,温阳补血治本,活血化痰消疽治标。阴性疮疡的特点是漫肿无头,皮色不变,不红不热,木硬酸疼,口不渴,舌苔白,脉沉迟。下面这些病都属于阴疽:贴骨疽、脱疽、流注、痰核、鹤膝风等。

方用熟地,既能补血,又能补肾填精;鹿角胶既能助肾阳,也有补血作用,合起来就是温阳补血,共为君药,重点治本。下面少用点肉桂、姜炭,姜炭就是把干姜炮制成炭,现在一般就用炮姜了,把干姜炒黑叫炮姜,姜炭比炮姜炒的更重一点。姜炭、肉桂都能入血分,温血散寒。白芥子在内科里是温化寒痰药,在外科就是温化寒痰排脓药。仙方活命饮用贝母和天花粉,那是清热化痰药,在外科就是清热排脓药。同样,白芥子在内科是温化寒痰药,在外科就是温化寒痰排脓药。白芥子能达皮里膜外,到达皮肉之里骨膜之外,化痰排脓消肿,所以用它也作为佐药。特别要用五分麻黄,这个要特别注意,五分麻黄,用量很小,小量麻黄在大量鹿角胶和熟地的作用下,这个麻黄肯定不是发汗的,也不是宣肺的,而是用它的宣散作用,宣通辛散,在大量熟地、鹿角胶以及肉桂、白芥子的作用下,麻黄能从里达表,散阴寒,通经络,使阴寒无所聚,阳气无所阻,阳气很快就能布达全身。甘草能够解毒,调和诸药。整个方的功用就是温阳补血,散寒通滞。阴疽用之,犹如离照当空,阴霾自散,故有阳和之名。

这是个很著名的方,治疗很多阴疽,凡是没溃破之前都可以用,溃破之后万不可用,溃破之后用辛散药就容易耗伤气血。这个方也可以治疗血虚寒厥,血虚比较重的用这个方。

暖 肝 煎

《景岳全书》

【组成】 当归二三钱(6g) 枸杞子三钱(9g) 茯苓二钱(6g) 小茴香二钱(6g) 肉桂一二钱(3g) 乌药二钱(6g) 沉香一钱或木香亦可(3g)

【用法】　水一盅半，加生姜三五片，煎七分。食远温服。（现代用法：加生姜3片，水煎服。）

【功用】　温补肝肾，散寒行气。

【主治】　肝肾不足，寒凝肝脉证。小腹疼痛，或睾丸冷痛，痛连少腹，或疝气痛，畏寒喜温，得温痛减，口不渴，舌淡苔白，脉沉迟。

【讲述】　暖肝煎是明代张景岳的方。暖肝煎肯定是治疗肝寒的，治疗肝肾不足，感受寒邪，出现寒滞肝脉，一般叫肝肾虚寒。主要病证就是小腹疼痛，或者是寒疝，或者是睾丸疼痛牵引小腹疼痛。这个方用肉桂和小茴香各二钱为君药，小茴香味辛性温，能温肝散寒止痛，是治疗疝气比较常用的药。肉桂能温肝暖肾，散寒止痛。由于素质是肝肾不足，所以又用枸杞子和当归各三钱为臣药，补养肝肾，当归偏于补肝，枸杞既补肝又补肾，重点还是补肝。上面这两对药合起来之后，就叫温补肝肾，治疗肝肾虚寒。肝主疏泄，肝经有寒导致疏泄功能失常，就形成寒凝气滞，从而出现小腹疼痛和疝气，睾丸引少腹疼痛。所以，用乌药和沉香入下焦肝肾，温中行气，治下焦的寒凝气滞。最后用点茯苓就是利湿，寒凝气滞之后容易停湿，所以睾丸肿痛，加祛湿药可以消肿。主治证的特点就是畏寒喜温，遇冷加重，舌淡苔白，脉沉迟无力，或者是沉而无力。原方后还有"如寒甚者加吴茱萸、干姜，再甚者加附子"的记载，临床可酌情运用。

讨　论

咱们学过哪些方剂是桂枝和白芍同用的？配伍关系有何不同？

【解答讲述】

这个问题比较难，大家回答圆满了恐怕很不容易，这是研究生层次的问题，但是我们应当深入地去考虑这个问题。在一开始我就说，学习方剂要有个对比，从对比当中再去研究它们有什么区别。虽然都用桂枝和白芍，由于二者在方中的地位不同，配伍关系就会发生很大变化，所以功用就不同。桂枝汤是以桂枝为君，当然就发挥桂枝的辛温发汗作用，那么桂枝在辛温发汗的同时，有调和营卫的作用。那个病叫营弱卫强，外感风邪，风邪伤卫，所以桂枝本身就是发汗祛卫中之邪的；白芍为臣，就是敛阴的，二药等量相配，能够发散风寒，敛阴和营，使卫中邪气去，营中阴气复，达到营卫调和的作用。在小青龙汤里的桂枝和白芍是臣佐药，都有在桂枝汤里的那个作用，但是桂枝又有温阳化饮的作用，因为它与干姜配伍了。与麻黄配伍它是发汗散风寒的，与干姜配伍就可以温里散寒。由于该证素有寒饮，腠理已经疏松了，如果还是像治疗外感风寒那样去散风寒，容易伤表气，所以加白芍还能敛阴，可以缓和麻黄和桂枝的发汗作用，同时又能配伍桂枝调和营卫，使邪气去而营卫和，发汗而不伤表。至于再造散，再造散里还是桂枝汤，还是发汗散风寒，所不同的就是桂枝在这里还有温阳作用，因为方中有附子，桂枝与附子配伍则有温阳散寒作用，如桂枝附子汤之治风湿，桂枝加附子汤之治阳虚汗出不止等。再造散治的是阳虚外感，阳虚不能作汗，所以要助阳发汗，但又不能大发其汗，所以用附子作君药，桂枝作臣药，少佐白芍以和营敛汗，在发汗的同时又能调和营卫。小建中汤治的病是脾胃虚寒，虚劳里急腹痛，这个桂枝和白芍在饴糖的作用下，白芍的主要作用是配伍饴糖能够柔肝缓急止痛，同时又有敛阴作用，所以白芍的用量倍于桂枝。桂枝在饴糖的作用下，以温中散寒为主，配伍白芍又能调和阴阳。所以小建中汤的功用是温中补虚，缓急止痛，调和肝脾，燮理阴阳，主治虚劳里急腹痛。在当归四逆汤里，当归和桂枝两个都是君药，当归是养血的，桂枝就入血分散寒；白芍在当归的配伍下，白芍是养血的，但是和桂枝配伍还有调和气血的作用。黄芪桂枝五物汤是在黄芪这个君药的作用下，桂枝主要是助卫阳，也有散寒作用；白芍还是敛阴的，敛阴就能恢复营阴，桂枝和白芍配伍之后还是调和营卫的。这个调和营卫和桂枝汤不一样，在黄芪的作用下，首先是治疗表虚，同时又能调和营卫，使营卫运行畅通，所以治疗血痹。

我今天还是引个路，粗略地概括一下。这样的问题今后会碰到很多，要思考为什么不一样，都有什么区别，这样才能更深入地理解方剂药物的配伍意义，才能学会临证组方。

小　　结

温里剂讲了十二首方，分为温中祛寒、回阳救逆、温经散寒三类，每类各四首方。

温中祛寒剂治疗中焦虚寒证。理中丸是治疗脾胃虚寒证的代表方，主要临床表现是冷、痛、吐、利。还能治疗中焦虚寒所致的阳虚失血、小儿慢惊、病后喜唾涎沫、霍乱、胸痹。要注意理中丸的用法，每次 1 丸，每天可多吃几次，日三服，夜一服。腹中未热，还可以每次用量加大一点，用汤剂叫人参汤。附子理中丸是在理中丸的基础上加附子，治疗脾肾虚寒，作用在中、下二焦。小建中汤治疗中焦虚寒、肝脾失调、阴阳不和的虚劳里急证。以脘腹拘急疼痛、喜温欲按为特点。小建中汤是在桂枝加芍药汤的基础上，加饴糖一升而成，能温中补虚，和里缓急止痛。吴茱萸汤治疗中焦虚寒，浊阴上逆证，以呕吐为主症，能温中补虚、降逆止呕。吴茱萸既能温胃祛寒，又能入肝经温经散寒，还能入肾经散肾寒，所以吴茱萸汤除治疗胃寒呕吐外，还能治疗肝寒上逆证、肾寒上逆证。

回阳救逆剂治疗阳气衰微，阴寒内盛的四肢厥逆。四逆汤是回阳救逆的基础方，治疗心肾阳气衰微，出现四肢厥逆，呕吐下利，脉微。附子与干姜配伍，助元阳、散阴寒，使阳气速生。通脉四逆汤证比四逆汤证更重，出现下利清谷，脉微欲绝，以及身反热不恶寒的真寒假热证，干姜、附子用量增大，散寒通脉力量增强。白通汤治疗阴寒内盛，格阳于上的戴阳证，病情最重，用四逆汤去掉甘缓的甘草，加葱白，使阳气上下相通。回阳救急汤治疗寒邪直中三阴，真阳衰微欲脱证，除用四逆汤回阳救逆外，还用六君子汤益气生脉，尤其方中配伍麝香，散寒通窍，通行经脉。

温经散寒剂治疗经脉受寒证。当归四逆汤温经散寒，养血通脉，治疗血虚寒厥证，主要表现是手足厥寒，脉细欲绝。黄芪桂枝五物汤益气温经，和血通痹，治疗卫虚营弱，外受风邪的血痹，主要表现是肌肤麻木不仁。阳和汤是中医外科治疗阴证消法的代表方，能温阳补血，散寒通滞，化痰散结，治疗阳气不足、营血亏虚、寒凝痰滞的阴疽。暖肝煎温补肝肾，散寒止痛，治疗肝肾不足，感受寒邪，寒凝肝脉证，主要表现是小腹疼痛，或是睾丸疼痛牵引小腹疼痛。

（朴圣爱　编写）

第六章 补 益 剂

补益剂是重点章,属于“八法”里的补法。先简单地看看概说,一个是概念,这个概念好理解,不用多看。补益剂肯定是以补益药为主组成的,具有补气、补血、补阴、补阳的作用,治疗各种虚证的。它的适应范围,就是各种虚证。各种虚证都包括啥?有气虚、血虚、气血两虚、阴虚、阳虚、阴阳两虚、气血阴阳都虚。下面首先讲一下虚证的治疗原则,也是方剂的组方原则,治疗原则对于方剂来说就是组方原则,就是根据治法进行组方了,所以它也是方剂的组方原则。这里大概要讲的有这么几个内容:一个就是补法怎么用?在一般情况下,就是单纯的直补其虚。什么意思呢?就是气虚就补气,血虚就补血,阴虚补阴、阳虚补阳,就是单纯的啥虚补啥。但是,当病情比较重的情况下不能单独这么用。比如说,气虚比较重的时候就不能单纯补气,气虚比较重的时候也要适当补血,因为气血关系非常密切,咱们常说“气为血之帅,血为气之母”,血为气之舍,血为气之宅。就是气藏于血,气依附于血,气虚比较重的时候,常常血也不足,血虚就不能藏气,气没地方藏,你补了它又散了。补气同时补一补血,使气有所附,这也叫补而不失。使补药的时候一定要注意这个事,就是补了之后叫它存住,可以收事半功倍的效果。这可以加大补益作用,所以气虚较重的时候也得适当补血,使气有所附。血虚比较重的时候也要补气,因为气为血之帅,有形之血不能自生,生于无形之气。血是有形的,它自生能力很差,必须有阳气的鼓舞它才能生成,血虚比较重的时候,再加上补气药,生血的速度就快。如果是大失血或者血虚的重症、急症,还必须重点补气,这个时候不主要是补血,因为“有形之血不能速生,无形之气所当急固”。不能让气脱了,气脱了这人就全脱了,存得一分阳气,就存得一分生机,用独参汤、当归补血汤等。这个关系知道一下,将来遇到这些问题就好理解了。至于阴阳问题也是如此,咱们讲阴阳互根,阴阳互相依附,阴根于阳,阳根于阴。那么,阳虚比较重的时候也要适当补阴,以补阳为主,同时适当补阴;那么阴虚重的时候也是如此,也要适当补阳,张景岳有这样一句话:“善补阳者,必于阴中求阳,则阳得阴助而生化无穷;善补阴者,必于阳中求阴,阴得阳生而泉源不竭。”阴阳关系非常密切,所以到病重的时候还得照顾它的阴阳关系,这样补才能效果明显。至于五脏问题,还要根据脏腑生理功能适当考虑使用补法,咱们一般叫“虚则补其母,实则泻其子”,这都是咱们中医常用的方法。虚则补其母,比如肺虚常常要补脾,这叫补土生金。肺和脾都主气,脾为肺之母,脾为气母,肺为气府,气生于脾,藏于肺,脾气旺则肺气足,这叫培土生金。其他还有滋水涵木,就是肝虚补肾;补火生土,就是脾虚补命门相火等,根据五脏的生理特点适当的补其母。

下面讲一讲使用注意事项,一个问题就是辨别真假,虚证有的时候也出现假象,假象就是实象,比如脾虚腹胀,腹胀一般都是气滞,属实证,但是有的由于脾虚不能运化,所以出现脾虚腹胀。至虚有盛候,虚的很厉害但常常表现出实象,这个要分清楚。当然这里还有虚中夹实,脾虚之后还有气滞、食积,这个也是有的,那咱们就根据脾虚和气滞的关系,脾虚和气滞比重不同适当的去处方用药,所以这个虚实真假和盛衰多少要考虑,误用补法要补而留邪,所以这个要特别注意,一定要补的恰当,要补不留邪。再一个问题就是使它补而不滞,这是使用补法很重要的一条,无论补什么都不要让它壅滞,特别是补气,壅滞之后反而出现气滞了。同时要照顾脾胃,因为补益药大部分都是滋腻药,容易影响脾的运化,脾不运化非但药不为功,反生中满。

第一节 补 气

补气当然就是治疗气虚的,气虚主要表现是两经的病,一个是脾,一个是肺。方才我已经说了,脾为气母,肺为气府,气生于脾而藏于肺,所以气虚主要是肺脾两经气虚,主要表现是肺脾两经证。其中重点还是脾虚,因为脾为气母,气生于脾,所以气虚主要是脾经证候,脾虚运化功能失常了,就会出现饮食减少了,肌肉消瘦了,四肢无力了。那么肺虚呢,肺主气,司呼吸,当然它呼吸功能就失常了,气虚的主要症状就是气短,严重的就是动则气喘,短气不足以息,少气不足以言。气虚的病人不能正常呼吸,呼吸频率就快,常常是上气不接下气。《医方考》有这么四句话比较好理解,他讲:"面色萎白,则望之而知其气虚矣;言语轻微,则闻之而知其气虚矣;四肢无力,则问之而知其气虚矣;脉来虚弱,则切之而知其气虚矣。"这四句话归纳的很好。

四君子汤
《太平惠民和剂局方》

【组成】 人参去芦 白术 茯苓去皮(各9g) 甘草炙(6g)各等分

【用法】 上为细末,每服二钱(6g),水一盏,煎至七分,通口服,不拘时;入盐少许,白汤点亦得。(现代用法:水煎服。)

【功用】 补气健脾。

【主治】 脾胃气虚证。气短乏力,语声低微,面色萎白,食少便溏,舌淡苔白,脉虚缓。

【附方】

1. 异功散(《小儿药证直诀》) 人参切,去顶 茯苓去皮 白术 陈皮锉 甘草炒,各等分(各6g) 上为细末,每服二钱(6g),水一盏,生姜五片,枣二个,同煎至七分,食前温服,量多少与之。功用:益气健脾,行气化滞。主治:脾胃气虚兼气滞证。不思饮食,大便溏薄,或呕吐、泄泻等。

2. 六君子汤(《医学正传》) 茯苓一钱(3g) 甘草一钱(3g) 人参一钱(3g) 白术一钱五分(4.5g) 陈皮一钱(3g) 半夏一钱五分(4.5g) 上细切,作一服,加大枣二枚,生姜三片,新汲水煎服。功用:益气健脾,和胃化痰。主治:脾胃气虚兼痰湿证。食少便溏,胸脘痞闷,呕逆等。

3. 香砂六君子汤(《古今名医方论》) 人参一钱(3g) 白术二钱(6g) 甘草七分(2g) 茯苓二钱(6g) 陈皮八分(2.5g) 半夏一钱(3g) 砂仁八分(2.5g) 木香七分(2g) 上加生姜二钱(6g),水煎服。功用:益气健脾,行气化痰。主治:脾胃气虚,痰阻气滞证。呕吐痞闷,不思饮食,脘腹胀痛,消瘦倦怠,或气虚肿满。

【讲述】 治疗气虚的常用方就是四君子汤,是宋代《局方》里的,这个方就是四个药。四个药用量是各等分,就是用量相等,用量相等的情况下,君药肯定是人参,比较起来是人参力量大。人参当然主要就是补中益气,或者叫大补元气,《四百味》头一句话就是,"人参味甘,大补元气"。人参主要是补脾气、补中气,补气最好的药就是人参。脾虚之后,脾的运化功能失常,因此方中用白术。白术没有人参的力量大,但比茯苓的力量大,所以它是臣药,白术是补气健脾的，在人参的配合下能补气，同时它本身就是健脾的，补气健脾能加强脾的运化功能，运化功能包括运化水湿，运化饮食，运化水谷精微，所以白术能助后天生化之源。脾为后天之本，白术能助脾运化，一方面恢复脾的运化功能，就是补脾气之虚；一方面能运化吸收水谷精微，使水谷精微化生为阴阳气血，所以从这个意义上说，不论补什么，都必须补脾，因为阴阳气血都来源于脾的运化水谷精微。那么补气药，就能使水谷精微主要化生为气；要用补血药，那么这个水谷精微主要化生为血；同样，如果用补阳药做君药，那么这个水谷精微主要化生为阳，这就是补益。补什么都必须补脾，脾为后天生化之源，因为什么东西都是靠水谷精微来生化的，不是单纯靠用药就可以的，这个人要是不吃东西，补什么你也补不起来，必须从饮食里化生精微，从水谷精微里化生阴阳气血，所以这一条必须首先建立起来，这个白术就是健脾药。那么脾虚之后肯定停湿，因为脾主运化，脾主湿，脾不运化了它肯定停湿，所以方中又用茯苓，健脾利湿，它健脾作用不如白术，但是利湿作用胜于白术，白术能燥湿，但主要是健脾。上面这些就指出了脾虚的主要用药特点，或者是气虚的主要用药特点。最后用甘草来调和药性，甘草也是补脾药，也是补气药，主要是调和药性，同时有补气、补脾作用，这就是四君子汤这四个药。这四个药都是脾经药，而且都是补气健脾药，所以能补气健脾。因此，四君子汤的功用就是补气健脾，这个方既是补气的基础方，也是健脾的基础方，所有补气的方都是在四君子汤的基础上加减变化。所有脾虚的这些证，脾虚不能运化，饮食减少，肌肉消瘦，也都是以四君子汤为基础进行加减变化。主治证不用再说了。

这个方名叫四君子汤，就是说这四个药不寒不热，其性中和，完全都入脾经，具备中土之性，君子之德，《易经》讲“君子以厚德载物”。四个药都是补脾的，脾气健旺，转输水谷精微，滋养五脏，以灌四旁，这就属君子之德。下面再附带讲几个方，四君子汤加陈皮，叫异功散，这是《小儿药证直诀》里的，这个是治疗小儿脾虚食少的。它用陈皮，不用那些消导药，陈皮性质比较缓和，能健脾也能消食行气，所以适用于小儿。不用山楂、莱菔子、枳实等力量较强的药，以防伤伐脾胃。现在很多小孩偏食，不爱吃饭，服异功散就可以，三两岁小孩一般都可以。异功散再加半夏，就是四君子汤再加陈皮、半夏，这个叫六君子汤，陈皮、半夏是和胃的，能治吐，所以六君子汤能补脾和胃，治疗脾胃虚弱，脾胃不和，脾气不升，胃气不降的胃虚呕吐。

以前咱们讲的什么方中用六君子汤了？“回阳救急用六君”，那个方是治疗寒邪直中，病人突然腹痛，上吐下泻，那就是脾胃虚弱，脾胃不和，上吐下泻，胃气不降就吐，清气在下则生飧泻，所以那个方就用六君子汤，它有补脾和胃的作用，这是六君子汤。六君子汤再加木香和砂仁就叫香砂六君子汤，香砂六君子汤还是补脾和胃的，不过行气的作用大了，这个就是治疗脾虚腹胀，腹胀是有气滞了，虚中夹实，这就是香砂六君子汤。这个香也可以用香附，《医方集解》用香附，它也叫香砂六君子汤。《古今名医方论》里是用木香和砂仁，如果用香附的话，行气止痛的作用比较好，治疗脾虚气滞的胃脘痛。如果脾虚腹胀的就用木香，胀的用木香，疼的用香附，都是治疗脾虚气滞的。大概四君子汤常用的就是这几个方子，一个是异功散，一个是六君子汤，一个是香砂六君子汤。

参苓白术散

《太平惠民和剂局方》

【组成】 莲子肉去皮，一斤(9g) 薏苡仁一斤(9g) 缩砂仁一斤(6g) 桔梗炒令深黄色，一斤

(6g) 白扁豆姜汁浸,去皮,微炒,一斤半(12g) 白茯苓二斤(15g) 人参二斤(15g) 甘草炒,二斤(10g) 白术二斤(15g) 山药二斤(15g)

【用法】 上为细末,每服二钱(6g),枣汤调下,小儿量岁数加减服。(现代用法:散剂,每服 6g,大枣煎汤送服;汤剂,加大枣 3 枚,水煎服。)

【功用】 益气健脾,渗湿止泻。

【主治】 脾虚夹湿证。气短乏力,形体消瘦,胸脘痞闷,饮食不化,肠鸣泄泻,面色萎黄,舌质淡苔白腻,脉虚缓。

【讲述】 参苓白术散也是《局方》里的,参苓白术这是不是四君子汤?而且用量基本上都差不多,所以这个参苓白术散显然还是四君子汤的变化方,变化到什么程度?这个方是四君子汤加山药、薏苡仁、莲子肉、扁豆、砂仁、桔梗,加上这么六个药,这个用量不用去记了,都差不多,用量等份也可以,稍微有点出入也可以。四君子汤补气健脾这不用说了,看下边四个药,山药、薏苡仁、莲子肉、扁豆,这四个药在四君子汤的作用下,显然都有健脾作用,又都有止泻作用,都能健脾渗湿止泻,这是不是就很清楚了。参苓白术散治啥的?治脾虚泄泻的,是脾虚生湿,脾失运化,水湿内停,湿邪下注,这个泻叫脾虚泻。咱们学过治腹泻的都啥方了?痛泻要方,那叫痛泻;葛根芩连汤治的是湿热泻,内外合邪的湿热泻,表证不解的湿热泻;还有一个口糜泻,口糜与腹泻交替发作,口糜的时候就用导赤散,泄泻的时候就用参苓白术散;芍药汤是治痢疾的,不是治腹泻的,腹泻就是大便稀,没有里急后重,一天排便次数比较多,按现在医学说要超过三次以上,而且大便不成形,这叫腹泻。那么,这个参苓白术散它是治疗脾虚泻,当然有脾虚症状了。重点要理解下面两味药,一个是为什么要加砂仁?砂仁能醒脾,因为砂仁是芳香药,醒脾能焕发脾的功能,脾虚了,困倦了,用点辛香药叫它精神精神;再者砂仁是芳香药,芳香能化湿,许多芳香药都能祛湿,叫芳香化湿,这个也清楚;其次就是砂仁有行气作用,行气也能祛湿,咱们说过叫"气化则湿化",所以湿邪重的时候,单独健脾利湿不行,还得用点行气药,行脾气就能帮助祛湿。砂仁在这里起这么三个作用,一个是芳香醒脾,一个是芳香化湿,一个是行气化湿。但行气力量不要大,大了反而能助泻,因为气往下行,水湿就往下行,这个要特别注意啊,而且选的药要用芳香药,一般不能用枳壳、枳实,不能用槟榔,槟榔本身就可以通便。第二个是桔梗,桔梗在这里叫宣利肺气也可以,术语上叫"开提肺气"。肺为水之上源,肺气主宣发肃降,肺能通调水道,整个三焦水道都通畅,水湿下行,这就可以增强利小便的作用,利小便就能实大便,这就是宣利肺气能增强利水作用。所以,利水的时候可以开发水的上源,把这个方法叫"提壶揭盖法",也是气化则湿化的道理。桔梗的第二个作用是能载药上升,这里多数都是补脾药,四君子汤、山药、莲子肉、扁豆、薏苡仁,也都有补肺作用,所以这个方在补脾的同时又能补肺,这也叫补土生金法。就是既能补脾,加上桔梗之后,能载药上升又能补肺,因此,参苓白术散除了治疗脾虚泄泻之外,又能治疗肺虚久咳。这就是参苓白术散的组方原理。

全方的功用主要是补气健脾,渗湿止泻,主治脾虚泻,脾虚泻当然就有四肢无力,肌肉消瘦,饮食减少了,舌质是淡的,舌苔是白的,湿气盛舌苔是白腻的,脉来无力。另外,方才我讲的,它能治肺虚久咳,特别是小儿咳嗽长期不好的,可以用参苓白术散,它祛湿就有化痰作用,主要是补肺止咳化痰。这里要特别注意桔梗这两个作用,再有就是砂仁的作用,一个是芳香,芳香就能化湿,芳香就能醒脾,一个是行气。

补中益气汤

《脾胃论》

【组成】 黄芪五分,病甚劳役热甚者一钱(18g)　甘草炙,五分(9g)　人参去芦,三分(9g)　当归身酒焙干或晒干,二分(3g)　橘皮不去白,二分或三分(6g)　升麻二分或三分(6g)　柴胡二分或三分(6g)　白术三分(9g)

【用法】 上㕮咀,都作一服,水二盏,煎至一盏,去渣,食远,稍热服。(现代用法:水煎服。)

【功用】 补中益气,升阳举陷。

【主治】

1. 脾胃气虚证。饮食减少,体倦肢软,少气懒言,面色㿠白,大便稀薄,脉虚软。
2. 气虚下陷证。脱肛,子宫脱垂,久泻,久痢,崩漏,气短乏力,舌淡,脉虚者。
3. 气虚发热证。身热,自汗,渴喜热饮,气短乏力,舌淡,脉虚大无力。

【讲述】 补中益气汤是李东垣《脾胃论》的方子,李东垣是补土派。补中益气汤是李东垣的名方。顾名思义,补中益气显然是治疗中气虚的,这个方的补气作用要比四君子汤大得多,是治疗气虚重证的,就是常常有动则气喘,少气不足以息,短气不足以言。另外,气虚比较重了,常常有自汗出,当然也有四肢无力,肌肉消瘦了。这个方用量比较大的是黄芪,原方用量是一钱,现在咱们用汤药可用一两。原来这个方是用粗散,把粗散用水煎服,这个节省药材。现在用汤剂,黄芪一次30g是经常的事情,40g、50g、100g都有。原方人参是三分,甘草是五分,五分就是半钱。那么在这种用量的情况下,当然黄芪是君药,为什么用黄芪做君药?怎么不用人参做君药?很重要的一个问题就是黄芪有个固表作用,那就是说这个病人肯定有自汗出,又有气虚,气短,动则汗出,或者不动也汗出;再有黄芪补气的时候它有升阳作用,到中气下陷的时候一般都要用黄芪做君药,它有升阳举陷的作用。偏于有表虚的情况下,偏于有中气下陷的情况下,都用黄芪做君药。如果不是这种情况,一般都用人参做君药,如果就是气虚比较明显,这个应该用人参做君药。如果人参用量加大五分、六分、七分,这时候人参就是君药了。原方的黄芪是三倍于人参,所以当然黄芪是君药了,这是参芪的关系。人参当然就是大补元气了,是补中气的。这个方的甘草用量比较大,人参用三分,甘草用五分,其他都是三分、二分的,那显然这个方重用甘草,所以甘草在这个方里也是臣药。这样上面这三个药都是补气的,《医宗金鉴》有一句话:这三味药配伍,叫"芪外参内草中央",什么意思呢?就是黄芪偏于固表气,人参偏于补里气、补中气,那么甘草呢?就介乎在黄芪和人参之间,甘草把它们两个调和起来,这样一来,这三味药配伍起来就可以补一身之气,所以它补气力量好。这个方用量用的比较恰当,配伍关系比较好。那么在补气的同时必须要补脾,所以下面加白术三分,健脾,助后天生化之源,使水谷精微主要化生为气。气虚比较重的时候要适当补血,所以加当归二分,当归在这个方里主要是养血的,养血就是使气有所附。血为气之舍,使补足的这些气藏于血,在这个意义上说这叫补而不失。再就是加点陈皮,陈皮要少用,也是二分,陈皮主要是理气,这叫补而不滞。使所补之气藏于血,能够运行到四肢百骸,运行到周身。特别是补益作用比较强的,一定要注意使它补而不滞。那么后面还有两个药,升麻和柴胡,也是各二分,是佐药,在大量补气药的作用下,主要是升阳举陷,起升提作用,能够升举清气,这样不但补气作用更好,特别是又能够治中气下陷。方才那些药主要是治中气虚,中气虚严重之后可以出现中气下陷,那么加上升麻和柴胡之后,就可以治疗中气下陷,可以升举清阳之气。《本草求真》说:“柴胡能升少阳肝经之阳,升麻能升阳明胃经之阳,一左一右,相须而成。”升麻和柴胡在这个方里就不是解表的,而是升举中气的。整个方的用药规律就是这么个特点。最后归纳它的功用,就是补中益气,升阳举陷。

主治病证一个是气虚重证,除了一般气虚的少气懒言,四肢无力,肌肉消瘦,还有自汗出,动则气喘。第二个就是治疗气虚下陷证,也叫中气下陷,虚的比较厉害,中气升不起来了,中气下陷常见的病,大概书上说了这么几个病,一个是脱肛,一个是久泻、久痢,或者是崩漏下血,这些病见有中气虚的就叫中气下陷。第三个病叫气虚发热,李东垣用补中益气汤主要是治疗气虚发热。气虚发热是虚热的一种,通脉四逆汤治的那个里寒外热,那是阳虚发热。气虚发热什么特点?第一条,发热同时有畏寒,这个和表证不一样,表证的恶寒发热它伴有周身疼痛,脉浮,有表证的现象,这个在发热畏寒同时有气虚的表现,气短,四肢无力,脉来虚弱。第二条,口渴喜热饮,脾虚津液不能上承所以口渴,白虎汤证口渴喜冷饮,那是实热证,这是虚热证,所以口渴喜热饮。第三条,自汗出,自汗而乏力,气虚表气不固,越出汗越乏力。第四条,脉大而虚软,脉来的比较宽,但是没有力量。看前面身热,口渴,汗出,脉大,像是白虎汤证,但是一看后面那就截然不同了。白虎汤证发热不恶寒反恶热,口渴喜冷饮,汗出而声壮,脉洪大有力。以上就是补中益气汤治的这么三种病,一个叫气虚重证,一个是中气下陷,或者气虚下陷,第三个叫气虚发热。这三个病总的治疗原则都叫虚则补之,如果正确运用术语的话,把治疗气虚下陷的这个叫陷者升之,如果诊断说中气下陷,治则就说陷者升之。不要说虚则补之,虚则补之是总的原则,针对气虚下陷来说应当是陷者升之,这个逻辑性比较强。对于气虚发热来说,不能叫虚则补之,应该叫甘温除大热,甘温除大热的代表方就是补中益气汤。

下面简单地说一下气虚发热的病机,气虚为什么能发热?这是个难题,到现在也争论不休。李东垣的原说,“火与元气不两立,一胜则一负。脾胃气虚,则下流于肾,阴火得以乘其土位”。这个意思就是中气虚、中气下陷,冲击了肾中的阴火,阴火就是相火,相火乘中气之虚而上犯脾胃,脾主肌肉、四肢,所以这时候肌肉和四肢发热。这个能不能理解,很不好说啊。后来的说法就多了,有的说这个发热是由湿热来的,是由于脾虚生湿,湿郁化热,出现气虚发热;还有的说这是由于食积来的发热,脾虚不能运化,食积内停,食积化热就发热;还有说是血虚来的,由于气不生血出现血虚发热;还有说这是由于阴虚来的,气虚之后不能化津,阴虚生内热;还有说是气虚外感,因而发热;还有说是气郁来的,气虚停郁,气郁化火的;还有说是阳浮于外的。到目前关于气虚发热大概有七八种说法,现在看这些说法都不够合理,因为它没有与之相关的一些症状。我的理解,气虚发热这是肯定的,大概与阴盛格阳的那个发热相似,就是里面中气虚了,中气抗邪,中气虚之后,外邪都要乘虚而入,中气虽虚还要维护机体,正气抗邪于外而发热,这么理解行不行。人在自然界当中,要维护机体健康,就是依赖正气,正气始终处于与外邪相争的境界,中气虽虚它也要抗邪,已虚的中气奋力抗邪,倾注于外,故外热而里虚。

玉屏风散

《究原方》,录自《医方类聚》

【组成】 防风一两(15g) 黄芪蜜炙 白术各二两(各30g)

【用法】 上㕮咀,每服三钱(9g),水一盏半,大枣一枚,煎七分,去滓,食后热服。(现代用法:散剂,每服9g;汤剂,水煎服。)

【功用】 益气固表止汗。

【主治】 表虚自汗。汗出恶风，面色晄白，舌淡苔薄白，脉浮虚。亦治虚人腠理不固，易于感冒。

【讲述】 玉屏风散，玉屏风显然是挡风的，价值很高，很有效，治啥？是不是表虚自汗啊，表气虚，常常自汗出，咱们把这个叫表虚自汗。由于表气虚，腠理疏松，也常常容易感受外邪，所以虚人经常好反复感冒，常常容易感受外邪。另外，表气虚，腠理疏松，所以就汗出，没有中气虚的表现，气短啊，乏力啊，这都没有。只是有表气虚的特点，表气虚容易自汗出，容易感受外邪，感不感受外邪都容易恶风，怕风而且还总是出汗，没有其他气虚的症状，这就是单纯的表气虚，益气固表止汗就可以。这个方就三个药，一个是黄芪，方中重用黄芪当然就是固表止汗了。为了加强固表止汗作用，所以用白术做臣药，白术是补脾的，脾主肌肉，白术在黄芪的作用下，主要是健脾实肌腠，它能使腠理致密，能止汗。白术能止汗，苍术能发汗，这是两个术的区别。用防风作佐使药，用防风的目的，一个是因为表虚容易感受外邪，使黄芪和白术固表而不留邪；更主要的是黄芪和防风的配伍关系，黄芪要固表，防风要发表，黄芪要使腠理致密，防风要使腠理疏泄，李东垣说"黄芪得防风其功愈大，乃相畏而相使也"，防风能激发黄芪的固表力量。由于黄芪用量大为君，最后黄芪充分发挥固表的力量，而加强固表止汗作用。

生 脉 散

《医学启源》

【组成】 人参五分(9g)　麦冬五分(9g)　五味子五粒(6g)

【用法】 长流水煎，不拘时服。(现代用法：水煎服。)

【功用】 益气生津，敛阴止汗。

【主治】

1. 温热、暑热，伤气耗阴证。汗多神疲，体倦乏力，气短懒言，咽干口渴，舌干红少苔，脉虚数。

2. 久咳肺虚，气阴两虚证。干咳少痰，短气自汗，口干舌燥，脉虚细。

【讲述】 生脉散，你看这个方名，生脉散就有生脉作用，生脉散在一定意义上说也是属于救急的。这个方一共三味药，人参、麦冬、五味子。人参、麦冬两个药用量比较大，各五分，那么现在作汤剂可用9~15g，20g也可以，人参显然是君药，麦冬是臣药，五味子用量比较少，才七粒，现在也就用5g左右吧。人参当然是大补元气了，所以这个病主要还是气虚。臣药是麦门冬，麦门冬是养阴的，人参和麦门冬配伍，以人参做君药，就起到补气生津或者叫补气养阴的作用，显然这个方治的病是气阴两虚。五味子是个佐使药，在这里是收敛肺气，五味子和人参配伍，一个补的、一个收的，一个补气、一个敛气，二者配伍，补气作用比较好，能够补敛欲耗之气。咱们前面讲的回阳救急汤，那里面最后加了个五味子，也是这个意思。那么麦冬和五味子配伍，麦冬是滋阴的，五味子还是收敛阴津的，这两个配伍也是一补一敛，能补敛欲竭之阴，使之补而不失。三个药配伍，一补一滋一敛，能补敛气阴，或者叫补气敛阴生津。主治纯属虚证的气阴两伤。它的主治病证一个是暑热病或者热病气阴大伤，在这种情况下可以用它救急了，这个时候可以出现气短，汗出，倦怠乏力，甚至是精神萎靡，口干咽燥，脉虚数，或者细数，重的时候脉细欲绝，这个也可以叫亡阴证。咱们讲四逆汤是治疗亡阳证的，那是阳气衰微，阴寒内盛，那么亡阴证就是用生脉散。再有就是治疗肺虚久咳，气阴两伤证，还是有气短，自汗，倦怠，口干咽燥，干咳少痰，总的来说都属于气阴两伤。生脉散可以用于救急，所以药味比较少，有单刀直入之势。下面再说一说治疗暑热后期气阴两伤，咱们讲竹叶石膏汤、清暑益气汤都是治疗暑病气阴两伤的，这两个方都是以暑热证为主的，身热，口渴，汗出，脉虚大。等到亡阴证的时候，那就不一样了。气短，汗出，口渴，精神萎靡，脉虚数或细数，甚至脉细欲绝。

下边介绍一个病例，1965年咱们医院的家属小孩，女，3岁。素日常感冒发热，一周前患肺炎，初起发热咳嗽，体温持续升高，第3天住院治疗，经中西医治疗，到第7天患儿出现精神萎靡，意识蒙眬唤之不醒，饮食不进，呼吸气微，脉细弱。医见病情危殆，邀我会诊，斟酌再三，认为是亡阴证，处以生脉散，生晒参9g、麦冬9g、五味子2g，当即水煎服。从晚上8时30分开始服药，大约到12点钟，药服三分之二，患儿突然睁开双眼，主动要求饮水，到凌晨3点患儿自己下床，求食、玩耍，天亮出院回家，此后多年患儿未再感冒，而且身体健壮。

第二节　补　　血

补血剂就是治疗血虚证的。血虚证的特点，主要表现是三经症状。一个是心主血，血虚的症状在心经表现最明显，血虚之后就心失所养，心藏神，主要表现就是心悸，失眠，健忘，或者还有多梦，统称心神不宁。再一个就是表现肝经症状，肝藏血，肝血虚主要表现是目暗昏花，爪甲不荣，毛发焦枯，月经不调。第三个就是脾经症状，脾统血，脾藏意，也出现健忘，精神不集中，严重的出现脾不统血，就是月经过多，或者其他出血现象，这就是血虚的特点。在外表上看，血虚的面容叫面色无华，舌淡，脉细涩。

四　物　汤
《仙授理伤续断秘方》

【组成】 当归去芦，酒浸炒(9g)　川芎(6g)　白芍药(9g)　熟地黄酒蒸(15g)各等分

【用法】 上为粗末，每服三钱(15g)，水一盏半，煎至七分，空心热服。(现代用法：水煎服。)

【功用】 补血和血。

【主治】 营血虚滞证。头晕目眩，心悸失眠，月经不调，或经闭不行，脐腹疼痛，面色、唇爪无华，舌淡，脉细弦或细涩。

【附方】

1. 胶艾汤(又名芎归胶艾汤《金匮要略》)　川芎二两(6g)　阿胶二两(6g)　甘草二两(6g)　艾叶三两(9g)　当归三两(9g)　芍药四两(12g)　干地黄六两(15g)　以水五升，清酒三升，合煮，取三升，去滓，内胶令消尽，温服一升，日三服。不瘥更作。功用：养血止血，调经安胎。主治：妇人冲任虚损，血虚有寒证。崩漏下血，月经过多，淋漓不止，产后或流产损伤冲任，下血不绝；或妊娠胞阻，胎漏下血，腹中疼痛。

2. 桃红四物汤(原名加味四物汤《医垒元戎》，录自《玉机微义》)　即四物汤加桃仁(9g)　红花(6g)(原书未著用量)　水煎服。功用：养血活血。主治：血虚兼血瘀证。妇女经期超前，血多有块，色紫稠黏，腹痛等。

【讲述】 补血的常用方、基础方就是四物汤。四物汤原方用量是各等分，这种情况下哪

味药是君药？前三个药都是补血药，要从补血来说，熟地的力量稍微大一点。现在临床应用基本上没有各等分的，一般都是重用熟地，熟地的特点就是能够滋腻补血，其性守而不走，入脾胃之后能够停留时间很长，滋腻补血。《灵枢·决气》说："中焦受气取汁，变化而赤是谓血。"血的生成也来源于脾，取汁之后变化而赤是为血，到哪变化而赤呢？主要是心，熟地在中焦取汁的作用比较好，但是到心经化赤的作用就不好了，当归的作用就比较好。当归也是补血药，作臣药，虽然也能入中焦受气取汁，但是没有熟地的作用大。当归是血中之气药，在补血的同时，能上行入心，可以使受气取汁入心化赤为血，所以一般补血的时候都是熟地与当归合用，显然要说力量大是熟地，要说作用快是当归。熟地是血中血药，当归是血中气药，如果需要快速补血，可以重用当归，可以不用熟地。所补之血要有所藏，藏于肝，因此下面用白芍。白芍在这里是佐药，主要是养血敛阴，入肝经，使既补之血藏于肝，这也是补而不失。白芍也是补血药，但作用不如前面两个药。要使藏于肝的血能够畅行全身，因此加川芎，川芎是活血药，能上行头目，下行血海，周行一身之上下，藏于肝的血经过川芎的作用，行于一身之上下，在这个意义上说也叫补而不滞。四物汤的补血作用比较好，就是既补而不失，又补而不滞。这个方就是以养血为主，但是也有点活血作用，特别是原方川芎的用量比较大，所以有养血活血的作用，有养血和血，调和血脉的意思。原方是治疗跌打损伤的，跌打损伤当然都有瘀血了。咱们现在用来作为补血的基础方，一般熟地的用量比较大，20g 以上，当归、白芍各 15g，川芎一般用 10g、5g 都可以，在补血的时候川芎的用量不要太大。现在都是用来补血了，所以用熟地做君药。如果是血热的话，这个方可以不用熟地，用生地，也叫四物汤，生地是凉血药，有一定的补血作用。如果是血虚有热的话，可以用生地而不用熟地，当然也可以二地并用。用赤芍不用白芍，也叫四物汤，当然赤芍是活血的，如果血瘀比较重的话，就可以用赤芍。现在把它重新组合一下，如果这个病是血虚有热的话，用生地不用熟地；如果是血瘀有热的话，用生地和赤芍；如果是血虚停瘀的话，用熟地、赤芍。另外，当归身是养血的，当归尾是活血的。还要注意，当归和熟地都有滋润的作用，用多了都有副作用，能出现腹泻。总的来说，前三个药是以补血为主，如果用赤芍、川芎和归尾，当然活血力量就比较大了。要根据临床实际灵活运用，但是药性和配伍关系要清楚。四物汤的主治就是血虚证。心悸，失眠，头眩，目暗，健忘，脱发，月经不调，舌质淡，脉细。

四物汤的加味方好多好多，王好古最会用四物汤，妇科病几乎都是四物汤，常常喜欢在四物汤里加两味药，比如说加桃仁、红花，就叫桃红四物汤，能养血活血，用于血虚停瘀的病证。根据血虚和血瘀的程度灵活运用，可以用熟地、白芍，也可以用生地和赤芍，就看当时什么情况，所以桃红四物汤有两个，一个是熟地、白芍加桃仁、红花，一个是生地、赤芍加桃仁、红花。后者的四物汤当然主要是活血的，好多活血方都是以桃红四物汤为基础方，所以桃红四物汤是活血的基础方。王清任是活血的大家，他的方大多数都是活血的桃红四物汤，他那些逐瘀汤都是以这个方为基础方，这些我们要在理血剂里讲。四物汤加阿胶、艾叶，叫胶艾四物汤，阿胶和艾叶都是止血的，一般都是用艾叶炭。胶艾四物汤是养血止血的，显然是用补血的四物汤加上阿胶、艾叶，主要用于治疗经漏，就是月经过多或淋漓不止。另外，阿胶、艾叶都有止血安胎作用，所以胶艾四物汤还能治血虚的胎动不安和胎漏，胎漏就是怀孕之后又流血。怀孕流血就容易伤胎，容易流产，所以胶艾四物汤还是安胎的常用方。那么胶艾四物汤再加甘草，就叫胶艾汤。胶艾汤出自张仲景的《金匮要略》，胶艾四物汤应该来源于胶艾汤，后来不用甘草了，就直接叫胶艾四物汤。用甘草就应该叫胶艾汤，不用甘草就叫胶艾四物汤。此外，四物汤加味方很多了，加两味药就可以叫什么四物汤，加上黄连、香附，名连附四物汤；加上黄芩、白术，就叫芩术四物汤。还有加两个药,就叫什么六合汤,比如加厚朴、陈皮,叫气六合汤,具有养血行气作用;加栀子、黄连,叫热六合汤,治血热妄行;加附子、炮姜,叫寒六合汤,治血海虚寒;加柴胡、黄芩,名柴胡六合汤;加细辛、麻黄,名表实六合汤等等。这个变化很多很多,这个意思大家知道一下,思维开阔一点。往宽一点说,往大一点说,凡是血分病都可以用四物汤,甚至说犀角地黄汤都是四物汤的变方,那也未尝不可。犀角地黄汤用生地和白芍,加犀角、丹皮。由于时间关系,不能说太多,大概明白这个意思就行。

当归补血汤
《内外伤辨惑论》

【组成】 黄芪一两(30g) 当归酒洗,二钱(6g)

【用法】 上㕮咀,以水二盏,煎至一盏,去滓,温服,空心食前。(现代用法:水煎服。)

【功用】 补气生血。

【主治】 血虚发热证。肌热面红,烦渴欲饮,脉洪大而虚,重按无力。亦治妇人经期、产后血虚发热头痛,或疮疡溃后,久不愈合者。

【讲述】 当归补血汤还是李东垣的,补中益气汤是李东垣的名方,当归补血汤也是李东垣的名方。这个方是治血虚发热的,补中益气汤是治气虚发热的。当归补血汤就两味药,一定要注意这两个药的比例关系,是5∶1、10∶2,重用黄芪,重用黄芪当然是补气,那么臣药是当归,当归是养血的,所以这个方子的作用就是补气生血,治疗血虚重证、血虚急证,补血作用比四物汤要快多了。所以血虚到重的时候,要重点补气,有形之血生于无形之气,有形之血不能速生,无形之气所当急固。这叫补气生血法。补气生血法,阳生阴长,生血快,所以用当归而不用熟地,而且重用补气药。它主要治疗血虚发热,其他血虚证,月经过多之后,大失血之后,为了快一点补血,就用这个当归补血汤。血虚发热什么特点呢?气虚发热大家都知道,叫做发热而恶寒、口渴喜热饮、汗出而乏力,脉大而虚软。今天再看血虚发热,血虚发热也身热,口渴,口渴喜热饮,脉大,脉大而虚软。这三个症状和气虚发热几乎是相似的,所不同的就是没有汗出。为什么没汗呢?"夺血者无汗,夺汗者无血",所以汗出多了就伤血,血虚重了就没汗了,血虚则汗源不足,所以就不出汗了。那么血虚发热的病机是什么?为什么血虚出现发热?血虚发热的症状和气虚发热有点相类似,血虚,血不敛气,气无所藏,气属于无形的,血虚不能敛气,气浮越于外,气属阳,浮越于外,当然就会发热。这和气虚发热几乎相似,不过这个是血虚而已。李东垣明确指出:"血虚发热,证象白虎。唯脉不长实为辨耳,误服白虎汤必死。"产后血虚发热、月经后的血虚发热都可以用这个方。特别是它能治疗疮疡溃后久不收口,这个是由于气血不足,用这个方也可以。黄芪有托疮生肌作用,当归能养血,所以它能治溃疡久不收口。

归脾汤
《重订严氏济生方》

【组成】 白术 茯神去木 黄芪去芦 龙眼肉 酸枣仁炒,去壳,各一两(各18g) 人参 木香不见火,各半两(各9g) 甘草炙,二钱半(6g) 当归一钱(3g) 远志一钱(3g)(当归、远志从《内科摘要》补入)

【用法】 上㕮咀，每服四钱(12g)，水一盏半，加生姜五片，枣子一枚，煎至七分，去滓温服，不拘时候。(现代用法:加生姜 5 片,大枣 1 枚,水煎服。)

【功用】 益气补血，健脾养心。

【主治】

1. 心脾气血两虚证。心悸怔忡，健忘失眠，气短乏力，食少，面色萎黄，舌淡，苔薄白，脉细弱。

2. 脾不统血证。妇女崩漏，月经超前，量多色淡，或淋漓不止，便血，皮下紫癜，舌淡，脉细者。

【讲述】 归脾汤也是一个常用方，出自宋代严用和的《济生方》。先看看这个方，前面这些药都是各一两，后面都是半两，只是甘草用量比较小。人参半两，黄芪一两，补气药里，黄芪是一两。剩下是补血的和养心安神的，龙眼肉一两，酸枣仁一两，茯神一两。原方没有当归、远志，这是从《内科摘要》里把它补进来的，《内科摘要》是明代薛己著的，从此后世都加用这两个药，所以把它补进来了。当归和远志的用量按《内科摘要》的比例应该是各半两。《内科摘要》的归脾汤前几味都是各二钱，当归、远志各一钱。那么这个方的君药应该是两个，一个是黄芪，一个是龙眼肉，用量都是各一两。黄芪是补气的，这个相当于补中益气汤中的黄芪、人参、甘草、白术，这是补气健脾的一面。另一方面，龙眼肉这个药是补血药，也是养心安神药，和酸枣仁、茯神、远志配伍就能养心安神。酸枣仁也有一定的补血作用，但主要是养心安神。以上人参和白术帮助黄芪补气，当归和酸枣仁帮助龙眼肉补血。同时酸枣仁、茯神、远志帮助龙眼肉养心安神。综合以上诸药，既能益气健脾，又能补血养心，可用于气血不足，心脾两虚的病证。最后，少加点木香，木香是行气的，一个是取它补而不滞。上面的药，除了补气的人参、黄芪、白术之外，龙眼肉、酸枣仁这都是酸收滋补药，加点行气药叫它补而不滞。那么为什么行气加木香？这个木香相当于补中益气汤中的陈皮，之所以要加木香，就是叫它入脾，芳香醒脾。甘草就不用说了。最后还用点生姜、大枣，调和气血，因为这个方治的病是气血两虚，所以要调和气血。归脾汤治的病就是气血两虚，心脾不足。常见的病症有气短，四肢无力，舌淡，脉虚弱，心悸，失眠，多梦，健忘等。归脾汤治的第二个病，叫做脾不统血。脾主统血，脾的气血两虚，失去统血功能，主要表现在一些失血症状，最常见的是崩漏下血，其次就是大便下血，还有紫癜，以及月经前期等。

第三节　气 血 双 补

气血双补就是治疗气血两虚的。上一节讲的归脾汤就是治气血两虚，但它同时有心脾不足。气血两虚主要见证就是既有气虚的呼吸气短、四肢无力，又有血虚的心悸、失眠、多梦、健忘、头晕目眩等。常用方就是八珍汤。

八　珍　汤

《正体类要》

【组成】 人参　白术　白茯苓　当归　川芎　白芍药　熟地黄各一钱(各 10g)　甘草炙，五分(5g)

【用法】 加生姜三片，大枣五枚，水煎服。(现代用法:加生姜 3 片、大枣 5 枚,水煎服。)

【功用】 益气补血。

【主治】 气血两虚证。面色萎白或无华，头晕目眩，四肢倦怠，气短懒言，心悸怔忡，饮食减少，舌淡苔薄白，脉细弱或虚大无力。

【附方】 十全大补汤（《太平惠民和剂局方》） 人参（6g） 肉桂去粗皮，不见火（3g） 川芎（6g） 地黄洗，酒蒸，焙（12g） 茯苓焙（9g） 白术焙（9g） 甘草炙（3g） 黄芪去芦（12g） 川当归洗，去芦（9g） 白芍药（9g）各等分 上一十味，锉为粗末，每服二大钱（9g），水一盏，加生姜三片，枣子二个，同煎至七分，不拘时候温服。功用：温补气血。主治：气血不足，饮食减少，久病体虚，脚膝无力，面色萎黄，精神倦怠，以及疮疡不敛、妇女崩漏等。

【讲述】 八珍汤这个方好理解，就是四君子汤和四物汤的合方，用量基本相等。在这种情况下，当然是人参和熟地两个君药，白术和当归两个臣药，茯苓和白芍、川芎都是佐药，甘草是使药，它的配伍意义也就是四君子汤和四物汤的方义。但是这里又多一个补气生血法，所以八珍汤的补血作用比四物汤大。同时，健脾助后天生化之源的作用也比较好。再者从气血关系上说，补血也有助于补气，血为气之母么。因此，八珍汤补气养血的作用比单纯的四君子汤的补气、单纯的四物汤补血都要好，这个不用再多讲了，而且气血两虚证也要比单纯的气虚或血虚要重一些。

八珍汤加黄芪、肉桂，叫十全大补汤，十全大补汤出自《和剂局方》，它的用量也是各等分。加入黄芪补气的力量更大了，而且配合四物汤更是补气生血，这个补益气血作用要比八珍汤好，特别对气虚较为明显的更好。肉桂属于辛热药，能温通气血，配伍在补气药里能温通阳气，鼓舞阳气，《素问·阴阳应象大论》说"阳化气，阴成形"，阳能化气，可以促进万物生长的机能。肉桂配伍在补血药里，可以使阳生阴长，促进有形物质的生成，所以这个方的功用叫温补气血。它治的病要比八珍汤治的气血两虚又重一些。原方主治是"治男子、妇人诸虚不足，五劳七伤，久病虚损"。不仅病比较重，而且病比较久，可以称为虚劳。

回过头来再说肉桂，肉桂药性辛热，切不可多用，辛热过量会耗伤阴血，所以要用的恰当，要知其利弊，掌握好尺度。

泰山磐石散

《古今医统大全》

【组成】 人参二钱（6g） 黄芪二钱（6g） 白术五分（2g） 炙甘草五分（2g） 当归一钱（3g） 川芎八分（2g） 白芍药八分（2g） 熟地黄八分（3g） 川续断一钱（3g） 糯米一撮（2g） 黄芩一钱（3g） 砂仁五分（2g）

【用法】 上用水一盅半，煎七分，食远服。但觉有孕，三五日常用一服，四月之后方无虑也。（现代用法：水煎服。）

【功用】 益气健脾，养血安胎。

【主治】 堕胎、滑胎。胎动不安，或屡有堕胎宿疾，面色萎白，倦怠乏力，不思饮食，舌淡苔薄白，脉滑无力。

【讲述】 泰山磐石散原名泰山磐石方，《景岳全书》名泰山磐石散。顾名思义，稳如泰山，坚如磐石，显然这是个安胎的方子。胎动不安，或者流产，原因很多，这个方是治气血不足，胎失所养的流产和胎动不安。原方"治妇人气血两虚，素有堕胎之患"，相当于习惯性流产。

这个方是十全大补汤的加减方，是十全大补汤去肉桂、茯苓，加续断、黄芩、砂仁、糯米。肉桂是辛热药，也是妊娠忌服药，因为胎前容易生热，所以用药不宜热，热能伤胎，所以去肉桂，加黄芩,黄芩是清热安胎药。茯苓有渗利之性,利水也容易伤胎,水为血之侣,利水就容易动血,所以尽量不用。其余加的几味药都有安胎作用,续断能补肝肾安胎,糯米能补脾安胎,砂仁能理气安胎,同时又可使诸多补药补而不滞。全方构成补气养血安胎的功效,方中人参、黄芪各二钱为君药,重在补气,其余各药用量很轻都是一钱或八分。因为要常服、缓治,所以剂量不重。原书说:"但觉有孕,三五日常用一服,四月之后方无虑也。"更应该戒性欲与恼怒,戒酒酸辛热之味。这个方治习惯性流产确实很有效。

第四节 补 阴

补阴剂治疗阴虚,这个阴虚就是阴津不足,阴津不足的表现都是一些干燥的症状,如皮肤干燥呀,毛发焦枯呀,口干咽燥呀,舌红少苔,脉细。阴虚大多数都生内热,但是阴虚并不一定都有内热,如果阴虚生内热的话,它就应该有骨蒸潮热了。咱们以前讲过清虚热,清虚热放在清法里面,那都是阴虚生内热了。也就是说,阴虚和内热两者并不一定成正比,如果以阴虚为主的,这个用补法;如果以发热为主的,就用清法,清虚热法。一般阴虚脉是细的,如果阴虚生内热,脉应该是细数的。阴虚有五脏的不同,五脏都可以有阴虚,心阴虚、肺阴虚、肝阴虚、肾阴虚,那么在阴虚症状的基础上,见到哪经症状就是哪经阴虚。咽痛或者咳嗽,就是肺阴虚;见到腰膝酸软,就是肾阴虚;看到心悸失眠,就是心阴虚;见到胁肋疼痛,那就是肝阴虚。

六味地黄丸(原名地黄丸)

《小儿药证直诀》

【组成】 熟地黄炒,八钱(24g) 山萸肉 干山药各四钱(各12g) 泽泻 牡丹皮 茯苓去皮,各三钱(各9g)

【用法】 上为末,炼蜜为丸,如梧子大,空心温水化下三丸。(现代用法:蜜丸,每服9g,日2~3次;汤剂,水煎服。)

【功用】 滋阴补肾。

【主治】 肾阴虚证。腰膝酸软,头晕目眩,视物昏花,耳鸣耳聋,盗汗,遗精,消渴,骨蒸潮热,手足心热,舌燥咽痛,牙齿动摇,足跟作痛,以及小儿囟门不合,舌红少苔,脉沉细数。

【附方】

1. 知柏地黄丸(又名六味地黄丸加黄柏知母方《医方考》) 即六味地黄丸加知母盐炒 黄柏盐炒各二钱(各6g) 上为细末,炼蜜为丸,如梧桐子大,每服二钱(6g),温开水送下。功用:滋阴降火。主治:肝肾阴虚,虚火上炎证。头目昏眩,耳鸣耳聋,虚火牙痛,五心烦热,腰膝酸痛,血淋尿痛,遗精梦泄,骨蒸潮热,盗汗颧红,咽干口燥,舌质红,脉细数。

2. 杞菊地黄丸(《麻疹全书》) 即六味地黄丸加枸杞子 菊花各三钱(各9g) 上为细末,炼蜜为丸,如梧桐子大,每服三钱(9g),空腹服。功用:滋肾养肝明目。主治:肝肾阴虚证。两目昏花,视物模糊,或眼睛干涩,迎风流泪等。

3. 都气丸(《症因脉治》) 即六味地黄丸加五味子二钱(6g) 上为细末,炼蜜为丸,如梧桐子大,每服三钱(9g),空腹服。功用:滋肾纳气。主治:肺肾两虚证。咳嗽气喘,呃逆滑精,腰痛。

4. 麦味地黄丸(《医级》) 即六味地黄丸加麦冬三钱(9g) 五味子二钱(6g) 上为细末,炼蜜为丸,如梧桐子大,每服三钱(9g),空腹时用白汤送下。功用:滋补肺肾。主治:肺肾阴虚证。虚劳喘嗽,潮热盗汗。

【讲述】 六味地黄丸是《小儿药证直诀》里的方剂,和导赤散、泻白散一样,都是儿科的方子,这个方子有六味药,原名叫地黄丸,后来由于它是六个药,所以大家都把它叫做六味地黄丸。这六个药的用量比例,就是"地八山山四,苓泽丹皮三"。就按这个记就可以了。"地八山山四"就是熟地是八,山茱萸和山药都是四,茯苓、泽泻、丹皮都是三。显然这个方以熟地黄作君药,它的用量是八钱,是方中用量最大的。熟地黄这个药就是补肾填精。肾藏精,补肾首先都要补肾精,这个既包括先天之精,也包括后天之精。这个"精",可以化生肾阴,也可以化生肾阳,如果要把肾精化生为肾阴,就要配伍补阴药;要叫它化生为肾阳,就要配伍补阳药。所有补肾都应该首先是补肾填精,因此方中以熟地黄作君药,补肾填精。熟地其性滋腻,所以在补肾填精之中,它又偏补肾阴。山茱萸当然是臣药,山茱萸是补肝肾的,味酸而涩,能补肝肾、固精血,在熟地的作用下,它能补肾,也能填精,同时还能固精,这是它的特长,在这种意义上说,这叫"补而不失",使补益之精藏于肾。同时,山茱萸能补肝,肝肾同源,也叫"乙癸同源",所以补肾时候要补肝,补肝时候一般都要补肾。另外就是"肝藏血",山茱萸有补血作用,咱们又叫"精血同源",精血同源也就是肝肾同源。精能化生为血,血能化生为精,所以在补肾时候也要补肝。熟地和山茱萸是补肾填精最佳配伍,诸多补肾方剂都以这两个药为基础。下面是山药,山药在这个方里也是臣药,山药是补脾肾的,补脾益肾,它也能补肾填精,但这方面就不如熟地了。山药它能补脾,补脾就是助后天生化之源,它既能帮助熟地去补肾填精,同时山药又能补脾助后天生化之源。这两个药从不同侧面都来帮助熟地补肾填精,所以这三个药合在一起叫"三补",补什么呢?就是肾、肝、脾。肾、肝、脾分别属于少阴、厥阴、太阴,所以六味地黄丸有三阴并补作用,三阴并补的核心还是补肾,补肾之中又偏于补阴。肾除了藏精之外,还有肾主水,肾虚之后就不能正常主水了,就容易出现水湿内停,所以在补肾的时候,常常也用一定的利水渗湿药,既是祛邪,也是补而不滞,补不留邪。因此下面又加上茯苓和泽泻,是方中佐药,茯苓和泽泻这两个药都是利湿的,那么茯苓重点是利脾湿,泽泻重点是利肾湿。同时,茯苓还有健脾作用,能帮助山药健脾,助后天生化之源;泽泻有补肾作用,《药性赋》里就讲泽泻能补阴不足。既补而不滞,又补不留邪。古人常说,用补药的时候必先泻邪,"邪去则补药得力",不然的话就补而留邪了。肾除了主水之外,还是水火两脏,它既有肾阴,又有肾阳;既有肾水,又有命门相火。在正常情况下,阴阳是平衡的,水火是既济的,应该阴平阳秘。现在是肾阴虚,肾阴少了,肾阳就偏多了,所以阴虚就容易出现阳亢,肾阴虚就出现相火妄动,阴虚不能制阳,就出现阳亢,虚火上炎。因此,在补肾阴的时候,要降相火。相火一降更有利于补肾阴,而且滋肾阴,降相火也是补不留邪,所以方中要配伍牡丹皮。丹皮在这个方里就是降相火的,补肾药里的这个丹皮不是凉血药,也不是活血药,入肾经的丹皮就是降相火的,也可以叫清虚热。这三个药统称叫"三泻"。泻什么呢?泻水湿和相火,既补而不滞,又补不留邪,邪去则补药得力。"三泻"也是为了更好的补。整个六味地黄丸的作用就叫滋阴补肾,或者叫补肾滋阴,也可以叫"壮水之主,以制阳光"。

六味地黄丸的主治非常多,因为它主要作用是补肾填精,重点是补肾阴。那么肾阴虚主要症状是腰膝酸软,其他还出现很多症状,为了记忆方便,咱们从头往下数,找和肾有关系的。先说头发,肾其华在发,肾虚可见脱发,毛发疏稀,须发早白。"五八肾气衰,发坠齿槁"。其次,肾开窍于耳,肾虚可以出现耳鸣和耳聋,老年人一般会发生耳聋、耳鸣,那就是肾虚。眼睛,五脏六腑之精气皆上注于目,其中有瞳孔,也叫“神水”,瞳孔属肾,肾虚了,会出现眼目昏花,咱们常说“花不花,四十八”,到四十八岁,很多人眼睛昏花。《素问·阴阳应象大论》说:“年五十,体重,耳目不聪明矣。”另外就是牙,齿为骨之余,肾主骨,肾虚之后可以出现牙齿脱落,牙齿动摇。肾虚,虚火上炎可以出现牙疼。玉女煎治疗牙疼,那就是肾阴虚,肾阴虚加上胃火,“少阴不足,阳明有余”。另外就是咽喉,肾的经脉络于嗌,肾阴虚的人可以咽喉干燥,口干舌燥。整个头部,脑为髓海,肾主骨生髓,肾虚就髓海不足,髓海不足出现的病比较多了,最常见是头目眩晕,记忆力减退,所以老人好忘事,那是肾虚的事,老年人还容易出现身体震颤,这都属于髓海不足来的。再往下数,就是腰膝酸软,腰为肾之外府,肾主二便,“肾开窍于二阴”,肾阴虚一般出现大便干燥,小便数多,或者是小便短少。肾主水功能失常,小便可以多也可以少。消渴病一般都与肾虚有关,消渴就是肾不能正常主水,肾精亏虚,所以小便多,口渴,其他还有遗精、早泄。再往下,就是足跟痛,肾的经脉从脚底起,绕着足跟往上走,所以足跟痛。上面说的这些,在成年人叫肾虚。这个方子原来在《小儿药证直诀》是治小儿病的,小孩不能叫肾虚,《小儿药证直诀》里叫“肾怯”,就是先天不足。最常见的就是囟门不合,再一个就是“五迟”、“五软”,这都属于先天不足了。“五迟”是到会说话的时候不会说话,到会走的时候不会走,到会坐的时候不会坐,到该长牙的时候不长牙,简单说就是立迟、行迟、发迟、齿迟、语迟。“五软”就是头软,项软,肌肉软,手足软,口软。

下面讲几个和六味地黄丸相关的常用方。一个方是知柏地黄丸,在六味地黄丸原方里“地八山山四,苓泽丹皮三”加入知母和黄柏各二钱。知母、黄柏是降相火的,显然知柏地黄丸降相火作用要比六味地黄丸大。六味地黄丸只用一个丹皮,而且丹皮降相火作用比知母、黄柏都小,况且只有一味,所以阴虚生内热的证候不明显。知柏地黄丸滋阴降火的力量比较强,主治就叫阴虚火旺,阴虚症状加上骨蒸潮热,或者盗汗,甚至是强中,就是性欲亢进。它的脉除了细数之外,脉也比较有力。一般阴虚,脉细数,到相火亢盛的时候,脉就比较有力了。这时候头目眩晕,口干咽燥的症状也都加重。

下一个方叫杞菊地黄丸,就是六味地黄丸加枸杞子和菊花各三钱。枸杞是补肝肾的,菊花用在补肝肾药里,也有补养肝肾作用,既不是解表,也不是清热,而成为补养药了。枸杞和菊花配伍能补养肝肾而侧重养肝,所以杞菊地黄丸有很好的明目作用,所以叫滋补肝肾、明目,主要治疗肝肾阴虚,眼目昏花,这是最常用的一个方子。

下面的都气丸就是六味地黄丸加五味子二钱。五味子在补肾药里主要是补肾纳气,所以都气丸主要治疗肾不纳气,肾阴虚肾不纳气的虚喘。也可以治疗呃逆,属于肾阴虚肾不纳气的。

还有麦味地黄丸,又名八仙长寿丸,就是都气丸加上麦冬三钱。都气丸是补肾纳气,治疗肾阴虚肾不纳气。麦冬是养阴药,主要是养肺阴,也可以养肾阴,所以这个方是治肺肾阴虚的。它的功用是滋补肺肾,主治肺肾阴虚的虚喘,比都气丸多一个肺阴虚证,除了喘之外,伴有干咳、少痰、咽干口燥等。

左归丸

《景岳全书》

【组成】 大怀熟地八两(24g) 山药炒,四两(12g) 枸杞四两(12g) 山茱萸四两(12g) 川牛膝酒洗,蒸熟,三两(9g) 鹿角胶敲碎,炒珠,四两(12g) 龟板胶切碎,炒珠,四两(12g) 菟丝子制,

四两(12g)

【用法】 上先将熟地蒸烂，杵膏，炼蜜丸，梧桐子大。每食前用滚汤或淡盐汤送下百余丸。(现代用法:蜜丸，每服9g，日2~3次;亦可作汤剂，水煎服。)

【功用】 滋阴补肾，填精益髓。

【主治】 真阴不足证。头晕目眩，腰酸腿软，遗精滑泄，自汗盗汗，口燥舌干，舌红少苔，脉细。

【讲述】 肾分左右，左为肾水，右为命门相火，左归，显然还是补肾阴的。这是明代张景岳的方子，张景岳是一位补益派。左归丸就是六味地黄丸去掉“三泻”，前三味还是“地八山山四”，纯用“三补”补肝脾肾。显然这种病人没有停湿，水液代谢功能正常，没有小便失常，没有虚火上浮。后面又加五味药，大多数都是补肾阴的，其中只有一个鹿角胶是补肾阳的，它的性质比较平和。这是“善补阴者，必于阳中求阴，则阴得阳升而泉源不竭”。这五个药，为了好记，叫龟鹿牛枸菟，“龟鹿牛狗兔”。龟板、鹿角胶、牛膝、枸杞、菟丝子都是补肾药，除牛膝三两外，其余都是四两，显然这个方是纯补的。龟板滋阴补肾，填精益髓；枸杞甘平，滋补肝肾；菟丝子补髓填精，强筋壮骨；牛膝补肝肾，强腰膝；鹿角胶温补肝肾，益精养血。这五个药完全是滋补肝肾，所以左归丸的功效可以叫“纯甘壮水”，纯用甘补药去滋补肾阴。左归丸和六味地黄丸都是滋阴补肾，六味地黄丸是“壮水之主，以制阳光”，它是以滋阴药为主，同时有降相火作用，治疗肾阴虚，相火妄动。左归丸就是纯补，“纯甘壮水”，治疗纯属肾阴虚证，当然这个方的补肾阴作用要比六味地黄丸大得多，除了三补之外，又加了那么多补肾药，但是容易补而留邪，要注意这个问题，注意相火和水湿的有无。如果相火妄动比较明显，还是应该用知柏地黄丸，滋阴降火。如果相火妄动更重一点，出现相火亢盛，那知柏地黄丸又不好用了，因为知柏地黄丸降相火作用确实比六味地黄丸大，但是它不是最强的，降相火作用最强的就是后面的大补阴丸，大补阴丸滋阴降火作用，特别是降火作用要比知柏地黄丸大。

大补阴丸(原名大补丸)

《丹溪心法》

【组成】 熟地酒蒸　龟板酥炙，各六两(各18g)　黄柏炒褐色　知母酒浸，炒，各四两(各12g)

【用法】 上为末，猪脊髓，蜜丸。服七十丸(9g)，空心盐白汤下。(现代用法:蜜丸，每服9g，淡盐汤送服;亦可作汤剂，水煎服。)

【功用】 滋阴降火。

【主治】 阴虚火旺证。骨蒸潮热，盗汗遗精，咳嗽咯血，心烦易怒，足膝疼热或痿软，舌红少苔，尺脉数而有力。

【讲述】 这是朱丹溪的方子，丹溪翁是金元四大家之一，是一位滋阴派。这个方只有四味药，熟地和龟板各六两，都是补肾阴的；知母、黄柏各四两，这是降相火的。知母、黄柏的用量比重大，12∶8、3∶2，所以这个方降相火作用比较强。这个方是丸药，用猪脊髓和蜂蜜作丸，猪脊髓也是补肾的。这个方的功用就是滋阴降火。主治阴虚火旺，相火亢盛。主要见症是骨蒸潮热，五心烦热，烦躁易怒，两颧红赤，或者咳痰带血，阴虚火旺，热伤血络，或者遗精、盗汗、舌红、少苔、脉细数，而尺脉比较有力，说明阴虚火旺。火旺的比较明显，所以滋阴药和降火药的用量几乎相等。但是，知母、黄柏的用量不能过大，因为黄柏为苦燥药，苦能化燥伤阴，所以它还是以熟地、龟板作君药，多用点知母、黄柏，这可以使黄柏苦燥而不伤阴，直接滋阴降火，所以上次咱们讨论黄柏它究竟什么时候用,用多少,这个关系要处理好。滋阴降火,从六味地黄丸开始,到知柏地黄丸,到大补阴丸,降火作用一个比一个强。

一 贯 煎

《续名医类案》

【组成】 北沙参 麦冬 当归身(各9g) 生地黄(18g) 枸杞子(9g) 川楝子(4.5g)(原书未著用量)

【用法】 水煎服。

【功用】 滋阴疏肝。

【主治】 肝肾阴虚,肝气郁滞证。胸脘胁痛,吞酸吐苦,咽干口燥,舌红少津,脉细弱或虚弦。亦治疝气瘕聚。

【讲述】 一贯煎这个方是治疗肝阴虚的,肝阴虚出现肝郁气滞,简单说,一贯煎是治阴虚气滞的,是肝阴虚肝郁气滞。肝郁气滞,一定就出现胁肋疼痛。那么肝郁气滞之后,它可能出现肝郁克脾,也可能出现胃脘疼痛。原方是治胃脘痛的,后来由于它是治肝郁气滞的,所以经常用它来治疗胁肋疼痛。现在主要治疗胁肋疼痛和胃脘痛,属于肝阴虚肝郁气滞的。这个方重用生地作君药,生地是补肝肾的。我方才讲了,补肝的时候要补肾,乙癸同源,这个方是侧重补肝阴的,所以下面又加枸杞。枸杞在这个方里是臣药,用量仅小于生地,枸杞滋补肝肾,重点是入肝经,补肝肾之阴,是养肝明目之佳品。又用沙参、麦门冬、当归为佐药,沙参和麦门冬主要是养肺阴和养胃阴,但是沙参也能养肝阴,中药学里可能只讲它是入胃和肺,其实沙参也入肝经,《本草蒙筌》就说沙参是"足厥阴本经药",能"益肺补肝"。配伍枸杞、生地,沙参主要是养肝阴。麦门冬养胃阴,以滋后天生化之源。麦冬也能养肾阴,有虚则补其母的意思。当归是养血药,因为肝以血为体,以气为用,当归为血中气药,肝阴虚涉及肝血虚少,所以养肝血有利于滋肝阴。同时当归还可以和血调气,有利于疏肝。但是上边这几个药都不是行气药,达不到疏肝理气作用,所以还得加行气药。关键这个行气药用什么?因为一般行气药都有燥性,不论是陈皮、青皮、枳实、枳壳、木香、槟榔、草果、厚朴,这都属于辛燥药,对阴虚不利,阴虚气滞就要禁用。没办法只好选川楝子,川楝子是苦寒药,它有疏肝理气作用,在这里作为佐药,疏肝理气。由于这个药苦寒,所以用量比较小,用量大了以后,苦能燥,反而可能伤阴,这就是这个方子的用药特点。当然,川楝子的用量还比较小,上面滋阴药那么多,显然它行气作用比较差,如果气郁较重的,还可以加味。但千万要注意,一定不要再燥了。北方比较常用的有佛手、枳壳,用量都不要太大。这个方确实很好,是治疗阴虚气滞的代表方。它和逍遥散要区别开,逍遥散是治疗血虚气滞的,肝血虚肝郁气滞的,君药是柴胡,臣药是白芍、当归。一贯煎是治疗肝阴虚肝郁气滞的,以生地作君药,臣药是枸杞,滋阴药比较多,同时行气。这两个方治病都有胁肋疼痛,因为肝郁气滞嘛,一个是有血虚症状,一个有阴虚症状,这个比较好鉴别,这两个方都是名方,是治疗肝郁气滞的常用方。

百合固金汤

《慎斋遗书》

【组成】 熟地 生地 当归身各三钱(各9g) 白芍 甘草各一钱(各3g) 桔梗 玄参各八

分(各3g) 贝母 麦冬 百合各一钱半(各9g)

【用法】 水煎服。

【功用】 滋润肺肾,止咳化痰。

【主治】 肺肾阴亏,虚火上炎证。咳嗽气喘,痰中带血,咽喉燥痛,头晕目眩,午后潮热,舌红少苔,脉细数。

【讲述】 百合固金,显然是治肺阴虚的,这个方是治肺阴虚咳血的。是因为肺肾阴虚,虚火上炎,热伤血络导致的。肺阴虚日久,就会导致肾阴虚,肾上连肺,肺为肾之母,金能生水,所以肺阴虚日久,常常都有肾阴虚。因为这个病都是一些慢性病,常常见于肺结核,当然不局限于肺结核,但大多数都是肺结核。肺肾阴虚,阴虚生内热,虚火上炎,热伤血络,热在血分,所以这个病主要是咳痰带血。这个方大部分药都是血分药,方中以生地、熟地为君,这两个地都是补肾的,都是滋阴的,叫做滋阴补肾;同时这两个药又都是养血药,因为咳痰带血,已经伤血了。生地还有凉血作用,凉血就能止血,因为血得热则行,所以二地并用。那么下面就是养肺阴的了,百合、麦冬、贝母三个臣药,都是养肺阴的,而且还能滋阴润肺、化痰止咳。上面的君臣配伍,就是滋养肺肾,既能滋肺阴,又能养肾阴。下面用当归,当归这个药配在止咳药里,当归能止咳逆上气,当归也能治咳嗽,《神农本草经》就讲当归能止咳逆上气。另外,当归能养血,和生地、熟地配伍就能养血,而且当归还能引血归经,配伍生地凉血止血,所以当归一方面能补血,一方面引血归经,一方面止咳逆上气。还有一个就是白芍,白芍也是血分药,白芍和当归配合,那就是养血,同时也能滋阴;再与二地配伍,白芍更是以养血为主了,这不是四物汤吗?方中还用玄参,玄参是佐药,主要作用是滋阴降火,治疗虚火上炎。玄参能清无根之火,无根之火就是虚火。玄参还有凉血作用,配伍生地能入血分凉血,同时能清虚热。再一个就是桔梗,用桔梗目的就很清楚了,主要是让它入肺经,宣利肺气,调理肺的宣降功能;配伍甘草就是甘桔汤,可以清利咽喉。

这个方的功用就叫滋养肺肾,止咳化痰,凉血止血。主治肺肾阴虚,虚火上炎的咳痰带血,主要症状是咳痰带血。由于肺肾阴虚,虚火上炎,所以有骨蒸潮热,盗汗,肾阴虚本身就盗汗,再加上肺阴虚,肺合皮毛,所以肺阴虚之后,它也出现盗汗,甚至有五心烦热,两颧红赤,咽喉疼痛,舌红少苔,脉是细数的。肺肾阴虚就这个特点,这个方现在治肺结核是常用方。如果咳血量大的还应该加一些止血药。

补肺阿胶汤(原名阿胶散,又名补肺散)

《小儿药证直诀》

【组成】 阿胶麸炒,一两五钱(9g) 黍黏子(牛蒡子)炒香,二钱五分(3g) 甘草炙,二钱五分(3g) 马兜铃焙,五钱(6g) 杏仁去皮尖,炒,七个(6g) 糯米炒,一两(6g)

【用法】 上为细末,每服一二钱(6g),水一盏,煎至六分,食后温服。(现代用法:水煎服。)

【功用】 养阴补肺,清热止血。

【主治】 小儿肺虚有热证。咳嗽气喘,咽喉干燥,咯痰不多或痰中带血,舌红少苔,脉细数。

【讲述】 补肺阿胶汤,原名阿胶散,又名补肺散,也是《小儿药证直诀》的方,是治疗小儿阴虚肺热的。儿科用药还是要照顾稚阴之体和生发之气,何况本来就是肺阴虚,所以这个方是以滋阴药为主,但是尽量要滋而不腻,以免影响脾的运化。这个方用量最大的是阿胶,原方是一两五钱为君药,滋阴润肺,养血止血。小儿乃稚阴之体,肺阴亏虚则虚热内生,加之脏腑娇嫩,咳久则伤及肺络而痰中带血。阿胶既润肺又止血,故为君药。清肺热用马兜铃五钱为臣药,马兜铃这个药现在一般不常用了,大家都知道,马兜铃是苦寒药,有清肺化痰止咳作用,但是马兜铃科的药对肾有损伤,用量不宜过大,小孩更应当尽量少用,叫苦寒败胃。方中还用鼠黏子,就是牛蒡子,清肺止咳利咽。方中还用糯米,糯米补脾,保护小儿生发之气。少许杏仁就是宣利肺气,既可平喘,又有利于肺气的宣降。

综合全方就是养阴润肺,清热止血,主治小儿肺虚有热证。主要还是肺阴虚,阴虚有热,这个热还是实热,不是虚热。它和泻白散要区别开。泻白散是以清热为主,是外邪入里化热,出现的肺热喘咳,小儿为稚阴之体,容易有伏火,所以是午后热甚。补肺阿胶汤治的病是阴虚,阴虚有实火,方用阿胶作君药,主要是肺阴虚兼有实热,脉数,舌红少苔,久咳而且咳痰带血。

第五节　补　　阳

补阳的方剂是治疗阳虚的,阳虚咱们最常见的主要是肾阳虚,其他还有心阳虚和脾阳虚。咱们一般讲阳虚,主要是这三经的,心、脾、肾,最常见的是肾阳虚。咱们前面讲温里剂的时候,已经讲过理中丸、附子理中丸、四逆汤都是温中助阳散寒的,特别是四逆汤能助元阳,回阳救逆,它既能助心阳,又能壮肾阳,也能温脾阳。

肾气丸(又名八味肾气丸、崔氏八味丸)

《金匮要略》

【组成】 干地黄八两(24g)　薯蓣(山药)　山茱萸各四两(各12g)　泽泻　茯苓　牡丹皮各三两(各9g)　桂枝　附子炮,各一两(各3g)

【用法】 上为细末,炼蜜和丸,如梧桐子大,酒下十五丸(6g),日再服。(现代用法:蜜丸,每服6g,日2次,白酒或淡盐汤送下;汤剂,水煎服。)

【功用】 补肾助阳。

【主治】 肾阳不足证。腰痛脚软,身半以下常有冷感,少腹拘急,小便不利,或小便反多,入夜尤甚,阳痿早泄,舌淡而胖,脉虚弱,尺部沉细;以及痰饮,水肿,消渴,脚气,转胞等。

【附方】 加味肾气丸(《济生方》)　附子炮,二两(15g)　白茯苓　泽泻　山茱萸取肉　山药炒　车前子酒蒸　牡丹皮去木,各一两(各30g)　官桂不见火　川牛膝去芦,酒浸　熟地黄各半两(各15g)　上为细末,炼蜜为丸,如梧桐子大,每服七十丸(9g),空心米饮送下。功用:温肾化气,利水消肿。主治:肾(阳)虚水肿。腰重脚肿,小便不利。

【讲述】 今天这里主要讲的是补肾阳,补肾阳的基础方就是肾气丸。肾气丸是张仲景《金匮要略》的方子,《金匮要略》里有一处写的是"崔氏八味丸",显然这个方是崔氏的,比张仲景要早一点。这个方的组成,就是六味地黄丸,"地八山山四,苓泽丹皮三",加上桂、附各一,就是加附子和桂枝各一两。实质上六味地黄丸是钱乙由肾气丸去掉桂枝、附子而来的。肾气丸各药均以两计,还是"地八山山四,苓泽丹皮三",都是"两",桂枝、附子也是各一两。宋代钱乙把两改为钱,但比例不变。这个方的君药还是熟地,臣药还是山茱萸和山药。那么附子和桂枝在这里面,虽然是各一两,但它辛热力量比较大,要比泽泻、茯苓、丹皮的药力大,因此,附子和桂枝在这个方里也是臣药,这就形成了一君四臣。那么这个一君四臣,这个君药是补肾填精的,山茱萸和山药主要也是为了补肾填精,那么在补肾填精的基础上,又加附子和桂枝,这个时候肾精就主要化生为肾阳了,所以这个方主要是补肾,但偏于补肾阳。就总体来说,这个方可以是阴阳并补,因为有六味地黄丸那个基础,是补阴,又加上附子、桂枝的补肾阳,因此说这个方是阴阳并补。但是因为附子和桂枝都是臣药,因此,它又侧重补阳,是在补阴的基础上去补阳的,这也叫阴中求阳,就是"善补阳者,必于阴中求阳"。这种补阳作用比较缓和,也是微微补阳,它不是峻补,这种补阳方法,在《内经》里叫"少火生气",就是补少火,少火能生气,壮火能食气,壮火就容易伤气。补阴的基础上再去补阳,微微补阳,"少火生气",使肾阳逐渐上升。因此,这个方的方名叫肾气丸,而不叫肾阳丸。至于方中的茯苓、泽泻、丹皮,还是六味地黄丸那个意思,那没啥差别。这个就是肾气丸的意思,不要把它看成是单纯补肾阳的。那么临床上要是壮阳的时候,显然这个方力量不足,它就是用在一般肾虚的情况下,既补肾阴,又补肾阳,但是偏于补肾阳,补阳的力量比补阴的力量稍微大一点,所以把它作为补肾阳的基础方。如果想要峻补肾阳,或者是力量比较大一点,应该再加补肾助阳药。

主治病还是偏于肾阳虚,腰膝酸软,腰以下冷,或者腰膝冷痛,小腹拘急,少腹不仁,以及阳痿、早泄、精稀清冷、面色黧黑、目暗耳鸣等。肾阳不能蒸化水湿,肾虚不能运化水湿,所以一般都有小便失常,或者是小便不利,或者是小便数多,老年人多数都尿频,夜尿多,这是肾阳虚。严重的会出现水肿,肾阳虚出现水肿的很多。还有消渴病,原来这个方在《金匮要略》里就是治消渴病的,"男子消渴,小便反多,以饮一斗,小便一斗"。喝一斗水,尿一斗水,就是喝多少,尿多少,就是肾阳虚不能蒸化水湿,津液不能上承,所以就口渴,口渴就要喝,喝了之后又蒸发不了,水湿只得从小便排出,再加上肾虚关门不固,因此小便数多。另外,由于水气不利可以出现痰饮,有些老年人咳嗽痰多,也是肾阳虚不能蒸化水湿,水饮内停。《金匮要略》里有"夫短气有微饮者,当从小便去之,苓桂术甘汤主之,肾气丸亦主之"。《金匮要略》还用它治脚气,这个脚气不是脚癣,是南方感受一种湿浊之邪,或饮食厚味,出现腿脚疼痛。脚气分两种,一种叫干脚气,一种叫湿脚气,干、湿两种。如果就是膝盖以下疼不肿,这个叫干脚气;如果又肿又疼,这个叫湿脚气。湿毒容易上攻冲心,叫脚气冲心,病情就危重了。《金匮要略》原来就用它来治"脚气上入,少腹不仁"。《金匮要略》用它大概治五种病,一个是腰疼,一个是消渴,再一个是痰饮,再一个是脚气,还有一个是转胞。转胞是妇科病,就是女子不得小便。由于肾阳虚,膀胱气化不利,《金匮要略》叫"胞系了戾"。《医宗金鉴》把孕妇不得小便叫转胞。大概意思就是这么多,先理解这个肾气丸,肾气丸是补肾阳的基础方。进一步理解它不单纯是补肾阳,它是阴阳并补,偏于补阳。而且补阳力量比较缓和,真正肾阳虚衰的话,这个方显然是药力不足,必须在这个方基础上进行加减,为了说明这个问题,下面讲几个变化方。

一个要讲一讲加味肾气丸,肾气丸是汉代的,是《金匮要略》里的,那么肾气丸这个方,咱们讲六味地黄丸的时候,我说过一句话,我说从汉代以来,这个方的用量就是"地八山山四"。说这句话是什么意思呢?就是说六味地黄丸实际上是八味肾气丸变化来的,就是钱乙从肾气丸里面去掉桂枝、附子,就形成六味地黄丸,就成为补肾阴的了。咱们为了叙述方便,先讲六味地黄丸,好理解,然后再讲肾气丸,在论述上采取这种方法。下面就讲这个加味肾气丸,加味肾气丸是《济生方》里的,《济生方》也是宋代的。加味肾气丸,从药味上看,就是肾气丸加车前子和牛膝。但是从它的组方原理上看,这两个方大不一样,就是差别很大。这个方附子用到二两,那么熟地呢,仅仅用半两,这和肾气丸差别相当大。肾气丸是地八,桂附各一,而这个方是附子二,那么熟地黄是零点五,反过来了。那么其他像茯苓、泽泻、山萸、山药这些药,都是各一两,显然这个方附子是君药,而且茯苓、泽泻、山茱萸、山药都成臣药了,车前子一两也是臣药。附子作君药,显然助阳力量大了,茯苓和泽泻都是臣药了,利水作用大了,再加上车前子也是用一两,这显然加强了利水作用。所以这个方,真正是治肾阳虚,水气内停,阳虚不能化水,所以这个方是专门治肾阳虚水肿的,没有什么其他补肾助阳作用,就是助阳利水。那么少用点熟地,还是为了补肾,显然这个病除了肾阳虚之外,整个肾也是虚的,但是这个虚的不明显,很轻微,所以这个用量应该减少,这个关系要清楚。也正因为要利水,所以熟地用量应该减少,如果还用"地八"的话,这就很难利水了,熟地是个滋腻药,滋腻药就能助湿,助湿就妨碍利水。方中牛膝、肉桂用量都比较小,也是补肾助阳。牛膝还有利水作用,也有活血作用,与丹皮合用可以活血,活血可以帮助利水,"血为水之侣",血行则水行。这和肾气丸应该有区别了,肾气丸也可以治阳虚水肿,但肾气丸主要是补肾,阴阳并补,补阳利水作用都比较小。显然肾气丸治的阳虚水肿,水肿很轻,一般用于水肿后期,或者现在说治疗慢性肾炎、慢性肾小球肾炎,水肿基本上消失了,几乎是看不到水肿了,但肾虚的比较明显,腰膝酸软,四肢无力,腰以下冷。如果以阳虚为主的时候,出现四肢不温,小便短少,水肿比较明显,这个时候就应该用加味肾气丸,这个关系就是这样,从中看出药量的重要性,它关系到组方原理问题。这个方叫加味肾气丸,为了区别《金匮要略》的肾气丸,所以咱们现在经常把这个加味肾气丸叫"济生肾气丸",就是《济生方》里的肾气丸。把《金匮要略》里的肾气丸叫做"金匮肾气丸"。我为什么单要强调这个呢?因为现在市场上有个金匮肾气丸,它名叫金匮肾气丸,但是,方里有车前、牛膝。要是有车前、牛膝的话,应该是加味肾气丸,可是它的用量又不是加味肾气丸,而是"地八山山四,苓泽丹皮三",桂、附各一,加上车前子、牛膝。这是个啥方?啥也不是,不伦不类。因此这个"金匮肾气丸"治什么也不好使,你说叫它治肾虚吧,它又用车前子;你说叫它利水吧,它又用那么多熟地。所以现在用肾气丸要注意,要认识清楚。

十 补 丸

《济生方》

【组成】 附子炮,去皮、脐 五味子各二两(各9g) 山茱萸取肉 山药锉,炒 牡丹皮去木 鹿茸去毛,酒蒸 熟地黄酒蒸 肉桂去皮,不见火 白茯苓去皮 泽泻各一两(各5g)

【用法】 上为细末,炼蜜为丸,如梧桐子大,每服七十丸(9g),空心盐酒、盐汤任下。(现代用法:蜜丸每服6g;或汤剂,水煎服。)

【功用】 补肾阳,益精血。

【主治】 肾阳虚损,精血不足证。面色黧黑,足冷足肿,耳鸣耳聋,肢体羸瘦,足膝软弱,小便不利,腰脊疼痛,或阳痿,遗精,舌淡苔白,脉沉迟尺弱。

【讲述】 十补丸也是肾气丸的八个药,加上五味子二两,鹿茸一两,把桂枝换成肉桂。方中附子二两、五味二两,其余都各一两,这个方的君药显然还是附子。鹿茸一两要比其他任何一两药力都要大,所以附子和鹿茸两个都是君药。鹿茸能补督脉,助肾阳,益精养血,强壮筋骨,虽无桂、附之热,但有温补之功。显然这个方的作用是为了补肾阳。再加上五味子的补肾涩精作用,所以这个方温阳补肾作用比肾气丸要大,利水作用就很小了。所以十补丸的功效就是补肾阳,益精血。一般把这个十补丸作为补肾壮阳的基础方。治疗阳痿、遗精,腰膝冷痛等。

十补丸与加味肾气丸比较,十补丸的用药是加味肾气丸去车前、牛膝,加鹿茸、五味子,二方都以附子作君药，都是以温肾助阳为主。但加味肾气丸以茯苓、泽泻、车前、山药为臣药，利水作用比较好，所以加味肾气丸是治肾阳虚水肿的。而十补丸是以鹿茸、附子两个为君药，五味子为臣药，所以是补肾阳、益精血，而且能补肾涩精，是补肾壮阳固精的基础方。

右归丸

《景岳全书》

【组成】 熟地黄八两(24g) 山药炒，四两(12g) 山茱萸微炒，三两(9g) 枸杞子微炒，四两(12g) 菟丝子制，四两(12g) 鹿角胶炒珠，四两(12g) 杜仲姜汁炒，四两(12g) 肉桂二两，渐加可至四两(6g) 当归三两(9g) 制附子自二两，渐可加至五六两(12g)

【用法】 将熟地蒸烂杵膏，余为细末，加炼蜜为丸，如弹子大。每嚼服二三丸(9g)，以滚白汤送下。(现代用法：蜜丸，每服9g；汤剂，水煎服。)

【功用】 温补肾阳，填精益髓。

【主治】 肾阳不足，命门火衰证。年老或久病气衰神疲，畏寒肢冷，腰膝软弱，阳痿遗精，或阳衰无子，或饮食减少，大便不实，或小便自遗，舌淡苔白，脉沉而迟。

【讲述】 左归叫补肾阴，右归自然就补肾阳了。右为命门，补命门相火。这个方还是张景岳的，左归丸叫做纯甘壮水，那么右归丸呢，就叫纯甘补阳。这个方就是肾气丸去掉三泻，左归丸是六味地黄丸去掉三泻，那么右归呢，就是肾气丸去掉三泻，当然就没有水湿内停的问题了。基本上还是"地八山山四"，加肉桂和附子各二两，这样一来应该是两个君药，就是熟地和附子，既补肾又助阳。特别是又加上五个药，加上归鹿杜枸菟，鹿角胶就不用说了，左归丸已经讲过了，它能补肾阳，益精血。这里用的是当归，不是龟板，左归丸用的是龟板，那是补阴，这个是当归，补肝养血，通过补肝养血来加强补肾精作用。枸杞、菟丝子那就是补肾，杜仲是补肝肾，壮筋骨。

右归丸的功用就是纯甘补阳。六味地黄丸叫"壮水之主，以制阳光"，肾气丸叫"益火之源，以消阴翳"。右归丸治的病与肾气丸、十补丸差不多，只是不能行水。总之，这三首方都是补肾助阳的，论补肾，右归丸最好，肾气丸次之，十补丸又次之。论助阳，十补丸最佳，右归丸次之，肾气丸又次之。

第六节 阴阳并补

阴阳并补剂适用于阴阳两虚的病证，症见头目眩晕，腰膝酸软，阳痿遗精，畏寒肢冷，自汗盗汗，午后潮热等。临床要根据阴阳虚损程度，辨明主次，权衡配伍。

地黄饮子

《黄帝素问宣明论方》

【组成】 熟干地黄(18g) 巴戟天去心 山茱萸 石斛 肉苁蓉浸酒，焙(各9g) 附子炮 五味子 官桂 白茯苓 麦门冬去心 菖蒲 远志去心，各等分(各6g)

【用法】 上为粗末，每服三钱(9g)，水一盏半，生姜五片，大枣一枚，薄荷五、七叶同煎至八分，不计时候。（现代用法：加生姜5片、大枣1枚、薄荷2g，水煎服。）

【功用】 滋肾阴，补肾阳，开窍化痰。

【主治】 喑痱。舌强不能言，足废不能用，口干不欲饮，足冷面赤，脉沉细弱。

【讲述】 地黄饮子这个方是刘河间的，是治疗喑痱的。病名叫喑痱，喑，就是舌不能言，舌强不能说话；痱，就是足废不用，两个腿不好使，加在一起，这个病名叫“喑痱”。喑痱的病机主要是肾虚，肾阴阳都虚，咱们一般叫肾虚。因为肾主骨，肾虚不能主骨，所以就足废不用，这个好理解。喑，也是肾虚，肾虚为什么出现喑？是阴阳两虚，首先看肾阳虚，肾阳虚不能蒸化水湿，湿聚成痰。然后看肾阴虚，肾阴虚，阴不敛阳，虚阳上浮，或者叫相火妄动，虚火上浮。痰随火升，上蒙心窍，舌者心之苗也，所以就出现舌强不能言。总体来说，这个病都是来源于肾虚，是阴阳两虚。

治法就是滋肾阴，补肾阳，化痰开窍。肾阴虚、肾阳虚，滋肾阴，补肾阳就是补肾，补肾就能壮骨，骨壮就能步履坚强。化痰开窍就可以治疗它那个喑。这个方还是用熟地黄和山茱萸，还是首先补肾填精。然后加上一些补肾阴和补肾阳的药，叫它阴阳并补。原方用量是各等分，在用量相等的情况下，还是以补肾为主，所以熟地黄和山茱萸，都是君药。加上补肾阳的肉桂、附子，再用巴戟天和肉苁蓉，巴戟天能强筋壮骨，补肾壮阳；肉苁蓉能补肾助阳，填精补髓。补肾阴的，用石斛、麦冬、五味子。上面几个药合在一起，就是滋肾阴、补肾阳、阴阳并补。其中肉桂还能引火归元，能引上浮的虚火，归于本位。虚火不上升了，痰就不上逆了，就可以帮助开窍。然后就是加上一些化痰开窍药，用石菖蒲、远志、茯苓，这三个药都有化痰作用，特别是石菖蒲和远志都有开窍作用，所以它能开窍化痰。在滋肾阴、补肾阳基础上，化痰开窍，所以就治那个喑。用法里还加几片薄荷叶，取其轻而上行，引补肾药上行，特别是轻清疏散、上行来帮助解郁，帮助开窍。还用生姜、大枣，生姜也能帮助化痰，大枣、生姜能调和脾胃，在一定意义上说，也有补而不滞的作用，补不碍胃。这个方药味比较多，概括起来说，是以补肾为基础，既补肾阴，又补肾阳，同时化痰开窍，这符合方才说的那个治法，滋肾阴，补肾阳，化痰开窍。现在用于治疗脊髓空洞症，治老年性痴呆用的也比较多。咱们学校好几位老师就研究这个地黄饮子治老年性痴呆，有国家级课题，也有省级课题，但临床还要活用，特别是要关注肉桂、附子的用量，其他也要适当化裁。

龟鹿二仙胶

《医便》

【组成】 鹿角用新鲜麋鹿杀角，解的不用，马鹿角不用，去角脑梢骨二寸绝断，劈开，净用，十斤（5000g）　龟板去弦，洗净，捶碎，五斤（2500g）　人参十五两（450g）　枸杞子三十两（900g）

【用法】 上前二味袋盛，放长流水内浸三日，用铅坛一只，如无铅坛，底下放铅一大片亦可。将角并板放入坛内，用水浸高三五寸，黄蜡三两封口，放入锅内，桑柴火煮七昼夜，煮时坛内一日添热水一次，勿令沸起，锅内一日夜添水五次，候角酥取出，洗，滤净去滓。其滓即鹿角霜、龟板霜也。将清汁另放。另将人参、枸杞子用铜锅以水三十六碗，熬至药面无水，以新布绞取清汁，将滓石臼水槌捣细，用水二十四碗又熬如前；又滤又捣又熬，如此三次，以滓无味为度。将前龟、鹿汁并参、杞和入锅内，又火熬至滴水成珠不散，乃成胶也。每服初起一钱五分（4.5g），十日加五分（1.5g），加至三钱（9g）止，空心酒化下。（现代用法：熬胶，初服每日4.5g，渐加至9g。空心以酒少许送服。）

【功用】 滋阴填精，益气壮阳。

【主治】 真元虚损，精血不足证。全身瘦削，阳痿遗精，两目昏花，腰膝酸软，久不孕育。

【讲述】 龟鹿二仙胶，这名字很好，这是明代王三才的方。龟鹿二仙胶实质上应该是阴阳气血并补的。这个方一共就四味药，鹿角胶做君药，用鹿角熬胶，不用咱们现在去熬，现在药市上有鹿角胶了，用十斤鹿角熬胶，鹿角胶就是补肾助阳，益精养血，相当于鹿茸，仅次于鹿茸。然后用龟板五斤熬胶，这叫龟板胶，龟板胶是补肾滋阴的，能健骨、补血，一个是补肾阳的，一个是补肾阴的，但是鹿角胶的用量大，显然还是以补阳为主。然后加人参和枸杞，枸杞三十两，不到二斤，人参十五两，不足一斤。枸杞平补肝肾，填精益髓，益血生精，强筋壮骨；人参大补元气，补五脏，安精神，扶虚羸。这四个药合起来就能阴阳气血并补。现在可以把人参、枸杞压面，加入鹿角胶、龟板胶里，熬成半固体的胶状，每次喝一勺，一天喝两次，治疗慢性虚弱病，身体瘦削，腰膝酸软，手足不温，气短乏力，精神疲惫等属于虚劳病人。

七宝美髯丹

《本草纲目》引《积善堂方》

【组成】 赤、白何首乌米泔水浸三四日，瓷片刮去皮，用淘净黑豆二升，以砂锅木甑，铺豆及首乌，重重铺盖，蒸之。豆熟取出，去豆暴干，换豆再蒸，如此九次，暴干，为末，各一斤（各30g） 赤、白茯苓去皮，研末，以水淘去筋膜及浮者，取沉者捻块，以人乳十碗浸匀，晒干，研末，各一斤（各30g） 牛膝去苗，酒浸一日，同何首乌第七次蒸之，至第九次止，晒干，八两（15g） 当归酒浸，晒，八两（15g） 枸杞子酒浸，晒，八两（15g） 菟丝子酒浸生芽，研烂，晒，八两（15g） 补骨脂以黑脂麻炒香，四两（8g）

【用法】 石臼为末，炼蜜和丸弹子大，一百五十丸，每日三丸，清晨温酒下，午时姜汤下，卧时盐汤下。（现代用法：为蜜丸，每服9g，日2服，淡盐水送服；汤剂，水煎服。）

【功用】 补益肝肾，乌发壮骨。

【主治】 肝肾不足证。须发早白，脱发，齿牙动摇，腰膝酸软，梦遗滑精，肾虚不育等。

【讲述】 七宝美髯丹，这个方名也很好，七宝美髯，肯定是七味药，能驻颜悦色，驻颜悦色是不是可以延年益寿？七宝美髯丹这个方是明代的，明代有个人叫邵应节，邵应节是个真人。什么是真人？道家称是修养有素的人，他本身不是道人。他有这个方，这个方怎么出来的呢？当时明代明世宗，就是嘉靖皇帝，没有儿子，邵应节就把这个方献给了明世宗。明世宗用了这个方之后，连生皇嗣，生了好几个儿子。所以从那以后，就把这个方给传开了。这个方的君药是何首乌，何首乌大家都认识吧？何首乌是个人名，知不知道？何首乌是唐代顺州南河县人，何首乌的爷爷，乳名叫田儿，小时候身体比较弱，不能从事体力劳动，就演练道术。唐代道家比较兴盛，他跟师父常年在山里练习道术，五十八岁了，不懂得娶妻生子。有一天喝酒喝多了，醉卧山野，睡在山上了，他醒来一看，旁边有两个草蔓子，大约隔三尺多远，这两个草蔓子，就互相交合在一起，久而方解，解而又交。他感到很奇怪，等到天亮了，就把这两个蔓子的根挖出来，问谁谁都不知道这是什么东西。最后遇到一个山老，山老告诉他："子既无嗣，何不服之？"说你既然没有后代，为啥不吃这个东西呢。从此田儿就把它捣成末，用酒调服，每次一钱，吃到七天，"而思人道"，吃了几个月，身体就比较强壮了。吃不到十年，连生数子，从此改名叫何能嗣。又给他儿子何延秀吃何首乌，结果何延秀也活到一百六十岁，何延秀也生了好几个儿子，其中就有何首乌。何首乌也吃这个，也活到一百三十岁。何首乌有个朋友叫李安期，李安期就问何首乌，你们家怎么那么多长寿的？有什么秘诀呀？因为他俩是好朋友，何首乌就把这个事告诉了他，后来李安期就把这个事给传出去了。

我说这个，就知道何首乌是咋回事了吧？何首乌这个药能补肝肾、壮筋骨、乌须发、悦颜色，还能填精种子。这个方以何首乌作君药，赤、白首乌各一斤，要蒸九次，晒九次，而且每次都加药蒸。其次用茯苓，用赤、白茯苓各一斤，茯苓是臣药，茯苓也是补药，咱们讲地黄丸、肾气丸总是讲这个，茯苓能补，特别是能补脾，也能够宁心益智，茯苓也有补肾作用，但是比较小。《本草纲目》单有个吃茯苓的方法，久服能驻颜悦色，肌体润泽，宁神益智，延年耐老。下面就用枸杞子、菟丝子平补肝肾，当归养血，牛膝补肝肾、壮筋骨，以上各半斤。补骨脂用四两，补骨脂是补肾阳的，补骨脂就是破故纸，它是补肾助阳的，这就形成阴阳并补。现在发现七宝美髯丹抗衰老作用很好，许多补肾药都有抗衰老作用，包括六味丸、八味丸、左归丸、右归丸，甚至包括地黄饮子、龟鹿二仙胶。何首乌的抗衰老作用，大家认识都是一致的。

第七节　气血阴阳并补

气血阴阳并补剂适用于气血阴阳俱虚证。症见气短乏力，神疲食少，心悸失眠，腰膝酸软，头目眩晕，舌淡少苔，脉虚细等。

炙甘草汤（又名复脉汤）

《伤寒论》

【组成】　甘草炙，四两（12g）　生姜切，三两（9g）　桂枝去皮，三两（9g）　人参二两（6g）　生地黄一斤（50g）　阿胶二两（6g）　麦门冬去心，半升（10g）　麻仁半升（10g）　大枣擘，三十枚（10枚）

【用法】　上以清酒七升，水八升，先煮八味，取三升，去滓，内胶烊消尽，温服一升，日三服。（现代用法：水酒各半煎服，阿胶烊化。）

【功用】　滋阴养血，益气温阳，复脉定悸。

【主治】

1. 阴血不足，阳气虚弱证。脉结代，心动悸，虚羸少气，舌光少苔，或舌干而瘦小者。
2. 虚劳肺痿。咳嗽，涎唾多，形瘦短气，虚烦不眠，自汗盗汗，咽干舌燥，大便干结，脉虚数。

【讲述】　炙甘草汤是《伤寒论》里的方，在《伤寒论》里这个方原来是治"脉结代，心动悸"，就这六个字。脉结代，结和代，结脉是缓而一止，代脉是动而中止，停得时间比较长，而且没有规律，出现代脉病情就比较严重了。这个叫"脉结代，心动悸"，就是心悸比较厉害，也可以叫"怔忡"。什么原因呢？是伤寒后期，阴阳气血俱虚，主要是心经的阴阳气血都虚，其中任何一个虚它就出现心动悸，两个虚就更厉害，三个虚就越来越厉害，四个虚心跳得就更严重了。心失所养，阴血不足，不能充盈于脉，脉就虚了，软了；阳气不足就不能鼓动血脉流行，脉来不能自续。这两个原因加在一起，就出现了脉结代。阴阳气血俱虚，主要方面是啥？主要还是阴血不足，物质基础不足，功能再好，物质基础不足，还是解决不了根本问题。所以，这个方的重点还是要补心阴，养心血，同时温心阳，益心气。因此，方中重用生地，原方是一斤，十六两，咱们现在用50~70g，用它来作为君药以滋阴养血。下面就配伍一些补心阳、补心气，补心血的。炙甘草原方是四两，这个用量也算是比较大，作臣药。炙甘草在这个方里主要是补心气，补心气为啥重用炙甘草？就是炙甘草味甘，甘能缓急，它能缓解心的动悸。下面用麦门冬半升，相当于三两，为臣药，这就是滋心阴的。桂枝三两为臣，是补心阳的，而且能温通血脉。上面这四个药就是一君三臣。重点是滋阴养血，然后配伍补心气的、补心阳的、补阴血的。都说补，不文雅，所以把它改成滋心阴、益心气、补心血、助心阳。为了加强上面这四个药的作用，又配了几个佐药。为了加强生地的滋阴养血作用，所以加了阿胶、麻仁，阿胶既能滋阴，又能养血，麻仁最好用黑芝麻仁，能养血润燥，配合生地黄能加强养血滋阴作用，也能配合麦门冬滋补心阴。为了加强甘草补心气作用，方中用人参二两。补心气是重用甘草而不是重用人参，就是甘能缓急。但是单用甘草，显然补心气作用不好，所以加人参补气。那么谁能帮助桂枝呢？生姜、大枣，所以生姜用三两，大枣用三十枚，姜枣合起来，就相当于桂枝的作用，它能温通心阳。为什么大枣用量这么大？大枣还有养血作用，能加强生地的养血功能；大枣还有补气作用，又能帮助甘草、人参补气。生姜、大枣和桂枝配伍就帮助桂枝温心阳，同时生姜、大枣还能调和阴阳，调和气血。这个方用药非常好，当然效果也不错。这个方的用法是用酒和水煎药，清酒七升，水八升，一半水，一半酒，水酒共煎。酒是通血脉的，是活血的，特别是清酒，它有活血作用。不会喝酒不要紧，等到煎好了以后，这个酒已经挥发了。但是在煎的过程中，这个酒起作用了，特别是这个方的生地，生地用量比较大，“生地得酒良”，所以生地一般都用酒洗。用生地还要忌萝卜，吃六味地黄丸的时候，忌吃萝卜，服炙甘草汤也要忌食萝卜。

炙甘草汤的功用就是滋心阴，养心血，益心气，温心阳。主治阴阳气血俱虚的脉结代、心动悸。由于能治疗脉结代，所以这个方名又叫复脉汤。现在常用于一些心脏病出现的心律不齐。教材上还有治疗虚劳肺痿，这个简单知道一下就可以，在《金匮要略》虚劳肺痿里把它列为“附方”，这不是张仲景的原意，是后来王叔和或林亿他们整理的时候列入的。用于治疗肺痿要斟酌，肺痿主要是干咳，大多数都是肺阴虚，这里有桂枝、生姜，是否合适？要辨证施方，医不执方，灵活化裁。

小　　结

这一章比较大，而且大部分是常用方。咱们大家共同把这一章简单总结一下。

先说补气方，补气主要是围绕肺脾两经，一般说气虚，主要是肺脾两经气虚，表现在肺经症状和脾经症状。补气的基础方就是四君子汤，就是参、术、苓、草四个药。这个方除了补气之外，还能健脾，脾为气母，说肺脾两经气虚，主要还是脾虚，所以这个方既是补气的基础方，又是健脾的基础方。诸多治脾虚的，比如异功散，治脾虚食少的，就在四君子汤里加陈皮。特别是六君子汤，用四君子汤补脾，半夏、陈皮和胃，是治疗脾胃不和的常用方。至于参苓白术散，就在四君子汤基础上，加了一些健脾利湿止泻药，所以它主要是治疗脾虚泻，其中特别要注意的就是桔梗，桔梗开提肺气，提壶揭盖法，使气化则湿化；另一方面就是桔梗能载药上行，所以参苓白术散可以治肺虚久咳，叫补土生金。其中的砂仁是芳香醒脾、理气化湿。气虚比较重的时候，就应该用补中益气汤了。补中益气汤以黄芪作君药，人参和甘草作臣药，这三个药合在一起，叫“芪外参内草中央”，能补一身之气。气虚比较重的时候，还要补血，所以加当归。气虚要补脾，所以用白术，白术既补气，又健脾，以助后天生化之源。为了使之补而不滞，所以加陈皮，使补足之气，运化到全身。加升麻、柴胡，那就升阳举陷了，治疗中气下陷，所以补中益气汤治疗三个病，一个叫做气虚重证，一个叫做中气下陷，再一个叫做气虚发热。玉屏风散是治疗表虚自汗的，要注意黄芪和防风的关系，一个就是补不留邪，因为表虚的人就容易感受外邪，防风能祛风，和黄芪配伍之后，补不留邪；再就是黄芪得防风其功愈大，黄芪畏防风，相畏而相使也。白术是补气健脾实肌腠,能帮助黄芪止汗。生脉散是治气阴两伤证,气阴两伤比较重的可以叫亡阴证,它和四逆汤相比,四逆汤治疗亡阳证,生脉散就治疗亡阴证。方中以人参为君,麦冬为臣,一者补气,一者滋阴,二者配伍,可以补气生阴,阳生阴长。五味子起酸收作用,与人参配伍能补敛欲耗之气;与麦冬配伍能补敛欲竭之阴。三药配伍就峻补气阴。

补血的四物汤,用地黄、当归、芍药、川芎,不论是生地、熟地,不论是赤芍、白芍,不论是当归身、当归尾,都叫四物汤,所以能治疗各种血分病。"四物地芍与归芎,血家百病此方通",不论寒热、虚实,都可以用四物汤。一个是药物的加减变化,再一个是把君臣佐使变化好。当归补血汤是李东垣治疗血虚发热的,注意黄芪和当归的用量比例,是5:1,这个方的特点是补气生血,治疗血虚重症和血虚发热。归脾汤是治疗心脾两虚,气血不足的,脾主要是气虚,心主要是血虚,主要症状有心悸、失眠、健忘、怔忡、倦怠、饮食减少、气短乏力等。由于它既能补气,又能补血,所以它又能治脾不统血,最常见的就是崩漏下血,其他像便血,紫斑等。气血双补的有八珍汤、十全大补汤、泰山磐石散,这些都是四君子汤、四物汤的变化方。

补阴的重点方是六味地黄丸,补肾阴的有六味地黄丸、左归丸、大补阴丸,还包括知柏地黄丸、杞菊地黄丸、麦味地黄丸。六味地黄丸"地八山山四,苓泽丹皮三",三补三泻,是补肾阴的基础方。大补阴丸滋阴降火,主治肾阴虚,相火亢盛,方用熟地、龟板滋阴,知母、黄柏滋阴降火。知柏地黄丸也是滋阴降火,但与大补阴丸相比降火之力较弱。杞菊地黄丸是滋补肝肾,主治目暗昏花。都气丸是六味地黄丸加五味子,主治肾阴虚、肾不纳气的虚喘。麦味地黄丸是治肺肾阴虚,虚劳喘嗽。左归丸是纯甘壮水,和六味地黄丸比,六味地黄丸叫做"壮水之主,以制阳光"。一贯煎治疗肝阴虚肝郁气滞,要和逍遥散区别开,逍遥散是治血虚气滞,有血虚症状,有心悸、失眠症状。一贯煎证主要是阴虚症状,胁肋疼痛、胃脘疼痛、舌红少苔、脉细数。百合固金汤治疗肺肾阴虚,主要是肺阴虚咯痰带血,肺肾阴虚,虚火妄动,热伤血络,热在血分,所以以咳痰带血为主症,同时见阴虚证。

补阳的方剂刚刚讲完,肾气丸是补肾阳的基础方,它是阴阳并补、偏于补阳,是少火生气,而非峻补肾阳。《金匮要略》用它治五种病,即腰痛、痰饮、消渴、脚气、转胞。加味肾气丸用药虽然是肾气丸加车前子、牛膝,但用量有很大差别,君药是附子,臣药是茯苓、泽泻、山药,因此主要功效是温肾助阳,利水消肿,是治疗肾阳虚水肿的。十补丸也是附子为君药,而鹿茸、五味子为臣药,所以能补肾阳,益精血,是补肾壮阳固精的基础方。右归丸是纯甘补阳的,方用熟地和附子两个君药,补肾助阳,益髓填精,双管齐下。回过头来把温里剂那些方拿过来,把它贯穿一下,这些方都有助阳祛寒作用,有的是以祛寒为主的,如理中丸以干姜作君药,显然是以祛寒为主,它是治疗脾胃虚寒的。附子理中丸就是既助阳又祛寒,治疗脾肾阳虚,或者叫脾肾虚寒。小建中汤能温中补虚,缓急止痛,柔肝理脾,调理阴阳,是治疗虚劳病,阴阳俱虚,肝脾不和,以脾胃虚寒,拘急腹痛为主症的。特别是四逆汤、回阳救急汤,都是治阳衰阴盛的,属救急的方剂。

阴阳并补剂里有地黄饮子和七宝美髯丹。地黄饮子的功效是滋肾阴,补肾阳,化痰开窍,是治疗喑痱的著名方剂。七宝美髯丹以何首乌作君药,能补益肝肾,强身壮体,乌须黑发,填精种子。

气血阴阳并补主要讲了炙甘草汤,方以生地作君药,滋阴养血。炙甘草补气缓急,桂枝温通心阳,麦冬滋养心阴,共为臣药,主治脉结代,心动悸。

(毕珺辉　编写)

第七章　固　涩　剂

固涩剂都是以固涩药为主组成的，《中药学》里已经单独有这一章，叫固涩药，这些药的整体作用都是固涩收敛，主要用于气、血、精、津滑脱耗散的病证。固涩剂在“十剂”里属于涩剂，叫做“涩可去脱”。八法里没有涩法，把这一类方剂大多数都归于补益剂。上一章刚讲完补益剂，所以紧接着就讲固涩剂，它属于补益剂的一部分。那么，它和补益剂是什么关系呢？凡是固涩剂治的病，大多数都属于虚证，气虚、血虚、阴虚、阳虚，虚证久治不愈，就可以出现气血精津滑脱耗散的病证，如气虚不能摄血出现的崩漏下血，肾虚的滑精遗泄等。这些用补益剂屡治不愈，最后就得用固涩剂。固涩剂和补益剂的关系，基本上是标本关系，补益剂属于治本，固涩剂原则上属于治标，急则治其标。崩漏下血，失血失的很多，那么这个时候单用补益剂效果就慢了，赶快用固涩剂，先把血止住，不然血脱了，那就病情加重，就很危险了，所以用固涩剂主要是治标，然后还要治本，最后还要用补益剂。固涩剂原则上是治标的，叫作“急则治其标”，“缓则治其本”。那么既然都是由于虚证来的，所以使用固涩剂的时候，多数都配补益的药，两方面结合用。结合用的时候，补益的用多少，固涩的用多少，这就要看病情的标本缓急了。标证比较急的时候，就多用固涩药；本证比较重，而且标证不是太急的话，重点用补益药。

固涩剂的适应证有以下几个方面，一个是治疗汗出过多。汗出过多，还是要追究它的原因，如果是表虚，我们讲过玉屏风散；中气虚用补中益气汤；如果是阴虚火旺，大补阴丸也可以，当归六黄汤也可以。这就要看情况，汗出不止，如果时间比较长，用这些方法都治不好了，而且汗出得很多，就用固涩剂，先把汗止一止，然后再治其本。另外就是治疗久咳不止，久咳不止我们讲过参苓白术散，能够治肺虚久咳；生脉散治气阴两虚的久咳不止；甚至炙甘草汤治肺痿，也可以治久咳，但这些都属于治本的。如果治本的药效果不好，还是咳嗽得很厉害，这就应该“急则治其标”。不然总这么咳嗽，就会耗伤肺气，有的伤气，有的伤阴，或者气阴两伤。其他像久泻久痢，我们讲过补中益气汤可以治久泻久痢，参苓白术散也可以。但是用参苓白术散、补中益气汤都治不好，那可能就需要固涩了，不然的话，津液就耗脱了，正气也伤了，脾胃也虚弱了，这个人的体质越来越消瘦，所以赶快把泻利止住，止完之后再慢慢治本。其他像遗精、遗尿、崩漏、带下，日久不愈，也本着这个意思去治疗。

最后讲讲使用注意事项，一个是刚才我说了，使用固涩剂一般都要加上固本药、扶正药，扶正固本，因为这些病都有正虚，要标本同治。再一个重要问题，使用固涩剂要防止关门留寇，要补不留邪。对于邪气尚盛的不能过早用固涩剂，以免助纣为虐，加重病情。

第一节　固表止汗

固表止汗，是治疗表虚自汗的，最常用方是玉屏风散。如果玉屏风散疗效不好，可以考虑加固涩止汗药。这一节是固涩剂，应该就是以固涩止汗为主。

牡 蛎 散

《太平惠民和剂局方》

【组成】 黄芪去苗、土 麻黄根洗 牡蛎米泔浸，刷去土，火烧通赤，各一两(各12g)

【用法】 上三味为粗散，每服三钱(9g)，水一盏半，小麦百余粒，同煎至八分，去渣，热服，日二服，不拘时候。(现代用法：为粗末，每服9g，用小麦30g，煎水送服药末；亦可加小麦30g，水煎服。)

【功用】 敛阴止汗，益气固表。

【主治】 自汗、盗汗。常自汗出，夜卧尤甚，心悸惊惕，短气烦倦，脉细弱。

【讲述】 牡蛎散这个方，就是四个药，牡蛎和黄芪都是各一两，牡蛎一定要煅牡蛎，煅牡蛎固涩力量更强，而生牡蛎滋阴潜阳，也有固涩作用，但是固涩作用比较小。煅牡蛎和黄芪用量相等，基本是标本同治。黄芪是固表，治表虚自汗；牡蛎是固涩止汗。这两个比较起来，固涩力量似乎稍强一点，所以牡蛎作君药，黄芪作臣药，这就体现了标本同治，而且侧重治标。下面加麻黄根，麻黄根收束止汗，能使腠理收束。麻黄是发汗的，能使腠理开泄，而麻黄根有收束的意思，它能使腠理收束而止汗。麻黄根原方也是一两，但不如前两味药力量大，所以是佐药。其次是小麦，小麦现在一般都是用浮小麦，浮小麦同麻黄根基本上是对药，一般止汗的时候把这两个开在一起，麻黄根和浮小麦是止汗常用的两个药。原方是小麦，不是浮小麦，浮小麦就是小麦不太成熟的，是干瘪的小麦，放在水里能漂起来，所以叫浮小麦，浮小麦有止汗作用。那么小麦呢？成熟的小麦，养心作用比较好，能养心阴，因为汗为心之液，出汗过多之后，耗伤心液，所以用小麦也合理，能够养心阴。现在一般都用浮小麦，浮小麦止汗作用比较好。这个方作为三类方，大概知道有个牡蛎散，它能够固涩止汗就可以了。临床上治疗自汗一般还是用玉屏风散，而且都是用玉屏风散加味，加什么呢？大概就加这几个，加龙骨、牡蛎，龙骨、牡蛎都用煅的，这就能够收敛止汗，再加点麻黄根、浮小麦，一般都是这么用的。

第二节 敛 肺 止 咳

敛肺止咳是治疗久咳不止，刚才我说了，久咳不止，一个是病人非常痛苦，再一个就是久咳容易耗伤肺气。

九 仙 散

王子昭方，录自《卫生宝鉴》

【组成】 人参 款冬花 桑白皮 桔梗 五味子 阿胶 乌梅各一两(各12g) 贝母半两(6g) 罂粟壳去顶，蜜炒黄，八两(9g)

【用法】 上为末，每服三钱(9g)，白汤点服，嗽住止后服。(现代用法：散剂，每服9g，温开水送下；汤剂，水煎服。)

【功用】 敛肺止咳,益气养阴。

【主治】 久咳肺虚证。久咳不已,咳甚则气喘自汗,痰少而黏,脉虚数。

【讲述】 敛肺止咳最好的方就是九仙散。九仙散一共九个药,效果特别好,所以叫九仙散,是仙丹妙药。方中最主要的药就是罂粟壳,罂粟壳大家都知道,大烟壳,鸦片就是从罂粟壳里取出来的,鸦片是麻醉药。罂粟壳也含有吗啡、可待因,有一定麻醉作用,咱们中药叫它收敛固涩药,这个方里用量比较大,八两,其他八味药基本上是各一两,加在一起还不到八两,是七两半,而罂粟壳一味就用八两,显然力量太大,这是强力止咳。现在西药麻醉药,能麻醉咳嗽中枢,让你不会咳嗽。那显然这是个问题,好的方面是它确实能镇咳,但不好的方面呢?就很容易留邪。咳嗽的人,一般肺失清肃,肺气不能正常肃降,一般都有痰,所以这个药用了之后,容易留邪,有痰咯不出来,胸中懋闷。西医也主张有痰的不能轻易使用麻醉药,罂粟壳就有这个特点。但久咳不止的,只得先用罂粟壳,要是用汤剂的话,一般用 10g 就可以了,强力敛肺止咳。再给它配伍两个敛肺药,这两个敛肺药,就带有补益作用了。五味子能够敛肺止咳,乌梅也能够敛肺止咳,这两个药都有点补肺气作用。但是以收敛为主,在罂粟壳作用下,肯定是以敛肺止咳为主要作用了,但还有补肺的作用。一方面敛肺,一方面补益肺气,也有标本同治的意思。这三个药,一个君药,两个臣药,都是敛肺的,所以它主要还是治标。那么下面就应该加上治本的药了,一个是加人参一两,一个是加阿胶一两。人参显然是补气的,久咳伤肺,肺气虚;久咳也伤阴,用阿胶就能养肺阴,同时阿胶还有止血作用,因为久咳也会损伤肺络,肺络伤就容易咳血。所以这个方补肺阴不用麦门冬,也不用沙参,而用的是阿胶。人参是补肺气的,阿胶是养肺阴的,同时有止血作用,这是治本。为了补不留邪,所以下面又加款冬花、桑白皮和川贝母,利肺气,止咳化痰平喘。桑白皮和贝母都有清热作用,使它关门不留寇,不能留住热邪;同时贝母和冬花都有化痰作用,也使它补不留邪。另外,款冬花和桑白皮都有泻肺作用,利肺不仅能止咳,而且能使肺气肃降有权。方中还有桔梗,桔梗就是宣利肺气了,最后达到调和肺气作用,使肺气有宣有降,来恢复肺的功能。这九个药配伍的非常恰当,止咳作用非常强。但是千万要注意,轻易不要动用这个方,所以把这个方放在三类了。知道有这么回事,不要轻易动用九仙散,防止闭门留寇。功用就是敛肺止咳,益气养阴。这都很明白了,前面君臣药是敛肺止咳的,后面加两个药就是益气养阴的,那再加就是清热化痰和宣利肺气了,这就是九仙散,治疗久咳。

这个方与参苓白术散治的久咳、生脉散治的久咳要区别开。肺脾气虚的用参苓白术散,特别是有痰的时候,参苓白术散能够利湿,利湿就能化痰。如果真正气阴两伤的时候,也是咳嗽日久,但是咳嗽不是太厉害,气短了,口干咽燥了,脉来细弱了,这个还是力求治本,用生脉散。实在咳嗽得很厉害,日久不止,而痰又比较少,这个时候可以少加点收敛药,也可以在生脉散里再加点敛肺止咳药,但是不要轻易地动用罂粟壳,不到必要时不能使用,即或用也不要时间太久。

第三节 涩肠固脱

涩肠止泻,叫涩肠固脱也行,叫涩肠止泻,涩肠本身就止泻,叫涩肠固脱,因为这部分方固涩力量都比较强。

真人养脏汤(纯阳真人养脏汤)

《太平惠民和剂局方》

【组成】 人参 当归去芦 白术焙,各六钱(各9g) 肉豆蔻面裹,煨,半两(8g) 肉桂去粗皮 甘草炙,各八钱(各12g) 白芍一两六钱(15g) 木香不见火,一两四钱(3g) 诃子去核,一两二钱(15g) 罂粟壳去蒂、盖,蜜炙,三两六钱(9g)

【用法】 上件锉为粗末,每服二大钱(6g),水一盏半,煎至八分,去渣,食前温服。忌酒、面、生冷、鱼腥、油腻。(现代用法:作汤剂,水煎,饭前温服。)

【功用】 涩肠固脱,温补脾肾。

【主治】 久泻久痢,脾肾虚寒证。大便滑脱不禁,甚或脱肛坠下,腹痛喜温喜按,或下痢赤白,或便脓血,日夜无度,里急后重,倦怠食少,舌淡苔白,脉沉细迟。

【讲述】 真人养脏汤治疗久泻不止,包括久泻久痢,滑脱失禁。久泻久痢一般来说都属于脾胃虚弱,大多数属于脾虚来的,所以用参苓白术散也可以,用补中益气汤也可以,一般还是以治本为主。如果治本都无效了,可以用一点固涩剂,可以在参苓白术散、补中益气汤里加点固涩药。如果加上固涩药还不好,就得以固涩药为主了。真人养脏汤就是以固涩为主的,治疗久泻久痢,甚至脱肛、滑脱不禁,排便次数多,下利无度,一天泻十几遍,有的泻二十多遍。真人养脏汤还是以罂粟壳作君药,原方用三两六钱,不管用多少,反正它的用量是最大的,还是君药。刚才讲的罂粟壳是敛肺止咳,那么现在讲呢,就是涩肠止泻。罂粟壳敛肺止咳作用很强,涩肠止泻作用也很强。为了真正让罂粟壳达到涩肠止泻作用,一定要给它配伍涩肠止泻药,所以下面加上肉豆蔻、诃子。肉豆蔻也是涩肠止泻药,叫温中健脾,涩肠止泻,它有温中作用,有祛寒作用,也有健脾作用,但是主要作用还是涩肠止泻。诃子也有涩肠作用,在这个方里它配合着罂粟壳和肉豆蔻,就起涩肠止泻作用。罂粟壳的用量是三两六钱,诃子是一两二钱,罂粟壳和诃子用量是3:1的关系。肉豆蔻用量比较少,这个要注意,肉豆蔻用在止泻的时候一定要煨,就是用面裹煨,像包饺子似的,把肉豆蔻外面包上一层面,然后用慢火去烧。肉豆蔻的油质很多,如果不煨的话,肉豆蔻反而会引起腹泻。为什么要少用呢?就是因为炮制不好的话,肉豆蔻反而会助泻,所以用量比较谨慎。上面这三个药,也是一个君药,两个臣药,主要的还是要涩肠止泻,重点还是治标。那么下面还得加治本的药,一个就是用人参、白术,这不用说了吧,人参、白术显然是健脾止泻的,补气健脾,祛湿止泻,这个比较好理解。又加上当归和白芍,当归是养血的,因为下痢,痢疾下利赤白,还是伤血,耗气伤血,所以也用当归来养血。当归用量也不能太大,因为当归还有润肠作用,多用当归之后,反而加重腹泻。白芍也是配合当归补血的,但是白芍用量比较大,当归六钱,白芍一两六钱,这些用量都是寓有深意的。这大概和芍药汤那个白芍是一个意思,既配合当归养血,又能柔肝止痛。因为脾虚之后,就肝郁克脾,肝郁克脾之后就腹痛,所以腹泻一般都有腹痛,就是肝脾不和。脾虚之后,肝就来克脾,这叫木来乘土,所以柔肝又有利于健脾。下面还有肉桂,肉桂用八钱,是温中祛寒的。芍药汤里也有肉桂,是不是?芍药汤是治湿热痢,对吧?治疗湿热痢疾的,那里面为什么也用肉桂?因为是湿邪,防止湿得寒则凝。因为君药是黄连、黄芩,是治湿热病,湿热病应该用黄连、黄芩,但是用大量黄连、黄芩之后,容易碍湿,湿得寒则凝,所以为了防止冰伏湿遏,就要加点肉桂。那么这个方为什么要加肉桂呢?那显然就是为了温中散寒,或者说它有点温肾阳作用也可以,但在这个方里主要是温中散寒,因为方中大量都是脾经药,所以真人养脏汤主要是针对脾胃虚寒来的,主要是治脾胃虚寒的久泻久痢，和肾的关系不是太大。方中还有木香，木香是脾经药，芳香醒脾，和人参、白术配伍，显然是芳香醒脾，同时木香是行气药，行气化滞是为了补而不滞，行气还可以治里急后重。甘草就不用说了，调和药性，益气健脾，和白芍配合又能缓急止痛。这个就是真人养脏汤，当然还是以治标为主，还是以固涩为主。整个方大部分都是脾经药，所以是治中焦虚寒，或者叫脾胃虚寒的久泻久痢，出现滑脱失禁了。还是那句话，不要用之过早。

1961 年的时候，咱们学校在阿城那边办一个农场，那时候是困难时期，各个学校都自己办农场，学生也去，老师也去，种地去，种地收点粮，补充伙食。咱们有一位工人就常住在农场，结果他当年夏天得痢疾了，一天泻了五六遍，什么药也没有，农场也没药，农村也没有医生，就没什么办法。那儿农村有个老太太看他挺可怜的，结果老太太就给他一种药吃，吃完就不泻了，就好了。这个老太太给他吃什么药呢？就是罂粟的籽。有的农民在自家小园子里少种几棵，作为观赏用的，开的花挺好看，这里确实也含有鸦片，也是麻醉药。这位老太太每年都种几棵，里面的籽留下明年再种。结果就给他捏了一点，把它擀碎，给他吃下去了。喝完确实就不泻了，效果非常显著。结果怎么样？到第二年，还是这个时候，他又开始拉痢疾了，这回不是吃大烟籽了，吃点小檗碱也很快止住了。到第三年，没到夏天，春天就开始拉痢疾了，一次比一次重，就是吃这个药，关门留寇，而变成休息痢了。

四神丸

《证治准绳》

【组成】 肉豆蔻二两（6g） 补骨脂四两（12g） 五味子二两（6g） 吴茱萸浸，炒，一两（3g）

【用法】 上为末，生姜八两，红枣一百枚，煮熟取枣肉和末丸，如桐子大，每服五七十丸（6~9g），空心或食前白汤送下。（现代用法：丸剂，每服 6~9g，日 2 次，用淡盐汤或温开水送服；亦作汤剂，加生姜 6g、枣 10 枚，水煎服。）

【功用】 温肾暖脾，固肠止泻。

【主治】 脾肾阳虚之肾泻证。五更泄泻，不思饮食，食不消化，或久泄不愈，腹痛喜温，腰酸肢冷，神疲乏力，舌淡苔薄白，脉沉迟无力。

【讲述】 四神丸是一类方，是治五更泻的。五更泻又名叫肾泻，也叫鸡鸣泻。半夜鸡叫，一到半夜就开始腹泻，所以叫鸡鸣泻，大多数病人都是晨起即泻。这主要是由于肾虚来的，就是命门火衰，命门火衰就是肾阳虚。肾阳虚不能温煦脾土，脾虚生湿，肾阳虚不能蒸化水湿，两湿相合，水湿内盛，到半夜之后，阳气渐升，"鸡鸣至平旦，天之阴，阴中之阳也"，夜半之后阳气逐渐上升，但由于阳虚了，阳气当升不升，阳气不升就不能蒸化水湿，这个时候寒湿下注，寒湿都属于阴邪，所以就下注，这个就叫肾泻。治疗方法肯定是温阳补肾，补肾助阳，固肠止泻。君药用补骨脂，补骨脂也叫破故纸，用量比较大，四两，汤剂一般用 15g。补骨脂是补肾壮阳药，也能够温脾，叫温暖脾肾，特别是能够补命门相火，治疗阳痿、遗精都可以，能补命门相火，通过温补命门来温暖脾土，这叫补火生土。臣药用肉豆蔻，肉豆蔻二两，汤剂一般不超过 10g。肉豆蔻还是温中涩肠止泻的，温中健脾、涩肠止泻，刚才已经说过，这就不再多说了。下面为了加强它的补肾作用，所以加五味子。五味子是酸收药，五味子除了敛肺之外，也能涩肠，也能补肾，在补骨脂、肉豆蔻的配合下，五味子是佐药，一方面补肾，一方面涩肠。下面又加吴茱萸，吴茱萸就好理解了，吴茱萸就是温暖肝脾肾，能入肝经，入脾经，入肾经，能温中散寒。就这么四个药，整个起到温肾散寒、涩肠止泻作用。原方是丸剂，其效如神，所以名叫四神丸。用什么做丸呢？用生姜、大枣，最后取枣泥。就是把大枣和生姜一起用锅煮，煮到特别烂的时候，把大枣皮和大枣核以及姜用笊篱捞出去，剩下的就是枣泥了。把上面四个药磨成细面，用枣泥作黏合剂制丸。大枣百枚、姜八两，看歌诀："四神故纸与吴萸，肉蔻五味四般须，大枣百枚姜八两，五更肾泻火衰服。"生姜、大枣主要是调和脾胃，生姜有祛寒作用，大枣有补脾作用，既能够温中散寒，又能够补脾和胃。枣泥作丸也相当于糊丸，干燥之后特别硬，所以只能做小丸，像梧桐子大，相当于小豆粒那么大。一次吃五十丸左右，大约相当于9g。

只用补骨脂和肉豆蔻，在《本事方》里叫二神丸，也可以治疗五更泻，也是补火生土，涩肠止泻。后两个药，五味子和吴茱萸，在《本事方》里叫五味子散，也是治疗这个病的。到《内科摘要》把这两个方合在一起，就叫四神丸，比二神丸和五味子散效果要好得多。我们教材是《证治准绳》的方，因为《内科摘要》的四神丸没标明药量。

四神丸和真人养脏汤都是涩肠止泻的，显然是有区别的。真人养脏汤大部分是脾经药，包括肉桂也是脾经药，所以主要是治疗脾胃虚寒，久泻不止。四神丸大部分是肾经药，有补火生土作用，因此四神丸是治肾泻。书上把这两个方都叫做脾肾虚寒，应该把它区分开。

桃花汤

《伤寒论》

【组成】 赤石脂一半全用，一半筛末，一斤(20g)　干姜一两(12g)　粳米一升(15g)

【用法】 上三味，以水七升，煮米令熟，去滓，温服七合，内赤石脂末方寸匕(5g)，日三服。若一服愈，余勿服。(现代用法：水煎服。)

【功用】 温中涩肠止痢。

【主治】 虚寒痢。下痢不止，便脓血，色黯不鲜，日久不愈，腹痛喜温喜按，舌淡苔白，脉迟弱或微细。

【讲述】 桃花汤也算三类方。桃花汤是用赤石脂一斤，现在用汤剂至少要30g。赤石脂这个药也是涩肠止泻，而且能止血，用作君药，显然这个病是下痢脓血。用赤石脂，一方面能涩肠，一方面能止血。原方一斤，用一半放汤药里去熬，另一半是用细末，用汤药去冲服，这样吃效果比较好。桃花汤治的病是虚寒下痢，赤石脂是个平性药，只起固涩作用，能入血分，能止血，但不能温中，不能祛寒，所以需要加干姜。原方干姜只用一两，是赤石脂的1/16。干姜的用量不可多，如果用多了就热了，血得热则行，反而不利于止血。现在一般都是用炮姜，炮姜就是干姜把它炮了，颜色稍微变黑就可以了。炮姜温中作用小于干姜，但有止血作用，所以现在一般都用炮姜。方中还用粳米一升(六两)，粳米在这里就是保护胃气的，因为赤石脂毕竟是个矿物质，它质重，容易伤伐脾胃。凡是用矿物质，质重的药，都要保护脾胃，况且又是久泻，本来脾胃就虚，所以用粳米保护胃气。

这个方是治疗下痢脓血，以血为主，属于脾胃虚寒，所以叫虚寒下痢，以下痢脓血为主。这和白头翁汤不一样，白头翁汤也是治下痢脓血的，也是以血为主。但是，白头翁汤是治湿热下痢，舌红苔黄脉数；桃花汤证是舌质淡，脉沉迟无力，是脾胃虚寒下痢。

第四节　涩精止遗

这部分方剂治疗遗精和遗尿，治疗小便频数，小便失禁。这一类病多数和肾有关系，一般都是肾虚来的。肾虚当然主要还是补肾，但是时间久了，滑精比较厉害了，或者遗尿不禁了，应该用固涩剂。

金锁固精丸
《医方集解》

【组成】 沙苑蒺藜炒 芡实蒸 莲须各二两（各12g） 龙骨酥炙 牡蛎盐水煮一日一夜，煅粉，各一两（各6g）

【用法】 莲子粉为糊丸，盐汤下。（现代用法：丸剂，每日2~3次，每次9g，淡盐汤或开水送下；亦可加莲子肉6g，水煎服。）

【功用】 补肾涩精。

【主治】 肾虚不固之遗精。遗精滑泄，腰痛耳鸣，神疲乏力，舌淡苔白，脉细弱。

【讲述】 金锁固精丸，这个名挺好听，它的固精作用有如金锁，是治疗遗精的有效方。遗精主要是肾虚，所以就要补肾涩精，一方面补肾，一方面固涩。这个方首先用沙苑蒺藜，也叫潼关蒺藜，出在陕西潼关，处方经常写沙苑子。沙苑子既是补肾药，又是固精药，所以叫做补肾涩精，把它作为君药。下面加上莲须，莲须也叫莲蕊，就是莲花的雄蕊，主要是涩精的，补肾作用不如沙苑子，涩精作用要比沙苑子强。方中还用芡实和莲子肉，芡实另一个名叫鸡头米，全国各地都有。芡实这个药既是补肾药，又是补脾药，大概和莲子肉差不多，都是既补脾又补肾。原方是用莲子糊作丸，所以莲子没写量。这两个药又可以止泻，也是止泻常用药。那么把它配在补肾药里，它就能够涩精，能够补肾涩精，但是固涩作用不是太强。为了加强固涩作用，所以又加上龙骨、牡蛎，煅龙骨、煅牡蛎固涩作用很强，配伍补肾药就是涩精止遗。整个金锁固精丸就这么几个药，一方面是补肾，一方面是涩精，涩精作用大于补肾，标本兼治，侧重治标。吃的时候用盐汤下，用淡盐汤，盐入肾经，作为引经药。

四君子汤的用法里也用点盐，那个盐就是和胃的。这个盐是入肾经，有补肾作用，盐能补肾，但不能多了，多了伤肾。配伍在脾胃药里就是和胃的，盐能够和胃，要少用，多用就能催吐，多用就伤胃了。

桑螵蛸散
《本草衍义》

【组成】 桑螵蛸 远志 菖蒲 龙骨 人参 茯神 当归 龟甲酥炙，以上各一两（各10g）

【用法】 上为末，夜卧人参汤调下二钱（6g）。（现代用法：共研细末，每服6g，睡前人参汤调下；或作汤剂，睡前服用。）

【功用】 调补心肾，涩精止遗。

【主治】 心肾两虚证的遗尿、遗精。小便频数，或尿如米泔色，心神恍惚，健忘，舌淡苔白，脉细弱。

【讲述】 桑螵蛸散主要是治遗尿的，也治遗精。它治遗精、遗尿的特点，是治疗梦遗，梦中遗尿，梦中遗精。为什么？这个病就不单独是肾虚了，应该是心肾两虚，心肾不交。正常情况下，应该是水火既济，心属火，肾属水，心火下降，肾水上承，心肾交养，水火既济。那么心肾两虚了之后，就出现水火不能交养，水火不济，这样就出现心不藏神，肾不藏志，所以就出现心神不宁，一般就容易多梦，加之肾虚关门不固，就出现梦遗。由于长期心肾不交，影响心神，就出现不寐，睡不好觉，多梦。日久之后，就出现精神恍惚，健忘多梦，做梦遗尿、遗精。治疗的重点就应该调补心肾。桑螵蛸散这个方主要治疗心肾两虚，心肾不交，小便频数，小便不禁，梦遗滑精。病机是心肾两虚，水火不交，治法就是调补心肾，补益心肾，然后就是涩精止遗。这个方是以桑螵蛸作君药，桑螵蛸是个补肾药，也是固涩药，固涩的作用强于补肾，是以固涩为主，主要是治遗尿，也能治遗精。桑螵蛸是螳螂产卵的窝，所以桑螵蛸在药店里都先用开水烫一下，以免孵化出螳螂。下面还有一些是补益心肾药，用龟板和龙骨。龙骨除了固涩作用之外，还能镇心安神；龟板是补肾药，滋阴补肾。龙骨和龟板配伍就是滋阴潜阳，使心阳下降，肾水上承，形成水火既济，上下交泰。这两个药补益心肾，交通心肾，同时龙骨有固涩止遗作用，能助君药止遗尿、遗精。上面一个君药，两个臣药，主要还是以固涩为主，同时能交通心肾，补养心肾。下面又配上人参补心气，当归补心血，有利于养心安神。除此之外，还加入茯神、菖蒲、远志，加强养心安神，交通心肾作用。整个方的功用就叫调补心肾，涩精止遗。

缩泉丸(原名固真丹)

《魏氏家藏方》

【组成】 天台乌药细锉 益智仁大者，去皮，炒，各等分(各9g)

【用法】 上为末，酒煎山药末为糊，丸桐子大，每服七十丸(9g)，盐、酒或米饮下。(现代用法：汤剂，加山药9g，水煎服；用山药糊为小丸，每次6~9g，每日2~3次。)

【功用】 温肾祛寒，缩尿止遗。

【主治】 下元虚寒证。小便频数或遗尿不禁，舌淡，脉沉弱。

【讲述】 缩泉丸这个方顾名思义，缩泉，肯定是治遗尿的。缩泉丸治的遗尿，主要是膀胱虚寒来的。膀胱虚寒和肾也有关系，肾与膀胱相表里，这个一般叫下元虚冷，就是肾与膀胱都有虚寒，主要是膀胱虚寒来的。这个方的君药是益智仁，益智仁能够温暖脾肾，也能温中散寒，也能温肾散寒，所以益智仁也可以治腹泻，也可以治遗尿。如果用在肾经，主要治疗遗尿，能够缩尿止遗，缩泉主要是指它说的。膀胱是水府，缩泉就是使水府收缩，不让它遗尿，所以叫缩泉止遗。臣药是乌药，乌药是温中行气药，在温中行气药里它有个特长，就是它能够祛膀胱冷气，祛膀胱的寒邪，所以它能够治小便频数，或者治遗尿。然后这个方就是用山药糊做丸，山药配伍补肾药就是补肾，配上补脾药就是补脾，所以它能够补脾益肾。这就是缩泉丸这三个药，这三个药主要是祛膀胱虚寒的。这三个药效果非常好，是治小孩尿床，大人遗尿的常用方、基础方。

这个方和桑螵蛸散不一样，桑螵蛸散主要治梦遗，心肾两虚，这个主要是虚寒。我治一个小女孩，8岁，上学了，总是尿床。孩子也大了，知道害羞了，家里人这才想起来给她治一治。结果就上医院去检查，医院经过X线检查，诊断这个孩子是骶椎裂，需要手术治疗。小孩子不愿意手术，家里也不同意手术。那怎么办呢？就保守治疗吧，所以就找中医来看了。当时我一看，这个小孩也没什么，什么都很好，就是遗尿。这个究竟属于什么遗尿呢？我问她你是不是经常做梦，她说睡觉睡得还挺好，摸她的脉就是有点弱，一看舌质比较淡一点，就按照脾肾虚寒治，或者叫下元虚冷，就是用缩泉丸这个方，少加点煅龙骨、煅牡蛎，帮助收涩一下。开了七副药，结果吃了五副药就不尿床了，七副药吃完之后，到现在已经四年了，完全好了。我也感觉奇怪，家里人也感觉奇怪，骶椎裂怎么就好了呢？这就是按照中医的辨证，是下元虚冷，按这个治就可以。所以，中医不要受西医诊断的影响，按照中医辨证去治疗，这个效果还是很不错的。

第五节 固崩止带

固崩止带就是治疗崩漏、带下，日久不止的，都是妇科用的。

固冲汤
《医学衷中参西录》

【组成】 白术炒，一两(30g) 生黄芪六钱(18g) 龙骨煅，捣细，八钱(24g) 牡蛎煅，捣细，八钱(24g) 萸肉去净核，八钱(24g) 生杭芍四钱(12g) 海螵蛸捣细，四钱(12g) 茜草三钱(9g) 棕边炭二钱(6g) 五倍子轧细，药汁送服，五分(1.5g)

【用法】 水煎服。

【功用】 固冲摄血，益气健脾。

【主治】 脾肾虚弱，冲脉不固证。血崩或月经过多，或漏下不止，色淡质稀，面色㿠白，心悸气短，神疲乏力，腰膝酸软，舌淡，脉微弱。

【讲述】 固冲汤，顾名思义，固冲就是治疗冲脉不固。冲主血海，冲脉隶属于肝肾，肝司血海。由于冲脉隶属于肝肾，所以冲脉不固，也属于肝肾不足，这个也可以叫下元虚损，所以治法也是补益肝肾。它叫固冲汤，主要是治疗崩漏下血的。这个方除了治疗肝肾不足之外，也治脾不统血，它也有补脾摄血的作用。合起来就是肝、脾、肾三经并补。这个方之所以放在固涩剂里，因为方中用了许多固涩药，既补又涩，标本同治。这个方君药是两个，一个是白术，原方是一两，一两就是现在的30g。这个方是《医学衷中参西录》里的，就是民国年间的，写这本书的人叫张锡纯，所以他用的一两就是30g。再一个是用山茱萸，山茱萸用八钱，这个量也比较大。白术是补脾的，健脾治疗脾不统血；山茱萸是补肝肾的，有固涩作用，补肝肾就是固冲任，就是治疗冲任不固。这两个药配伍在一起，就是肝、脾、肾三经并补。下面就是围绕这两个药进行加味，一个是加黄芪，黄芪用六钱，它的用量比白术少，黄芪当然是补气了，是补中益气，这相当于归脾汤的用药特点，就是要补脾气。白芍用四钱，主要是补肝养血，补肝养血就是帮助山茱萸来补肝血。这个方的君臣药主要是这四个，还是治本的作用比较强。这个方治崩漏下血，血量比较多，或日久不止的，所以加一些固涩药。煅龙骨、煅牡蛎各八钱，再就是用棕榈炭，棕榈炭固涩作用和止血作用要比龙骨、牡蛎强，是固涩作用里面药力比较强的。再一个就是用五倍子，五倍子固涩力量也比较大，有小毒，所以不能多用。五倍子一般不入汤剂，单独压成面，用汤药冲着喝，这四个药都是固涩的，就是固涩止血。方中还用乌贼骨和茜草，乌贼骨是化瘀止血，也有收涩作用，是固涩止血药，又是化瘀药，所以它能止血不留瘀。瘀血性的失血，可以用海螵蛸，海螵蛸就是乌贼骨。那么茜草呢，茜草是活血的，这个一定要少用。因为这个方重点是要固涩，为了止血不留瘀，所以才加点茜草，茜草用量不要太大，原方只用三钱，也可以用茜草炭，既止血又化瘀血。固冲汤的用药原理基本上就这些，这个方基本上是标本同治的。

固冲汤和归脾汤都治崩漏下血，怎么区别应用？归脾汤是治疗脾不统血的，最主要的差别就是归脾汤不能补冲脉，没有补冲脉作用。归脾汤是治疗心脾两虚，脾气虚脾不统血，所以气虚和血虚的证候比较明显，心悸、气短、四肢无力、怔忡、失眠，以这些症状为主，脉也是虚弱的，舌质也是淡的。那么固冲汤呢，固冲汤除了补脾之外，还能够固冲、补下元、补肝肾，是主治下元亏损的崩漏，它的主要证候应该有腰膝酸软，下血量多，病势比较急，或者是下血日久不止。许多人区别不开这个事。简单说，就是固冲汤有山茱萸和白芍，这就是补肝肾作用，再就是固涩作用强。而归脾汤补气养血作用强，治疗气血两虚，脾不统血，所以它有诸多气血两虚症状。固冲汤证也有气短，也有乏力，但是不如归脾汤证那么严重。固冲汤和归脾汤的区别，重点在于一个是病势的缓急，一个是下血量的多少，再一个就是归脾汤治疗脾气虚脾不统血，固冲汤治疗下元虚损的崩漏下血；归脾汤是纯补，固冲汤是补涩兼施。

固　经　丸

《丹溪心法》

【组成】　黄柏炒，三钱(9g)　黄芩炒，一两(30g)　椿根皮七钱半(20g)　白芍炒，一两(30g)　龟板炙，一两(30g)　香附二钱半(7g)

【用法】　为末，酒糊丸，空心，温酒或白汤下五十丸(6g)。(现代用法：丸剂，每次6~9g，每日二次；汤剂，水煎服。)

【功用】　滋阴清热，固经止血。

【主治】　阴虚血热之崩漏。经血过多或过期不止或崩中漏下，血色深红或紫黑稠黏，手足心热，腰膝酸软，舌红，脉弦数。

【讲述】　固经丸，看这个名也知道是什么意思了，固经丸也是治疗月经过多，崩漏下血。这个方是朱丹溪的。固经丸治崩漏下血，是由于肝肾阴虚，相火内扰，热扰血分，迫血妄行，也可以叫血热失血。除了血热之外，还有肝肾阴虚，有手足心热，还有腰膝酸软。这个方两个君药，一个是龟板，一个是白芍，龟板滋阴补肾，白芍滋阴养血；龟板入肾经，白芍入肝经，这两个药就是肝肾同补，叫滋补肝肾，也叫滋补下元。女子下元指的就是肝肾和冲任，一般说肝肾就可以了，肝肾就代表冲任。肝肾阴虚，阴虚生内热，热扰血分，所以出现下血不止。既然是血热，就应该加上一些清热凉血药，一个是黄芩，一个是黄柏，黄芩能清热泻火、止血，黄柏也是清热泻火，又能泻相火。龟板和黄柏配伍，又是滋阴降火。上面这几个药，基本上是治本的。下面加上一个治标的，就是椿根皮，椿根皮是固涩止血的，性质有点偏寒，治大便下血、崩漏下血都可以。为了补而不滞，防止关门留寇，所以又加香附，香附是行气活血的，用量要轻。

固经丸治疗肝肾阴虚，血热妄行的崩漏下血。血热下血，血的颜色一般都是有点发黑，而且有些稠黏，舌红，脉数。再加上腰膝酸软，手足烦热，这说明是肝肾阴虚，手足心热说明是阴虚生内热。固经丸的功用就是滋阴清热，固经止血。

易　黄　汤

《傅青主女科》

【组成】　山药炒，一两(30g)　芡实炒，一两(30g)　黄柏盐水炒，二钱(6g)　车前子酒炒，一钱(3g)　白果碎，十枚(12g)

【用法】　水煎服，连服四剂。(现代用法：水煎服。)

【功用】 补益脾肾,清热祛湿,收涩止带。

【主治】 脾肾虚弱,湿热带下。带下黏稠量多,色如浓茶汁,其气臭秽,舌红,苔黄腻。

【讲述】 易黄汤是治黄带的,黄带当然是湿热了。一般大多数女子都有白带,白带如果量比较多的,那就是病了,一般少量的不一定是病态。带下都属湿病,黄带属于湿热,湿郁化热,所以是黄带。湿热带下一般都指黄带说的,原因是脾肾虚弱,湿郁化热。这个方重用山药和芡实为君药,这两个药都是补脾药,也都是补肾药,叫补脾益肾,也都能够祛湿。山药补的作用比芡实大一点,但是芡实有个收涩作用,它能固涩止带,放在固精药里它有固精作用,配伍补脾药它能止泻。方中加白果十枚,十个白果仁,大约相当于三钱,在方里是臣药,它有收涩作用,能收敛肺气,另外能收涩止带,治疗带下。再就是用黄柏清热燥湿,车前子清热利湿。这两个药主要治疗湿热,前三个药主要是用来补脾益肾,固涩止带。这个方的功用就是补脾益肾,清热祛湿,收涩止带,主治湿热带下。

小　　结

固涩剂分为五节,包括固表止汗、敛肺止咳、涩肠固脱、涩精止遗和固崩止带的方。

固表止汗的主要方就是牡蛎散,自汗、盗汗都可以用。患者经常自汗出,晚上加重,往往伴随着心悸惊惕、短气、脉细弱等症状。这是一首标本同治的方,主要的药就是煅牡蛎和黄芪,煅牡蛎收敛固涩,黄芪固表止汗。再加上麻黄根和浮小麦,这也是止汗的常用药。功用就是敛阴止汗,益气固表。需要注意的是与玉屏风散的区别,牡蛎散重在敛阴潜阳,其收敛止汗作用较强;玉屏风散以补气固表为主,补中寓散。

敛肺止咳的代表方就是九仙散,治疗的是久咳不止、气阴两虚证。方中罂粟壳敛肺止咳作用最强,配伍五味子和乌梅收敛肺气;又加了治本的人参、阿胶,气阴并补。为了补不留邪,所以下面又加款冬花、桑白皮和川贝母,利肺止咳、化痰平喘;桔梗宣利肺气。功用是敛肺止咳,益气养阴。要注意,这个方止咳作用非常强,不要轻易用,防止闭门留寇。

在涩肠固脱这一节中,主要讲了真人养脏汤、四神丸和桃花汤。真人养脏汤和四神丸都可以治疗脾肾虚寒的久泻久痢,大多伴有腹冷、不思饮食、神疲乏力等症,这两个方都可以温肾暖脾,涩肠止泻。但真人养脏汤重用罂粟壳为君药,以固涩为主,兼以温补脾肾,主治脾肾虚寒,以脾虚为主的泻痢日久、滑脱不禁证;四神丸则以补骨脂为君药,重在温补命门之火,以温肾为主,辅以暖脾涩肠,主治命门火衰、火不暖土导致的五更泄泻。桃花汤治疗的是虚寒痢,下痢脓血,以血为主,属于脾胃虚寒。这个方重用赤石脂涩肠、止血,一半入汤药,一半用细末冲服。少量干姜温中祛寒,粳米保护胃气。功用就是温中涩肠止痢。

金锁固精丸、桑螵蛸散和缩泉丸是涩精止遗这一节的主要方。这些方也都是标本兼治。金锁固精丸和桑螵蛸散都可以治疗肾虚精关不固的遗精、滑精证,都能涩精止遗、补肾固精。金锁固精丸尤其适用于肾虚为主的,多见腰痠、耳鸣、神疲乏力等症,这个方重在固肾涩精止遗,以沙苑蒺藜为主,配伍芡实、莲须、莲子肉等;桑螵蛸散主要是治疗心肾两虚的尿频、遗尿、滑精等证,多伴有心神恍惚、健忘等,重在调补心肾、补益气血、滋阴潜阳,方中以桑螵蛸补肾、固涩;龟板和龙骨固涩、补肾,更能镇心安神、交通心肾。又加入人参补心气,当归补心血,茯神、菖蒲、远志养心安神、交通心肾。缩泉丸也可以治疗遗尿和尿频,但是属于下元虚寒,与桑螵蛸散相比重在温肾祛寒、缩尿止遗,方中主要用了益智仁,配伍乌药祛膀胱冷气,山药补肾止便数。

最后一节，固崩止带方，就是治疗崩漏带下日久不止的。这里主要有三首方：固冲汤、固经丸和易黄汤。固冲汤和固经丸都可以治疗崩漏下血。但固冲汤治疗的是脾肾虚弱，冲脉不固证，涉及脾、肝、肾三脏，辨证时要注意色淡质稀，面色㿠，心悸气短，神疲乏力，腰膝痠软，舌淡，脉来无力等症，方中以白术、黄芪、山茱萸和白芍为主，重在固冲摄血、益气健脾。煅龙骨、煅牡蛎、棕榈炭、五倍子固涩力量强。这里要注意一个问题，止血的力量强，就容易留瘀血，方中又加入了海螵蛸和茜草，既止血又化瘀。固经丸治疗的崩漏下血是由肝肾阴虚，血热妄行导致的，其血色深红或紫黑稠黏，手足心热，舌红，脉弦数等，主要配伍了龟板和白芍滋补肝肾，加入椿皮固涩止血，全方滋阴清热，固经止血。易黄汤是治疗黄带的，“无湿不成带”，带下病大都离不开湿。黄带还有热，是湿热下注导致的。这个方治疗的黄带就是脾肾虚弱，湿热带下，可以见到带下黏稠量多，色黄，味臭。方中用山药和芡实补益脾肾、祛湿；白果收涩止带；黄柏、车前子清热祛湿。

（孔　菲　编写）

第八章　安　神　剂

安神剂主要是治疗神志不安一类疾病的，这类方剂大都是以安神药为主组成的。

神志不安主要见症是心悸、失眠、烦躁、惊恐以及狂怒不宁等。神志不安有虚证、实证的区别，实证多因外受惊恐，或痰火内盛，或瘀血内阻，症见惊恐善怒，狂躁不宁，心悸不眠，治疗方法以重镇安神为主，属于“十剂”中的“重可去怯”，若属于痰火的用清热泻火逐痰法，属于清热剂或祛痰剂。若为血瘀致病的用活血祛瘀法，属理血剂。虚证多因七情内伤，劳伤心肾，气血不足，症见心悸失眠，多梦健忘，精神恍惚，治疗方法以补养为主，这类方剂属于补益剂。

这一章的方剂分为重镇安神和补养安神两类讲述。

第一节　重镇安神

朱砂安神丸

《内外伤辨惑论》

【组成】　朱砂另研，水飞为衣，五钱(15g)　甘草五钱五分(16.5g)　黄连去须净，酒洗，六钱(18g)　当归去芦，二钱五分(7.5g)　生地黄一钱五分(4.5g)

【用法】　上药除朱砂外，四味共为细末，汤浸蒸饼为丸，如黍米大，以朱砂为衣，每服十五丸或二十丸，食后津唾咽之，或温水、凉水少许送下亦得。(现代用法：上药研末，炼蜜为丸，每次3~5g，临睡前温开水送服；亦可作汤剂，朱砂研细末，冲服或以药汤送服。)

【功用】　镇心安神，清热养血。

【主治】　心火亢盛，阴血不足证。心神烦乱，失眠多梦，惊悸怔忡，或胸中懊侬，舌尖红，脉细数。

【讲述】　朱砂安神丸是李东垣的方。方中以黄连作君药，清心泻火，显然这个方是治疗心火亢盛的神志不安。方中朱砂用量比较大，属于臣药，朱砂也能清心热，可以助黄连之力。朱砂的特长是重镇安神，它质重性寒，是镇心安神的第一品，以上二药配伍，清心泻火以治本，重镇安神以治标，可收标本同治的功效。这两个药用量比较大，容易苦寒败胃，重镇伤胃，因此方中加入炙甘草为佐药，也是使药。佐药就是保护脾胃，延缓药力，既防止伤胃，又缓和药力，延长药效；使药就是调和药性。心主血，心火亢盛则灼伤阴血，所以又加入当归补养心血，生地滋阴养血，以恢复火热耗伤的阴血。同时，又可以防止黄连苦燥伤阴耗血。如此配伍，清心泻火，重镇安神，滋阴养血，标本同治。但方中朱砂用量太大，不可多服，也不可久服，以免重镇伤正。而且朱砂有小毒，是硫化汞，吃多了容易中毒，所以应该谨慎使用。

这个方的功用已经很清楚了，那么它的主治就是心火亢盛的心神不安，主要表现有心悸、怔忡、失眠多梦、心胸烦热，舌质应该是红的，舌苔应该是黄的，脉应该是数的，不一定是细数，大多数是弦数。服药时间一般应该是食后服，一方面使药气停留在上焦，入心经，一方面防止苦寒重镇伤胃。这个方药性比较猛，一定要辨证准确，确实用于心火亢盛，而且要注意用量。现在市场上有另一种朱砂安神丸，方中用一些补养药，朱砂用量也少，药力比较缓和，常吃一点没啥问题，当然清心火的力量就差得多了，真正心火亢盛的还应该用李东垣的朱砂安神丸。

磁朱丸(原名神曲丸)

《备急千金要方》

【组成】 磁石二两(60g) 朱砂一两(30g) 神曲四两(120g)

【用法】 三味末之，炼蜜为丸，如梧桐子大，饮服三丸(2g)，日三服。(现代用法：上药研末，炼蜜为丸，每服6g，每日二次，温水送服。)

【功用】 重镇安神，交通心肾。

【主治】 心肾不交证。视物昏花，耳鸣耳聋，心悸失眠。亦治癫痫。

【讲述】 磁朱丸出自《千金要方》，是唐代孙思邈的方，原名神曲丸，“主明目”，就是治眼目昏暗的，并且说“百岁可读注书”，就是一百岁也能看字体比较小的书。同时，在方后又说“常服益眼力，众方不及，学者宜知此方，神验不可言”，称赞这是明目最好的方，其他任何方都不如这个方，读书人应该知道这个方，其效如神。后来，王又原又说它能治耳鸣、耳聋；柯琴又说它是“治癫痫之圣剂”。

下面我们就分析一下它的治疗原理，首先看它能明目，治视物昏花的原理。方中三味药，磁石二两，是君药，磁石是矿物质，质比较重，入药要灵磁石，就是能吸铁的磁石。磁石能入肾经，滋阴潜阳，能吸肺金之气下潜归藏于肾而生水，使肾水充足，且能使神水不外移，则视物精明。目为五脏六腑之精，五脏六腑之精气皆上注于目，神水即瞳孔发于肾，肾水充足，上注于瞳则目明。臣药是朱砂，朱砂甘寒，入心经，能清心降火，使心阳下潜。二者配伍，滋阴潜阳，肾阴上奉，心阳下潜，阴阳交泰，水火既济。同时肾精上荣，心火不致上扰，则目睛精明。也就是说，磁朱丸治的目暗昏花，原因是肾阴不足，心阳偏亢，心肾不交所导致的，用磁朱丸能滋肾阴，潜心阳，交通心肾，水火既济。上边这两味药都是矿物质，都能重镇伤胃，而且难以消化吸收，所以加入大量神曲，健脾和胃，以助金石药的运化，又可以防止重镇伤胃。同时，用炼蜜为丸，蜂蜜味甘，既能补益脾胃，又能延缓药力。由于方中以金石药为主，所以每次用量要轻一点、少一点，原方是如梧桐子，每服三丸，大约3g，每日可以吃3次，量少常服。

至于治耳鸣、耳聋，也是这个原理，肾开窍于耳，肾精不能上荣，虚火上扰，心肾不交，水火不能既济，就可出现耳鸣、耳聋。

用于治疗癫痫，阴虚阳亢，心火独盛，上扰神明，用磁朱丸能滋阴潜阳，清心泻热。另一方面是取磁朱丸重镇安神，以息癫痫。

由于这个方有重镇安神作用，所以它也能治心悸、失眠。

以上就是重镇安神剂的两个方，这类方都是以矿物药重镇安神，所以用量要谨慎，辨证要准确，千万不可乱用。

第二节 补养安神

咱们已经讲了安神剂的第一节，就是重镇安神。重镇安神主要讲了朱砂安神丸，朱砂安神丸这个方是以清心火为主的，同时有重镇安神作用。朱砂安神丸是治疗心火亢盛的心神不安，方中黄连用量比较大，朱砂用量也比较重，所以这个方用的时候不要吃得时间太长。确实是心火亢盛的，也只是暂时用，一个是苦寒败胃，一个是重镇伤胃，所以这个方用的时候要注意。心火亢盛，舌质是红的，舌苔是黄的，舌苔不黄不能吃清热泻火药，这一点是共性，脉是弦数的。另外，就是磁朱丸，磁朱丸这个方用矿物质药，属于金石类药物，容易伤胃，这个方主要是治疗心肾不交，是肾阴虚，心阳偏亢。就是心火不能下降，肾精不能上承，所以就形成心肾不交。心肾不交这个病比较多，大多数都是出现失眠、多梦、精神恍惚、记忆力减退等等。阴虚舌上应该少苔，脉也不是弦数的，一般弦脉比较多，属于上下不交泰。

下面咱们接着讲第二节补养安神。补养安神这部分应该属于补益剂，但是都涉及安神，所以就列入安神剂，实质还是补益剂。

天王补心丹

《摄生秘剖》

【组成】 酸枣仁 柏子仁炒 当归身酒洗 天门冬去心 麦门冬去心，各二两（各9g） 生地黄酒洗，四两（12g） 人参去芦 丹参微炒 玄参微炒 白茯苓去皮 五味子烘 远志去心，炒 桔梗各五钱（各5g）

【用法】 上药为末，炼蜜丸如梧子大，朱砂用三五钱为衣，空心白滚汤下三钱，或圆眼汤俱佳。（现代用法：蜜丸，每服9g，日二次；或水煎服，朱砂研细冲服。）

【功用】 滋阴养血，补心安神。

【主治】 阴虚血少，神志不安证。心悸失眠，虚烦神疲，梦遗健忘，手足心热，口舌生疮，舌红少苔，脉细而数。

【讲述】 天王补心丹名也很好，叫天王补心丹，这个方显然是作用比较好，是天王的方。传说这个方是唐代僧人道宣传出来的，道宣在天王殿诵经念佛，不舍昼夜，特别认真刻苦，后来得了心劳。天王念其虔诚，就在道宣梦中授给他这个方。道宣吃了不久，病很快就好了，后来道宣把这个方给公诸于世了。这可能是编的故事，但这个方的作用确实很好。这个方是治疗心阴虚的心神不安。这个方用量最大的是生地，四两，然后就是二冬，二冬各二两，再就是柏子仁和酸枣仁，也是各二两，再就是当归二两，其余的都是各半两。显然这个方用量最大的是生地，为君药，滋阴养血，既滋心阴，又养肾阴，心阴虚可以累及到肾，肾阴虚可以累及到心，这是常有的，叫心肾不交。下面配伍二冬，天冬和麦冬，那么天冬主要是养肾阴，麦冬主要养心阴，所以这个方的重点是要养阴，就是滋养心肾，也可以叫交通心肾。主症是心神不安，所以又加上二仁，就是酸枣仁、柏子仁，这主要是养心安神，这两个也是臣药。那显然，上面这五个药，作用就非常清楚了，显然是由于阴虚出现的心神不安，重点是心阴虚，心阴虚心神不安。心藏神，心主血，那么心阴虚当然可以累及到心血不足，所以加点当归补血，补血也有利于养阴，当归也是臣药。以上六味药是天王补心丹的主体，就是一君五臣，滋阴补血，养心安神，重点是滋心阴,安心神。下面都是佐药了,人参、五味子各半两,显然是补心气,补气以助养阴。五味子还有收敛作用,收敛啥?主要是敛阴,它配合生地、二冬,主要是敛阴。人参、麦冬、五味子还有生脉散的意思,补气也能生阴,滋阴药加上补气药,这还是阳生阴长。方中又用茯苓、远志,都是安神的,这两个药都能交通心肾,这个在桑螵蛸散里已经说过了。下面是玄参,玄参就是滋阴清热的,玄参能清无根之火,就是清浮游之火,也就是虚火。阴虚生内热,就出现虚火上炎,所以用玄参既滋阴又清热,滋阴降火。在这种情况下,降火也能帮助安神。丹参就是活血的,让它补而不滞,丹参也有清心热作用,但这个作用比较小。再一个加入桔梗,还有朱砂,桔梗能载药上升,让这些药上行到心经去。朱砂是镇心安神,在补养药里少加点重镇药,以治其标,补益药治本。一般心悸、失眠比较重的时候,常常加点重镇安神药,重镇安神药它的作用要比补养安神药效果来得快。整个方一共 14 味药,就是这么个组成原理。基本上前六个药是主要的,后面就是为了加强这六个药的作用,所以加点人参、五味子,加点养心安神的。为了使它补而不滞,加点丹参。整个方的功用就是滋阴养血,补心安神。主治的重点是心阴虚心神不安。

朱砂安神丸是治心火亢盛的心神不安,归脾汤是治心脾两虚的心神不安。心阴虚的心神不安,首先见阴虚症状,五心烦热、骨蒸潮热、舌红少苔、脉细数,这都是阴虚共有的症状。然后加上心悸,或者失眠、健忘等等。虚火上炎之后,容易出现口舌生疮,舌为心之苗么。肾阴虚,心肾不交,还可以出现梦遗。这个就是天王补心丹证,特点是阴虚症状,然后加上心悸、失眠、健忘、怔忡等。

养　心　汤
《仁斋直指方论》

【组成】 黄芪炙　白茯苓　茯神　半夏曲　当归　川芎各半两(各 15g)　远志取肉,姜汁淹,焙　辣桂(即肉桂)　柏子仁　酸枣仁浸,去皮,隔纸炒香　北五味子　人参各一分(各 6g)　甘草炙,四钱(12g)

【用法】 上为粗末,每服三钱,加生姜五片、大枣二枚,煎,食前服。(现代用法:水煎服。)

【功用】 补益气血,养心安神。

【主治】 气血不足,心神失宁证。神思恍惚,心悸易惊,失眠健忘,舌淡,脉细。

【讲述】 养心汤也是常用方,治的病是气血两虚的心神不安。和归脾汤不一样,归脾汤是心脾两虚,气血不足,养心汤就是心经本身气血不足,气血两虚,主要都是心经药,而且主要治心悸失眠,所以这个方在补气血的基础上配伍诸多养心安神药。这个方治老年人冠心病,是个比较有效的常用方,所以这版教材特意把这个方补上了。这个还是方黄芪、人参两个药都用,黄芪半两,人参一分,这个"分"还是按照汉代来说,叫一分,一分是多少?是一两的四分之一。这个方是宋代的,宋代已经不用这个"分"了,但是还没全改过来。简单点说,黄芪是半两,人参是二钱半,这样用的话人参和黄芪的作用基本上差不多,所以二者都是君药。这个和补中益气汤那个量不一样,补中益气汤黄芪是一钱,人参是三分,所以补中益气汤黄芪是君药,人参是臣药。这个方人参用量是黄芪的一半,它们两个补气作用基本上差不多,两个都作为君药,就是补气了。一个偏于补表气,一个偏于补中气,还是重点为了补气。再一个下面用的是补血药,当归和酸枣仁都是各半两,加在一起主要是补血的,这两个药也应该是君药,这四味药配伍就是气血双补,是治疗气血两虚的,用酸枣仁就主要入心经了,重在养心安神。尤其是又配入茯苓和茯神,既用茯苓,又用茯神,这叫二茯,这说明它要养心安神作用更增强一点。上次咱们说了茯苓和茯神的区别，之所以两个都用，茯神主要安神，茯苓还有补气作用，既能养心安神，又能补气健脾，所以两个都用。用远志安神定芯，能够同时又用柏子仁，柏子仁和酸枣仁都是养心安神药。方才已经说了，天王补心丹里也有，一般养心安神方，柏子仁和酸枣仁常相须为用，甚至是不可缺的，无论是治心悸，还是失眠，这两个药都是经常用的，都有养心安神作用。那么五味子在这里也是有养心安神作用，而且它又能收敛，既能帮助补气，又能帮助补血，同时也能帮助养心安神。这个方的重点就是在补气养血基础上，加一些养心安神药，这个比较好理解。方中还有川芎和半夏，川芎是活血，相当于天王补心丹的丹参，是为了补而不滞，补血药加上川芎，就是补而不滞。半夏用半夏曲，半夏曲和胃作用比较好，也是为了补而不滞。最后一个就是肉桂了，在补气、养血药里少用点肉桂，可以帮助温补气血。《素问·阴阳应象大论》说："形不足者温之以气，精不足者补之以味。"气属阳，气虚则阳虚，温阳可以益气；血属阴，得温则行，得寒则凝，所以加肉桂既可以温补气血，又能够温通气血，可以使气血通畅。十全大补汤也用肉桂，也是这个意思。又用甘草调和诸药。而且能增强补气作用。煎药时加生姜、大枣，更能增强和中益脾、调和气血作用。全方的功用就是益气补血，养心安神，主治气血两虚的心神不安。既有气虚症状，又有血虚症状，同时有心悸、怔忡、失眠。

酸枣仁汤

《金匮要略》

【组成】 酸枣仁二升(15g)　甘草一两(3g)　知母二两(6g)　茯苓二两(6g)　芎䓖二两(6g)

【用法】 上五味，以水八升，煮酸枣仁，得六升，内诸药，煮取三升，分温三服。（现代用法：水煎服。）

【功用】 养血安神，清热除烦。

【主治】 肝血不足，虚热内扰证。虚烦不眠，心悸不安，头目眩晕，咽干口燥，舌红，脉弦细。

【讲述】 酸枣仁汤是《金匮要略》的，这个方主要是治虚劳虚烦不得眠。这个病是个慢性病，慢性消耗性疾病，叫虚劳，虚损成劳，虚的时间长了，这个就叫劳病，叫虚劳。虚劳病人出现虚烦不得眠，这个原因是啥？主要是由于肝血不足。人卧血归于肝，人要睡觉了，血就藏于肝，肝能藏血之后，才能睡好觉。那么现在肝血不足，所以躺下就发烦了，一烦就睡不着觉了，所以主要是肝血不足。当然，这和心血不足也有关系，应该是心肝血虚。再加上阴虚生内热，内热之后也出现烦，所以这个虚烦不眠，烦得比较厉害。这个方主要是通过养肝血，清虚热，达到养心安神作用。这个方的君药是酸枣仁，原方用量是二升，相当于十二两，现在可以用到30~40g，酸枣仁能入心、肝两经，入心经养心安神，入肝经养肝血、安魂魄，"肝藏魂"，酸枣仁入肝经就能安魂魄，安魂也就能够安神，"魂"是随神往来的，心藏神，肝藏魂，酸枣仁能补肝养血，安魂定魄。加上二两茯苓，主要就是帮助养心安神，因为魂附于神，所以配伍茯苓能养心安神，安魂定魄。其次就是由于这个病有虚热、心烦，所以下面就加知母二两，知母在这个方里就是清热除烦的，知母也是养阴药，也是清虚热药。川芎二两在这个方里也是佐药，川芎是行气药，入肝经能行气，就是条达肝气，同时也有补而不滞的意思，因为酸枣仁用量比较大，酸枣仁是酸收药，为了使酸枣仁补而不滞，所以加上川芎。川芎在这个方里，一个是条达肝气，因为肝以血为体，以气为用，肝的阴血不足了，肝气就不能正常疏泄，所以肝血虚的人常有肝郁气滞。肝郁气滞反过来又出现烦躁不安，所以在这种情况下，给它加上点条达肝气的药，一方面使它补而不滞,一方面来调节肝的疏泄功能。最后一个就是甘草一两,一个是调和药性,第二个就是缓急,“肝苦急,急食甘以缓之”,缓肝急就能缓解烦躁。酸枣仁汤的功用就是养肝血,清虚热,安神除烦,主治肝血虚的虚烦不眠。

这个要和方才那几个方区别开,那几个方都治不眠,养心汤、天王补心丹、归脾汤,包括朱砂安神丸。这个是治疗肝血虚的虚烦不眠,专门治不眠,它不治心悸,肝血虚的虚烦不眠,一个主要是烦,因为肝失所养,肝气不舒,所以主要是烦,再加上阴虚生内热,更加重了烦,所以这个方主要是治疗肝血虚的虚烦不眠,叫做虚劳虚烦不得眠。养心汤是治心经气血两虚的心悸、失眠;天王补心丹是治疗心肾阴虚的心悸、失眠,或者就说是心阴虚的心悸、失眠;归脾汤是治疗心脾两虚,气血不足的心悸、失眠;朱砂安神丸则是治心火亢盛的心悸、失眠。

甘草小麦大枣汤

《金匮要略》

【组成】 甘草三两(9g)　小麦一升(15g)　大枣十枚(5枚)

【用法】 上三味,以水六升,煮取三升,温分三服。(现代用法:水煎服。)

【功用】 养心安神,和中缓急。

【主治】 脏躁。精神恍惚,常悲伤欲哭,不能自主,心中烦乱,睡眠不安,甚则言行失常,呵欠频作,舌淡红苔少,脉细略数。

【讲述】 甘草小麦大枣汤简称甘麦大枣汤,这也是《金匮要略》张仲景的方。这个方治疗脏躁,脏躁是个病名,脏躁什么特点?这个病的主症就是喜悲伤欲哭,总觉得心情不舒畅,总想哭。常常伴随着精神恍惚,心神烦乱,甚则不能自主,言行失常。这个病的原因就是长期忧思郁闷所导致的。思虑伤心,伤心则心神烦乱,精神恍惚。郁闷伤肝,伤肝则急躁易怒,悲伤欲哭。这个病就叫脏躁,相当于现在的忧郁症,也相当于神经症,多发于青年女子。主要治疗方法还是养心安神,缓急止躁。这个方君药是小麦,小麦其性甘凉,能补心养肝,除烦安神。《灵枢·五味》说:“心病者,宜食麦。”《素问·金匮真言论》说:“麦为肝之谷。”《名医别录》说:“小麦能养肝气。”其味甘又能缓急,“肝苦急,急食甘以缓之”。所以,小麦具有补心养肝,缓急除烦止躁作用,方中重用一升为君。臣药是甘草,甘草其性甘平,为甘之正味,能补养心脾,善于和中缓急,可以助小麦缓急止躁。佐药是大枣,大枣也是甘平,能补气养血,也是和中缓急的佳品。以上三药配伍,重在甘缓,缓急止躁,同时又可补心养肝,是治疗脏躁普、简、廉、验的最佳方剂。

小　　结

神志不安类的病证有虚证、实证的区别,实证用重镇安神剂,虚证用补养安神剂。这一章讲了六首方,其中前一节讲了两首,后一节讲了四首。

重镇安神剂中主要是朱砂安神丸和磁朱丸。朱砂安神丸治疗的是心火亢盛的失眠,以火热为主,常见心悸、失眠,多伴有心胸烦乱,舌质是红的,苔是黄的,脉一般是弦数。所以方中用了黄连和朱砂清心泻火、重镇安神,标本兼治;心火亢盛往往灼伤阴血,当归和生地滋阴养血。又配伍甘草保护脾胃,调和药性。功用是镇心安神,清热养血,以镇心安神为主。使用这个方要注意，方中朱砂有毒，用量不宜太大，不可多服，也不能久服，一定要谨慎使用。磁朱丸也叫神曲丸，原方主要有明目作用，属于心火亢盛、肾水不足的心肾不交证。后来又用它治视物昏花，耳鸣耳聋，失眠多梦等，也是“治癫痫之圣剂”。磁石能入肾经，滋阴潜阳，使肾水上济；朱砂甘寒，入心经，能清心降火，使心阳下潜。二者配伍，滋阴潜阳，水火既济。又加入大量神曲保护脾胃、促进运化。功用就是重镇安神，交通心肾。

补养安神剂大多用的都是补益药。天王补心丹主治心阴虚所致的心悸、失眠、健忘、怔忡，见有五心烦热、骨蒸潮热、舌红少苔、脉细数等。方中都是一些滋阴养血药，如生地、二冬、二仁等，功用就是滋阴养血，补心安神。养心汤治疗的是心经气血两虚，心神失养出现的心悸失眠、神思恍惚，所以这个方是在补气养血的基础上配伍诸多养心安神药。酸枣仁汤是经方，出自《金匮要略》，主要是治虚劳虚烦不得眠，由于肝血不足导致的虚烦不眠。肝血不足，肝失所养，再加上阴虚生内热，更加重了心烦。治疗的时候要养肝血，清虚热，安心神。方中重用酸枣仁，入心养心安神，入肝养血安魂。再加上茯苓安神，知母清热除烦，川芎条达肝气，炙甘草缓急、调和药性。甘麦大枣汤也是《金匮要略》的方，治的是脏躁，往往是长期忧思郁闷所导致的精神恍惚，喜悲伤欲哭，不能自主，心中烦乱，睡眠不安。治法是养心安神，缓急止躁。方中的几味药就是方名，甘草、小麦和大枣，三药配伍，重在甘缓，缓急止躁，补心养肝。

（唐明哲　编写）

第九章 开 窍 剂

开窍剂就好说了，都是以开窍药为主，都有开窍醒神的作用，治疗窍闭神昏。主要是治疗神志昏迷的，是邪气闭塞清窍了，所以才神志昏迷了。邪闭清窍大概有两大类，一类是由于热邪蒙蔽清窍，再一类就是寒邪蒙蔽清窍。所以，这一章方剂分两大类，热邪蒙蔽清窍的就用清热开窍法，寒邪蒙蔽清窍的就用温中开窍法。清热开窍法简称凉开，温中开窍法简称温开。

使用注意事项：一个就是开窍剂主要都是治疗实证的，治疗窍闭神昏，也叫闭证。神昏的脱证不能用开窍剂，脱证属于虚证，虚证是由于气血不足，应该用补法。开窍剂都是辛香药，辛香能伤气，能耗散真气，所以虚证不能用。脱证包括鼾声大作，就是神昏出现鼾声，这是肺气已绝了；如果手是散开的，脾气绝了；眼睛是闭着的，肝气绝了；嘴是张着的，心气绝了；遗尿，肾气绝了。这些都是脱证，基本上是危重证。那么，闭证的特点就是两手握固，牙关紧闭。咱们前面讲了好几首治神昏的方剂了，大承气汤治神昏，小承气汤治神昏，调胃承气汤也治神昏；清营汤治神昏，犀角地黄汤治神昏，清瘟败毒饮也治神昏。那些神昏或是阳明腑实证来的，或是热入营分来的，或是热入血分来的。今天要讲的这种神昏，主要是邪闭清窍。下面先讲凉开，凉开的代表方、主要方就是安宫牛黄丸，这个作为一类方去看。

第一节 凉 开

安宫牛黄丸
《温病条辨》

【组成】 牛黄一两(30g) 郁金一两(30g) 犀角(现用水牛角代)一两(30g) 黄连一两(30g) 朱砂一两(30g) 梅片二钱五分(7.5g) 麝香二钱五分(7.5g) 真珠五钱(15g) 山栀一两(30g) 雄黄一两(30g) 黄芩一两(30g)

【用法】 上为极细末，炼老蜜为丸，每丸一钱(3g)，金箔为衣，蜡护。脉虚者人参汤下，脉实者银花、薄荷汤下，每服一丸。大人病重体实者，日再服，甚至日三服；小儿服半丸，不知，再服半丸。(现代用法：口服，一次一丸，小儿3岁以内一次1/4丸，4~6岁一次1/2丸，一日1~3次。昏迷不能口服者，可鼻饲给药。)

【功用】 清热解毒，豁痰开窍。

【主治】 邪热内陷心包证。高热烦躁，神昏谵语，口干舌燥，或舌謇肢厥，舌红或绛，脉数。亦治中风昏迷，小儿惊厥，属邪热内闭者。

【讲述】 安宫牛黄丸是现在最好的清热开窍剂，这个方最好，主要好在下面这几个药，一个是牛黄，一个是麝香，一个是犀角，我已经说过犀角问题了。牛黄占1/9，全方九两，牛黄是一两，这个比例相当大了，所以清热开窍效果好。再就是犀角，现在用水牛角，当然效果就不是那么好了。再就是麝香,麝香是二钱半,九两药里有麝香二钱半,这个比例也不算小,1/36,显然这个方是以牛黄为君药。原来应该包括犀角,现在用水牛角,就占不到重要地位了,所以主要是牛黄和麝香。牛黄比麝香用量大得多,牛黄一两,麝香二钱半,麝香用量是牛黄的 1/4,所以显然牛黄为君,清心开窍,化痰解毒。麝香当然就是芳香开窍,整个开窍剂离不开麝香,无论是凉开、温开都离不开麝香,因为麝香是芳香开窍的第一品,内透骨髓,外透皮毛,大无不出,小无不入,芳香四射,无窍不通。那么清心热当然还是牛黄,清热豁痰,开窍解毒,用量比较大,效果比较好。其他像珍珠、冰片就是佐药了,珍珠主要帮助化痰,治痰热蒙蔽心窍;冰片芳香开窍以助麝香之功,上面是安宫牛黄丸的主要药。下面还有黄连、黄芩、栀子,这些都是清热泻火,叫清心泻火也可以,放在这个方里就是清心泻火。雄黄一两,这个药豁痰解毒作用比较好,能化痰,能解毒。郁金清热化痰,也能开窍,但作用比较小,多多少少还有点清心作用。朱砂也是清心热的,也是解毒药,又能安神。整个方就这么多药,其中重点就是牛黄和麝香。因为牛黄占 1/9,所以,这个方的重点是清心开窍,化痰解毒。它的清热作用比较好,现在清热开窍最好的方就是安宫牛黄丸。

主治就是邪热内陷心包的神昏,不见阳明腑实证,也不见营分、血分热证,就是单独出现身热神昏,这个病就叫热入心包。热入心包主要是神昏谵语,伴有舌謇肢厥,高热烦躁,不见有大便干燥,不见血分证发斑,不见营分证的斑疹隐隐,这个就叫热入心包。

紫　雪

《苏恭方》录自《外台秘要》

【组成】 黄金百两(3000g)　寒水石三斤(1500g)　石膏三斤(1500g)　磁石三斤(1500g)　滑石三斤(1500g)　玄参一斤(500g)　羚羊角屑,五两(150g)　犀角(水牛角浓缩粉代)屑,五两(150g)　升麻一斤(500g)　沉香五两(150g)　青木香五两(150g)　丁香一两(30g)　甘草炙,八两(240g)

【用法】 上十三味,以水一斛,先煮五种金石药,得四斗,去滓后内八物,煮取一斗五升,去滓,取消石四升(1000g),芒硝亦可,用朴硝精者十斤(5000g)投汁中,微炭上煎,柳木篦搅,勿住手,有七升,投在木盆中,半日欲凝,内研朱砂三两(90g),细研麝香五分(1.5g),内中搅调,寒之二日,成霜雪紫色。病人强壮者一服二分,当利热毒;老弱人或热毒微者,一服一分,以意节之。(现代用法:口服,每次 1.5~3g,一日 2 次。周岁小儿每次 0.3g,每增 1 岁,递增 0.3g,每日 1 次。5 岁以上小儿遵医嘱,酌情服用。)

【功用】 清热开窍,息风止痉。

【主治】 热闭心包热盛动风证。高热烦躁,神昏谵语,痉厥,口渴,唇焦,尿赤便秘,舌红绛,苔干黄,脉数有力或弦数;以及小儿热盛惊厥。

【讲述】 第二个方叫紫雪,也叫紫雪丹。君药是黄金,黄金一百两,大家不要惊讶,黄金虽然很贵,但紫雪丹这个药可不贵,比安宫牛黄丸可便宜多了。这一百两黄金是熬水用,熬完还是那一百两。如果没有,就借它一百两,今天借了明天再还回去,还是一百两。黄金有镇惊清热解毒作用,安宫牛黄丸用那个叫金箔,金箔就是把黄金锤成非常薄,俗称飞金,拿起来就这么一说话,那金箔就能飘起来,非常轻。黄金那么重,但是锤成金箔之后就非常轻,但是毕竟是黄金,所以还是有镇惊安神作用。这个方用黄金一百两,这个知道就行了,后来到宋代基本不用黄金了,剩下的就是四香、四石、二硝、二角。四香:麝香、丁香、青木香、沉香;四石:石膏、寒水石、滑石、磁石。二硝:朴硝、火硝,既用朴硝也用火硝,朴硝是属于芒硝一类的，大承气汤用芒硝、朴硝都可以；二角：羚羊角、犀角。然后加上升麻、玄参，这个方的药就结束了，简单说一下就行了。这个制作过程很麻烦，咱们自己不能做，看看书了解了解就可以了。

由于方中用二硝，而且用量比较多，所以能导致腹泻。原方在“用法”里注明了“当利热毒”四个字。这个方的功用就是清热开窍，息风止痉。它的清热作用不如安宫牛黄丸，开窍作用也小于安宫牛黄丸，但是有一个特长，由于它用黄金，又用羚羊角，所以这个方的息风作用好。当神昏出现抽搐的时候用紫雪，而不用安宫牛黄丸。安宫牛黄丸的息风作用不好，不是一点不息风，珍珠息风，雄黄息风，金箔息风，朱砂也息风，但是息风作用最好的还是紫雪丹。紫雪丹里没有牛黄，犀角用量也比较少，所以清热开窍作用不如安宫牛黄丸。

至 宝 丹

《灵苑方》引郑感方，录自《苏沈良方》

【组成】 生乌犀(现用水牛角代) 生玳瑁 琥珀 朱砂 雄黄各一两(各30g) 牛黄一分(7.5g) 龙脑一分(7.5g) 麝香一分(7.5g) 安息香一两半，酒浸，重汤煮令化，滤去滓，约取一两净(30g) 金箔、银箔各五十片

【用法】 上药丸如皂子大，人参汤下一丸，小儿量减。(现代用法：研末为丸，每丸重3g。每服1丸，一日1次，小儿量减。)

【功用】 清热开窍，化浊解毒。

【主治】 浊热内闭心包证。神昏谵语，身热烦躁，痰盛气粗，舌绛苔黄垢腻，脉滑数。以及中风、中暑、小儿惊厥属于痰热内闭者。

【讲述】 第三个方是至宝丹，这个方也用牛黄和麝香，不用说还是清热开窍，而且这里面也有冰片、朱砂、雄黄、犀角。这个和安宫牛黄丸差不多，都是清心开窍，所不同的是这个方的清热开窍作用也不如安宫牛黄丸，因为这个方的牛黄用量比较小，整个方七两多，牛黄一分，是一两的1/4，只占全方的1/30。安宫牛黄丸牛黄是1/9，那当然安宫牛黄丸的牛黄用的多了，所以作用好。但是这个方麝香的用量相对多了，麝香也是二钱半，一分也是二钱半。安宫牛黄丸的麝香是占1/36，这个方相当于1/30，麝香用量相对大一点了，所以它的芳香开窍作用比较好，特别是加了安息香，芳香开窍作用就更好了，所以这个方的芳香开窍作用要比安宫牛黄丸大，清热作用不如安宫牛黄丸。再加上还有琥珀、玳瑁，玳瑁是海龟的一种，用它的甲片，也是滋阴潜阳药，另外能清热解毒，所以没有犀角(水牛角代)也可以用玳瑁代替。金、银箔有镇心安神定惊作用。这个方特别是安息香用量较大，安息香芳香开窍、芳香辟秽的作用比较好，所以至宝丹这个方芳香化浊开窍作用比安宫牛黄丸好。因此，这个方用在热势比较轻，神昏程度比较重的病证上。它的功用叫清热开窍，化浊解毒。

上面这三个方叫凉开三宝，它们共同作用都是清热开窍，所以在功用上它们第一句话都叫清热开窍。其中安宫牛黄丸最凉，最凉的就是清热作用最好的；紫雪次之，紫雪的清热作用不如安宫牛黄丸；至宝丹更次之，至宝丹的清热作用还不如紫雪，把这三个方区别开。就清热来说，安宫牛黄丸最好，紫雪次之，至宝丹更次之。但是它们三个各有特长，安宫牛黄丸豁痰解毒作用比较好，如果是痰热比较盛的用安宫牛黄丸。紫雪偏重于息风止痉，热闭神昏见有抽搐的用紫雪。那么至宝丹就偏于化浊辟秽，所以治疗秽浊之气，热势不是太甚，但是它确实中了一些秽浊之气，出现神昏了，这个用至宝丹。所以至宝丹其中治的一个

病叫“中恶”，就是中了一种恶气，突然昏倒，没有出现什么明显的热象，这个就用至宝丹。中恶包括好多了，一个是恶气，山岚瘴气，秽浊之气也可以叫恶气；目触异物，眼睛看见一种特殊东西，突然昏倒，耳闻异声，耳朵听见某种怪声，昏过去了，这都属于中恶。也可以用于中热疫毒，中风昏迷，山岚瘴气等。这个就是凉开三宝，掌握这么多就可以，特别是凉开三宝的主要鉴别点，把这个记住。

行 军 散

《霍乱论》

【组成】 西牛黄　当门子(麝香)　珍珠　冰片　硼砂各一钱(各 3g)　明雄黄飞净，八钱(24g)　火硝三分(0.9g)　飞金二十页

【用法】 上八味各研极细如粉，再合研匀，瓷瓶密收，以蜡封之，每服三、五分，凉开水调下。(现代用法：作散剂，口服，每次 0.3~0.9g，一日 2~3 次。)

【功用】 清热开窍，辟秽解毒。

【主治】 霍乱、痧胀及暑秽。吐泻腹痛，烦闷欲绝，头目昏晕，不省人事。并治口疮咽痛，点目祛风热障翳，搐鼻辟时疫之气。

【讲述】 行军散，古代行军的时候，这是一种必备药，可以辟瘟气，可以内服，也可以装在鼻烟壶里。常常拿着闻一下，那叫搐鼻。用鼻子闻一闻，就能辟秽浊之气，特别是那种长途跋涉，走那种深山老林的时候，容易中一种秽浊之气，叫做暑秽之气，或者秽浊之气，也叫山岚瘴气，容易得这个病。带点行军散，不时闻一闻，还可以焕发人的精神。

这个方和至宝丹差不多，还是用牛黄、麝香，就是离不开麝香，也用牛黄。这个方特别是用雄黄，雄黄的用量最大，占全方的 1/2 还多。雄黄带在身上，可以起辟秽解毒作用，上山带雄黄，蛇都不敢咬你，蛇在很远就能闻到雄黄这股味，就避开你。雄黄是有毒的，是硫化砷，里面含用砒霜类的东西，所以这种药现在吃得很少，多数是外用，带在身上，可以避瘟气。像 SARS 流行的时候，你带点雄黄，或者带点行军散都好，可以辟秽解毒。这个方和至宝丹差不多，所不同的就是雄黄用量大，至宝丹是安息香用量大，安息香辟秽解毒好像比雄黄要缓和一点。雄黄内服的时候，用量一定要注意，一般也只是吃一、两次，一次不超过五分(1.5g)，不能常吃，容易中毒。

第二节　温　　开

温开就是辛温开窍，也叫温中开窍，治疗寒闭清窍，寒邪蒙蔽清窍。常用方就是苏合香丸。

苏合香丸(原名吃力伽丸)

《广济方》录自《外台秘要》

【组成】 吃力伽(即白术)　光明砂研　麝香　诃黎勒皮　香附子中白　沉香重者　青木香　丁子香　安息香　白檀香　荜茇上者　犀角(现用水牛角代)各一两(各 30g)　薰陆香　苏合香　龙脑香各半两(各 15g)

【用法】 上十五味，捣筛极细，白蜜煎，去沫，和为丸。每朝取井华水，服如梧子四丸(3g)，于净器中研破服，老小每碎一丸服之。仍取一丸如弹丸，蜡纸裹，绯袋盛，当心带之。(现代用法：为丸，口服，每次1丸，小儿酌减，一日1~3次，温开水送服。昏迷不能口服者，可鼻饲给药。)

【功用】 温中开窍，行气止痛。

【主治】 寒闭证。突然昏倒，牙关紧闭，不省人事，苔白，脉迟。亦治心腹卒痛，甚则昏厥。中风、中气及感受时行瘴疠之气等，属寒凝气滞之闭证者。

【讲述】 苏合香丸共十五味药，其中有十二味是香药，几乎所有的辛香药都集中了。这里面麝香用量比较大，用量占整个方的1/13，显然麝香为君药，辛温开窍。麝香为诸香药之最，芳香四射，内透骨髓，外达肌肤，十二经无所不到，为芳香开窍之上品。剩下那么多香药都是辛温的，所以都能行气温中，有的也芳香开窍，像苏合香、安息香、龙脑，也叫龙脑香，现在叫冰片。其他像丁香、木香、沉香、白檀香、香附、荜茇，荜茇也是香药，熏陆香(乳香)也是香的，犀角也有香味。这些都是芳香药，除了犀角之外，都是辛温的，能够行气温中，散寒开窍。所以这个方的功用就是温中开窍，行气止痛。因为辛香药能耗散真气，所以下面加上点白术和诃子，白术是补气健脾的，诃子是收敛肺气的，防止辛香耗气。最后加点朱砂镇心安神。

这个方原名叫吃力伽丸，可能是从印度传入中国的。吃力伽就是白术，看来白术显得很重要，那么多辛香药，加上点白术补气健脾，防止伤伐正气。这个就是苏合香丸，主治寒邪蒙蔽清窍。这里包括中寒、中气、山岚瘴气，出现昏厥，牙关紧闭，不省人事，心腹卒痛等，属于寒蔽清窍的，就用苏合香丸。大家知道现在有一种药叫冠心苏合丸，就是按照苏合香丸这个意思，治疗冠心病心绞痛，那个就属于寒闭心窍。

紫金锭(太乙神丹、玉枢丹)

《丹溪心法附余》

【组成】 雄黄一两(30g) 文蛤一名五倍子，捶碎，洗净，焙，三两(90g) 山慈菇去皮，洗净，焙，二两(60g) 红芽大戟去皮，洗净，焙干燥，一两半(45g) 千金子一名续随子，去壳，研，去油取霜，一两(30g) 朱砂五钱(15g) 麝香三钱(9g)

【用法】 上除雄黄、朱砂、千金子、麝香另研外，其余三味为细末，却入前四味再研匀，以糯米糊和剂，杵千余下，作饼子四十个，如钱大，阴干。体实者一饼作二服，体虚者一饼作三服，凡服此丹但得通利一二行，其效尤速；如不要行，以米粥补之。若用涂疮，立消。孕妇不可服。(现代用法：上为细末，糯米糊作锭。外用，醋磨外搽，涂于患处，日3~4次。内服，1~3岁，每次0.3~0.5g；4~7岁，每次0.7~0.9g；8~10岁，每次1.0~1.2g；11~14岁，每次1.3~1.5g；15岁以上每次1.5g，一日2~3次，温开水送服。)

【功用】 化痰开窍，辟秽解毒，消肿止痛。

【主治】 暑令时疫。脘腹胀闷疼痛，恶心呕吐，泄泻，痢疾，舌润，苔厚腻或浊腻，以及痰厥。外敷治疗疮肿毒，虫咬损伤，无名肿毒，以及痄腮、丹毒、喉风等。

【讲述】 紫金锭又名玉枢丹。紫金锭现在很少用了，而且现在没有内服的了。原来的那种可以内服，现在的紫金锭都作外用了，就是因为紫金锭这个方毒性药比较多，除了雄黄之外，大戟、山慈菇、千金子都是毒性药，因为毒性比较大，内服容易中毒。这个方也用麝香，但所占比例比较小，是全方的1/50。而且，这个方用了不少泻药，千金子和大戟，都能导致腹泻，能使秽浊之气从大便排出去。方中重用山慈菇,这个药有小毒,能化痰解毒,散结消肿,可以治疗诸疮肿毒,内服、外用都可以,也可以治虫蛇咬伤。这个方用量比较大的还有五倍子,五倍子在固冲汤里已经说过了,这个药也有毒,它在化痰解毒这方面效果比较不错,还有点收涩作用,固冲汤主要用它收涩,这个方主要用它化痰解毒。因为这个方君药是麝香和山慈菇,所以五倍子主要是化痰解毒。朱砂可以镇心安神。

这个方主要是治疗痰厥,由于感受一种湿浊之气,突然昏倒,这个叫痰浊蒙蔽心窍。也可以治疗暑湿痰浊秽恶之气导致的胀闷、吐泻等,现在可用于食物中毒。这个方外用比较好,外用能够消肿止痛,用于无名肿毒、痄腮、丹毒、喉风都可以。

小　　结

开窍剂分为凉开和温开两类,主要都是用成药,不用更多地去分析和研究,只要掌握它的要点就可以了。

凉开三宝是清热开窍,治疗热闭神昏。热闭神昏主要是指热邪蒙闭心包,也叫热入心包。前面讲过治神昏的几首方剂,如大承汤治疗的神昏,是阳明腑实证,数日不大便。清营汤所治的神昏是热入营分,斑疹隐隐,舌绛而干。犀角地黄汤治的神昏是热入血分,有动血现象,就是有出血、发斑。清瘟败毒饮治的气血两燔证也有神昏,这几种情况都不能使用开窍剂,因为都不是热入心包。开窍剂不能用之过早,确实是热入心包,出现神昏了,才可以使用。一般的热不要用开窍剂,如果是气分热,或者是阳明腑实证而使用了安宫牛黄丸,那叫开门揖盗,你把门打开了,反而使邪气深入了。现在安宫牛黄丸有些人用之不当,小孩一发烧就给吃安宫牛黄丸,这是非常坏的事情,结果造成小孩的后遗症很多,而且这个热也不一定退。初起发热一般是表证,用安宫牛黄丸那不是闹笑话吗?所以现在好多病是药源性疾病,是用药不当造成的疾病。凉开最常用的是安宫牛黄丸,清热开窍作用好,同时能化痰解毒,治痰热蒙蔽心窍,这个方清热作用最好。其次就是紫雪,紫雪丹这个方,因为用了黄金,特别是还有犀角(水牛角代)、羚羊角,显然这个方息风作用好,清热息风。所以它治热入心包,在神昏基础上出现抽搐,但是不能见抽搐就用紫雪,那就不对了。比如大承气汤治的热痉,那是高热抽搐,是在阳明腑实证基础上出现的抽搐,还是应该用大承气汤去治,不应该用紫雪。至于至宝丹,方中牛黄比较少,而且也没有黄连、黄芩、栀子等,清热作用显然较差。但是方中有安息香,其芳香化浊作用比较好,所以当热邪不盛,而是浊热蒙蔽心包,使用至宝丹比较好,不要用安宫牛黄丸。因为热不甚,如果用了安宫牛黄丸,反而因为清热作用太大了,苦寒力量大了,就会损伤正气,也损伤津液,苦寒化燥,所以这三个方要区别开。这三个方其中最凉的,清热作用最好的是安宫牛黄丸,其次是紫雪,再次是至宝丹,这个层次要区别开。然后记住这三个方各自的特点,安宫牛黄丸有豁痰解毒作用,除了清热开窍作用,就是豁痰解毒,痰热壅盛的时候用安宫牛黄丸;紫雪偏于镇惊息风,或者叫息风止痉,是治抽搐的;至宝丹偏于化浊辟秽,因为芳香药多,所以这个作用比较好,清热作用不太好。

温开方主要就是苏合香丸,治疗寒闭心窍证。寒邪蒙蔽清窍,也可以突然发病,出现脘腹疼痛,这也是寒邪直中,但是这个寒邪直中除了直中脾胃之外,寒邪蒙蔽了清窍,出现神昏,就必须温中开窍,用苏合香丸,没有神昏就不要轻易用苏合香丸。

(赵雪莹　编写)

第十章　理　气　剂

理气剂都是以理气药为主组成的，中药学已经学过理气药，理气药根据作用来讲，一部分是行气药，一部分是降气药。那么方剂也是这么分的，一部分是以行气为主的，一部分是以降气为主的。行气就能治疗气滞、气郁，比方常见的肝郁气滞。降气就能治气逆，气机上逆的就应该用降气的药，这一章大概就分这两部分。

气滞病大体上有三类，一种就是肺气郁滞。肺气以肃降为顺，如果肺气不肃降了，就出现肺气郁滞，临床上主要出现胸闷、胸疼。再有一种病叫梅核气，就是咽喉如有异物，咽喉里像有个东西似的，吐之不出，吞之不下，吐也吐不出来，咽也咽不下去，这个病叫梅核气，也属于肺气郁滞。肺气郁滞多数都伴有咳嗽，或咳逆上气，或胸膈不快，总想往上咳，咳嗽一下这个气好像能舒畅一点。第二种就是肝气郁滞。肝气郁滞比较常见，或者叫肝郁气滞。前面已学过四逆散、逍遥散、一贯煎等，这些方剂都是治疗肝郁气滞的。肝郁气滞最常见的主要症状是胁肋疼痛，其他还有疝气。疝气一般都和肝郁气滞有关系，《内经》上说和任脉有关系，任脉也是隶属于肝肾，张子和就认为疝气主要是由于肝郁，因为肝的经络“环阴过腹”。如果女子肝郁气滞了，肝不能藏血，就经常出现月经不调，或者是痛经。肝郁气滞大概最常见的就是这些证候，其他如喜怒、善太息等，都属于肝郁气滞的表现。第三种就是脾胃气滞，就是气郁在中焦，主要是脘腹胀满。脾主运化，脾胃气滞之后，运化功能失常了，所以就出现气机阻滞，气机不通畅就出现脘腹胀满，或者是腹部疼痛。以上就是气滞的病，也是常见的病，主要分这三类。

气逆主要是肺和胃两经，因为肺气以肃降为顺，胃气也是以下行为顺，这两经在正常情况下，气机应该是往下行的，如果它不下行，反而上逆的话，就叫气逆。一种是肺气上逆，肺气上逆的主要症状就是喘，肺气不降则喘，所有的喘都和肺气上逆有关系，一般都伴有咳嗽，但主症是喘，就是以喘为主症，同时伴有咳嗽。肺主通调水道，肺气上逆之后，通调水道功能就失常了，水、津液不能通过水道转输，郁而不行就生痰，所以肺气上逆还会生痰。第二种是胃气上逆。胃气正常也是以下行为顺，不下降就容易上逆，胃气上逆最常见的症状就是呕吐，或者是噫气。“噫”，这个字念“ài”，现在大家都念“yì”，最好是念“ài”气。噫气和嗳气都是胃气上逆来的，通常叫打嗝。噫气是没有食气味的，如果写嗳气的话，就是有食气味，吃韭菜打嗝是韭菜味，吃萝卜打嗝是萝卜味，带有食气味，写这个“嗳”字，一般都是指食积说的。嗳气是食积来的，治疗方法就得消食，如果是噫气，那就得降气。所以这两个字在写的时候要区别开，都念“ài”气。再一个就是呃逆，呃逆一般叫呃忒或膈忒，声音比较短促，常连续作声。另外还有一个叫干哕，干哕也是胃气上逆，这属于呕，没有什么食物，吐不出什么东西来，是有声无物。胃气上逆常见的症状大概就是这些。

治法上，气滞病治疗上主要是行气，气逆就应该降气，所以这一章就分这么两部分。下面简单说一说注意事项，没什么特别可说的，就是把气逆和气滞这两个病要分开。因为行气药和降气药作用不一样，该行气就行气，该降气就降气。也有气滞和气逆两个合并为病的，就是这个病既有气滞又有气逆，这时也可以行气和降气并用。另外，行气药多数都是辛香药，而且性燥，所以这类药不要使用时间太长，用量不要过大，用量过大就容易伤气了，阴虚、气虚的病人都应该慎用。如果阴虚有气滞的，像一贯煎，就是治疗阴虚气滞，方中用了很多滋阴药，就加一个川楝子行气，就是防止行气药过多容易伤阴，容易伤气。如果是有些虚人出现气滞，就要攻补兼施，该补的补，该行气的行气，这个完全可以。行气这一部分属于八法中的"消法"，行气、活血、祛湿、利水、消痰、驱虫，这都属于消法。

第一节 行 气

越鞠丸(芎术丸)

《丹溪心法》

【组成】 苍术 香附 抚芎 神曲 栀子各等分(各6g)

【用法】 上为末，水泛为丸，如绿豆大。(现代用法：丸剂，每服6g；亦可水煎服。)

【功用】 行气解郁。

【主治】 六郁证。胸膈痞闷，脘腹胀痛，嗳腐吞酸，恶心呕吐，饮食不消。

【讲述】 越鞠丸是朱丹溪创制的，朱丹溪是滋阴派的代表人物，用药善于滋阴，他又是治郁的大家，善治郁证。越鞠丸是治疗气郁的代表方，这个方一共五味药，五味药的作用都不相同。一个是香附，香附主要治疗气郁，能疏肝行气。另一个是川芎，川芎和香附配伍，可以治疗气郁，川芎也是行气药，但是川芎又是活血药，所以它又治血郁，这就是有气郁，又有血郁。下面又有苍术，苍术燥湿运脾，叫健脾也可以，不过健脾作用不如白术，所以一般叫燥湿运脾，主要治疗湿郁。栀子是苦寒的，清热泻火，治疗火郁。神曲是消食的，治疗食郁。朱丹溪用这五种药，分别治疗这五种郁，气郁、血郁、火郁、湿郁、食郁，这五个药能治疗这五种郁证。原方用量是各等分，在各等分的情况下，还是以行气为主，因为香附是行气的，川芎也有行气作用，苍术也有行气作用，神曲也有行气作用，所以基本上就是以行气为主。行气作用最好的、药力最大的，当然是香附，所以香附为君药，以行气为主。这五味药配伍在一起，又能治痰郁，因为痰是湿生的，祛湿就能治生痰之源；湿得热煎熬成痰，那么用栀子泻火，也能帮助祛痰；另外，痰随气而动，痰是有形的，它随着气的活动而活动，所以行气也能帮助消痰。因此说，"越鞠丸治六般郁，气血痰火湿食因"。五个药能治六种郁，气、血、痰、火、湿、食，这个方歌就这么背，"越鞠丸治六般郁，气血痰火湿食因"。

哪有一个人得这么多郁证的，有没有呢？在个别情况下，可能会出现，但是就大多数来说，一个人不可能同时得六种郁，所以这个方用的时候还应该活用，有什么郁用什么药，还应注意配伍关系，适当加减，还要根据郁证的不同，君药要适当地加大用量。要是以湿郁为主的，就应该多用苍术；以血郁为主的，多用点川芎；以食郁为主的就多用点神曲，根据郁证的不同，君药的药力就得大。单独用原方，效果不好，应该适当加味。以气郁为主的，还应该加上些行气药，如枳实、厚朴、槟榔等。就是以香附作君药，香附用量大一点，然后再加一点行气药；血郁就得用川芎作君药，再加点活血药，如桃仁、红花，这是经常用的；以湿郁为主，就以苍术作君药，同时加点利湿的，最常用的如茯苓、泽泻，健脾祛湿。以此类推，这样才能灵活运用适应病情。好多郁证都可以用越鞠丸作基础方，那就得适当地加减变化，如果把这个方运用好了，你还真是个大家，真正是个很高明的医生。医生用方很重要的就是要"师其法而不泥其方"，就是学他这个法，不被他这个方所限制，就是要活用。

这个方的功用简单地说就叫行气解郁,治疗气郁。主要证候就是胸膈痞满,脘腹胀痛,或者是恶心呕吐。有食郁的就有嗳腐吞酸,饮食不消;有火郁的舌苔应该是黄的,舌质应该是红的;有痰郁的就可以见到痰多,胸膈不快,咽喉不利等症。湿郁、血郁的症状就比较复杂了,我们就不一一去讲了。

柴胡疏肝散

《医学统旨》,录自《证治准绳》

【组成】 柴胡 陈皮醋炒,各二钱(各6g) 川芎 香附 芍药 枳壳麸炒,各一钱半(各4.5g) 甘草炙,五分(3g)

【用法】 上作一服,水二盅,煎八分,食前服。(现代用法:水煎服。)

【功用】 疏肝解郁,行气止痛。

【主治】 肝气郁滞证。胁肋疼痛,胸闷喜太息,情志抑郁或易怒,或嗳气,脘腹胀满,脉弦。

【讲述】 柴胡疏肝散这个方的用药包括了四逆散,就是四逆散的变化方,或者叫四逆散的加味方。这里面也有柴胡、白芍、枳实,枳实在这里换成枳壳了,也有甘草。枳实和枳壳基本上可以混用,只是枳壳的药力稍缓而已。这个方柴胡用量比较大,二钱,其他都是一钱半,所以柴胡为君药。白芍用一钱半,还是四逆散那个意思,所以白芍仍然应该是臣药。用柴胡疏肝,为什么要配伍白芍?这个配伍意义我们在四逆散、逍遥散中都学过了,大家已经很熟悉了。柴胡疏肝散又加了很多疏肝理气药,像香附和川芎,显然这个方疏肝理气的作用比较强,香附和川芎都是臣药。至于陈皮,性质比较缓和了,用二钱,多多少少有点健脾作用,这种配伍体现了肝郁克脾,肝郁气滞容易克脾,容易使脾的运化功能减弱,所以加点陈皮,而且用量稍稍大一点。陈皮性质比较缓和,既能理气,也能疏肝,同时又有健脾作用,能够助脾运化。方中的川芎和行气药配伍主要就是行气,和祛风药配伍就是祛风,和活血药配伍就是活血,所以这个方中的川芎主要就是行气,当然也有一定的活血作用。肝藏血,肝气郁滞也可以影响血行不畅,川芎既行气又活血,使气血调畅,所以川芎止痛效果比较好。甘草主要是调和药性。

这个方的功用就叫疏肝解郁,行气止痛。行气作用比较好,而且能止疼,所以能治胁肋疼痛,是治胁肋疼痛的常用方,用的时候还可以加味,还可以加些行气药。肝郁气滞主要症状就是胁肋疼痛,脉弦。至于能不能出现寒热往来,这不一定,可能有,但是比较少见,其他的还有嗳气,善太息,脘腹胀痛等。

四 磨 汤

《济生方》

【组成】 人参(6g) 槟榔(9g) 沉香(6g) 天台乌药(6g) (原书未著用量)

【用法】 上各浓磨水,和作七分盏,煎三五沸,放温服。(现代用法:水煎服。)

【功用】 行气降逆,宽胸散结。

【主治】 肝气郁结证。胸膈胀闷,上气喘急,心下痞满,不思饮食,苔白,脉弦。

【附方】 五磨饮子(《医便》) 木香 乌角沉香 槟榔 枳实 台乌药各等分(各6g) 上各等分,以白酒磨服。功用:行气降逆,宽胸散结。主治:七情郁结,脘腹胀痛,或走注攻冲,以及暴怒暴死之气厥证。

【讲述】 四磨汤一共四味药，人参、乌药、槟榔、沉香。叫四磨汤，这个方用法和其他方不一样，这四个药都磨汁，不是放汤药里熬，原方它都用磨，就是拿个乳钵加点水，把这几个药硬磨。槟榔和沉香质地都很硬，很难磨，但是原书要求是磨的，磨的很细，因此就叫四磨汤。现在用法都不磨了，把它压成细粉，不也是挺好吗，不一定非得磨。为啥不让用水煎？用水煎了之后，特别是沉香，它的香气容易挥发，容易耗散，药效就不好，所以不入煎剂，又不让吃散剂，吃散剂就是粗末，吸收不好。原书没有用量，大概是各等分，在用量相等的情况下，沉香药力最大。沉香是降气的，这个药降气力量很好，能通天彻地，使气往下降。乌药是行气药，沉香是降气药，所以这个方既降气，又行气。槟榔是破气药，行气作用比较强，所以叫破气药，用量多容易伤气。这三个药，特别是沉香和槟榔，行气力量比较强，降气、破气，完全这么用就容易伤气，所以方中加点人参，使它破气而不伤气。

这个方治什么病呢？主要是治暴怒伤肝，肝气郁滞。一般肝郁气滞可见胁肋疼痛，嗳气，善太息，如果严重了，肝郁气滞比较厉害，就出现胸膈胀闷，人们常说“气得四肋发胀”。气郁比较厉害，还可以出现气厥，就是气的昏过去了，这就是暴怒伤肝。暴怒伤肝，肝郁气滞比较重，就出现胸膈胀闷，上气喘急。磨汁服，每次服各 2g 或 1.5g 就可以，现在要吃散剂的话，合在一起，吃 6g 就可以，四药各 1.5g 就可以。四磨汤所治的病证，虽然是暴怒，上气喘急及胸膈胀闷，如果出现气厥了，可以去掉人参，再加上木香和枳实，这个叫五磨饮子，出自《医方考》，“治暴怒暴死，名曰气厥者”。五磨饮子所治的病比四磨汤证更重。五磨饮子完全是行气降气了，木香行气作用比较好，枳实也是破气药，也是行气药，能冲墙倒壁，所以五磨饮子是治疗气厥用的。

瓜蒌薤白白酒汤

《金匮要略》

【组成】 瓜蒌实捣，一枚(24g)　薤白半升(12g)　白酒七升(适量)

【用法】 上同煮，取二升，分温再服。(现代用法：用酒适量，水煎服。)

【功效】 通阳散结，行气祛痰。

【主治】 胸痹，胸阳不振，痰气互结证。胸部闷痛，甚至胸痛彻背，喘息咳唾，短气，舌苔白腻，脉沉弦或紧。

【附方】

1. 瓜蒌薤白半夏汤(《金匮要略》)　瓜蒌实捣，一枚(24g)　薤白三两(9g)　半夏半升(12g)　白酒一斗　上同煮，取四升，温服一升，日三服。功用：通阳散结，祛痰宽胸。主治：胸痹而痰浊较甚，胸痛彻背，不能安卧者。

2. 枳实薤白桂枝汤(《金匮要略》)　枳实四枚(12g)　厚朴四两(12g)　薤白半升(9g)　桂枝一两(3g)　瓜蒌实捣，一枚(24g)　上以水五升，先煎枳实、厚朴，取二升，去滓，内诸药，煮数沸，分温三服。功用：通阳散结，祛痰下气。主治：胸痹。气结在胸，胸满而痛，气从胁下上逆抢心，舌苔白腻，脉沉弦或紧。

【讲述】 瓜蒌薤白白酒汤是现在常用方，治疗胸痹的。胸痹的主要证候是胸疼，严重的时候不但是胸疼，而且牵扯到背疼，胸痛彻背，背痛彻胸。这个病现在来说，大多数属于冠心病这个范畴，冠心病心绞痛属于这方面，但是不能这么对号。瓜蒌薤白白酒汤不单治疗冠心病心绞痛,胸疼不都是心绞痛,好多胸疼的,气滞胸疼,这个很多,不一定都是冠心病,注意把这个区别开。但是这个方可以用在冠心病心绞痛上,属于气滞的。这个方原来治疗胸痹,胸痹主要症状是胸疼,加上喘息咳唾,这又和肺有关系,胸部气滞和肺有很大关系,所以出现喘息咳唾,呼吸感觉到不畅通。冠心病心绞痛多数是既疼又闷,气短胸疼,呼吸不畅。这个病的病因病机主要是胸阳不振,痰浊上逆,胸中阳气不振,痰郁、气滞。治疗原则就是通阳理气,温通胸阳,加上行气散结。这种胸痛是闷痛,不是刺痛,刺痛就是血瘀了,闷痛属于气滞。

这个方就两个药,瓜蒌一枚,就是全瓜蒌一枚,现在用30g、50g都可以。瓜蒌理气宽胸,另外,它能化痰,主要作用是理气宽胸,治胸中气滞。但这个药性质偏寒,胸中阳气不振,用它只能理气宽胸化痰,所以还得加上通阳散结的药,在理气药里能通阳的就是薤白。薤白既是辛热药,又是行气药,能通阳散结,又能行气止痛。薤白就是小根蒜,和葱不一样,白通汤用葱,葱是上下辛温通阳,使阳气上下通达,薤白是横向的,行气散结。这个方的两味药,当然君药是瓜蒌,主要是理气宽胸,所以就重用瓜蒌。因为涉及阳气不振,所以加点温通药,通阳散结。用酒熬药,原方用酒七升,完全是用白酒熬药,酒也属于辛温药,既能行气活血,又能温通阳气。为什么要这么用?因为瓜蒌性质偏寒,用点薤白温通胸阳,感觉这个还不够,所以用酒,这是一条原因。另外瓜蒌这个药,"瓜蒌得酒良",用瓜蒌的时候,少用点酒,效果比较好。现在瓜蒌保存的时候都用酒,一是防止生虫子,防虫蛀,二是瓜蒌得酒良。这个方用白酒,不用清酒,炙甘草汤用的是清酒,白酒温通作用比较好,温通阳气。治风湿为什么用点白酒?就是因为它能温通阳气,通阳散寒,也能行气活血。

瓜蒌薤白白酒汤现在是很常用的、很著名的方子,治疗胸痹、胸痛,以胸部闷痛为主。现在一般都不用酒而用水煎,不如用酒煎效果好。如果吃上几次之后,用水煎的效果不好,就赶快加酒,可以少加点,不一定完全用酒,少加点酒熬效果就很好。咱们学校有一位老师,我们年轻时候在一起,他原来就得这个病,咱们医院的大夫给诊断,说他是冠心病。那时候他才三十多岁,每天早上三点钟就胸闷,胸闷到什么程度呢?就是胸闷之后,必须起来,躺不住,胸闷难卧,一到凌晨三点,他就起来出去散步,坐着也胸闷,躺着也胸闷,就得起来去活动。这个病有一个来月了,医生给他用瓜蒌薤白白酒汤,加点行气药,结果吃了两个星期,效果不好。后来他问我,他说我这是怎么了,你们都说是冠心病,这个方好,怎么病就不好呢。我就问他你怎么吃的,他就说水煎服呗,我告诉他再熬的时候加点酒,加二两酒,然后再加水熬。这回吃一个星期,不是三点而是四点了,凌晨四点钟还得起来活动。我说你再吃,又吃一个星期睡到五点了,后来吃到三个星期好了,胸也不闷了。所以当时我写了一篇文章,叫"瓜蒌得酒良",就是指这件事,这个方确实加点酒效果就好,酒能通血脉,温通胸阳。

另外,如果是胸痛彻背,背痛彻胸,这说明痰气盛,痰气壅盛加半夏化痰降逆,行气散结。瓜蒌薤白白酒汤加上半夏叫瓜蒌薤白半夏汤,治胸痹胸痛彻背,背痛彻胸,现在临床上大多数都加半夏。如果是气郁比较盛的,胸闷的比较厉害,甚至出现心下痞闷,胸和心下都痞闷,严重的出现气从少腹上冲心,这叫冲气上逆,这个时候可以加枳实、厚朴、桂枝,方名叫枳实薤白桂枝汤。治疗胸痹,气结在胸,胸闷而痛,气从胁下上逆抢心,加枳实和厚朴行气作用好,加桂枝就是温阳降冲的,是降冲气的。这个方就不用白酒了,因为其病位不单在上焦,而中下二焦也有寒气上攻,酒性上升,不利于气逆之证。《金匮要略》在论述这一条的时候,除了枳实薤白桂枝汤之外,也可以用人参汤。原文说:"胸痹,心中痞气,气结在胸,胸满,胁下逆抢心,枳实薤白桂枝汤主之,人参汤亦主之。"人参汤是啥?理中丸作汤剂就是人参汤,人参、干姜、白术、甘草。什么意思呢?对这种病,主治就是枳实薤白桂枝汤,另外也可以用人参汤。那么什么情况下用人参汤？如果是由于脾胃虚寒来的，可以用人参汤，不要用理中丸。因为理中丸有蜂蜜，有蜂蜜反而腻膈，反而令人更胸闷，而且丸药力缓，所以要用汤剂，教科书上理中丸后面那个治胸痹，主要是指人参汤而言。脾胃虚寒比较重，中焦虚寒影响到胸阳不振，出现胸脘痞闷，甚至出现胁下气上冲心，这个时候用人参汤也行，或者是用枳实薤白桂枝汤。这两个方的关系要分清楚，枳实薤白桂枝汤证显然是气滞比较重，人参汤证显然是脾胃虚寒比较重。就是说这种病可能有两种情况，一种是气滞比较重的，用枳实薤白桂枝汤，另一种是脾胃虚寒比较重的，就用人参汤。最后再强调一下瓜蒌薤白白酒汤的功用，叫通阳散结，行气祛痰，说行气祛痰，通阳散结也可以。

半夏厚朴汤

《金匮要略》

【组成】 半夏一升(12g) 厚朴三两(9g) 茯苓四两(12g) 生姜五两(15g) 苏叶二两(6g)

【用法】 上五味，以水七升，煮取四升，分四服，日三夜一服。(现代用法：水煎服。)

【功用】 行气散结，降逆化痰。

【主治】 梅核气。咽中如有物阻，咯吐不出，吞咽不下，或咳或呕，舌苔白润或白滑，脉弦缓或弦滑。

【讲述】 半夏厚朴汤也是《金匮要略》里的，原方主治证现在叫梅核气。《金匮要略》描述这个病的时候说“妇人咽中如有炙脔”，这个病女子多见，咽中如有炙脔，就是嗓子里像有一块烤肉，这个炙就是用火烤的意思，脔就是一块肉，嗓子里就像有一块肉似的，《金匮要略》原书就是这么描述的，后来就把这个病叫梅核气。就是咽中如有异物，吐之不出，吞之不下。用现代仪器检查，啥也检查不出来，咽也没病，喉也没病，但是病人感觉很苦恼，总觉得嗓子里有个东西，很不舒服。你说有病，检查不出来，那就叫神经症，要不就叫自主神经功能紊乱，也有人叫癔病。癔病分好多种，而把这个叫癔病喉头球。这个病的病因就是七情郁结，情志不快。由于长期的情志不快，形成痰气郁结，这个痰气郁结在什么地方呢？痰气郁结在喉，喉属肺系，所以这个病人就是痰气郁结在肺，在肺的什么地方呢？在肺的上部，痰气郁结在肺的上部，就是在咽喉这一带，治疗方法要行气化痰。

这个方的君药是半夏，用量比较大，原方是一升，一升相当于六两，六两现在用 18g，临床经常用 15g。半夏燥湿化痰，散结除痞，能散结，能降逆，能消痞，特别是在这个方里，主要是化痰散结。痰随气动，痰气郁结，化痰时一定要理气，所以下面加上理气药。加厚朴三两，三两现在用 9g，厚朴主要是行气药，又是芳香化湿药，它主要是行气，因为它又是芳香药，能化湿，也能化痰。这两个是主要药，化痰、行气。还有茯苓，茯苓能健脾利湿化痰，主要治生痰之源。痰是由湿生的，湿来源于脾，湿聚成痰，所以健脾就可以治生痰之源，使痰不再生，这是治病求本。半夏、厚朴行气化痰，属于治标，那么茯苓就是治生痰之本。但是，如何能使半夏和厚朴到达咽喉这个部位呢？所以后面还要加药，加桔梗吗？可以的，但这个方加的是苏叶，就是紫苏单用叶，不用全紫苏。全紫苏是行气药，也是解表药，苏叶既是解表药，也是行气药，它轻而上行，入肺经宣肺，这样就使半夏、厚朴入肺经上行至咽喉。刚才咱们说也可用桔梗，不过，桔梗的疏散作用、行气作用不如苏叶，所以用苏叶。临床应用一般都加桔梗，使诸药上升到达咽喉，桔梗可以宣利肺气，苏叶能散郁气。由于这个方半夏用量比较大，所以又加生姜，用多少半夏就用多少生姜，生姜用五两，生姜既能助半夏之功，又能解半夏之毒，这五个药就是半夏厚朴汤。如果这个方加大枣,就叫四七汤,出自《局方》,不加大枣有人也叫四七汤,正式地说,应该加大枣才叫四七汤。什么意思呢?就是原方五味药,把生姜放在用法里现在叫药引子,剩下就是四味药了,这就是四,七就是治七情郁结,四个药能治七情郁结,所以名叫四七汤,正式叫四七汤应该从宋代之后,这样就便于理解和认识了,也好记忆。功用就是方才讲的,治法就是功用,行气散结,降逆化痰,或者叫行气解郁,降逆化痰。

半夏厚朴汤是现在治疗梅核气的主要方剂,梅核气这个病现在也比较多,当然还须灵活加减。另外,这个方可以治疗食道憩室,有的年岁大一些的人可能出现食道憩食,就是食道的黏膜松弛脱垂,形成个兜,吃饭的时候,特别是吃带粒的,那个饭粒就停在那个兜里,就感觉咽中如有异物,按照中医辨证也叫痰气郁结。

给大家讲个病例。咱们学校还在气象台的时候,离电碳厂不远,电碳厂有个女炊事员,二十九岁,她得了个怪病,什么病呢?每到吃饭的时候,咽下第一口饭后,肚子里就开始唱歌,听之有声有韵,而且都是新歌,她本人还不会唱歌,这一唱歌她就心烦,就吃不下饭去了。有一天,她到门诊找我看病,这个病按什么治呢,就得按癔病治了,那么就按痰气郁结治,给她吃半夏厚朴汤。开始吃三天,病情如旧,第二诊又给她开七副药,结果第三次她进入诊室,就异常欢畅,告知服上方到第五副药就觉得心中有物如脱,心胸顿觉豁然开朗,从此以后再吃饭就不唱歌了。她对我说,结婚七年,从来没有这么愉快过。多年后相遇告之,没有复发。

前面已经讲了行气的五首方。一个是越鞠丸,越鞠丸治六种郁证,五个药治六种郁,全方以行气为主,就是治各种郁证都离不开行气,所以这个方五个药还是偏于行气,临床用的时候就要活用,选择不同的君药,适当的加味,或者适当的加减,没有火郁的就去栀子,没有食郁的就去神曲。另外,讲了两个疏肝的方剂,治疗肝郁气滞。一个是常用方柴胡疏肝散,是临床治肝郁气滞的常用方、主要方,是治疗胁肋疼痛的,也常用于情志抑郁,急躁易怒;另一个方是四磨汤或者叫四磨饮,四磨汤主要是治暴怒伤肝的,肝郁气滞比较重,一般来势比较急,病情比较重,这个方是行气和降气并用,而且是以降气为主。特别是沉香,沉香是降气药,槟榔也是降气,叫破气,槟榔破气力量比较大,乌药算是行气的,三味药合用行气力量比较强,容易伤气,所以加人参。如果纯是实证的,人参可以去掉,再加上木香和枳实,就是五磨饮子,这个方行气力量就比较大了,所以它可以治疗气厥。另外两个方是治疗肺气郁滞,包括胸中气滞。一个是瓜蒌薤白白酒汤,这是治疗胸痹的常用方,以胸中闷痛为主。由于胸中气滞之后,肺的宣降功能失常,产生了痰,痰气郁滞,所以有呼吸不畅,喘息咳唾,喘息是呼吸有点不畅通,胸闷,呼吸不畅。如果胸痛比较重的,胸痛彻背的加半夏;如果有气从胁下上逆抢心,气往上冲的,就加枳实、厚朴、桂枝,就叫枳实薤白桂枝汤。这三首方都是治疗胸痹的常用方,也是《金匮要略》里治疗胸痹的主要方剂。治疗肺气郁滞的另一个方是半夏厚朴汤,治疗痰气郁结在喉,主要症状是咽中如有异物,吐之不出,吞之不下。痰气郁结在肺的上部,所以用半夏、厚朴、茯苓,加苏叶轻而上行,理气、化痰、散郁。

枳实消痞丸(失笑丸)

《兰室秘藏》

【组成】 干生姜一钱(3g) 炙甘草 麦蘖面 白茯苓 白术各二钱(各6g) 半夏曲 人参各三钱(各9g) 厚朴炙,四钱(12g) 枳实 黄连各五钱(各15g)

【用法】 上为细末,汤浸蒸饼为丸,如梧桐子大,每服五七十丸,白汤送下,食远服。(现代用法:共为细末,水泛小丸或糊丸,每服6~9g,饭后温开水送下,日二次;亦可作汤剂,水煎服。)

【功用】 行气消痞,健脾和胃。

【主治】 脾虚气滞,寒热互结证。心下痞满,不欲饮食,倦怠乏力,舌苔腻而微黄,脉弦。

【讲述】 枳实消痞丸一看这个名就知道了,是治痞证的,治心下痞。大家看看这个方都有哪些药？注意看它和半夏泻心汤有什么区别？前面讲的半夏泻心汤是治疗心下痞的常用方,看看枳实消痞丸的用药、用量和半夏泻心汤有什么差别？半夏泻心汤都会背方歌吧,“半夏泻心黄连芩,干姜甘草与人参,大枣合之治虚痞,法在降阳而和阴”。这首方用量最大的是枳实和黄连,各五钱,其次是厚朴四钱,再次是人参、半夏各三钱,其余除了干姜一钱之外,各二钱。方名枳实消痞丸,确实枳实是君药,因为方中行气药用量比较大,除了枳实之外还有厚朴,这两个药加在一起是九钱,显然比其他任何药力量都大,所以这个方君药应该是枳实。枳实行气消痞,前面讲的大承气汤、小承气汤,那个枳实都是行气消痞的,它主要作用在中焦,作用在胃,行气消痞。厚朴显然就是臣药了,厚朴也讲过了,是消满治胀的。这样,枳实消痞丸的主症已经很清楚了,以心下痞为主,君药以消痞为主,同时又有很明显的气滞,气滞就应该胀满,合起来就是痞满,这是和半夏泻心汤证的明显区别。枳实消痞丸行气作用比较大,以心下痞为主症,同时有胀满,咱们叫痞满。半夏泻心汤证就没这个症状,半夏泻心汤证只是痞,没有胀,因为它没有行气药,这是很重要的一条。既然是中焦痞塞不通,所以治疗原则也应该用辛开苦降法,所以下边加三个药:半夏、干姜、黄连,基本上就是半夏泻心汤的三个主要药。半夏散结除痞,这是半夏泻心汤的君药,在这个方里它却是佐药了,因为这个方是以气滞为主。其次是寒热平调,但是黄连用量大于干姜,黄连用五钱,干姜仅用一钱,显然是寒重于热,那么这个病就必然是热重寒轻,热多寒少。表现在舌苔、脉象上,舌苔黄,或者黄腻,脉数。这个方和半夏泻心汤不同之处有两个,一个是这个方以行气为主,半夏泻心汤不能行气,它只是痞,没有胀满。除了这个之外都是辛开苦降、寒热并用,但是枳实消痞丸以清热为主,所治的病是热多寒少;半夏泻心汤是寒热相当。最主要的区别还是君药,主要的是气滞,其他下边的就是寒热多少的问题,干姜、黄连的用量怎么调配的问题,这样理解就可以了。这个证也和脾胃虚弱有关,所以方中也用四君子汤,除了人参、甘草之外,和半夏泻心汤所不同的是又加了茯苓和白术,那就是四君子汤了。四君子汤补脾治疗脾虚,也是脾失运化,所以形成寒热互结。显然这个脾虚也比半夏泻心汤证重,四君子汤都用上了,病的时间比较长,脾虚是逐渐形成的,不像半夏泻心汤证原来是小柴胡汤证,误下之后马上出现痞,时间很短。枳实消痞丸所治的这个病显然时间比较长,是内伤病,脾胃虚弱的时间比较长,所以就用了四君子汤补气健脾了。最后还有一个药就是麦芽,麦芽原方也是用二钱。麦芽这个药有行气作用,主要是消食,消食和胃。由于素体脾虚,再加上寒热互结之后,脾的运化功能失常了,所以容易停食。而且,这样的病人都有饮食减少,加点麦芽帮助消食和胃,同时麦芽也有行气作用,但力量比较小。

这个方现在是治痞证最常用的方,比半夏泻心汤要常用,因为现在的痞证不是伤寒那个小柴胡汤证误下来的,都是一些慢性病,时间比较长,平素有点脾胃虚弱,脾胃虚弱之后运化失常,产生气滞了,就叫脾虚气滞。脾虚气滞之后,由于饮食不节与气候、环境等诸多因素,出现的寒热互结。这类病现在比较多,多数属于现在的胃炎,尤其是萎缩性胃炎。萎缩性胃炎就是以痞为主,疼不是主要的,当然气滞也可能出现疼,但疼不是主要的,主要是痞,这个痞就是又痞又胀,这个方治疗萎缩性胃炎相当有效,辨证属脾虚气滞,热重寒轻。除了痞之外还有脾虚症状，倦怠乏力、大便不调、舌淡、脉缓，或者是弦缓，如果热重，舌苔就应该黄了。这个方用的时候要注意黄连和干姜的关系，要调配好这种关系，原方是黄连多、干姜少，但临床看的痞证不一定都是热多寒少，如果寒邪比较重的话，黄连的用量可以减，干姜的用量可以加，其他那些药基本可以不动，主要是调配黄连和干姜的关系，注意寒和热的关系。这个病一般都是寒热错杂，如果这两个药调配不好，本来寒多，结果还用原方，那不是雪上加霜吗？所以这两个药用量一定要适宜，应该随证化裁。

厚朴温中汤

《内外伤辨惑论》

【组成】 厚朴姜制　橘皮去白，各一两（各15g）　甘草炙　草豆蔻仁　茯苓去皮　木香各五钱（各8g）　干姜七分（2g）

【用法】 上为粗末。每五钱匕（15g），水二盏，生姜三片，煎至一盏，去滓，温服，食前，忌一切冷物。（现代用法：加生姜3片，水煎服。）

【功用】 行气除满，温中燥湿。

【主治】 脾胃气滞寒湿证。脘腹胀满或疼痛，不思饮食，舌苔白腻，脉沉弦。

【附方】 良附丸（《良方集腋》）　高良姜酒洗七次，焙，研　香附子醋洗七次，焙，研各等分（各9g）　用法：上味各焙、各研、各贮，用时以米饮加生姜汁一匙，盐一撮，为丸，服之立止。功用：行气疏肝，祛寒止痛。主治：气滞寒凝证。胃脘疼痛，胸胁胀闷，畏寒喜温，苔白，脉弦，以及妇女痛经等。

【讲述】 厚朴温中汤是李东垣所创制的方剂，《兰室秘藏》是李东垣的，《内外伤辨惑论》也是李东垣的。厚朴温中汤这个名叫的很好，显然这个方以厚朴为主，同时有温中散寒作用，这个方就是治疗寒凝气滞的，是以胀为主，所以厚朴作君药。厚朴行气消胀，治疗气胀、气郁、脾胃气滞，脘腹胀满疼痛。草豆蔻既是行气药，又是温中药，也是燥湿药，它属于辛温药，既能行气又能温中，而且还能燥湿，这个药比较燥，显然这是治疗寒湿气滞。气滞是由于脾胃受寒，寒湿阻碍气机，又加重气滞，所以这个病就是胀、疼。寒主收引，又会加重疼痛，这是寒凝气滞的疼痛，所以用草豆蔻既能祛寒，又能行气，还能祛湿。一个君药厚朴，一个臣药草豆蔻，就把这个方的作用定下来了。下边的药就是为了加强这两个药的作用而加的，陈皮去白应该是橘红，既能行气，又能健脾，且可燥湿，更能和胃。再就是木香，木香行气力量比较大，主要是帮助行气消胀，因为这个病是以胀为主，胀疼，又胀又疼。这是寒湿气滞，少加点干姜。干姜仅用七分，很少，干姜就是帮助温中散寒。陈皮、木香帮助行气，是帮助君药，那么干姜就是帮助草豆蔻了，因为温中作用还是干姜最好，但是干姜不能行气，所以多用草豆蔻，少用点干姜帮助草豆蔻散寒。生姜也是散寒的，另外生姜还能和胃。这个方是干姜和生姜并用，干姜是以温中散寒为主，生姜除了散寒，还能降逆和胃。茯苓是帮助祛湿的，甘草就是调和药性了。

这首方的功用就是行气温中，燥湿除满。首先提出来的是行气，然后是温中，其次是燥湿，归根结底是治疗胀的，所以叫行气温中，燥湿除满。这个方要和理中丸区别开，理中丸也是治脘腹疼痛的，都是治疗寒证，理中丸证是虚寒证，厚朴温中汤证是寒实证。厚朴温中汤能行气，所以治疗寒凝气滞；理中丸没有行气药，所以它不能治胀，但理中丸方中用人参能补虚，所以治虚寒证。简单来说，如果是胀痛，就用厚朴温中汤；疼而不胀，一般用理中丸。这是现在临床常用的治疗脘腹疼痛的两个主要方剂，其主要区别就是胀与不胀，胀就是有气滞了，所以这个方用了很多行气药,这就是厚朴温中汤。

厚朴温中汤下边有个附方叫良附丸,就是良姜和香附两个药,也是治疗寒凝气滞的。良姜温中散寒,香附行气止痛,也是行气、散寒止痛,所以也可以治脘腹疼痛,主要是治胃痛。厚朴温中汤主要是治腹胀痛,理中丸主要是治胃痛,是痛而不胀。良附丸温而不燥,它不会耗伤正气,药性比较平和,属于辛温类比较平和的方。按原方所讲,良附丸这两个药,如果病人是因怒得的,重用香附,少用良姜,用量之比为 2∶1,香附是二,良姜是一,香附是君药;如果是因寒而得的,重用良姜,少用香附,就是把它倒过来,良姜为二,香附为一;如果是既因寒又因怒,两个原因都有,那就是用量相等,各一钱半。这个方确实很好,主治寒凝气滞的胃脘痛。

金铃子散

《太平圣惠方》,录自《袖珍方》

【组成】 金铃子 玄胡索各一两(各 9g)

【用法】 上为末,每服二三钱,酒调下,温汤亦可。(现代用法:为末,每服 6~9g,酒或开水冲服;亦可作汤剂,水煎服。)

【功用】 疏肝泄热,活血止痛。

【主治】 肝郁化火证。心胸胁肋脘腹诸痛,时发时止,口苦,舌红苔黄,脉弦。

【讲述】 这首方是由两味药组成的,金铃子就是川楝子,也叫苦楝子,金铃子是苦寒的,与等量延胡索比较,金铃子苦寒之性较大,是方中君药,所以叫金铃子散。金铃子苦寒,偏于入肝经,行气泄热,所以它能治气郁化火,叫肝郁化火也可以。这个证也是气滞,气郁之后,气有余便是火,气郁化火可以出现胃脘痛、胁肋痛、胸痛等症状,甚至出现腹痛,肝居下焦,可以出现腹痛,所以它是心、胸、胁、背、脘、腹诸痛,各种疼都治,只要是气郁化火的都可以用。偏于热象,所以出现口苦,舌红苔黄,脉数。延胡索既能行气又能活血,而且止疼效果很好。金铃子本身就能止疼,再加上延胡索的行气活血作用,止疼效果更好,所以这个方治疗肝郁气滞化火的各种疼痛都可以,包括心绞痛也可以。心、胸、胁、背、脘,只要偏于热的,气郁化火的,这个方都可以用。这个方的功用就是疏肝泄热,行气活血止痛。

天台乌药散(乌药散)

《圣济总录》

【组成】 乌药 木香 茴香微炒 青橘皮汤浸,去白,焙 高良姜炒,各半两(各 15g) 槟榔锉,二个(9g) 楝实十个(15g) 巴豆微炒,敲破,同楝实二味用麸一升炒,候麸黑色,拣去巴豆并麸不用,七十粒

【用法】 上除炒巴豆不用外,捣罗为散。每服一钱匕,食前温酒送下;疼甚,炒生姜、热酒调下。(现代用法:为散,每服 3~5g,食前温服;亦可作汤剂。)

【功用】 行气疏肝,散寒止痛。

【主治】 肝经寒凝气滞证。小肠疝气,少腹痛引睾丸,舌淡苔白,脉沉弦。亦治妇女痛经、瘕聚。

【讲述】 天台乌药散又名叫乌药散，是治疝气的。疝气病主要是阴囊肿大，少腹痛引睾丸。属于肝肾经疾病，肝脉络于前阴，睾丸为外肾。其病因多数属于寒凝气滞，也有属于湿热的。前面所讲的金铃子散就可以治湿热疝气，但是疝气大多数都是由于寒凝气滞来的。疝气一般分七疝，就是有七种疝气，当然有的还分十几种，大家共识，最常说的就是七疝。天台乌药散所治的疝气，叫狐疝，通俗一点说叫小肠疝气，现在西医叫腹股沟疝。就是腹股沟这个部位腹膜没长好、没长严，小肠就从腹膜这儿掉下来了，在腹股沟下边出现个包，男子一般都掉到阴囊里去了，阴囊肿大了，所以痛引睾丸。天台乌药散主要是治这种疝气，这种疝气是小肠从腹股沟坠下来了，病人站起来之后，重心往下移，就出现疝气，如果躺下就回去了，所以叫狐疝，就是像狐狸一样忽出忽入，一会儿就有了，过一会儿还可以回去，有的揉一揉就回去了，天台乌药散主要治这种狐疝，这是疝气里比较常见的。最主要的原因是寒凝气滞，特点是小腹引睾丸疼痛，多数是偏坠，一侧睾丸肿大，实质就是阴囊肿大。因为寒凝气滞，所以主要治法还是温中散寒行气。

这个方是以乌药作君药，乌药入肝肾经，既能行气又能温中散寒，所以把它作君药，行气疏肝，散寒止痛。这就是乌药的特点，所以乌药是治疗疝气的常用药。为了加强乌药的作用，下边给它加上点温中散寒药和行气药。一个是青皮，青皮入肝经，书上写的是青橘皮，就是青皮，是橘子未成熟的时候，个头比较小，那就是青皮。青皮入肝经，陈皮入脾胃经。木香还是行气，这两个都是行气药，主要是疏肝行气。下边加温中散寒的高良姜和小茴香，小茴香也是治疝气常用药，入肝肾经，能散寒，也有行气作用。良姜也能散寒行气止痛，治寒疝小腹痛。这两个药帮助乌药温中散寒，兼能行气止痛。方中又用槟榔两个，大约相当于三钱，槟榔是破气的，能直达下焦行气，帮助乌药疏肝破气，槟榔用量要少。这个病小孩多见，成年人也有，老年人也有，最多的是小孩。槟榔直达下焦破气，用量不要太大，所以用两个。这里要注意的是川楝子，这本来是寒疝，寒疝不应该用川楝子，但是这个方确实用了川楝子，因为川楝子是治疝气的常用药，它能疏肝行气，不论是湿热疝还是寒疝都习惯于用川楝子，行气疏肝止疼确实很好，所以还必须用。怎么用呢？川楝子是苦寒的，把它用巴豆炒，巴豆是大辛大热的，十个川楝子大约相当于一两，用七十个巴豆炒，少了还不行，巴豆是辛热的，把这两个药合起来一炒，就把川楝子的苦寒之性降低了，只剩下行气了。而且巴豆是辛热的，散寒力量比较强，巴豆的辛热性质已经炒入川楝子一部分，所以被巴豆制过的川楝子既有行气作用，还有一定的散寒作用。

这就是天台乌药散，是治疗疝气的常用方。功用就是行气疏肝，散寒止痛，主治小肠疝气。前边讲过一贯煎，一贯煎也治疝气，因为一贯煎中也有川楝子，治小腹疼痛，也治疝气疼痛。一贯煎所治的是阴虚气滞，伴有诸多阴虚症状；天台乌药散治的是寒凝气滞；金铃子散是治湿热疝，湿热气滞，气郁化火。

加味乌药汤
《奇效良方》

【组成】 乌药 缩砂 木香 玄胡索各一两（各 6g） 香附炒，去毛，二两（9g） 甘草一两半（9g）

【用法】 上锉细，每服七钱（20g），水一盏半，生姜三片，煎至七分，不拘时温服。（现代用法：水煎服。）

【功用】 行气活血，调经止痛。

【主治】 肝郁气滞之痛经。月经前或月经初行时，少腹胀痛，胀甚于痛，或连胸胁、乳房胀痛，舌淡，苔薄白，脉弦。

【讲述】 加味乌药汤主要治疗痛经。痛经大概有三种情况，一种是经前疼痛，一种是经来疼痛，一种是经后疼痛，青年女子经前腹痛的多见。总的来说，经前腹痛多属于气滞血瘀，既有气滞，又有血瘀，所以根据气滞与血瘀的偏重又分为两种：以气滞为主的主要是胀疼，气滞就胀，这种情况就用加味乌药汤；还有一种是以血瘀为主的，血瘀为主的是以疼为主，就是疼甚于胀，这种情况主要是用活血的方法，用四物汤，活血四物汤加桃仁、红花，就是桃红四物汤。还有一种是经来腹痛，大多属于血瘀，血瘀当然可能有气滞，也属于气滞血瘀，但是一般都是以血瘀为主的。经后腹痛是指月经过后肚子疼，一般多属于血虚，血海空虚，胞宫失养，出现经后腹痛，治疗一般用四物汤或者是当归建中汤。

加味乌药汤主要是治疗气滞腹痛，经前腹痛，胀甚于痛。有的月经来之前，肚子胀疼连及到胸胁、乳房，这种痛经就是以气滞为主，气滞就应该温通行气。这个方君药是香附，香附用量独重，入肝经，能行气，也能活血，是以行气为主，能调经止痛，是治疗痛经的常用药，特别是治疗气滞的痛经。现在市场上有许多以香附为主调经的中成药，像香附丸、七制香附丸、十制香附丸、十二制香附丸等，都是治疗痛经的，具有调经止痛的功效。方中也用乌药，乌药也是入肝经，能行气，有温中作用，温中行气止痛。加入延胡索，延胡索既能活血又能行气，所以它止痛效果好。然后加入木香和砂仁，也是行气止痛的，行气、止痛、消胀。甘草就是调和药性，有缓急止痛作用。如果吃汤药的话，加几片生姜，如果吃散剂的话，就用生姜熬水冲药面喝。这就是加味乌药汤，是治疗痛经的常用方，特别是以胀为主的经前腹痛。偏于血瘀的加点活血化瘀药，桃仁、红花都行，加点当归、川芎也可以。这个方的功用就是行气活血，调经止痛。

第二节 降 气

降气主要分两部分，一部分是降肺气，一部分是降胃气。肺气以肃降为顺，肺气不降就上逆，肺气上逆的症状主要是喘，叫肺失清肃则咳，肺气上逆则喘。肺为娇脏，毫毛必咳，有一点东西就咳嗽，所以不论是外因、内因，肺气失去清肃之性就咳嗽。肺气上逆则喘，肺气以肃降为顺，不降就喘。另一部分就是治胃气上逆，胃气也是以降为顺，脾气以升为顺，脾气主升，胃气主降，胃气不降就是呕吐，呕吐是最常见的，其他像噫气、呃逆，包括一些干哕、反胃，都属于胃气上逆。

苏子降气汤
《太平惠民和剂局方》

【组成】 紫苏子 半夏汤洗七次，各二两半（各9g） 川当归去芦，两半（6g） 甘草炙，二两（6g） 前胡去芦 厚朴去粗皮，姜汁拌炒，各一两（各6g） 肉桂去皮，一两半（3g）

【用法】 上为细末，每服二大钱（6g），水一盏半，入生姜二片，大枣一个，苏叶五片，同煮至八分，去滓热服，不拘时候。（现代用法：水煎服。）

【功用】 降气平喘，祛痰止咳。

【主治】 上实下虚之喘咳证。喘咳痰多，短气，胸膈满闷，或腰疼脚软，或肢体浮肿，舌苔白滑或白腻,脉弦滑。

【讲述】 肃降肺气的第一个方就是苏子降气汤,顾名思义是以降气为主,治疗肺气上逆的喘证。肺居胸中,气不降而郁在胸中,就出现胸膈胀满,肺气不降则喘,喘的同时有胸膈胀满,胸闷、胸胀得很厉害。肺为水之上源,主通调水道,使水津四布。肺气不降之后,到肺的津液都郁而为痰,从而形成痰气壅盛。一个是胸膈胀满,第二个是痰气壅盛。痰多,这是由于肺气不降,不能输布津液,不能通调水道,所以津液到肺里之后完全郁滞为痰。苏子降气汤主治证就是这个,叫做实喘。喘分虚实,有虚喘、实喘,这个叫实喘,是肺气壅实,肺气不降。治疗时主要是降肺气,同时要化痰。

这个方用苏子作君药,紫苏的子,主降,专入肺经,降气平喘,所以把它作君药。一般用15g量就比较大了,南方一般用9g,这个药用多了容易伤气。紫苏子不是紫苏,也不是苏叶,苏叶是宣肺的,紫苏是理气的,也是解表的,苏子专门是降气的,降气平喘。再一个是半夏,和苏子用量相等,所以也应该算这个方的君药。半夏主要是燥湿化痰,同时它也有降逆作用,叫做降逆祛痰,能帮助苏子降气,它主要作用就是化痰,因为这个病主要是肺气郁滞、痰浊壅盛。肺气壅实、痰浊壅盛,就是这么两个主要特点,所以把这两个药都作为君药。下边就围绕这两个药进行配伍,一个是加厚朴,厚朴是行气的,帮助苏子降肺气。另外,厚朴也有化痰作用,既是芳香药,也是燥药,厚朴既能燥湿,又能芳香化湿,所以它也能祛痰,但主要是降气。这三个药都是降气药,使肺气下降。肺应该是有开有合,有宣有降,所以在降气的同时,少加点有宣肺作用的药。应该加什么呢?加前胡。前胡是降气药,同时也是消痰药。前胡有三个作用:一个是下肺气,就是利肺气;一个是消痰;再一个是解表,解表就能宣肺。所以它是降中有宣,这就能恢复肺的正常生理功能。苏子降气汤的四个主要药,中心意思都是为了降气化痰,四个字降气化痰。下边它又加几个药,一个是肉桂,为什么要加肉桂?肉桂在这个方里起什么作用?应该是温肾纳气。大家都知道肉桂能引火归元,纳气归原,为什么要加纳气药?要温肾纳气。正常人的呼吸,是呼出心与肺,吸入肾与肝,往出呼气时主要是出于心与肺,吸气的时候,应该吸入肾与肝。正常肾能纳气,肾怎么纳气呢?纳谁的气呢?是纳肺的气。肺气是宗气的一部分,宗气积于胸中,出于喉咙,以灌心脉而行呼吸。吸入的天然之气入肺之后,再经过肺气的肃降,肺气肃降给谁呢?给肾。肾主纳气,大家都知道纳气归原,纳气归原就是肾纳气。正常人吸气要吸到丹田,吸不到丹田,就喘半截子气,气短而喘。肺气肃降到丹田,肾把它纳来藏于肾,这是正常情况。现在这个病是肺气壅实,吸入的气到肺里之后,就在这儿堵住了,肺气不能肃降,肺气下不来,肾就无气可纳,这个气就不能归元,气不归元也喘。这种情况下,用苏子降气汤,苏子这类药往下降气,再用肉桂,叫它纳气,它主动的把气吸引下来,这就帮助了肺气的下降,而且肾也能纳气了,也有气可纳了,所以这个方加肉桂实质上就像吸铁石似的往下引,苏子往下送,肉桂往下引,气很快就降下来了。由于这个关系,原书叫上实下虚,这个上实下虚是因为肾无气可纳,肺气不给它输送气,肾无气可纳,相对来说肾气就少了。实质呢,肾本身没病,就是因为肺不给它气,肾就空了,空了相对来说就虚了,这种虚是相对的虚,不是真正的肾虚不能纳气。都气丸治的病叫肾虚肾不纳气,肾阴虚肾不纳气,那是由于肾虚来的喘。这个不是肾虚来的喘,是由于肺气壅实,肺气不降。肾无气可纳,相对来说显得虚,实质是因为肺气壅实,所以把这个病叫做上实下虚,实质就是上实,所以应该把这个病叫做实喘。这个方加肉桂的原理就是要温肾纳气,引气归藏于肾。这个不太好理解,要注意,要深入分析与思索。下边还有当归,也是特殊用药。这个方的当归在降气药里,特别是降肺气用当归,主要是治咳逆上气的，这个要特殊记。咳逆上气相当于喘，但是比喘轻，也是气往上攻。咳逆上气，有咳嗽，有上气。在降肺气药里加当归，主要作用是治咳逆上气，可能中药学里会讲到这个，《神农本草经》里对当归的作用第一句话就叫"主咳逆上气"，古来用当归主要是治咳嗽的，当然也有养血作用。其次，就是因为有肉桂入肾经，当归也可以补肝，补肝养血，肝肾同源，补血也可以生精，配合肉桂可以入肾经，也有温肾、补肾、生精作用，甚至于也可以说有理气作用，这个药要特殊记。肉桂和当归，这两个药在方里起一定作用，但只是佐药，稍稍有点温补肝肾作用。下边就是在用法里有苏叶、生姜、大枣，叫引子也行，熬药的时候加几片苏叶，加强宣肺作用，使它有降有宣，有开有合，主要是调和肺的功能。生姜既能帮助半夏化痰，同时又能解半夏之毒。生姜和大枣合在一起就能调和脾胃，调和脾胃之后就能运化水湿，使湿邪从中焦开始运化。中焦一运化，肺气就容易肃降，帮助肺气肃降来行水化痰。最后用甘草，调和药性，延缓药力。

苏子降气汤是治实喘的主要方，中心就是以降气为主，功用就是降气平喘，同时有止咳化痰的作用。这个方主治证的特点是喘咳痰多，胸膈满闷，主症是喘。舌苔肯定是白腻或白滑，脉象是滑，甚至是弦滑有力，尺脉可以无力。由于这个病有相对的肾虚，所以也可以有腰膝酸软，也可以没有，因为不是真正的虚，是相对的虚。另外，就是由于肺气壅实，痰涎壅盛，水气不利，所以可以出现浮肿，特别是容易出现头面浮肿，或者喘息难卧。另外一个是在呼吸上的特点，叫呼多吸少，肾不纳气也是呼多吸少，肺气壅实也是呼多吸少，就是出气容易吸气难。因为肺气壅实，往出喘气还能松快点，往里吸，胸里都满了，没地方吸了，所以呼多吸少。苏子降气汤书上的主治里有"短气"两个字，把它勾掉。这个喘不叫短气，短气应该是"短气不足以息，少气不足以言，动则尤甚"，那是虚证，这是肺气壅实，呼多吸少，这个喘不能叫气短，原书也没有这两个字。

定喘汤

《摄生众妙方》

【组成】 白果去壳，砸碎，炒黄色，二十一个（9g） 麻黄三钱（9g） 苏子二钱（6g） 甘草一钱（3g） 款冬花三钱（9g） 杏仁去皮、尖，一钱五分（4.5g） 桑皮蜜炙，三钱（6g） 黄芩微炒，一钱五分（4.5g） 法制半夏如无，用甘草汤泡七次，去脐用，三钱（9g）

【用法】 上用水三盅，煎二盅，作二服。每服一盅，不用姜，不拘时候，徐徐服。（现代用法：水煎服。）

【功用】 宣降肺气，清热化痰。

【主治】 痰热内蕴，风寒外束之哮喘。咳喘痰多气急，痰稠色黄，或微恶风寒，舌苔黄腻，脉滑数。

【讲述】 定喘汤也是治喘的，所治的喘是由于素有痰热，然后外感风寒，相当于慢性气管炎继发感染。平素有痰热，肺气就不得宣降，然后感受风寒，风寒束肺，肺气又不能宣降，就容易上逆而喘，这个也可以叫外寒内热。这个方和小青龙汤都是治内外合病的，表里同病，而且都是治咳嗽喘的常用方。小青龙汤证是外寒内饮，也叫内外俱寒，是寒饮。定喘汤治的是外寒内热，平素是痰热咳嗽，痰稠、色黄。小青龙汤治的病咳出的是饮，是清稀的，颜色是白的，外感风寒就会出现发热恶寒。定喘汤原方是治齁喘的，就是喘的时候喉中有痰声，嗓子里拉齁，痰气不利，这个方治喘效果很好。

定喘汤的君药是麻黄，外散风寒，宣肺平喘。然后配上白果仁二十一枚，白果仁是敛肺平喘药，也有化痰作用。敛肺平喘药一般没有化痰作用，五味子能敛肺，但它不能化痰；乌梅能敛肺，它也不能化痰；罂粟壳，咱们学过九仙散，罂粟壳能敛肺，也不能化痰。能敛肺化痰的就是白果仁，它既有收敛作用，又有化痰作用。白果和麻黄配伍就叫一散一收，白果仁还有降气作用，所以它平喘好，和麻黄配伍还是有宣有降，这也叫散不伤正，收不留邪，而且能增强平喘作用，同时又调和肺的功能。以喘为主症，就该加降气药，降肺气的药还离不开杏仁、苏子，苏子是降气平喘，杏仁是利肺平喘，杏仁的降肺气作用比苏子要小，所以杏仁叫利肺，苏子叫降肺。然后加上款冬花，款冬花也是下气药，又是化痰药，也是止咳化痰降肺气的。再就是半夏，半夏和苏子降气汤一样，还是燥湿化痰，降逆。这四个药都是臣药，综合起来都是以降气平喘为主，降气平喘的同时有化痰作用，以上是两个君药，四个臣药。还有一个问题，就是痰热没有解决，所以下边加清热化痰药，一个是黄芩，清肺泻火。这个病是喘，所以最好加既能清肺热又能降肺气的药，应该加什么药？桑白皮。桑白皮用量要比黄芩大，为什么要大一点呢？叫泻肺，在泻白散里讲过。泻肺的含义是什么？它既能泻肺气，又能泻肺火，桑白皮能泻肺，就是泻肺气和泻肺火。这个方的主要药大概就是这么多，两个君药，四个臣药，再加上两个佐药，后边加甘草调和药性。全方的功用就是宣肺降气，书上写的叫宣降肺气，还是叫做宣肺降气好，然后就是清热平喘。

定喘汤主治外寒内热的喘证，小青龙汤也可以治喘，但小青龙汤主要是治咳，是外寒内饮的咳，以咳为主。另外，小青龙汤也可以治喘，但是降气作用几乎是没有，所以它平喘作用不好。把这两个方区别开，一个是外寒内热，一个是外寒内饮，都是表里同病，治疗咳喘。

旋覆代赭汤

《伤寒论》

【组成】 旋覆花三两(9g) 人参二两(6g) 代赭石一两(3g) 甘草炙，三两(9g) 半夏洗，半升(9g) 生姜五两(15g) 大枣擘，十二枚(4枚)

【用法】 以水一斗，煮取六升，去滓再煎，取三升，温服一升，一日三次。(现代用法：水煎服。)

【功用】 降逆化痰，益气和胃。

【主治】 胃虚气逆痰阻证。心下痞鞕，嗳气不除，或反胃呕逆，吐涎沫，舌淡，苔白滑，脉弦而虚。

【讲述】 旋覆代赭汤是《伤寒论》的方，原方主要治嗳气，治胃气上逆。原因是太阳病经过发汗，或者是吐，或者是下，经过治疗之后，表证已经解了，但是由于误用吐法，或是误用下法，损伤了脾胃，脾胃虚弱就脾气不升，胃气不降，所以出现了嗳气，叫做嗳气不已。从宋代以后，这个方也常用治呕吐不止，现在最常用的是治疗胃气上逆，呕吐不止，用现在的话说叫做顽固性呕吐。

这个方叫旋覆代赭汤，现在用也是以这两个药作为君药。代赭石原方用量比较小，原方一两，旋覆花三两，旋覆花多，现在用它止吐的话，代赭石可以用到30g，把它作为君药。代赭石的作用主要是重镇，它是矿物质，含铁比较多，就是往下镇，重镇胃气，使胃气不往上逆，这就是重镇降逆。但是，重镇太过很容易伤胃，所以用代赭石的时候，一般都应该加旋覆花。旋覆花原方用三两，现在用9g左右。“诸花皆升，惟有旋覆花独降”，旋覆花是降气的，也是化痰的，它能降胃气，能治噫气，也能治呕吐。旋覆花尽管降气，但是毕竟是个花，质地比较轻，所以它虽然能降气，但是不致于伤胃。这两个药配伍之后，就等于这块石头落在棉花包上，在一定意义上叫做降中有宣，重镇而不伤胃，既能降气，还不致于伤胃，这两个药都是降气，所以能止吐、止呕、止呃、止噫气，效果比较好。为了加强止呕、止噫气的作用，单独重镇还不好，还得和胃气，所以又加半夏和生姜。归根结底还得加半夏，半夏能降逆和胃。再用点生姜，生姜用量可以稍微大一点，主要是和胃作用，和胃就能止呕、止噫气，这两个药也都能化痰。原方除了噫气之外，还有痰饮，症见心下痞鞕，用半夏还能化痰除痞。用半夏、生姜，不论是什么病，呕吐也好，噫气也好，呃逆也好，都可以用半夏、生姜，和胃降逆消痞。方中用人参，因为这个病原来是误用吐、下，损伤脾胃，脾胃虚弱，以致脾气不升，胃气不降，所以在降胃气的同时，加点补脾药，使脾的清阳上升，脾的清阳上升就有助于胃气的下降，调和脾胃一般都是这样。前边所讲的小柴胡汤、半夏泻心汤，半夏和人参两个药合用，能够调和脾胃；六君子汤、香砂六君子汤都是治脾胃不和的，也都是半夏和人参配伍应用。同时，人参也防止代赭石重镇伤胃。但人参用量不宜过多，多则影响胃气下降。大枣和生姜合用，能调和脾胃。用甘草还是调和药性，能延缓药力，保护胃气。因为代赭石质地特别重，沉降太过，容易伤伐脾胃，所以用甘草，一方面保护胃气，一方面延缓药力，使全方的药效在中焦停留的时间长一些。

现在主要用这个方治呕吐，顽固性呕吐。原方是治太阳病经过发汗、吐、下，损伤脾胃，出现脾胃虚弱，脾胃不和，胃气上逆，主要是噫气。另外还有心下痞鞕，为什么出现心下痞鞕了？这个病人平素内里就有湿痰，脾胃虚了就不能运化水湿，痰饮内盛，伏饮兼停饮就发生心下痞鞕，既有心下痞鞕又有噫气不除，这说明是中焦有停饮。原方治的这个病是由误吐、误下损伤脾胃来的，所以代赭石的用量要小，现在用于治呕吐，不是由于误治来的，所以代赭石可以多用，要把这个关系搞清楚。再一个就是现在如果治呕吐的话，甘草、大枣还要适当的减少一点，达到保护脾胃这个作用就可以了，因为太多之后，甘能腻膈，对呕吐不利，呕家不喜甘。但是不用还不行，因为用代赭石了，这个关系需要医生去平衡。旋覆代赭汤的功用主要是降逆化痰，其次是益气和胃，是以重镇降逆为主。

橘皮竹茹汤

《金匮要略》

【组成】 橘皮二升（12g） 竹茹二升（12g） 大枣三十枚（5枚） 生姜半斤（9g） 甘草五两（6g） 人参一两（3g）

【用法】 以水一斗，煮取三升，温服一升，日三服。（现代用法：水煎服。）

【功用】 降逆止呃，益气清热。

【主治】 胃虚有热之呃逆。呃逆或干呕，虚烦少气，口干，舌红嫩，脉虚数。

【讲述】 橘皮竹茹汤出自《金匮要略》，是张仲景的方。《金匮要略》用橘皮竹茹汤治哕，“哕者，橘皮竹茹汤主之”。哕，汉代做呃逆讲，汉代以后做干呕讲。呕吐没有食物叫干哕，噫气声长，呃逆声短，都属于胃气上逆。这些差不多少，也可以通用，治呃逆也可以治呕吐，因为都属于胃气上逆。

橘皮竹茹汤的君药就是橘皮和竹茹，这两个药都是各二升，它用“升”称，竹茹一升使劲压也就是三两左右，二升也就相当于六两。橘皮二升可能比竹茹稍微重一点，也就是八两，相当于半斤。这两个都是君药，因为在这个方里这两个药用量最大。陈皮是和胃的，行气的，行气和胃，治呕吐也行，治呃逆也行，治嗳气也行，都属于胃气上逆，在这个方里就是行气和胃。竹茹是清热的，和胃的，能清热和胃，既能治呕吐，又能治呃逆，也能治嗳气。这两个药配伍就能行气、清热、和胃、止呃，叫止哕也行，治疗呃逆。橘皮竹茹汤治的这个病也是由于胃虚引起的胃气上逆，所以加点人参补脾胃。胃气上逆，人参当然要少用了。主要加生姜和胃止呕，生姜和大枣能调和脾胃。用甘草保护脾胃，调和诸药。

综合全方，它的功用就是降逆止呃，清热益气和胃。主治病叫胃虚有热的呃逆，这个词"胃虚有热"要注意，不叫胃经虚热。若说"胃经虚热"，是因为胃阴虚，阴虚生内热出现的呃逆，叫虚热呃逆。这个是胃虚有热，但是不能叫虚热，因为虚热这个词就是指的阴虚生内热说的，这个也是胃虚，是胃虚有实热，所以一定要把这两个区别开。以后还要讲治胃经虚热出现的呕吐、呃逆，那个叫虚热呕吐，这个叫胃虚有热，胃虚夹热出现的呃逆、呕吐。既然是这样的话，它的舌质应该是红的，舌苔应该是黄的，脉应该是数的，由于是胃虚，所以它的脉就虚数。若是阴虚的话应该是细数的、舌质红、少苔。如果热盛的话，这个方可以加黄连，加黄连就叫黄连橘皮竹茹汤，这个方也是很常用的。如果治呕吐的话，这个方应该加半夏，如果单纯治呃逆的话，这个方就不要加半夏了。如果治呕吐的话，甘草的用量要轻，原方治呃逆，甘草用量可以大一点。大枣原方用三十枚，其原理也和甘草一样，治呕吐要少用一点，因为这两个病胃气上逆的程度不同，呕吐胃气上逆较重，呃逆胃气上逆较轻，同时大枣要和生姜配伍。这就是橘皮竹茹汤，特别要注意，是治胃虚有热的呃逆，功用是降逆止呃，益气清热。

丁香柿蒂汤

《症因脉治》

【组成】 丁香(6g) 柿蒂(9g) 人参(3g) 生姜(6g) (原书未著用量)

【用法】 水煎服。

【功用】 降逆止呃，温中益气。

【主治】 胃气虚寒之呃逆。呃逆不已，胸脘痞闷，舌淡苔白，脉沉迟。

【讲述】 这个方丁香和柿蒂这两个药是主要药，丁香就是公丁香，不要母丁香，公丁香、母丁香都是丁香花蕾，公丁香有降气作用，母丁香就是温中，公丁香既能温中又能降气，所以它能止吐，治胃寒呕吐，也治胃寒呃逆。上面所讲的橘皮竹茹汤是治胃热呃逆，胃虚有热的呃逆；丁香柿蒂汤是治胃寒呃逆，舌淡苔白，脉沉迟。公丁香温中散寒，降逆止呃，也能止吐，但主要治呃逆。柿蒂就是南方树上结的柿子，不是西红柿。柿蒂能降胃气，能治呃逆，治嗳气也行，治呃逆比较好，这个方主要是这两个药。为了加强它的作用，所以配上生姜，和胃止呕，治呃逆，同时也能散寒。这个病也是虚寒证，所以少加点人参，一般用5g就可以。全方就这么四味药，治虚寒呃逆。如果胃气不虚也可以不用人参，《济生方》有个柿蒂汤，就只有柿蒂、丁香，治呃逆不止。

小 结

理气剂讲了十五首方，其中行气剂十首，降气剂五首。

行气剂的十个方的共性都有行气作用，功用都很相近，很不好记，或者行气止痛，或者行气散结，或者行气祛痰。所以，这个时候要根据个人的理解能力，个人的水平，把它总结一下。肯定都有行气作用，把不同之处整理归纳，便于记忆。

行气剂这些方总的来说都有行气的功用，然后就按照开始讲的那样，气滞大体上有三种，一种是肺气郁滞；一种是脾胃气滞；一种是肝郁气滞。第一类就是肺气郁滞，包括胸中气滞，我们学了两个方，一个是瓜蒌薤白白酒汤，一个是半夏厚朴汤。肺气郁滞的特点是容易生痰，所以这两个方都有祛痰作用，所治的病都叫痰气郁结。瓜蒌薤白白酒汤治痰气郁结在胸，半夏厚朴汤治痰气郁结在肺的上部，这两个病都叫痰气郁结，这两个方又都有散结作用，所以第二个功用就是祛痰、散结。然后就是不同的地方了，瓜蒌薤白白酒汤是由于胸中阳气不振，胸中阳气不足，所以用薤白来温通胸阳，因此它的功用多一个通阳，叫通阳散结，全方功用叫行气祛痰，通阳散结。那么半夏厚朴汤呢，是由于痰气郁结在肺的上部，所以除了行气之外有个降气作用，因此这个方有降逆作用，可以叫降逆散结，全方功用叫行气祛痰，降逆散结，治梅核气。第二类就是脾胃气滞，脾胃气滞也是两个方，一个是枳实消痞丸，一个是厚朴温中汤。这两个方也都有行气作用，所不同的是枳实消痞丸用枳实作君药，它有消痞作用，因此它的功用叫行气消痞。厚朴温中汤是以厚朴作君药，厚朴是消胀的，所以它的功用叫行气除满，或者叫行气消胀。枳实消痞丸还包含有四君子汤加半夏，或者说六君子汤去陈皮，显然它有健脾和胃作用，所以枳实消痞丸的功用就叫行气消痞，健脾和胃，方中还有黄连，配少量干姜，所以主治心下痞，属于寒热互结，热多寒少的病证。厚朴温中汤除了行气消胀之外，它有温中药，还有祛湿药，所以它的功用叫行气除满，温中燥湿，主治气滞腹胀，素有寒湿的病证。第三类就是治疗肝郁气滞一个是柴胡疏肝散，一个是天台乌药散，另一个是加味乌药汤，这三个方都有疏肝行气作用。柴胡疏肝散主要是治疗胁肋疼痛的，肝郁气滞的胁肋疼痛，它的功用就叫疏肝解郁，行气止痛。天台乌药散是治疗疝气的，是狐疝，主要原因为肝郁，寒滞肝脉，除了疏肝行气之外，就是散寒止痛。加味乌药汤是治痛经的，特别是经前腹痛，以肝郁气滞为主，是以胀为主，所以加味乌药汤除了疏肝行气之外，还有活血止痛作用，它的功用就叫疏肝行气，活血止痛。至于金铃子散，它是治气郁化火、肝郁化火，川楝子有疏肝泄热作用，元胡就是活血止痛，所以功用就叫疏肝泄热，活血止痛。四磨汤是治暴怒伤肝的，功用叫行气降逆，宽胸散结。最后就剩越鞠丸了，越鞠丸是治郁证的通用方，五个药治六般郁，香附能行气，川芎能活血，苍术能燥湿，栀子能泻火，神曲能消食，祛湿、清热、行气就可以化痰，五个药有六个作用。行气、活血、燥湿、泻火、消食、化痰，简单一点用行气解郁四个字就概括了，治疗气、血、痰、火、湿、食六种郁。

降气剂主要针对的是肺气上逆和胃气上逆。肺气上逆的症状主要是喘，胃气上逆的症状主要是恶心、呕吐、噫气、呃逆。

苏子降气汤和定喘汤都是治疗哮喘的。苏子降气汤是治实喘的主要方，以痰涎壅盛、胸膈胀满为主，所以组方以降气平喘的苏子和降逆化痰的半夏为君药。配伍厚朴、前胡以助行气化痰。功用是降气平喘，止咳化痰。方中还有两个药要特别注意，一个是当归，当归在降气药里主要是治咳逆上气。另一个是肉桂，肉桂在降气药里，特别是降肺气的时候用肉桂，它可以温肾纳气，引气归原，使肺气下行归藏于肾。定喘汤所治的喘是由于素有痰热内蕴，而外感风寒，叫外寒内热，方中以宣肺的麻黄和敛肺的白果为主，配伍清热化痰、降气平喘的药物。功用是宣降肺气，清热化痰。

治疗胃气上逆的,主要讲了三首方:旋覆代赭汤、橘皮竹茹汤和丁香柿蒂汤。旋覆代赭汤主治胃虚气逆痰阻的“噫气不除,心下痞(鞕)”。原方是因为误治损伤了脾胃,脾气不升,胃气不降,所以方中以重镇降逆为主,用了旋覆花和代赭石,又加入益气和胃的药物。功用是降逆化痰,益气和胃。但由于是脾虚气逆,代赭石的用量要轻一点,人参的用量亦不宜太重。橘皮竹茹汤治疗的是胃虚有实热的呃逆。噫气和呃逆都属于胃气上逆,噫气声长,呃逆声短。方中以橘皮和竹茹为主,理气和胃、清热止呃,辅以益气和胃的人参、甘草、生姜、大枣。丁香柿蒂汤治疗的是胃气虚寒的呃逆。方中以公丁香和柿蒂为主温中散寒、降逆止呃,加入人参、生姜益气和胃。这里要注意,橘皮竹茹汤和丁香柿蒂汤都是治疗呃逆,一个是治胃热呃逆,胃虚有热的呃逆;一个是治胃寒呃逆。

（朴圣爱　编写）

第十一章 理 血 剂

理血剂分两部分，一部分是活血的，治疗瘀血证；一部分是止血的，治疗失血证。理血剂的概念就是以理血药为主，具有活血或止血作用，治疗瘀血证和失血证的方剂。这一章就分这么两节，第一节是活血祛瘀，第二节就是止血。注意事项：无论是活血还是止血，首先还是要辨证，就是辨别瘀血是怎么来的？出血的原因是什么？总起来说，就是应该辨别寒热虚实。血为什么瘀住了？是因为受寒？还是因为受热？是因为气虚？还是因为气郁？那么失血呢？也要辨别为什么出血？吐血、衄血、尿血、便血，为什么出血？还是要分寒热虚实。第二条，活血的时候用活血药，甚至是破血药，像水蛭、虻虫这样的药，容易伤血，孕妇更应该慎用，因为很多活血药都是孕妇忌服的，活血能伤胎。那么止血呢？止血就容易留瘀，止血的时候，要注意不要留住瘀血。

这一章属于"八法"之中的什么法？这就包括很多了。活血这一部分，大部分是消法，一般活血化瘀的，都属于消法。破瘀血的，像水蛭、虻虫、大黄、芒硝，就属于下法。所以有些活血化瘀的方剂，是属于下法的范围，药力比较猛，治疗的瘀血证比较重。至于止血这一部分，大部分属于清法。因为"血得热妄行"，大部分出血证都是因为血热来的，所以用清热凉血法。还有一部分属于温法，是治阳虚失血，由于阳虚出现失血证，就是虚寒性失血。虚寒性失血证，治疗的时候就应该温阳，所以属于温法。另外，还有一部分止血剂是属于补法的，像归脾汤治崩漏，还有一种固涩止血也可以属于补法。所以这一章包含的治法比较多，要分别去看。

第一节 活 血 祛 瘀

桃核承气汤
《伤寒论》

【组成】 桃仁去皮尖，五十个(12g) 大黄四两(12g) 桂枝去皮，二两(6g) 甘草炙，二两(6g) 芒硝二两(6g)

【用法】 上四味，以水七升，煮取二升半，去渣，内芒硝，更上火，微沸，下火，先食，温服五合，日三服，当微利。(现代用法：作汤剂，水煎前四味，芒硝冲服。)

【功用】 破瘀泻热。

【主治】 下焦蓄血证。少腹急结，小便自利，至夜发热，其人如狂，甚则谵语烦躁，以及血瘀经闭，痛经，脉沉实或涩者。

【讲述】 活血祛瘀第一个方就是桃核承气汤。叫桃核承气汤，显然这个方中有桃仁，然后加上承气汤，这个承气汤是调胃承气汤，就是有大黄、芒硝、甘草。虽然有承气汤，但是，它不是治疗阳明腑实证的，为什么呢？就是因为调胃承气汤配上桃仁。大黄和桃仁配伍，特别是桃仁用量比较大的时候，大黄主要是入血分，入血分大黄就成为破血药了，桃仁也算是破血药。

所以,大黄和桃仁配伍就治疗血分瘀血,血热瘀血,而且大黄、桃仁主要是走下焦,所以这个方是治疗"下焦畜血证"。血瘀在膀胱部位,有个明显的症状叫"少腹急结"。"少腹急结"就是因为血瘀在膀胱部位,患者感觉少腹这个部位有东西,有东西往下坠,叫"少腹急结",严重的就是硬满,小肚子发硬,轻的就是少腹急满。那么是不是蓄水呢?辨别"蓄水"还是"蓄血"的第二个特征,就是是否有小便不利。如果少腹急结,小便不利,这是膀胱蓄水,水留在膀胱,是"尿潴留",膀胱贮存尿排不出来,这个人就小便不利。如果是少腹急结,小便自利,那就是蓄血。由于是蓄血,是血分瘀热证,因此可能出现神志病,最明显的就是"其人如狂",一阵一阵的精神不正常,有些妄为,甚至是妄动骂詈,骂人打人,而成为发狂。这是由于血分有热之后,浊热熏蒸,心主血,心藏神,热扰心神,出现神昏,可以出现谵妄。前面讲犀角地黄汤,其中最主要的症状是神昏谵语,严重的时候也可以出现其人如狂,也是这个道理,也是因为血热,同时也有瘀血。桃核承气汤治的病有这么几个特点:一是少腹急结,第二是小便自利,第三是其人如狂。瘀热在下焦,在膀胱部位,没在膀胱之里,没影响膀胱的气化作用,所以小便自利。

桃核承气汤中大黄和桃仁都是君药,大黄用四两,桃仁五十个。这和大黄牡丹汤的用量是一致的,大黄一般常用量都是四两,五十个桃仁大约相当于三两,或者三两多一点。这两个药配伍之后,就入血分,共同破瘀。其次就是大黄能泻热,破瘀泻热,吃完这个药之后,可以通利大便,使瘀血通过泻下排泄出来。为了加强这两个药的作用,下面再加芒硝,大黄牡丹汤也有芒硝。芒硝放在血分药里,也入血分,咸能软坚走血,它也是破瘀药,当然也会引起腹泻,使瘀血从大便排出,加强大黄、桃仁的破瘀泻热作用,这三个药是这个方的主要药。下面又加一个桂枝,注意这个桂枝。桂枝是二两,在这个方里是佐药,为什么要加桂枝?千万要注意,它绝对不是解表的,这一条一定要特别注意,这是个原则问题。为什么说这是个原则问题呢?因为《伤寒论》里明确提出"表解者,乃可攻之",表证解了之后,才能用这个方。因为下焦蓄血证是"太阳病不解",外邪从太阳经直接进入太阳腑,"太阳腑"就是膀胱,进入这个部位之后,就和血瘀在一起了,外邪入里化热,形成下焦瘀热,这就不应该解表了,所以后面说"表解者,乃可攻之"。因此,这个桂枝不是解表的,这个是原则问题。在大黄和桃仁、芒硝的作用下,用二两桂枝显然它不能解表,那么不能解表为什么用桂枝?桂枝在这里面的作用,一个是有一定的通经作用,通经可以帮助活血;另外一个用桂枝的主要原因,就是防止寒凉凝血,这是非常重要的一条。在用凉药活血的时候,要防止"血得寒则凝"。血的特点就是"得寒则凝,得热则行",用凉药容易凝血,使瘀血加重。这个方治疗的瘀血是热瘀,应该用寒凉药去治瘀热,可是寒凉药还有个副作用,它能凝血,想要活那个瘀血,结果瘀血还没活完,又凝了,又瘀了。因此,用寒凉药活血的时候,一定少加点温药,这就是防止寒凉凝血,这个理论要知道。反过来说,要是用热药止血的时候,"血得热则行",本来要止血,因为虚寒性出血应该用热药,用热药止血,又必须知道"血得热则行"。所以用热药止血的时候,要防止"血得热则行",要在热药里少加点凉药。这两条原则就是:用凉药活血的时候,要防止"血得寒则凝";用热药止血的时候,要防止"血得热则行"。桂枝在这个方里,主要是防止寒凉凝血,所以少加点桂枝,不要多加,多加就助热了。用甘草就是保护胃气的,防止攻下伤正。因为大黄、芒硝、桃仁都是攻下药,容易伤正,特别是容易伤胃,寒凉也伤胃,所以加甘草,既调和药性,又保护脾胃,这就是桃核承气汤的组方特点。这里要深入地理解两个问题:一个是大黄和桃仁的配伍意义,一个是方中桂枝的配伍意义。

桃核承气汤主治证也要注意两个问题:一个是瘀血的部位,瘀血是在膀胱部位,而不是在膀胱之里。怎么证明它是瘀血?是小便自利。少腹急结,小便自利,这是和蓄水证的鉴别要点,其次就是它出现"其人如狂"。

血府逐瘀汤

《医林改错》

【组成】 桃仁四钱(12g) 红花三钱(9g) 当归三钱(9g) 生地黄三钱(9g) 川芎一钱半(4.5g) 赤芍二钱(6g) 牛膝三钱(9g) 桔梗一钱半(4.5g) 柴胡一钱(3g) 枳壳二钱(6g) 甘草一钱(3g)

【用法】 水煎服。

【功用】 活血化瘀,行气止痛。

【主治】 胸中血瘀证。胸痛,头痛,痛如针刺而有定处,或呃逆日久不止,或饮水即呛,干呕,或内热瞀闷,或心悸怔忡,失眠多梦,急躁易怒,入暮潮热,唇黯或两目黯黑,舌质黯红或有瘀斑、瘀点,脉涩或弦。

【附方】

1. 通窍活血汤(《医林改错》) 赤芍 川芎各一钱(各3g) 桃仁研泥 红花各三钱(各9g) 老葱切碎,三根(6g) 鲜姜切碎,三钱(9g) 红枣去核,七个 麝香绢包,五厘(0.16g) 黄酒半斤(250ml) 前七味煎一盅,去渣,将麝香入酒内,再煎二沸,临卧服。功用:活血通窍。主治:瘀阻头面的头痛昏晕,或耳聋,脱发,面色青紫,或酒渣鼻,或白癜风,以及妇女干血痨,小儿疳积见肌肉消瘦,腹大青筋,潮热等。

2. 膈下逐瘀汤(《医林改错》) 五灵脂炒,二钱(6g) 当归三钱(9g) 川芎二钱(6g) 桃仁研泥,三钱(9g) 丹皮 赤芍 乌药各二钱(各6g) 延胡索一钱(3g) 甘草三钱(9g) 香附一钱半(4.5g) 红花三钱(9g) 枳壳一钱半(4.5g) 水煎服。功用:活血祛瘀,行气止痛。主治:膈下瘀血阻滞,形成结块,或小儿痞块;或肚腹疼痛,痛处不移;或卧则腹坠似有物者。

3. 少腹逐瘀汤(《医林改错》) 小茴香炒,七粒(1.5g) 干姜炒,二分(3g) 延胡索一钱(3g) 没药研,二钱(6g) 当归三钱(9g) 川芎二钱(6g) 官桂一钱(3g) 赤芍二钱(6g) 蒲黄生,三钱(9g) 五灵脂炒,二钱(6g) 水煎服。功用:活血祛瘀,温经止痛。主治:少腹瘀血积块疼痛,或不痛,或痛而无积块,或少腹胀满,或经期腰酸,少腹作胀,或月经一月见三五次,接连不断,断而又来,其色或紫或黑,或有瘀块,或崩漏兼少腹疼痛等症。

4. 身痛逐瘀汤(《医林改错》) 秦艽一钱(3g) 川芎二钱(6g) 桃仁 红花各三钱(各9g) 甘草二钱(6g) 羌活一钱(3g) 没药二钱(6g) 当归三钱(9g) 五灵脂炒,二钱(6g) 香附一钱(3g) 牛膝三钱(9g) 地龙去土,二钱(6g) 水煎服。功用:活血行气,祛瘀通络,通痹止痛。主治:气血痹阻经络所致的肩痛、臂痛、腰痛、腿痛,或周身疼痛,经久不愈。

【讲述】 血府逐瘀汤是《医林改错》的方,是很著名的一首方。《医林改错》的作者叫王清任,是活血化瘀派的代表人物,也是一位活血化瘀派的大师,他创立了许多活血化瘀方,在临床使用特别有效。他是河北省玉田县人,生于乾隆三十三年(公元1768年),卒于1831年,享年63岁。《医林改错》这本书的方都很有效,但是他的理论大多数是错误的。叫"医林改错",其实有些是"医林错改",后来有一本书叫《医林改错错中错》,就是说他改错了。王清任老先生是个伟大的实践家,他认为中医讲的一些理论,例如心主血,肺主气等,他说都不对,甚至于说古书所论脏腑的重量、脏腑的形态都不对,他总想亲自去看一看人的脏腑究竟是什么样的。清代那个时候,要看一个人的脏腑是很难的,人死了之后不许随便解剖,挖坟盗墓的都是死罪,所以就很难看到人的脏腑究竟是什么样。在王清任30岁那一年,他去滦州,就是开滦那个地方,路过一个叫"稻地镇"的地方,正好是四月份,稻地镇那个地方流行麻疹,死亡率比较高,他说大约死亡率占百分之八九十,死的大多数是穷人家的小孩。而且当地有个迷信习惯,说小孩死了之后,不能埋,得叫狗吃了,狗吃了之后,下一胎才能好养活。迷信再加上贫穷,所以就不能埋,用席子裹着就扔在坟地里,通常叫"烂尸岗子"。王清任游到那个地方是骑马跑过去,夏天四月份尸体都容易臭了,他起初是掩鼻而过,后来想起来,为什么不好好看看那些小孩的脏腑长得什么样呢?所以第二天他又特意骑马去,下马观察,但这时候他已经观察不全了,大多数小孩只剩肠胃,那些心、肝、肺都已经让狗吃了,看不全了,一天看了十几个也不全。第三天他又去看,连续看了十天,大约是看了七八十个死孩子,最后终于有几个大体上能看全一点,但始终没有完整的,特别是横膈、膈肌长的是什么样他没看清楚,后来他几次想看,都没有看到。有一次,沈阳有一个疯妇,把她的丈夫和公公打死了,结果被处以凌刑,千刀万剐。他想去看看,但又想,这是个女的,不方便看,就没去。道光九年,公元1829年,他61岁那年,北京永定门大街一个姓恒的人请他去看病,说起了这个事情,正好这个老恒家有一位曾在哈密镇守过边疆,在"喀什噶尔"领过兵,看过一些叛逆之人被处于凌刑,看过横膈膜,他就把横膈的形态说了说。王先生经过四十二年的时间,才画出一套完整的脏腑图,这种执著的精神值得学习。但是他这个实践,是粗略的实践,或者说是宏观的实践,有些东西他都看错了。最明显的错误是,他说心不主血,心主气,他看到人死了之后,心里没有血,而且主动脉和颈动脉都没有血,所以他说心不主血,心主气,他就把颈动脉叫"卫总管",是主气的。接着看颈静脉,颈静脉里有瘀血,他说这才是血管,所以把它叫"荣总管"。真正的大动脉,他叫"卫总管",把这些静脉叫"荣总管"。同时也否认肺主气,他说前人论"吸气则肺满,呼气则肺虚"是错误的,他说"人气向里吸则腹满大",是小肠外的"鸡冠油",这就是气府,所以他很多说法是错的。但是,他的方剂大多数都特别有效,为什么呢?虽然他在某些认识上是错误的,但是在实际临床应用上没改变中医的基本理论和中药理论,中药的作用、中药的药理没有改变,该活血还是活血,该补气还是补气,只是有些脏腑他说的不一样,他没影响整个中医学。归根结底,他还是个中医,只是在某些认识上是错误的。

先说血府逐瘀汤,中医本来没有"血府"这个名,咱们叫"血海"、"血室"。"血府"这个名称是王清任提出来的,他认为"血府"是在"膈上",他看到此处前高后低,低处如池,池中存血,即是血府,就是肋膈角。他看到那些死孩子的肋膈角上都有大片瘀血,他说这就是血府。他创制了血府逐瘀汤,治胸中瘀血。

血府逐瘀汤治胸中瘀血是非常有效的方,它的基础方是桃红四物汤,桃红四物汤是王清任用的最好、最活的一首方。桃红四物汤用生地、赤芍、当归(应该用当归尾)、川芎,这是活血的四物汤,然后加上桃仁、红花。桃红四物汤可以治各种瘀血,上、下、内、外各种瘀血都可以用桃红四物汤,用它作基础方。然后在这个基础方上加味,加的特别好。桃红四物汤怎么让它到胸中来?这就加了桔梗,桔梗能载药上升,而且桔梗能入胸中,就能把桃红四物汤载到胸中来了,治胸中瘀血。胸中什么部位呢?是两胁,肋膈角就是在两胁,两胁属于肝经,所以再加柴胡。柴胡入肝经,走两胁。桔梗把它载上来了,然后柴胡叫它走两胁,正好到血府这个部位(肋膈角),到胸中走两胁,作用部位准确,所以效果就好。下面又加牛膝,用川牛膝。牛膝在活血药里是活血的,它有个特点,叫做引血下行,使瘀血往下走。这三个药就能使桃红四物汤作用在胸,而且使血往下走。活血的时候要加点行气药,所以这个方又加枳壳行气宽胸。用枳壳不能用枳实,枳实偏于走中焦,枳壳可以入胸中行气,气行则血行。最后少加点甘草调和药性。这就是血府逐瘀汤的用药原理,它的药用得特别好。

血府逐瘀汤的功用就是活血化瘀,行气止痛,主治胸中瘀血。在《医林改错》里原方记载血府逐瘀汤治十九种病，其中最显著的一个病就是胸痛，现在治瘀血性的冠心病心绞痛也是非常好的。它治胸痛有两条：一条叫“胸任重物”，这种胸痛必须用东西压住一点才能减轻疼痛。他曾经治一个病人，女的，这个女人就是胸痛，她到睡觉的时候，得叫人坐在她胸上才能睡着，不压她就睡不着觉，这就是“胸任重物”。还有一个叫“胸不任物”，这个人胸痛不敢压。这两个截然相反，他问：“这是什么道理呢”？他也回答不上来。大家想一想是什么道理？其次就是治头痛，瘀血性头痛，这个方也很好。现在好多脑震荡后遗症，中医辨证就是瘀血头痛，用血府逐瘀汤治，也是非常有效的。还有呃逆、心悸、怔忡、失眠，还有一种叫“肝气病”，就是无故烦怒，容易急躁。还有一个叫“瞀闷”，就是遇事心中郁闷，像抑郁症。还治一个“灯笼病”，这个“灯笼病”其他书里找不到。“灯笼病”是什么意思呢？灯笼过去是用纸糊的，里面点着蜡烛，用来照亮的。灯笼病什么样呢？就是里热外寒，心里热，外面冷，所以他给起名叫“灯笼病”。血府逐瘀汤大大小小记载能治十九个病，这些病他都认为是瘀血来的。他说用其他方法没治好的，就用这个方治，一般都是两三剂药就好。那么现在辨证，还是要按照瘀血辨证，瘀血辨证的一个特点就是痛有定处，刺痛。如果不是痛的病，就要参照其他瘀血的证候，如舌质发黯，舌上有瘀点、瘀斑，或者是脉象出现沉弦、沉涩都可以，或者面色发黯，都可以按照瘀血辨证。血府逐瘀汤是一个非常有名的方剂，是活血化瘀的一个常用方，请大家课后阅览一下《医林改错》。

下面还有几个附方，第一个附方是通窍活血汤，这是很重要的一首方。“通窍全凭好麝香，桃红大枣老葱姜，川芎黄酒赤芍药，表里通经第一方”。主要是麝香，然后就是桃仁、红花、大枣、老葱、黄酒、川芎、赤芍，还是桃红四物汤的变化方，去生地、当归，用川芎、桃仁、红花、赤芍。这个方主要是麝香，用五厘，咱们已经讲过很多次了，麝香香窜之力特别强，为通关开窍的第一品，凡风、痰、气、血以及秽浊之气，壅塞不通者，用之神效。这个方是《医林改错》里的第一首方，可以治疗全身瘀血，尤其是以头面瘀血为主，所以这个方能治脱发，能治白癜风、紫癜风、紫印脸，就是脸上有痣，酒渣鼻，耳聋年久不愈，这也是头面瘀血，还治男女劳病、小儿疳证属于血瘀的。

下一首是膈下逐瘀汤。血府逐瘀汤是治膈上瘀血的，这个方是治膈下瘀血的，王清任称为“肚腹血瘀”。肚腹血瘀主要是一些癥瘕积聚，就是能摸到病块，或者自己感觉好像有病块。因为腹部有癥瘕病块，所以有个特点，叫“重坠”，就是感觉腹部有东西往下坠，左卧左坠，右卧右坠，这就证明是瘀血来的，用膈下逐瘀汤。膈下逐瘀汤基本上还是桃红四物汤加了一些入肝经的活血化瘀药，因为腹中就属于下焦了，所以用入肝经的药。用桃红四物汤去生地，还剩下五个药，然后加上五灵脂、延胡索、丹皮、乌药、香附，这些药都是入肝经的，就是入腹部了。现在治疗女子的痛经，属于血瘀的痛经。前面讲过加味乌药汤是治气滞的痛经，胀甚于痛，那是气滞。那么血瘀呢？就是痛甚于胀，用膈下逐瘀汤效果很好。膈下逐瘀汤还治“五更泻”，你看这个怪不怪，而且还真好使。这个“五更泻”就是属于瘀血来的，大多属于“肠结核”。它为什么能治五更泻？王清任有个理论，他说这是“总提瘀血”。什么叫“总提”呢？“总提”在哪儿呢？他说人们都知道胃有两门，上口叫贲门，下口叫幽门，殊不知胃有三门。第三门在哪儿呢？叫什么门呢？叫“津门”。津门在胃之上，被总提所掩盖，总提大概指的是胰头。他说人的饮食水谷入于胃之后，游溢精气，精气水液就是由津门渗出去的。总提有瘀血了，就把这个津门给盖上了，水就不能从津门出去了，等到睡醒站起来了，水就从肠道下来了，所以就成五更泻。这个理论显然又是错的，但是这个方确实有效。他认为这个病是由瘀血导致的，按瘀血治就有效，所以五更泻不单独是用四神丸，不都是肾阳虚证，膈下逐瘀汤也可以治五更泻。

第三个附方是少腹逐瘀汤。少腹逐瘀汤是妇科专用方，是治疗痛经的，属于瘀血来的。原因是血分受寒,寒血凝滞。主要症状是少腹痛,或者是月经量少,或者是月经过期不至(月经后期),甚至于出现闭经。更有意思的是,王清任用少腹逐瘀汤安胎,是瘀血性的胎动不安。他认为这是子宫有瘀血,胎儿长大之后,无容身之地,子宫容不下他,所以导致胎动不安或流产。这个方用量比较轻,活血也不是太强,小茴香只用几粒,炮姜只用二分,五灵脂、川芎、当归、蒲黄等都是只用二钱、三钱的。方中活血药居多,温经祛寒药较少,而且活血药用量偏重,所以这个方活血祛瘀的力量大于温经祛寒,所治的病还是以血瘀为主。他还说这个方能治女子不孕症,所以方歌的最后一句话就写了"种子安胎第一方",也就是治胞宫瘀血,寒血凝滞的不孕症,这个方也确实有效。

下面是身痛逐瘀汤。身痛逐瘀汤是治痹证的,这个痹证是瘀血来的。风寒湿热不论哪种邪气,入侵经络之后,都会影响到经络使其不通,出现经络瘀血,因为有瘀血,所以痛得比较厉害。中医辨证属于瘀血阻络,治疗原则就应该是活血化瘀,祛风除湿,通络止痛。还用桃红四物汤,把生地、赤芍去了,因为有风湿,生地是滋阴药,所以不用它,赤芍不是不可以用。然后加点祛风除湿药,如羌活、秦艽、牛膝等。再加上一些活血止痛药,如没药、五灵脂等。下面还有几个药,一个是黄芪,这种痹证都是时间比较长了,叫做"久病入络",所以他说还可以加点黄芪,还可以加点苍术和黄柏,所以在方歌上有"黄芪苍柏量加减"。"量加减"意思是由医生去酌量加减,用还是不用,用多少,这就由医生酌量去用。有气虚的就加黄芪,没气虚的就可以不用,气虚比较轻的少用一点,气虚重的多用一点。苍术和黄柏都是治湿热的,湿热重的就多加点,湿热少的就少加点,没湿热的也可以不加,就是这个原则,有一定的灵活性。

补阳还五汤

《医林改错》

【组成】 黄芪生,四两(120g) 当归尾二钱(6g) 赤芍一钱半(5g) 地龙去土,一钱(3g) 川芎一钱(3g) 红花一钱(3g) 桃仁一钱(3g)

【用法】 水煎服。

【功用】 补气活血通络。

【主治】 气虚血瘀之中风证。半身不遂,口眼㖞斜,语言謇涩,口角流涎,小便频数或遗尿不禁,舌黯淡,苔白,脉缓无力。

【讲述】 补阳还五汤也是《医林改错》的方,这个方的理论是不是错的呢?理论上还是错的,但实际上是个非常有效的方。这个方治什么病呢?治中风半身不遂的。不论是脑出血,还是脑血栓,不论是初得,还是后遗症,都属于中风,这个方就治这种半身不遂的。半身不遂古来都是按风治,到金元时期,以刘河间为代表的医家认为属于痰火,到清代之后,就认为这个病属于内风,又有瘀血论,或者属于痰瘀。王清任就认为是气虚血瘀,主要是气虚。这个方叫"补阳还五",他说正常人全身的气有十分,营养四肢百骸,循环周身,一旦缺了一分、两分的,就出现肢体麻木,所以黄芪桂枝五物汤治血痹,那就说明气虚,经络阻滞。如果缺五分,剩下的五分气就跑一面去了,就一面有气,一面没气,有气这一面就活动自如,没气这一面就半身不遂了。所以他治疗的时候就重在补气,"补阳还五"就是还给这一边的阳气,补足这份阳气,缺了五分就补五分。那么把这五分补上了之后就好了,全身气血运行就正常了,四肢就活动自如了,所以这个方重点是补气,叫补阳还五。

中风半身不遂,口眼㖞斜,语言謇涩,口角流涎,小便频,或者遗尿,由于是气虚,所以舌质是淡的，由于有血瘀，舌质是黯的，所以整个舌质是黯淡的，苔是白的，脉是缓的，是无力的。这个病机叫气虚血瘀，是由于气虚出现的血瘀。

补阳还五汤以四两黄芪为君药，清代的四两就是现在的120g，重点就是补气、补阳气，“补阳还五”。下面就是用些活血药了，这个方还是桃红四物汤，把地黄换成两个药，地就是换成地龙，黄就是换成黄芪。地龙能通经活络，重用黄芪就是补气。由于这个人比较虚，气虚，所以多用点当归，少用点其他活血药，因此当归在这个方中是臣药，黄芪是君药，其他的都是佐药。下面的这些药加在一起才七钱半，而黄芪一味药就用四两，这个千万要注意了。这个方的功用显然就是补气以活血，补气活血通络，就是这么六个字，补气、活血、通络。它治的就是气虚血瘀，经络不通的半身不遂。这个方确实是个好方，但是大家都看到了，那么多半身不遂怎么没好呢？说是好说，这类病治起来确实很难。这个药吃起来，不是十副、八副，百八十副的能吃好就算不错了。确实有一部分能治好的，能治好到什么程度？能生活自理就算不错了，恢复到正常是很难很难的。当然，回过头来说，有些病人不一定都是气虚血瘀来的，还有很多是纯属瘀血，还有阴虚阳亢、痰火内盛、肝肾亏虚等，这是个非常复杂的疾病，要辨证施治。而且瘀血时间长了就脑萎缩了，因为脑细胞死亡是不可逆的，脑髓空虚了，要把它补起来是很难很难的。这个方一定要长期吃，短期肯定不行，那么长期吃，一次给四两黄芪是不是多了一点？为了慎重起见，先从小剂量开始，先从二两开始用，逐渐加量，好转之后还得吃，每个月吃十副、八副的，这样吃几个月之后才能巩固，原书就强调这一点，我们现在临床也是这样用。

上边我们学了三首活血祛瘀方，第一个是桃核承气汤。桃核承气汤是治下焦蓄血的，血结在膀胱部位，这个病“少腹急结，小便自利”。要注意的问题就是方里的桂枝，桂枝在这个方里主要是防止“血得寒则凝”，同时有通血脉作用，可帮助活血。还要特别注意这个桂枝不是解表的，因为这个方必须在表证解了之后才能使用。它为什么在这个方里不能解表？因为用量小，是佐药，况且服法也不用帮它发汗，所以它不能解表。第二个方是血府逐瘀汤。血府逐瘀汤是治胸中瘀血的，用桃红四物汤做基础方，加上桔梗能载药上升，加柴胡就走两胁，胸中两胁就是王清任所谓的血府。至于膈下逐瘀汤，都是用些下焦活血药，都用入肝经的活血药，所以就入下焦肝经走腹，治腹中瘀血。少腹逐瘀汤是治疗少腹瘀血，脐下的少腹瘀血，主要是治疗月经不调的，寒血凝滞，月经后期，小腹疼痛。同时，这个方还能安胎和种子，种子就是治疗不孕症。身痛逐瘀汤也是用桃红四物汤做基础方，加一些祛风湿的药，是治疗风湿兼有血瘀的，既有风湿又有瘀血的疼痛，疼痛主要以固定的部位为主，同时也有时窜痛，这就是风湿夹有血瘀。同时再参考舌苔、脉象，就能看出是否为风湿血瘀。至于补阳还五汤，这个方重用黄芪，要特别注意，原方四两，另外加上一些活血药，还是桃红四物汤去生地，加黄芪、地龙，功用就是补气、活血、通络，主治中风属气虚血瘀的。

以上所讲的主要是三个正方。下面我背方歌，你们看书，哪块儿错了把它改过来。先背第一个，“桃核承气五般齐，甘草硝黄并桂枝，热结膀胱小腹胀，如狂蓄血最相宜”。“热结膀胱小腹胀”，书上改成“瘀热互结小腹胀”，可以把它改过来，原来的《汤头歌诀》叫“热结膀胱小腹胀”，因为《伤寒论》原文就是“太阳病不解，热结膀胱”。“如狂蓄血最相宜”，现在改成“蓄血如狂最相宜”，这个也可以。下面背血府逐瘀汤，“血府当归生地桃，红花甘草壳赤芍，柴胡芎桔牛膝等，血化下行不作劳”。这是《医林改错》的原歌，大家都这么念。第二个，“膈下逐瘀桃牡丹，赤芍乌药元胡甘，归芎灵脂红花壳，香附开郁血亦安”。下面的“少腹茴香与炒姜，元胡灵脂没芎当，蒲黄官桂赤芍药，种子安胎第一方”，书上改成“调经种子第一方”，还是原歌好。下面是身痛逐瘀汤，“身痛逐瘀膝地龙，香附羌秦草归芎，黄芪苍柏量加减，要紧五灵桃没红”。

“黄芪苍柏量加减”就是这三个药可以酌情用,“要紧五灵桃没红”,最要紧的就是五灵脂、桃仁、没药和红花,就是活血止痛。至于补阳还五汤,“补阳还五赤芍芎,归尾通经佐地龙,四两黄芪为主药,血中瘀滞用桃红”。“四两黄芪为主药”说得很清楚,这个要记住。

复元活血汤

《医学发明》

【组成】 柴胡半两(15g) 瓜蒌根 当归各三钱(各9g) 红花 甘草 穿山甲炮,各二钱(各6g) 大黄酒浸,一两(18g) 桃仁酒浸,去皮尖,研如泥,五十个(15g)

【用法】 除桃仁外,锉如麻豆大,每服一两,水一盏半,酒半盏,同煎至七分,去滓,大温服之,食前,以利为度,得利痛减,不尽服。(现代用法:共为粗末,每服30g,加黄酒30ml,煎服;或加水3/4,黄酒1/4同煎,空腹温服;或水煎服。)

【功用】 活血祛瘀,疏肝通络。

【主治】 跌打损伤,瘀血留于胁下,痛不可忍。

【讲述】 复元活血汤是李东垣《医学发明》的方。这个方治疗跌打损伤,瘀血留于胁下,痛不可忍。这是外伤来的,跌打损伤瘀血内停,两胁这个部位属肝经,所以是肝经瘀血,而且痛不可忍,血瘀比较重,所以活血破瘀的力量要强一些。

这个方还是用大黄、桃仁,大黄和桃仁合在一起就能入血分破瘀,有热就直接泻热,没热就直接破瘀。前面所讲的桃核承气汤、大黄牡丹汤,都是大黄和桃仁配伍,入血分就能破瘀,可以破瘀泻热。大黄能攻下,桃仁能润肠,所以这两味药能使瘀血从大便排出,因此方后说“以利为度”,要达到泻下瘀血的程度,瘀血下去了,疼痛很快就缓解了。方中大黄用量最多,为君药,取其速下瘀血,所以这个方在一定程度上也是救急的方。瘀血在胁下,所以加柴胡,而且柴胡用量比较大,直入肝经,走两胁,主要是引经药。另外,柴胡也疏肝,能帮助活血。这三个药一君二臣,直入肝经破瘀活血,是这个方的主要药。下面为了加强它的活血破瘀作用,加上当归和穿山甲。当归活血养血,在大黄、桃仁的作用下,当归主要是活血,活血之中能养血,也叫“祛瘀生新”。特别是用穿山甲,这个药活血的作用比较好,它有通经活络的作用,而且是咸能软坚走血,尤其是能入络活血。下面用红花,红花、桃仁合在一起就是活血。比较难理解的就是这个方里有个天花粉,外伤用天花粉,《神农本草经》里讲这个药能“续绝伤”,“续绝伤”就是治筋断骨折。《日华子本草》记载能“消扑损瘀血”,而且能消肿毒。我认为天花粉除了续绝伤外,在内科用它是清热排脓的,也是清热化痰的,外科就是用它消肿排脓。那么,跌打损伤一开始就用天花粉,看来还是防止瘀血化脓,现在叫防止感染,它有清热解毒排脓的作用。方中甘草主要是调和药性和保护脾胃,用大黄、桃仁破瘀容易伤正,容易伤脾胃。这个方一共就是用这些药,主要是治瘀血,瘀血在胁下,痛不可忍。吃的时候,如果用汤剂,就用水酒合煎,大约用1/4的酒,3/4的水。这个就应该用黄酒,黄酒活血作用比较好。

温经汤

《金匮要略》

【组成】 吴茱萸三两(9g) 当归二两(6g) 芍药二两(6g) 川芎二两(6g) 人参二两(6g)

桂枝二两(6g) 阿胶二两(6g) 牡丹皮去心,二两(6g) 生姜二两(6g) 甘草二两(6g) 半夏半升(6g) 麦冬去心,一升(9g)

【用法】 上十二味,以水一斗,煮取三升,分温三服。(现代用法:水煎服,阿胶烊冲。)

【功用】 温经散寒,养血祛瘀。

【主治】 冲任虚寒,瘀血阻滞证。漏下不止,血色黯而有块,淋漓不畅,或月经超前或延后,或逾期不止,或一月再行,或经停不至,而见少腹里急,腹满,傍晚发热,手心烦热,唇口干燥,舌质黯红,脉细而涩,亦治妇人宫冷久不受孕。

【讲述】 温经汤是妇科的常用方,出自《金匮要略》。这个方很复杂,既有热药又有凉药,既有活血药又有止血药,既有补气药又有降气药,既有养血药又有活血药。所以说这个方组方特别复杂,也很难理解。下面就从头开始讲,先说原方的意思。《金匮要略》里讲:"妇人年五十所","所"当时间讲,这个妇人年龄大约在五十岁,五十岁左右是什么概念呢?到五十岁左右,这个女子应该停经了,"七七天癸竭",四十九岁就应该闭经,可是已经五十岁了,反而出现"病下血数十日不止",这相当于崩漏。本来应该闭经了,但是不但不闭经,反而崩漏不止,这是一个主要症状。同时伴有"腹满,少腹里急","腹满,少腹里急"是不是就说明有瘀血了,像桃核承气汤那不是"少腹急结"吗?"下血数十日不止"应该是血虚,可是她又出现"少腹里急",这说明又有血瘀。同时还伴有"暮即发热",一到傍晚就出现潮热和手掌烦热,同时还有"唇口干燥",这些都是阴虚症状。主症是"下血数十日不止",同时伴有"少腹急结",既有失血,又有瘀血;既有血虚,又有阴虚。那么这个病是怎么得的呢?"何以故"?这是因为什么?下面张仲景接着说:"曾经半产,瘀血在少腹不去故也。何以知之?唇口干燥,故知之。"这个病怎么得的呢?是因为曾经"半产",半产就是流产,也叫小产。这人曾经流产过,流产的时候应该是下血,不论是正常产或是流产,都应该下血,这血叫"恶露",不叫经血。这个病人在半产的时候,恶露没下尽,瘀血在少腹不去,所以出现少腹里急。现在又下血不止,这是瘀血引起的失血,叫"瘀血性失血"。"瘀血性失血"是什么意思呢?就是血脉里有瘀血了,有瘀血就血行被阻,慢慢就脉络损伤,脉络损伤血液就流于脉外,因而引起失血,所以叫瘀血性失血。瘀血性失血这个病有个很明显的特点,就是流血伴有腹痛。瘀血为什么留在少腹不去?下面看看这个示意图。这个人半产的时候应该下恶露,但是她偏偏受寒了,受寒之后就出现了寒血凝滞,寒血凝滞之后就脉络瘀阻,脉络瘀阻之后,逐渐损伤脉络,血溢于脉外,所以就出现流血,主症"下血数十日不止"就是这么来的。这个下血是由于瘀血在少腹不去,瘀血在少腹不去是因为血分受寒,因为血分受寒才出现瘀血,因为瘀血才出现下血数十日不止。治疗的时候怎么办?是以温经为主?还是以活血为主?必须温经散寒,温经散寒的同时再活血祛瘀。祛了瘀血之后,血液就自然循经而行了,就不溢于脉外了。所以这个病首先应该是温经散寒,在温经散寒的同时应该活血。这是个失血病人,怎样去温经散寒?这个很重要。因为温经散寒就要用热药,热药就动血,又要祛瘀血,她本来就失血,要祛瘀血怎么祛?若用大黄、桃仁活血,用了之后失血就更厉害了。所以在活血化瘀的时候,用药也应该谨慎,也是要慢慢消,要缓消,活血力量不要太大,活血力量大了之后,就更加下血不止了。所以这个是很难的事情,这是一方面。还有下血之后是不是血虚了?血虚之后就胞宫失养,胞宫失养就出现腹痛。血海空虚、胞宫失养出现腹痛,寒邪凝滞也出现腹痛。所以,这两个原因合在一起,病人有腹满、少腹里急。这类病人一般都有腹痛,所以现在这个方也可以治痛经,也是这个原理。那么,由于阴血不足了,当然就出现一些阴虚的症状,阴虚生内热,就出现暮即发热、手掌发热、唇口干燥。如果病机清楚的话,下面这个方就好理解了。首先应该是温经祛寒,温经祛寒的同时应该活血,活血的同时应该养血,养血的同时还应该养阴,既要养血,又要养阴,而且还应该止血,失血就应该加点止血药,既要养血,又要活血;既要活血,又要止血。通过这个方的学习,要能够理解在这种复杂的情况下,应该怎么去用药,怎么去处方,要掌握它的一些基本特点。

温经汤的君药用的是吴茱萸,不用附子,也不用干姜,用的是吴茱萸。吴茱萸是入肝经的,肝主血海,它有温经散寒的作用,这个方用量比较大的药就是它。吴茱萸能温经散寒,但吴茱萸是气分药,不入血分,所以就应该加一个入血分的药,能温血散寒的药。因此,方中又用桂枝,现在用肉桂也可以,肉桂这个药也能活血,用量不要太大,用桂枝比较缓和,桂枝会更好一点,更稳准一些。桂枝这个药能入血分,能温血散寒,同时还能通利血脉,叫"温血通经"。它除了温血之外,还有活血作用,因为有瘀血,所以用桂枝比较好,既温血又活血。不用炮姜,少腹逐瘀汤用炮姜,也用肉桂,炮姜只能温血祛寒,不能活血。这就是这个方的两个主要药,主要是温经散寒,兼有活血作用。但是,这两味药毕竟活血力量不足,所以应该加些活血祛瘀药。加什么呢?川芎和牡丹皮都是二两,吴茱萸三两,川芎在桂枝的作用下当然是活血了。牡丹皮也是活血的,为什么用牡丹皮活血呢?因为牡丹皮还有清虚热的作用,她不是还有"暮即发热、手掌烦热"吗?不也是阴虚来的吗?牡丹皮既能活血,又能祛虚热,所以加牡丹皮。川芎、牡丹皮这两个药活血力量比较缓和,没有桃仁、红花、大黄那么猛。川芎性温,丹皮是寒的,所以有寒有温,温就帮助祛寒邪凝滞,寒就能祛虚热,所以这两个药选得都很恰当。看起来很复杂,但其实选的药都很恰当,这是两个臣药。上面选的四个君、臣药,主要是温经活血。那么这个病人失血,阴血不足,失血数十日不止,所以应该加点养血药。因此,下面加上当归和白芍,这自然是养血。加阿胶,阿胶既能养血,又能止血,配合当归、白芍,阿胶能滋阴养血,既有滋阴作用,又有养血作用,同时阿胶是止血的。麦门冬就是养阴润燥的。以上就是温经汤的主要配伍,它的作用是温血、活血、养血、止血。下面又加人参,主要是补气,配合当归、白芍,补气生血,阳生阴长,就是加强它的补血作用,配合麦门冬就是益气养阴。这个方麦门冬用量比较大,原方是一升,现在用量比较小了,因为没有这么严重的阴虚证。由于有麦门冬,再加上人参,所以后面加半夏。半夏和人参配伍,这就是补脾和胃的,人参补脾气,半夏和胃气,一升一降,调和脾胃,助后天生化之源,加强后天化生作用。同时,麦门冬和半夏配伍之后,麦门冬就滋而不腻了,这叫"补而不滞";半夏在大量麦门冬的配合下燥不伤阴。由于方中用半夏,所以加生姜。最后用甘草调和药性。整个方的用药大概就是这样,看起来确实很复杂,但是经过这么分析之后,这个方还真是比较严谨,用药比较恰当。叫"温而不烈",虽然是温的,但不是那么太热;"活血而不峻",活血的时候也不是太猛,必须是这样,只有这样才能治这个失血病。

温经汤的功用就叫温经祛瘀,养血止血,益阴清热,补虚和胃,是以温经祛瘀为主,同时能养血止血。这个方现在临床比较常用,主治冲任虚寒,也叫血海虚寒。主要是治月经病,月经不调,或前或后,或逾期不止,或经闭不行,或一月再行,或经期腹痛,还可治不孕症。血海虚寒应该有腹痛,应该有舌淡苔白,脉沉弦,或者是沉迟。现在这个方用的范围很广,是妇科调经的主方,在临床应用上应该随证加减。另外,温经汤这个方可以治子宫癌。"妇人年五十所,下血数十日不止",妇人都到五十岁了,月经该止了,或者已经止了,月经又来了,而且月经不止,老百姓把这个病叫"倒开花"。咱们学校原来有一位于老大夫,是妇科的名家大手,他就用温经汤加减治好了子宫癌,"文化大革命"把他斗得够呛,说他是反动权威。后来,他积累的那些资料也不知道哪里去了,都散失了。

温经汤这个方是妇科常用方,主要治疗血海虚寒。临床应用要根据不同情况,进行适当地加减,不能原方照搬,因为大多数人都不像《金匮要略》里讲的下血那么多,而且阴虚那么明显。虚寒证不应该有阴虚,她反而有阴虚内热,所以原来这个病情比较复杂。总体来说,这个方是治疗血海虚寒的常用方,只要加减适宜,可以治疗各种血海虚寒证。

生 化 汤

《傅青主女科》

【组成】 全当归八钱(24g) 川芎三钱(9g) 桃仁去皮尖,研,十四粒(6g) 干姜炮黑,五分(2g) 甘草炙,五分(2g)

【用法】 黄酒、童便各半煎服。(现代用法:水煎服,或酌加黄酒同煎。)

【功用】 养血活血,温经止痛。

【主治】 血虚寒凝,瘀血阻滞证。产后恶露不行,小腹冷痛。

【讲述】 生化汤顾名思义能够生新化瘀,生新血,化瘀血。这个方出自《傅青主女科》,《傅青主女科》里关于生化汤这个方用的比较多,治疗妇女各种瘀血证。原方主要治疗产后瘀血腹痛,是产后用方,甚至是产后必用方。产后应该下恶露,如果产后恶露较少,或产后恶露不下,恶露不净,都容易引起腹痛。特别是小孩生下来之后,产妇的肚子还要痛,而且连续痛几天,甚至痛一周,一般至少都要三、五天。这个时候,正式下恶露了,败血下走,按现在的说法,生完小孩之后应该是子宫收缩,子宫一收缩,恶露就往下走,收缩得好,子宫复原好,那么恶露下得也快,恶露下得快,说明子宫复原也快。子宫复原的过程总是有腹痛,中医把这个病叫"儿枕痛",治法应该活血化瘀。但是,这个活血化瘀和一般的活血化瘀不一样,因为是产后,产后多虚,产后下恶露肯定有血虚。所以这个时候必须在祛瘀血的同时,还应该生新血,因此这个方叫生化汤,生新化瘀。

生化汤是清代的方,原方当归用八钱,现在用24g,作为君药,主要是补血养血。然后加上川芎三钱,川芎能活血,为臣药。两个药配伍就是养血活血。当归用量大、药力大,是君药,养血;川芎是臣药,活血,所以是养血活血,生新祛瘀。单独用这两个药,就叫"芎归汤",就是养血活血,还叫"佛手散"。单独使用这两个药,活血祛瘀作用稍微差一点,所以又少加点桃仁,十四枚,大概有二钱,6g左右。这个用量不要大,如果用量大,活血太强就伤血了。下面少用点炮姜,炮姜才五分。这个方用炮姜的意思,就是产后多虚,虚则生寒,产后很容易受寒。前面说的半产,"曾经半产,瘀血在少腹不去故也",也是产后血海空虚,血海空虚就容易受寒,所以叫"产后多虚"、"产后多寒",并不一定有明显寒象,一般来说,胎前容易生热,产后容易生寒。那么就治疗来说,"胎前不宜热,产后不宜寒"。胎前不应该用热药,产后不应该用寒药,因为产后多寒。胎前容易生热,所以黄芩是安胎常用药;产后容易生寒,所以加点炮姜。最后用点炙甘草,也用五分,一方面调和药性,一方面有点缓急止痛的作用。

生化汤的功用就叫生新祛瘀,书上写着化瘀生新、温经止痛也可以。说这个方是产后的必用方也可以,产妇生小孩之后,一般都要吃点生化汤,它能帮助子宫收缩,使子宫复原好,又减轻宫缩带来的腹痛,这就是中药的特点,所以这个应该说是产后必用方。而且它能生新血,祛瘀血,帮助产妇恢复健康,有补血作用。吃的时候少放点黄酒和童便,童便能"引败血下行",能化瘀血。童便这个药能治跌打损伤,跌打损伤瘀血疼痛就喝童便,可以活血止痛。不要小瞧这个药,确实是有作用。

桂枝茯苓丸

《金匮要略》

【组成】 桂枝 茯苓 丹皮去心 桃仁去皮尖,熬 芍药各等分(各6g)

【用法】 上五味,末之,炼蜜和丸,如兔屎大,每日食前服一丸,不知,加至三丸。(现代用法:共为末,炼蜜和丸,每日服3~5g;亦可作汤剂。)

【功用】 活血化瘀,缓消癥块。

【主治】 瘀阻胞宫证。妇人素有癥块,妊娠漏下不止,或胎动不安,血色紫黑晦黯,腹痛拒按,或经闭腹痛,或产后恶露不尽而腹痛拒按者,舌质紫黯或有瘀点,脉沉涩。

【讲述】 桂枝茯苓丸也是《金匮要略》的方。这个方也是安胎的,本来是活血的,但是它能起到安胎作用。原方主治由于瘀血导致的胎动不安,就是胞宫瘀血而出现的胎动不安。原书讲:"妇人宿有癥疾",就是胞宫有癥积,然后是"经断未及三月",经血已经三个月不来了,说明可能怀孕了。但是,这个病人忽然漏下不止,同时"胎动在脐上",有胎动了,说明这个病人平素就有瘀血,等到胎儿长到三个月之后,由于胞宫有癥积,癥积把胎儿的位置给占了,胞宫容不下胎儿了,所以这时候就出现"漏下不止",这可能要流产。那么,如何治疗呢?要安胎,不让她流产。如何安胎呢?首先还得化癥积,把癥积去了之后,这个胎儿就安稳了。这时候就很难了,活血很容易伤胎,如果不活血,她宿有癥疾,所以就必须化癥安胎,化癥就必须活血,活血还不能伤胎。

桂枝茯苓丸这个方用桃仁和桂枝,原来是各等分,现在吃汤药的话,最多也就各用6g,活血力量不要太强,要根据情况而定。桃仁活血力量比较大,桂枝活血力量比较小,用桂枝能温经活血,这两味药作君药。然后用点丹皮、白芍,丹皮活血,白芍养血,这样可以活血而不伤胎。最后加点茯苓,茯苓在这个方里是利湿的,活血还要利湿。水和血是什么关系?"水为血之侣",血中有水,《金匮要略》里讲:"血不利则为水。"瘀血可以化成为水,利水可以活血。所以回过头来说,泰山磐石散为什么要去掉茯苓?泰山磐石散本来是十全大补汤,为什么要去掉茯苓?就是因为利水就能帮助活血。这五个药都比较缓和,吃的时候用蜜丸,丸多大呢?像兔屎那么大的一个小丸。兔屎大的蜜丸,最多也就是3g,这3g里面有一半是蜂蜜,实质就1g多药。而且一顿就吃一丸,真是特别谨慎。如果这么吃法无效,应该再加大药量,可以加至三丸,要慎重,活血力量不要太大,容易伤胎。同时要对病家说清楚,这种治法是必须的,是否能保住胎儿,还在两可之间。

这个方的桃仁、桂枝、丹皮都是孕妇忌服药,妊娠禁忌歌一定要会背,有很多活血药、通淋药都是妊娠忌服药。那些毒性药,如巴豆、大戟、芫花、甘遂,都应该忌服,水蛭、虻虫就更不用说了。另一方面要注意,该用的还得用,《素问·六元正纪大论》说:"有故无殒亦无殒也。"只要有这种病,对孕妇没什么损伤,对胎儿也没什么损伤。但要特别谨慎,不可以用强力破血药,破血肯定要伤胎,所以适当用点缓和的药。

桂枝茯苓丸的功用叫活血祛瘀,缓消癥块。缓消,药性缓、吃的也缓,药量小、吃的少,缓,就是不能太快。这个方是现在治子宫肌瘤最常用的一个方,有很多研究和报道。用桂枝茯苓丸治子宫肌瘤,有一部分是可以的,但是不能说只用这一个方,就完全能治子宫肌瘤,那绝对不行。这个方治疗子宫肌瘤可以用,但是性质比较缓和,因为不是孕妇,就不用顾忌那么多的活血药了,还应该适当地加大一点。温经汤也能治子宫肌瘤,少腹逐瘀汤也能治子宫肌瘤,必须按照中医辨证去治,不能按照西医的病名去用方。

失 笑 散
《太平惠民和剂局方》

【组成】 五灵脂酒研，淘去沙土 蒲黄炒香，各等分为末(各6g)

【用法】 先用酽醋调二钱熬成膏，入水一盏，煎七分，食前热服。(现代用法：共为细末，每服6g，用黄酒或加醋用温水冲服；亦可作汤剂服。)

【功用】 活血祛瘀，散结止痛。

【主治】 瘀血疼痛证。心腹刺痛，或产后恶露不行，或月经不调，少腹急痛等。

【讲述】 失笑散就两味药，蒲黄、五灵脂。蒲黄、五灵脂这两个药都是很平常的药，这两个药如果完全生用的话，都是活血的。五灵脂是鼯鼠的粪便，味咸、性温，咸能软坚活血，身痛逐瘀汤、少腹逐瘀汤都用五灵脂。蒲黄生用也是活血，性味甘平。这两个药合在一起，活血祛瘀、止痛效果比较好，可以用于各种瘀血疼痛，不论是胃脘痛，还是心痛，还是腹痛，都可以用。这两个药比较简单，又是经常有的药，而且价格又特别便宜，吃了效果比较好，在不知不觉中病就消失了，病人不禁失声而笑，所以叫失笑散。注意，原方都生用，吃的时候加点酽醋，用浓的醋，浓的米醋，醋也是活血的。如果这两个药都用炒的，炒成炭，叫黑蒲黄、黑五灵脂，这个方就是止血的。五灵脂和蒲黄，都是生用活血，炒黑止血，可以用于月经过多。炒黑止血，但它有化瘀作用，叫止血而不留瘀，主要用于月经过多，或者是经血中有血块。如果五灵脂和蒲黄是半生半炒用，一半生的，一半炒的，那就是活血止血，化瘀止血，可以治瘀血性的失血，还可以治月经过多，或者崩漏下血。《医宗金鉴》叫做"杀血心痛"，什么意思呢？杀血心痛，血比较多，腹痛比较严重。

这两个药很简单，但是用途真是很广，可以治疗心胸刺痛、脘腹疼痛、产后恶露不行、月经不调、少腹疼痛、痛经、崩漏等，而且效果确实不错。这个叫失笑散，枳实消痞丸又名叫失笑丸，不要混淆了，不是这个方做成丸剂叫失笑丸，一定要区别开，失笑丸是枳实消痞丸，失笑散是指蒲黄、五灵脂。

丹 参 饮
《时方歌括》

【组成】 丹参一两(30g) 檀香 砂仁各一钱半(各6g)

【用法】 水一杯半，煎七分服。(现代用法：水煎服。)

【功用】 活血行气止痛。

【主治】 血瘀气滞证。心胸刺痛，胃脘疼痛，痛有定处，拒按。

【讲述】 丹参饮原书记载"治心痛胃脘诸痛"。古人说"心"，多数都是指"胃"，但这个方原书主治心痛和胃痛都列出来了，说明既治心痛，又治胃痛，现在也用它治心痛、心绞痛以及胃脘痛。

这个方主要以丹参为君，丹参一两，主要是活血化瘀。疼痛是属于瘀血来的，症状见刺痛、舌质黯等。加上砂仁和檀香，这两个都是温性药，温中行气，各用钱半。行气以助活血，血得温则行，所以这两个药能帮助活血，主要是治疗瘀血性疼痛，现在常用它治瘀血性胃脘痛。檀香、砂仁都行气温中，行气止痛。丹参可以活血化瘀止痛，现在治冠心病心绞痛，很多都用丹参，有丹参注射液、复方丹参片。丹参能入心经，活血化瘀，所以治疗心绞痛，加上檀香和砂仁行气，也能帮助治心绞痛。瘀血性疼痛应该是痛有定处、刺痛，或者是夜间痛的比较明显。

大黄䗪虫丸
《金匮要略》

【组成】 大黄蒸，十分(75g) 黄芩二两(60g) 甘草三两(90g) 桃仁一升(180g) 杏仁一升(180g) 芍药四两(120g) 干地黄十两(300g) 干漆一两(30g) 虻虫一升(60g) 水蛭百枚(60g) 蛴螬一升(60g) 䗪虫半升(30g)

【用法】 上十二味，末之，炼蜜和丸小豆大，酒饮服五丸，日三服。(现代用法：共为细末，炼蜜为丸，重3g，每服一丸，温开水送服。)

【功用】 祛瘀生新。

【主治】 五劳虚极，干血内停。形体羸瘦，腹满少食，肌肤甲错，两目黯黑，舌有瘀斑，脉沉涩或弦。

【讲述】 大黄䗪虫丸是《金匮要略》里的方，是治“干血痨”的。“干血痨”是一种慢性消耗性疾病，虚损成痨。这个病主要是由于五劳七伤，耗伤阴血，阴虚血少，血液运行不畅，久而久之，形成瘀血，瘀血不去，新血不生，逐渐血液干枯而成干血痨。主要表现为形体羸瘦，肌肤甲错，皮肤干涩像鱼鳞一样，同时有两目黯黑，眼圈发黑，白眼球发黯。由于腹中有瘀血，所以病人感觉腹满，饮食减少，女子可以出现月经不通，就是闭经。治疗就应该祛瘀生新，缓缓图之，慢慢治，使瘀血渐去，新血渐生，这个快不了，也快不得。现在医疗条件好了，生活水平提高了，营养好了，这个病也少了。

简单看看这个方，破血力量最强的就是水蛭、虻虫、蛴螬、䗪虫。水蛭、虻虫这两个药可以说破血力最强了，这两个药是对药，一般都是相须为用治疗瘀血。虻虫其性最速，效果最快，但药效持续时间比较短。水蛭就不同了，水蛭破血力量也很强，但是它的药效作用时间长，毒性日久不除。现在有人用水蛭治冠心病心绞痛，甚至治脑出血、脑血栓，用的很多。过去用水蛭是非常慎重的，这个药毒气在体内长期不除。过去医生给吃水蛭之后，就让这个病人吃黄土解水蛭毒，怕病人不愿意吃，就把黄土做成小丸。水蛭和虻虫配伍起来之后，不论新旧瘀血都可以用，而且是治干血。蛴螬、䗪虫破血力量也挺强。这四个虫类药在这个方是破血力量最强的，破血逐瘀。下面还有个药很厉害，干漆，破血力量也非常强，毒性也很大，是漆树的树脂，必须炒去烟用。干漆、水蛭、虻虫、蛴螬、土虫都有毒，所以大黄䗪虫丸这个药很猛，不要轻易就给病人吃。其次是大黄、桃仁，大黄用十分，十分是二两半，在这个方里比较而言，它的量不大。桃仁一升，大约是六两，用量也不大。大黄和桃仁在这里还是破瘀泻热，药力不是太强，不取速下。再就是生地和白芍，生地用量比较大，生地十两，因为这个病是“干血痨”，用生地能滋阴润燥养血。加入白芍就是养血敛阴。后面加黄芩清热；杏仁利肺气，行气就帮助活血；最后加上甘草调和药性。这就是大黄䗪虫丸的组方用药情况。

这个方有很强的破血作用，加上大量生地养血，所以它的功用叫破瘀生新，主要还是破瘀，生新的作用很小。服法是做成丸药，像小豆粒大，用酒送服五丸，大约3g，一天吃3遍。药性比较猛，但是用丸药，丸者缓也，峻药缓用，而且每次服用的剂量比较小，也是缓治的意思。

第二节 止 血

止血剂就是治疗各种失血证的方剂。前面已经讲过了几个具有止血作用的方剂，犀角地黄汤是最常用的凉血止血方，大部分出血都是属于血热，血得热妄行，犀角地黄汤是以凉血为主，能治疗各种由于血热引起的失血。无论是上焦、下焦，是吐血、呕血、衄血、便血、发斑，都可以用犀角地黄汤。其次，治疗崩漏下血的，一个是归脾汤，归脾汤治崩漏下血，也治发斑，是由于脾气虚导致的脾不统血。还有一个是固冲汤，固冲汤也是治崩漏下血的，是冲任不固，脾不统血，是以冲任不固为主，是下元虚损出现的崩漏下血。归脾汤和固冲汤都是治崩漏下血的，这两个方怎么区别使用呢？归脾汤证是脾气虚，脾不统血；固冲汤证除了脾气虚之外，还有冲任不固，是冲任虚损，加上脾不统血。冲任虚损有什么特点呢？有肝肾不足症状，冲任二脉隶属于肝肾，所以有腰膝酸软。另外，固冲汤是固涩止血，里面好多是固涩药，龙骨、牡蛎、棕榈炭、海螵蛸、五倍子。显然这个病的时间比较长，失血量比较多，两个方都可以出现脉无力。出血量比较多的，除了治本之外，还要治标，"急则治其标"，所以就加了一些固涩药。归脾汤没有用固涩药，主要是治本，治脾气虚的脾不统血，这些方都算止血剂。另外，学过固经丸也治崩漏下血，属阴虚火旺，除了有肝肾阴虚，腰膝酸软的症状之外，还有实火，舌质是红的，脉是数的，方里有黄芩、黄柏，也算止血剂的方。

十 灰 散

《十药神书》

【组成】 大蓟 小蓟 荷叶 侧柏叶 茅根 茜根 山栀 大黄 牡丹皮 棕榈皮各等分(各9g)

【用法】 上药各烧灰存性，研极细末，用纸包，碗盖于地上一宿，出火毒，用时先将白藕捣汁，或萝卜汁磨京墨半碗，调服五钱，食后服下。(现代用法：各药烧炭存性，为末，藕汁或萝卜汁磨京墨适量，调服9~15g；亦可作汤剂，水煎服。)

【功用】 凉血止血。

【主治】 血热妄行之上部出血证，呕血、吐血、咯血、嗽血、衄血等，血色鲜红，舌红，脉数。

【讲述】 十灰散一共有十味药，都是炒成炭，叫"十灰"，应该叫"十炭"，千万不要用灰，要是灰就没作用了，一定是炒成炭。炒炭主要是为了加强固涩作用，显然这个方也属于固涩剂。这十味药主要是凉血止血，在凉血止血的同时，又有固涩作用，所以这个方放在固涩剂里也可以，可以作为失血的救急药。

这十味药，有二蓟(大、小蓟)，有二叶(荷叶、侧柏叶)，有两个根(白茅根、茜草根)，还有两个皮(牡丹皮、棕榈皮)，二蓟、二叶、二根、二皮，八个药，还剩两个药。先说这八个药，前面六个都是凉血止血药，而且用量是各等分，在相等的情况下，凉血药多，肯定是凉血药起主要作用，所以这个方主要是凉血止血。大蓟、小蓟、荷叶、侧柏叶都是凉血止血的；茜草、丹皮有活血作用；荷叶也有一定的化瘀作用，可以起到止血而不留瘀的作用，在止血的时候，不要"关门留寇"。在固冲汤里讲过棕榈炭，这个方用棕榈皮，有固涩止血作用，用以加强固涩作用，这是八个药。下面就剩栀子和大黄，栀子是凉血药，放在止血药里当然是凉血止血的。大黄是破血药,炒成炭也有止血作用,但是毕竟是破血药,止血作用比较小。用大黄有什么优点呢?最突出的是大黄能引血下行,治上焦失血证。下焦失血可千万别引血下行,引血下行的肯定是治上部失血证。现在很清楚了,这个方是治上部失血的,治吐血、衄血、呕血、咳血,只要是血热引起的上部失血,都可以用这个方。

这个方比较简单,总起来说叫凉血止血,加上固涩,或者叫凉血止血,固涩化瘀,是止血而不留瘀。总体来说,这个方是标本同治,凉血止血是治本,固涩止血是治标,在一定程度上是治标重于治本。服法是用藕汁或萝卜汁研京墨半碗,冲十灰散。藕汁也是凉血止血的;萝卜能下气和中,止呕血、咯血、咳血、衄血;京墨是用松烟加胶制成的,有止血作用,可以止各种出血,用墨研汁冲服,止血的力量更强了。

四 生 丸

《妇人大全良方》

【组成】 生荷叶 生艾叶 生柏叶 生地黄各等分(各 9g)

【用法】 上研,丸如鸡子大,每服一丸(12g),水三盏,煎至一盏,去滓温服,无时候。(现代用法:水煎服。)

【功用】 凉血止血。

【主治】 血热妄行。吐血,衄血,血色鲜红,口干咽燥,舌红或绛,脉弦数。

【讲述】 四生丸是凉血止血的,也是治疗血热妄行的吐血、衄血等。这个方一共四个药,生地、侧柏叶、荷叶、艾叶,并且都是生用,各等分。生地性凉,是滋阴凉血的。侧柏叶也是性凉,有止血作用。荷叶也有凉血止血作用,且能化瘀,使止血而不留瘀。关键是艾叶,艾叶性质稍微偏点温,但是有人说生的是性凉的。《名医别录》就记载“艾,生寒熟热”,生用就是凉血止血,炒炭用则是偏温,能温暖胞宫,且能止血,如胶艾汤、艾附暖宫丸都用艾炭,多数人都认为艾叶是温性的。四药生用就是凉血止血,治吐、衄、崩漏等。这个方纯属凉血,基本上没有固涩作用。

咳 血 方

《丹溪心法》

【组成】 青黛(6g) 瓜蒌仁(9g) 海粉(9g) 山栀子(9g) 诃子(6g) (原书未著用量)

【用法】 上为末,以蜜同姜汁为丸,噙化。(现代用法:共研末为丸,每服 9g;亦可作汤剂,水煎服。)

【功用】 清肝宁肺,凉血止血。

【主治】 肝火犯肺之咳血证。咳嗽痰稠带血,咯吐不爽,心烦易怒,胸胁作痛,咽干口苦,颊赤便秘,舌红苔黄,脉弦数。

【讲述】 咳血方显然是治咳血的。咳血大多数都是由于血热来的,咳血当然主要是来源于肺。咳血方所治的咳血,主要是肝火犯肺,它的特征是伴有心烦易怒、胁肋疼痛。这个方现在最常用的就是治疗支气管扩张的咳血,除了咳痰带血之外,常有胸胁疼痛,同时见有各种热象,如痰黄,舌红苔黄,脉弦数等。

咳血方一共五个药,各等分,各 9~15g,主要是青黛和栀子这两个药。其中青黛入肝胆经,凉血止血。栀子在青黛的配伍下,也入肝经,也是凉血,这两个药配伍之后,就是入肝经,清肝泻火,凉血止血。下面配上瓜蒌仁,主要是润肺下气,使肺气肃降,因为是咳血,咳血就是气往上逆,使肺气下降,就可以帮助止血。另外瓜蒌仁理气宽胸,也能化痰,同时有清热作用,能清热化痰,理气宽胸。另一个很重要的药就是海粉,注意,现在很多书都写海石,这是不对的,不能写海石。海石是海浮石,海粉和海浮石的作用差不多,但是比海浮石要好。海粉是海兔的卵群带,主要是清热化痰,这个药比较缺少,所以现在一般都用海浮石代替了。最后一个药是诃子,诃子具有收敛作用,能敛肺,也有清热化痰作用,它是固涩药,能敛肺,在敛肺的同时还能化痰和清热,这是很特殊的一个药。前面讲过几个敛肺药,白果敛肺,敛肺同时能下气,能帮助平喘;五味子也敛肺,是酸收,没有下气作用,也没有化痰作用,但是收敛作用比较强;乌梅也有敛肺作用,但它不能化痰。唯有诃子,既能敛肺,又能化痰,还有清热作用,诃子在这个方用得很恰当。原方是做成蜜丸,含化,使药物缓缓吸收,药效持久,且病在上焦,含之使药效随呼吸直接入肺。全方功用就叫清肝宁肺,凉血止血。

小蓟饮子

《重订严氏济生方》

【组成】 生地黄洗,四两(30g) 小蓟半两(15g) 滑石半两(15g) 木通半两(6g) 蒲黄炒,半两(6g) 藕节半两(9g) 淡竹叶半两(9g) 当归酒浸,半两(6g) 山栀子半两(9g) 炙甘草半两(6g)

【用法】 㕮咀,每服四钱(12g),水一盏半,煎至八分,去滓温服,空心食前。(现代用法:作汤剂,水煎服。)

【功用】 凉血止血,利水通淋。

【主治】 热结下焦之血淋、尿血。尿中带血,小便频数,赤涩热痛,或尿血,舌红,脉数。

【讲述】 小蓟饮子治血淋和尿血,血淋和尿血怎么区别呢?叫淋的都有溲中涩痛,溲中痛就是排尿的时候小便不畅和尿道痛,这个叫"淋"。尿道不痛的,尿中有血,这个就叫"尿血"。大多数都是由于血热来的,属血热失血,所以出现舌红、脉数。

注意这个方叫小蓟饮子,君药是生地,因为生地用量最大,其他那些药都各半两,唯独生地用到四两。所以用生地作为君药,生地有清热凉血,养阴作用。其他一些药,主要也是凉血止血的,小蓟是凉血止血;栀子在这里也是凉血,凉血达到止血作用;蒲黄、藕节也是凉血止血,二者又都有一定的化瘀作用,使之止血而不留瘀。藕节具有固涩作用,以加强它的止血作用,这四个药是臣药。上面这五个药,总起来说都是凉血止血的。若是单独用这五个药,各种失血也都可以治,不一定是尿血,治疗咳血、呕血也可以,都能达到凉血止血作用。之所以治尿血、血淋,必须加上一些清热利水通淋药,所以下面就加滑石、木通、竹叶,这三个药都是清热利水通淋药,治小便涩痛。滑石也是寒凉的,滑利尿窍,能治小便涩痛,使小便滑利。木通在清热利水药里是通窍利水药,能使尿道通利,减轻尿道涩痛。竹叶就是清热利水药。以上三个药都叫清热利水通淋药,配伍上面五个凉血止血的,所以就治尿血和血淋。除了这些之外,还加一个当归,当归和生地配伍,肯定有养血作用,因为尿血和血淋都伤血,所以加点补血的。另一方面,当归叫做引血归经,放在止血药里,当归有引血归经的作用。最后是甘草,习惯上用甘草梢,能缓急止痛,直达茎中,治茎中痛(尿道痛),同时又有调和药性的作用。小蓟饮子的功用是凉血止血,利水通淋。根据它的功用推断,主治血淋、尿血。

槐 花 散

《普济本事方》

【组成】 槐花炒 柏叶杵,焙 荆芥穗 枳壳麸炒,各等分(各 9g)

【用法】 上为细末,用清米饮调下二钱,空心食前服。(现代用法:为细末,每服 6g,开水或米汤调下;亦可作汤剂,水煎服。)

【功用】 清肠止血,疏风行气。

【主治】 肠风脏毒。便前出血,或便后出血,或粪中带血,以及痔疮出血,血色鲜红或晦黯,舌红苔黄,脉数。

【讲述】 槐花散治大便下血证,大便下血简称“便血”。大便下血有两种情况,一个是先血后便,先便血,之后才能排便,叫做“先血后便”。先血后便一般血色鲜红,出血的部位离肛门近,所以这个叫“近血”,“近血”又叫“肠风”,肠风这个病多数都是由于血热来的。还有一种和这个相反,是“先便后血”,先排粪便,粪便之后就出血了。这个血的颜色一般都是晦黯的,这个血就叫“远血”,离肛门远,“远血”又叫“脏毒”。所以便血分两种,一个病名叫“肠风”,一个病名叫“脏毒”,是根据便血的先后和血的颜色不同分为肠风和脏毒。脏毒大部分属于虚寒证,也有一部分是属于湿热的。槐花散是凉血止血的,主要治肠风,如果是脏毒属于湿热的,槐花散也可以用,所以槐花散治疗肠风脏毒下血。槐花散治的病主要是血热,大肠经血分受热,就出现便血。

槐花散的君药就是槐花,槐花主要是治便血的,入大肠经凉血止血。下面配上侧柏叶,侧柏叶也是凉血止血的,在槐花的作用下,入大肠经凉血止血。很重要的一个药就是芥穗,荆芥用穗,荆芥穗放在止血药里应该炒黑了,所以一般都应该用芥穗炭。为什么用荆芥穗？主要是疏风理血。荆芥能祛血中之风,这个病叫肠风,是大肠经血分有热之后,加上风邪入侵,血被风荡,血不循经而便血,所以叫肠风,用荆芥穗炒黑之后能止血。最后一个药就是枳壳,枳壳是理气药,理气能帮助活血,而不能帮助止血,甚至理气还能加重出血。那么,这个方为什么用理气药？是因为“大肠者,传导之官,变化出焉”,大肠是主传导的,正常排便大肠是往下传导的,大肠经血分受热之后,它的传导功能失常,所以加枳壳是入大肠理气,理气就能恢复大肠的传导功能,大肠传导功能正常了,有利于止血。在祛邪的同时,为了恢复大肠的传导功能,所以加点理气药。那么,这个理气药用的就不能太多,用量大了就止不住血了。

整个方的功用就叫清肠凉血,疏风理气。槐花、侧柏叶是清肠凉血;荆芥穗、枳壳是疏风行气,荆芥穗用炭也能止血。

黄 土 汤

《金匮要略》

【组成】 甘草 干地黄 白术 附子炮 阿胶 黄芩各三两(各 9g) 灶心黄土半斤(30g)

【用法】 上七味,以水八升,煮取三升,分温二服。(现代用法:先将灶心土水煎取汤,再煎余药,阿胶烊化冲服。)

【功用】 温阳健脾,养血止血。

【主治】 阳虚出血。大便下血,先便后血,或吐血、衄血,及妇人崩漏,血色黯淡,四肢不温,面色萎黄,舌淡苔白,脉沉细无力。

【讲述】 黄土汤也是张仲景的方,在《金匮要略》里治“远血”,原书称“下血,先便后血,此远血也,黄土汤主之”。这是虚寒性便血,虚寒主要是脾胃虚寒,由于脾胃虚寒,寒邪伤阳,所以也叫阳虚便血。除了便血之外,有脾胃虚寒症状,如手足不温,恶寒喜热,或者腹痛,舌质淡,苔白,脉沉迟无力等。

黄土汤以灶心黄土为君药,灶心黄土就是伏龙肝,在城市现在找不到了,都烧煤气了,哪有灶心黄土,必须上农村去找。农村烧大锅的,锅台里面是泥,外面是用砖砌的,里面是用黄土泥糊的。这个黄土烧的时间越长越好,而且是烧柴草的好,烧木头也可以,但是绝对不要烧煤的。灶心黄土不要烧黑的部分,烧黑了也不行,一定要灶心“黄土”,是烧成老黄色的,灶心黄土是甘温的。鲜黄土就是甘寒的,血热失血,甚至于有些热证也可以用黄土煮水,喝下去可以清热,也可以凉血。灶心黄土是甘温的,土是入脾经的,甘温是温脾阳的,所以灶心黄土就直接入脾经、温脾阳。另外,这个土烧焦了,也有一定的固涩作用,所以灶心黄土能温阳止血。这个方灶心黄土用量最大,半斤、八两,其他都是用三两,所以它是君药,用它温脾阳,温阳止血。原来这个方把灶心黄土和其他药直接放在水里熬,这个熬完不混,因为是已经烧好的土,不像鲜黄土,鲜黄土放进水里就混了。现在用法:把伏龙肝用凉水搅开,搅混了,然后稍微半澄清的时候,用那个水去熬药,这个效果比较好。不要小瞧这个药,其他任何一个药都无法代替。灶心黄土除了止血之外,还能止泻,脾胃虚寒的泄泻,不用喝别的,只喝这个水,就能止泻,而且效果很好,能够温中,温阳止泻。伏龙肝毕竟是黄土,所以它的温阳作用比较小,因此用的时候还得加上一些温阳药。方中加附子三两,这个药是大辛大热的,用量不能太大,把它作为臣药。附子在黄土的作用下,主要是温脾阳,附子本来是以温肾阳为主的,但因为它放在灶心土里面,那么就可以入脾经、温脾阳了。这两个药主要治疗脾阳虚,脾不统血。脾阳虚之后,脾的健运功能失常了,无论是脾气虚,还是脾阳虚,健运功能都失常,所以再加白术。白术是健脾的,恢复脾的健运功能,脾的健运功能恢复正常之后,也能自然恢复它的统血功能。上面这三个药,灶心黄土、附子、白术是这个方的主要药,由于这三个都是燥性药,而且偏于温热,这个病本来就是失血,如果完全用燥热药的话,就容易伤阴血,所以下边用两个滋阴药。一个用阿胶,阿胶既能滋阴,又能止血,也有一定的养血作用。生地主要是润燥,同时也有一定的养血作用。这两个药配伍在一起就是滋阴养血,主要是为了防止灶心黄土、附子、白术温燥伤血。下面还有一条,用热药止血的时候,要防止血得热则行。前面我们讲过用凉药活血的时候,要防止血得寒则凝。所以下面又加了一味黄芩,黄芩是个苦寒药,在这里是佐药,在大量温热药里少加点黄芩,显然是清热的,就是防止血得热则行,防止温热药动血。另外,黄芩本身就能止血,但是在这个方里,因为放在热药里面了,它的止血作用就减弱了,主要是防止热药动血。用甘草一个是调和药性,一个是保护脾胃。

黄土汤的功用是温阳健脾,止血,有一定的养血作用,主要是温阳止血。主治脾阳虚脾不统血的便血,以及崩漏下血,或者吐血,衄血等。前面讲过归脾汤也能治便血和崩漏下血,但是这两个方主治证的病机不同。归脾汤证是脾气虚脾不统血,有诸多气虚症状,气短,乏力,或者消瘦,或者饮食减少。黄土汤证是脾阳虚脾不统血,有诸多阳虚症状,如四肢不温,畏寒喜热,口不渴,舌淡苔白,脉沉迟或沉细,阳虚一般以沉迟为多。还有一个要注意的就是理中丸,理中丸也主治阳虚失血,也治脾胃虚寒,虚寒失血,当然它也可以治便血,那是脾胃虚寒来的,也可以叫阳虚失血。这两个方如何区别呢?理中丸用干姜、人参,这个方用附子、伏龙肝,显然黄土汤所治的一个是阳虚程度比较重,再一个是便血量比较多。理中丸所治的出血量比较少,阳虚症状比较轻,而寒邪偏盛,寒则收引,故理中丸治证腹痛比较明显。

给大家讲个病例,是十几年前的事了。有个男孩子九岁,他得了一个病是“生理性的乙状结肠冗长”,就是乙状结肠比别人长,经常出现大便不调,腹痛,饮食减少。到十来岁了,体质比较虚,影响学习了,到医院去治疗,医院给做了手术,把结肠切掉一段,术后上述症状都消失了。但是术后三个月,这个孩子出现了周期性便血,每个月到二十四五号肯定便血,一便就是三五天或一个星期,连续这样已经四五个月了,结果这个小孩是面黄肌瘦,一看就好像是智力发育不全似的。其实小孩原来很好,现在眼睛也不像正常人那么灵活了,身体很虚弱,手术大夫也不明白是怎么回事,也没什么办法,所以来找中医。按中医辨证,很明显是阳虚便血,四肢不温,面色萎黄,肌肉消瘦,脉来沉迟,舌淡苔白,这些症状非常明显,而且便血量比较大,显然应该用黄土汤。因为他体质比较虚,便血量比较大,面色有点㿠白,还考虑不敢多用附子。他家住在哈尔滨市的郊区,我说你找灶心土去,有多少就找多少,最后找了一面袋子,大概有三五十斤,就开始用灶心黄土水煮黄土汤这个方,头两个月,每个月吃十副药,在便血发作的时候吃。两个月便血未见好转,脾虚稍微好一点,小孩稍微精神一点。第三个月便血之前十天吃药,这次不是二十四号便血了,推迟到二十七号了。第四诊观察,稍微有点好转,既然是这样,这次便血前五天开始吃药,一直吃到便血后的一周。这样,第四个月又吃了二十副,这次到月末才便血,又推迟了三天。继续用灶心黄土水煎药,到了第五个月不便血了。三年后,告知未再复发,而且健康状况非常好。这就是阳虚便血,这个病是个慢性病,确实很难治,特别要注意附子的用量要适当。

小 结

理血剂一共讲了十六首正方,分为活血祛瘀和止血两部分。

活血祛瘀十首方,第一首方就是桃核承气汤。这是治疗下焦蓄血的,瘀热互结于下焦,“少腹急结,小便自利”,所以要破瘀泻热,方中的桃仁和大黄是君药。需要注意的是桂枝的配伍意义,这里的桂枝可不是解表的,一方面是在君药的作用下帮助通经活血;另一方面,用凉药活血的时候,要防止“血得寒则凝”,桂枝能温经活血,可以防止寒凉凝血。

接下来的是王清任几首逐瘀汤。血府逐瘀汤,下面还有四首附方,即通窍活血汤、膈下逐瘀汤、少腹逐瘀汤和身痛逐瘀汤,这五首方都可以说是桃红四物汤加减变化的。血府逐瘀汤是治胸中瘀血的,所以加上桔梗载药上升,加柴胡能走两胁。然后再加枳壳行气,牛膝引血下行。这个方就能活血化瘀,行气止痛。通窍活血汤是治瘀血阻于头面的,用桃红四物汤去生地、当归,加上麝香、老葱和黄酒,通窍活血。膈下逐瘀汤都是用入肝经的活血药,如香附、五灵脂、乌药、元胡、丹皮,所以就入下焦肝经走腹,治膈下瘀血阻滞。少腹逐瘀汤是治疗脐下的少腹瘀血,主要是寒血凝滞导致的月经不调,表现为月经后期、小腹疼痛。桃红四物汤去生地,加入茴香、炮姜、肉桂温血散寒;失笑散、没药、元胡活血祛瘀止痛。身痛逐瘀汤治的是既有风湿又有瘀血的痹证,身体疼痛以固定的部位为主,有时也窜痛。这个方是桃红四物汤去生地、赤芍,加一些祛风湿通经络的药,如秦艽、羌活、地龙,又用没药、五灵脂、牛膝、香附等行气活血止痛。补阳还五汤也是王清任很有特色的一首方,治的是中风半身不遂属气虚血瘀的。方中还是桃红四物汤为基础方,去生地,加上补气药黄芪,再加地龙。这里需要注意,这个黄芪可不是常用量,是重用,“四两黄芪为主药”!整首方功用就是补气、活血、通络。

复元活血汤是李东垣的方,这是治跌打损伤所致的瘀血留于胁下,痛不可忍。属于肝经瘀血,比较重,所以这首方活血逐瘀的力量也很强。除了大黄、桃仁、红花、当归外,还加了穿山甲,它的破瘀通经的作用非常好;方中柴胡用量比较大,可以引药直入肝经;这里比较难理解的、要注意的，就是天花粉，外科可以“续绝伤”、“消扑损瘀血”，在外科主要是消肿排脓，在内科主要是清热化痰，最后再加甘草调和药性。温经汤是一首比较难理解的方，也是妇科的常用方。治疗的是冲任虚寒、瘀血阻滞导致的漏下不止，这个病比较复杂，有寒、有瘀、有血热、有血虚。病机是素质阴血不足，寒客胞脉，又形成瘀血，瘀血阻滞脉络而成漏下不止。瘀血导致的下血，这要祛瘀止血，瘀血是寒凝血瘀，这就要温经活血。所以方中用药既温血，又养血，既活血，又止血。生化汤就是生新、化瘀，可治妇人各种血瘀证，原来是妇人产后用方。妇人产后多瘀、多虚、多寒，所以要化瘀生新，方中当归用量比较大，养血活血，加上川芎和桃仁，活血祛瘀；产后容易受寒，少加点炮姜；最后加炙甘草。煎药、服药的时候还可以加点黄酒和童便，帮助化瘀血。

桂枝茯苓丸也是《金匮要略》的方，治的是胞宫瘀血而出现的胎动不安，就是胞宫宿有癥积，怀孕后出现了漏下不止。虽然这首方是活血的，但它能起到安胎作用。因为治的是怀孕后的病，所以这个方用药不能太峻猛，量也不能大。桃仁、桂枝活血祛瘀；白芍、丹皮养血活血；“水为血之侣”，活血还要利湿，所以加点茯苓。用的是蜜丸，很小的丸，兔屎大，一次一丸，可以加到三丸，但是切记活血力量不能太大。这是原书治的病和用法，现在临床上经常用它治疗子宫肌瘤，辨证属于瘀血导致的，用量要适当加大。失笑散只有两味药，五灵脂和蒲黄，都是活血的，可以治各种瘀血疼痛，比如心胸刺痛，脘腹疼痛，产后恶露不行，月经不调，少腹疼痛，痛经，崩漏等。服用的时候加点酽醋，帮助活血。要注意一点，这两个药生用活血，若是炒黑了，就是止血的；如果一半生的，一半炒的，那就可以治瘀血性的失血，能化瘀止血。丹参饮治的是血瘀气滞证，原书记载“治心痛胃脘诸痛”，方中丹参一两，活血祛瘀止痛；檀香和砂仁各一钱半，行气温中止痛，针对瘀血的疼痛作用较好，功用是活血、行气、止痛。

大黄䗪虫丸是经方，出自《金匮要略》，主治“干血痨”，是一种慢性消耗性疾病，虚损成痨。往往是五劳七伤，耗伤阴血，阴虚血少，血液运行不畅，日久形成瘀血，瘀血不去，新血不生，逐渐血液干枯而成干血痨。所以治的时候也要祛瘀生新。水蛭、虻虫、蛴螬、䗪虫、干漆，这些药都很峻猛，逐瘀力量强；大黄、桃仁破瘀泻热；加入生地和白芍，滋阴润燥养血；再加黄芩清热，杏仁利肺气，甘草调和药性。看这些药就知道，这个方主要是祛瘀，生新作用不是很大。药性过猛，所以要峻药缓用，做成小豆粒大的丸药，用酒送服五丸，大约3g，一天吃三次。

第二节止血剂就是治疗各种失血证的方剂。第一个方十灰散，治血热迫血妄行的上部出血证，呕血、吐血、咯血、嗽血、衄血等。一般实证出血，血热迫血妄行的，都是血色鲜红、舌红、脉数。十灰散是十个药炒炭用止血，可不是灰。大蓟、小蓟、荷叶、侧柏叶、白茅根都能凉血止血，荷叶还能化瘀止血；棕榈炭收涩止血；茜草、丹皮活血化瘀，与荷叶共用，止血而不留瘀血。这一点很重要，在止血的时候，不要一味“止”，容易留有瘀血，有瘀血，又要引起出血。又加了栀子和大黄，导热下行，使血不上逆。这是标本同治的一首方。四生丸也是凉血止血的，也是治疗血热妄行的吐血、衄血等。生地、侧柏叶、荷叶、艾叶各等分，生着用，所以叫“四生丸”。咳血方顾名思义，是治咳血的。这个方治的咳血，是肝火犯肺导致的，病人心烦易怒、胁肋疼痛，所以治的时候要清肝宁肺，凉血止血。青黛、栀子配伍，清肝泻火，凉血止血；瓜蒌仁润肺下气，帮助止血，还能清热化痰，理气宽胸；海粉一般用海浮石代替，清热化痰；诃子比较特殊，特别适合这个证，能敛肺、化痰、清热。

前面这三个方治疗的都是上部出血，接下来的这三个方治的是下部出血。小蓟饮子治的是热结下焦之血淋、尿血。叫“小蓟饮子”，君药可不是小蓟，方中重用生地为君药，清热凉血，养阴，这个要注意！加上小蓟、栀子、蒲黄、藕节，可以凉血止血。要治尿血、血淋，必须加上一些清热利水通淋药,所以下面就加滑石、木通、竹叶。除此之外,配伍当归有养血作用,还可以引血归经。最后是甘草,也常用甘草梢。功用就是凉血止血,利水通淋。槐花散和黄土汤都是治疗便血的。槐花散治的是肠风和脏毒,属于湿热证,是大肠经血分受热。槐花、侧柏叶入大肠经凉血止血;荆芥穗比较重要,要重点掌握,可以疏风理血,炒黑就能止血;还有枳壳,这个不好理解,一般理气药能帮助活血,而不能帮助止血,为什么要加?因为大肠经血分受热之后,它的传导功能失常,加枳壳是帮助理气,恢复大肠传导功能,传导功能正常了,有利于止血。黄土汤治的便血与槐花散明显不同,是阳虚出血,《金匮要略》称为"远血",血色黯淡,四肢不温,面色萎黄,是由脾胃虚寒,寒邪伤阳引起的。治法就应该是温阳健脾,养血止血。灶心黄土能温阳止血,附子与灶心黄土配伍就可以温补脾阳,白术健运脾胃以统血。这三个都是温燥药,虽然虚寒要温,但是温燥太过,容易耗血动血,阿胶、生地滋阴、养血、止血,防止温燥伤血;黄芩清热,也能防止温热动血,还能止血。再加甘草,保护脾胃,调和药性。

最后再强调一句,理血的时候就要考虑到血的运行特点,叫"得温则行,得寒则凝"。所以活血的时候,不能太凉,比如桃核承气汤,为什么加桂枝?反过来,止血的时候,即使是阳虚失血,也不能太过温燥,要理解好黄土汤中生地、阿胶和黄芩的作用。

(孔 菲 编写)

第十二章　治　风　剂

今天开始讲治风剂，大家简单看一下治风剂的概念。治风剂这章分为两部分。一部分是疏散外风，就是治疗“风邪为病”。风邪都是外来的风，就是风、寒、暑、湿、燥、火六淫的那个风，这叫做“外风”、“风邪”。还有一部分就是平息内风，这个“风”不能叫“风邪”。这个要注意！内风不是外感风邪致病，而是内脏病变产生的症状像“风”，所以称“内风”。

风邪为病，大体上有三种情况：一种就是风邪中于肌表，常见的就是外感表证。解表剂治的病都可以认为是外风为病，包括风寒、风热、风湿、暑兼风寒等。其他的还有像防风通圣散证，也是一种风邪为病；像普济消毒饮证，也有风邪为病。临床主要表现都有表证，这在解表剂里讲过了。还有些风邪中于肌表的，大部分见于一些皮肤病。大家还记得咱们讲解表剂的时候，其中有疮疡初起，可以用解表剂。疮疡初起一般都是风邪为病，还是风寒啊？风热啊？风湿啊？都可以引起疮疡。另外，今天要补充一些，就是外感风邪中于肌表的，可以引起一些皮肤病，如白癜风、痤疮、手足皲裂等。特别是引起瘙痒的，大部分都是风邪。中医有句话叫做“无风不作痒”，皮肤瘙痒的病，一般都是按照“风”治。最常见的就是瘾疹，现在叫“荨麻疹”，以及癣、疥、癞等。

第二种是风邪客于经络。风邪客于经络，又分两种情况：一种是痹阻经络，就是风邪闭塞经络，气血运行不畅，经络不通，不通则痛。所以大多都见于痹证，包括西医的风湿病、类风湿病、强直性脊柱炎等，中医都认为是风邪闭塞经络。这种疼痛，不论是关节，还是肌肉，或是哪一个部位，比如最常见的头痛，风邪头痛也是风邪闭塞经络。还有一个情况，风邪损伤经络，把经络损伤了，经络失去它的正常功能，一般统称叫“中风”。中风最常见的就是口眼歪斜，半身不遂。外风损伤经络，经络失去它的正常功能，所以就出现口眼歪斜，半身不遂，或者是肢体不用，麻木不仁，都属于中风的范围之内。咱们前些天讲过的黄芪桂枝五物汤治疗血痹，血痹的主要症状就是麻木，肌肤麻木，那也是中风。不过仲景把它叫做血痹，所以后人也这么叫，但是它属于中风这个范畴之内，麻木。这就是邪中于经络，有的闭塞经络，有的损伤经络。

第三种就是伤处被风，中医叫破伤风，西医也叫破伤风。中医认为是一种风邪，西医就认为是破伤风杆菌，从伤口侵入之后而发病，中医就按风论治。

还有一部分叫平息内风。这一部分，主要是治疗内风的。内风不能叫风邪，这个要注意！因为内风不是六淫的风邪所造成的。它是由于内脏的病变，产生的一种症状，这个症状像风，实质不是风。比如眩晕，《素问·至真要大论》讲的：“诸风掉眩，皆属于肝”。还有内风引起的半身不遂，口眼歪斜，或是抽搐。这些内风证，不能叫风邪。

内风大概也分三类。一类就是热极生风。热极生风里又分三种情况：一种是阳明热盛扰动肝风，这个叫热痉，属阳明热盛，数日不大便，神昏谵语，出现高热抽搐，这个是什么证？用什么治啊？用大承气汤。讲大承气汤的主治，其中有一条就是热痉。热痉见有高热抽搐，神昏谵语，数日不大便，这就是由于阳明热盛导致的。阳明热盛，热盛生风，扰动肝风，所以用大承气汤治就可以了。第二种情况是心包热盛。心包热盛扰动肝风，也出现神昏谵语，高热抽搐。这个需要用什么治啊？心包热盛扰动肝风用紫雪。高热神昏抽搐，必须用紫雪丹，用安宫牛黄丸不对,用至宝丹也不对。因为紫雪能够镇惊息风,清热开窍,它的特长就是清热息风。第三种情况是肝经本身的,就是肝热生风。肝热生风也出现抽搐、神昏,但它是以抽搐为主症的。热盛扰动神明,所以也出现神昏,但是神昏比较轻,主要是抽搐。以上三种情况都是热极生风,热极生风主要症状就是抽搐、高热。大便秘结出现抽搐,这是阳明热盛扰动肝风,用急下存阴法。因为高热伤阴,筋失所养,所以中医就叫阳明热盛扰动肝风,因为有抽搐,这属于肝经的病变,实质就是阳明本身,阳明热盛,津液大伤,筋失所养就抽搐,这就是大承气汤证。那么心包热盛扰动肝风的,那就是以神昏为主症,同时见有抽搐,这个就用紫雪丹,没有大便秘结。还有就是肝热生风,是这一章要讲的。

第二类叫阴虚血少,阴虚血少显然是虚证。这里又分两种情况:一个是阴虚动风,一般都是热病后期,热病之后,热邪伤阴,筋失所养,没有津液营养筋脉,所以筋脉就抽搐。阴虚动风当然就是用滋阴的方法,滋阴息风。第二种情况就是血虚生风,血少了筋失所养也出现抽搐。最常见的是女子血虚手抽筋,叫“鸡爪风”,或者是脚抽筋。因为女子以血为主,女子血虚之后,就容易出现手足拘挛。或者是血虚出现眩晕,这也叫血虚生风,叫血虚动风也可以,这个治法是养血息风。这是第二类情况,纯属虚证。

内风的第三类叫做阴虚阳亢。主要是肝肾阴虚,肝阳上亢,一般叫“水不涵木”。就是肝肾阴虚,肾水不足,水不涵木,出现肝风内动,阴虚阳亢,阳亢化风。肝阳上亢,比较严重的时候出现肝风内动,主要的表现就是眩晕,也可以出现中风,半身不遂,口眼歪斜,与方才讲的外风损伤经络的中风就有区别了。风邪损伤经络的这个叫外风,是“真中风”。阴虚阳亢,出现的半身不遂,口眼歪斜,这是内风,叫“内中风”。“内中风”是由肝阳上亢,肝风内动引起的,所以治法就需要滋阴潜阳,平肝息风。阴虚阳亢的病证比较常见,特别是老年人,肝肾阴虚很容易出现肝阳上亢,肝风内动。

在临床上把阴虚阳亢再细分一下。既然是阴虚阳亢了,它就出现两个问题。一是阴虚,二是阳亢。因此就分为以阴虚为主、还是阳亢为主、还是阴虚阳亢两者并重三种情况。以阴虚为主的,是肝肾阴虚,肝阳上亢还不太明显,这时应该以滋阴为主。肝肾阴虚出现头目眩晕,或者手足麻木,或者两目昏花。那么肝肾阴虚,阴虚为主的就应该滋补肝肾,这个用什么方治啊?肝肾阴虚就滋补肝肾吧,六味地黄丸可以,知柏地黄丸也行,杞菊地黄丸也行,都属于肝肾阴虚。现在不是抗衰老吗?用六味地黄丸抗衰老,不就是这个时候用的吗?这个时候老年人肝肾阴虚,动脉硬化,心脑血管供血不足,特别是脑供血不足,“帕金森氏病”也是属于这方面的,要滋补肝肾。这一部分是以肝肾阴虚为主的。

第二部分就是以肝阳上亢为主的,阴虚症状不明显。肝阳上亢,阳亢过盛,肝阳化风,所以出现抽搐,口眼歪斜,半身不遂。这时重在平潜肝阳,镇肝潜阳,或者说镇肝熄风,这个咱们这章也要讲。

再一个就是阴虚阳亢,阴虚阳亢两者并重。既有肝肾阴虚,又有肝阳上亢,这种情况用知柏地黄丸就可以。其他方还有很多,我只说咱们学过的。因为肝肾阴虚,肝阳上亢这类病比较复杂,比较多见,咱们只能把它简单的分成三层,要细分还可分的很多,所以这类方剂也比较多。比如,地黄饮子治的病就有阴虚阳亢,阴虚阴不敛阳,虚阳上浮,虚阳上浮夹痰上升,虚阳上浮这部分就是阳亢。先把这些说一说,以便理解这一章所要讲的内容。

关于治法问题,凡是属于外风的,当然是“散”,所以这叫疏散外风。凡是属于外风来的不论是啥病,都应该是发散,可以叫“祛风”,祛风的方法主要是辛散。那么内风的治法呢?一般分三种情况。这三种治法不一样。热极生风,当然就应该清热息风;阴虚血少,阴虚就应该滋阴息风,血少就应养血息风;阴虚阳亢就应滋阴潜阳。所以治法不一致,总起来应该怎么说呢?就叫息风。或是清热息风,或是滋阴息风,或是养血息风,或是滋阴潜阳息风,都可以。治法方面应该把内风、外风区别开。

由于"祛风"的"祛"字,是祛除的意思,祛风是对外风而言,专门治疗外风的,所以这一章名称叫"治风剂",不能叫"祛风剂"。"治风剂"就包括比较多了,就是外风也治,内风也治,这个概念一定要清楚。

使用注意方面,外风应该散,内风应该息。首先应该把内风、外风区别开。但是也有的外风引动内风,内风招引外风,就是里有内风,然后又感受外风,但比较少,外风引动内风的这种情况也有。所以,首先要区分内、外,因为治法截然不同。至于兼有杂邪,兼有内脏病变的,就需要辨证施治了。

第一节 疏散外风

川芎茶调散

《太平惠民和剂局方》

【组成】 川芎 荆芥去梗,各四两(12g) 白芷 羌活 甘草爁,各二两(各6g) 细辛去芦,一两(3g) 防风去芦,一两半(4.5g) 薄荷叶不见火,八两(24g)

【用法】 上为细末,每服二钱(6g),食后茶清调下。(现代用法:共为细末,每服6g,每日2次,饭后清茶调服;亦可作汤剂,水煎服。)

【功用】 疏风止痛。

【主治】 外感风邪头痛。偏正头痛,或巅顶作痛,恶寒发热,目眩鼻塞,舌苔薄白,脉浮者。

【讲述】 疏散外风这部分第一个方是川芎茶调散。这是一类方,也是最常用的一个方。这个方是治疗风邪头痛的,风邪头痛是外风。它的特点,"风性善行数变",所以这个病来的比较急,说痛就痛,说不疼就不疼了,或者疼的不明显了,这是一个特点,就是病情变化比较快。第二个特点呢,就是"遇风则痛",受了一点风就痛。这是属于风邪头痛,多数属于"血管神经性头痛",这种情况比较多见,特别是青年人常见。

这个方叫川芎茶调散,大家都说应该川芎是君药。实质这个方薄荷叶用量最大,薄荷不是用全草,而是单用那个叶,轻而上行,清利头目,而且祛风,用量最大,注意啊!川芎茶调散里用量最大的就是薄荷叶,现在都是用薄荷。原方薄荷叶是八两,川芎四两、荆芥四两,所以应该薄荷是君药。川芎和荆芥这两个是臣药,而且薄荷叶特别轻,单用薄荷叶,清利头目的作用就比较好。川芎这个药呢?是治头痛的主要药。李东垣说:"头痛必用川芎",所以大家都认为这个方川芎是君药。川芎确实是治头痛的最常用的药,而且是最主要的一个药。这个药的特点就是祛风,放在风药里它是祛风的,放在活血药里它是活血的,放在行气药里就是行气的。现在放在风药里,当然就是祛风的。而且它能够上行头目,下行血海。那么荆芥呢?荆芥当然也是祛风的,而且善祛血中之风。这三味都能上行、祛风、清利头目,是治风邪头痛的三个主要药。现在看来,如果是偏于风热的,还是应该重用薄荷为君;如果就是风邪为病,没有热象,可以用川芎作君药,就是减少薄荷用量,加大川芎用量。

下边加上一些祛风止头痛的药，而且它是分经用药，都是佐药。羌活是治太阳经头痛的，能发散风寒；白芷是阳明经引经药，治阳明经头痛，都能祛风；那么细辛呢？治少阴经头痛；上面用川芎治厥阴头痛。所以这个方，它也是根据头痛的部位不同，把几经用药都集合在一起了。太阳经头痛主要是后头痛，后头痛至肩颈痛，这一带都属于太阳经，就多用点羌活，多用点太阳经的药，效果就能好一些。阳明经头痛大家都知道，就是面部，特别是前额痛、眉棱骨痛，这就多用点白芷，也可以加点葛根了。如果热象比较明显，还可以加石膏，石膏也是阳明经药，葛根也是阳明引经药，白芷也是阳明引经药，这是阳明经，就是以头面部痛为主的。咱们前面学的柴葛解肌汤治三阳合病，方中也有葛根、石膏，主要是治眉棱骨痛、目痛鼻干，这都是阳明经头痛。细辛治少阴经头痛，特点是痛得厉害，"苦头痛"就是痛得比较厉害。厥阴经头痛，一般以巅顶痛为主。吴茱萸汤就是治疗肝寒犯胃，肝寒上逆的头痛。如果没有呕吐，没有那么重的寒邪，就不用吴茱萸，用川芎就可以了。如果是少阳经头痛，主要是偏头痛，以两个太阳穴为主，方中川芎也入少阳经，要加柴胡更好。少阳经走头的两侧，绕两侧耳朵一圈。防风就是祛风，什么风都行，只要是外风，都可以用防风祛风。最后加点甘草来调和药性。因为上面都是一些辛散药，大部分都偏温，薄荷偏凉，但大多数都是辛散药，容易伤正气，所以加甘草，一方面调和药性，一方面可以保护胃气。最后还要加点茶叶。川芎"茶调"散，"茶调"就是用茶叶水冲服这个药，把它做为散剂，"每服二钱，用茶叶水送下"。这个茶叶一般都是清茶，不用红茶，也不用苦丁茶，当然用苦丁茶也可以，苦丁茶特别苦，一般用清茶就可以了。清茶也能清利头目，常喝茶叶也能清利头目，而且茶叶一般都是凉的，所以能防止上面药辛燥太过。一方面能清利头目，一方面防止辛散太过。川芎茶调散就是这些药。特别要注意，方中用量最大的是薄荷叶。

功用就是疏风止痛，叫祛风止痛也可以，主要是治疗风邪头痛，不论是前头痛、后头痛、巅顶头痛都可以。由于是风邪，可能有恶风发热，这个不作为主要鉴别。刚才说的风邪头痛特点，变化比较快，遇风则重，这是主要的。舌、脉变化都不太明显。但一般从理论上说，舌苔是白的，脉是浮的，风邪嘛，脉应是浮的，有些是弦脉，有些是滑脉。

川芎茶调散是治头痛的主要方，只要是风邪头痛的，都可以加减变化应用，疗效是很显著的。头痛时间比较长，反复发作，痛得又比较重，这叫"头风"，也可以叫顽固性的风邪头痛，川芎茶调散也可以治。但是，由于时间比较长，风邪容易入络，所以加点祛风通络药比较好。最常加的就是加全蝎、僵蚕，还有蜈蚣也可以，治疗头风效果比较好。我的一个研究生现在在上海读博士后，他的毕业课题就是研究治疗头风的，就是用川芎茶调散加全蝎、蜈蚣，适当变化一下，治疗效果比较好。

大秦艽汤

《素问病机气宜保命集》

【组成】 秦艽三两(9g)　川芎　川独活　当归　白芍药　石膏　甘草各二两(各6g)　川羌活　防风　吴白芷　黄芩　白术　白茯苓　生地黄　熟地各一两(各3g)　细辛半两(2g)

【用法】 上十六味锉，每服一两(30g)，水煎，去滓温服，无时。(现代用法：水煎服。)

【功用】 祛风清热，养血活血。

【主治】 风邪初中经络证。口眼歪斜，舌强不能言语，手足不能运动，风邪散见不拘一经者。

【讲述】 大秦艽汤是治疗风邪损伤经络的"真中风"。这个方是刘河间的，治的这个真中风症状比较轻，而且是中风初起。《金匮要略》把真中风分成四种证候，一个叫做“中络”，就是风邪中的很轻浅，证候比较轻，主要表现为肌肤不仁，就是肌肤麻木，像黄芪桂枝五物汤，就是中络。还有“中经”，“中经”的证候，《金匮要略》叫“即重不胜”。“即重不胜”是什么意思呢？现在说是“肢体不用”，就是肢体不能正常活动，或者出现半身不遂，这个叫“即重不胜”。大秦艽汤主要是治这两种情况，治风邪初中经络。那么再往深一步就叫“中腑”，再一种叫“中脏”。这两个就比较重了，“中腑”后就“昏不识人”；“中脏”就是“舌即难言，口吐涎”，这时候不能说话，更加严重了。《金匮要略》里大概分这四种情况，最常见的还是“风邪中于经络”，或者“中经”，或者“中络”，最常见的就是半身不遂。

风邪为什么能中于经络？就大多数人来说，属于正气虚，是大多数，不是绝对的。刘河间认为，这类病人主要是血虚，“血弱不能养筋”，所以出现手足不能运动，舌强不能语言。就是因为正气虚，气血不足之后，才容易感受外邪，而且气血不足，正气不能正常抗邪，风邪才中于经络的。

所以这个方，除了要祛外风之外，还要补气养血。这个方养血的药比较多，因为刘河间认为，这个病是血虚为主，血弱不能养筋。所以治疗原则就是要祛风通络，这个是主要的，然后就是养血活血。养血是治本的，适当的加些活血药，因为风邪已经中于经络，经络不通了，所以少加点活血药。咱们常讲：“治风先治血，血行风自灭”，就是指风邪中于经络，或者是风邪日久入络的。

大秦艽汤里用量最大的就是秦艽。秦艽这个祛风药大家都很清楚了，也能祛湿，这个药在祛风湿药里，最大特点就是它能够“荣筋”，或者叫“舒筋”。它能祛风，舒筋，通经活络，作用都比较缓和，所以这个方选它为君药。下面加一些祛风药，羌活、独活共用，而且独活的用量比羌活的用量大。因为风邪中于经络，不在肌表，独活能祛筋骨间的风寒湿邪，羌活祛肌表中的风寒湿邪，所以它多用点独活。其他如细辛、防风、白芷，都是一般祛风药。这几个药加在一起，主要就是祛风散邪的。然后就要补气养血，重点应该是养血，所以下面用八珍汤。八珍汤去掉人参，显然补气力量较小。而且再加上生地，生地、熟地都用，二地并用，重在养血。同时又配伍当归、白芍、川芎，这就是重点在养血。因为“血弱不能养筋”，所以重点在养血。还有茯苓和白术，当然一方面是补气，更主要的是健脾，脾为气血生化之源，助脾运化，加强它的养血作用。那么下面再加点清热药，石膏和黄芩。最后用甘草调和诸药。风属阳邪，容易化热，所以有热的就加石膏、黄芩，没有热当然就不用了，原方肯定是治风邪化热的。

这个方现在临床上用得不多，真正的外风病比较少，现在的中风病大部分都是内风，很少是外风，但也不能说绝对没有外风。有时候还可以见到，但很少，所以把这个方放在二类方之内。整个方的作用是以祛风为主，祛风、养血、活血、清热，治疗风邪初中经络，出现肌肤不仁，或者是肢体不用。

小活络丹(原名活络丹)

《太平惠民和剂局方》

【组成】 川乌炮，去皮、脐　草乌炮，去皮、脐　天南星炮　地龙去土，各六两(各6g)　乳香研　没药研，各二两二钱(各5g)

【用法】 上为细末，入研药和匀，酒面糊为丸，如梧桐子大，每服二十丸(5g)，空心、日午冷酒送下，荆芥茶下亦得。(现代用法：为蜜丸，每丸重3g，每次1丸，每日2次，白酒或温开水送服；亦可作汤剂。)

【功用】 祛风除湿，化痰通络，活血止痛。

【主治】 风寒湿痹。肢体筋骨疼痛，麻木拘挛，关节屈伸不利，疼痛游走不定。亦治中风，手足不仁，日久不愈，经络中湿痰瘀血，而见腰腿沉重，或腿臂间作痛。

【讲述】 小活络丹简单了解就可以，因为这个是成药。小活络丹主要是治痹证用的，而且是治痹证日久，风邪侵犯部位比较深，侵犯到筋骨。这个时期的治疗，不是一般祛风解表药所能治的，因为风邪侵犯部位比较深，应该用"搜风"药。"搜风"最简单的药就是独活和细辛。独活祛筋骨间的风寒湿邪，这当然是搜风；细辛是少阴经的，也是能入骨搜风，到筋骨间搜风外出。搜风力量比较大的是川乌、草乌，祛风寒湿邪，这两个药毒性也比较大，所以处方只能写制川乌、制草乌，原方都有个"炮"字，就是炮制品。一般不能用生川乌、生草乌，那是大毒药，现在知道是"乌头碱中毒"。咱们黑龙江这几年少了，文化大革命后期，几乎年年有吃川乌、草乌死人的，农村把川乌、草乌拿去泡酒喝，喝多了，就出现"乌头碱中毒"。这两个药搜风力量比较强，止痛效果也好，所以治疗痹证日久的经常用川乌、草乌。但这个用量一定要注意！在东北，单用一味最大量也不能超过15g，一般用10g就可以了，南方用6g就可以了，这是常用量。两个药加在一起，如果都用6g，就是12g。炮制品也有制不好的时候，容易引起中毒，所以要注意用量，一定要谨慎！至于用丸药，当然用量比较小，问题不大，这是搜风药。下面又加了一个药，也有毒，就是天南星。天南星和川乌、草乌几乎是差不多，毒性稍微小一点，也不能生用。这三个药如果都是生用的话，可以做外敷麻药。一般手术，把这三个药捣烂外敷，一会儿就麻了，麻了就可以手术，这几个毒性都很强。天南星和川乌的不同之处，是天南星能祛痰，能治风痰病。风寒病用乌头，用川乌、草乌，带有风痰病的痹证，用天南星。下面加地龙，通经活络。再加乳香、没药，加强活血止痛作用。所以这个方止痛效果比较好，治疗风湿日久，筋骨疼痛。全方能祛风寒湿邪，能祛经络间湿痰死血，所以也治中风后遗症，手足不仁，腰腿沉重等，日久不愈，属于经络间湿痰瘀血的。

牵　正　散

《杨氏家藏方》

【组成】 白附子　白僵蚕　全蝎去毒，并生用，各等分（各5g）

【用法】 上为细末，每服一钱（3g），热酒调下，不拘时候。（现代用法：共为细末，每次服3g，日服2～3次，温酒送服；亦可作汤剂。）

【功用】 祛风化痰，通络止痉。

【主治】 风痰阻于头面经络所致口眼歪斜。

【讲述】 牵正散顾名思义，牵正，肯定有不正的症状，不正就是歪，这个方是治口眼歪斜的。牵正散是治单纯性的口眼歪斜，也叫中风，相当于"颜面神经麻痹"，老百姓叫"吊线风"，就是口眼往一边歪，没有半身不遂。这是风邪客于头面，而且主要在于口眼面部，所以认为属于阳明经。风邪中于阳明经，损伤经络之后，出现口眼歪斜。《金匮要略》里叫"邪气反缓，正气即急，正气引邪，㖞僻不遂"。什么意思呢？就是中邪这一面经络损伤，比如右边中邪后，经络损伤，出现不用，不用就缓，就松弛；左边呢，正气没受病，正气急，正气就往这边牵，所以一缓一抽，嘴就往左边歪了。向左歪就是右边受邪，向右歪呢，就是左边受邪，这就是"邪气反缓，正气即急"。那么治疗呢，当然主要是祛风，风邪祛除，经络就能恢复正常，但同时要注意急的这一面。

这首方一共有三味药：白附子、僵蚕、全蝎，等量用。同等药量，白附子的力量大，但是有毒，和天南星差不多，比它毒性稍微小一点。白附子的特点，就是入阳明经，能祛面部的风邪，也有化痰作用，所以能治风痰阻滞于面部。然后是全蝎，臣药，比僵蚕力量大，它也有毒，但毒性不是太大。它既能祛风，又能止痉，能帮助白附子祛这边的风，又能解那边的急，所以能治口眼歪斜，全蝎也起主要作用。僵蚕，佐药，因为在这三个药中，它的力量最小。全蝎和僵蚕都能祛风止痉，僵蚕也能化痰。这首方吃汤药也行，用散也可以，效果还是不错的，做成丸药也可以。吃汤药大概每药各 6g，各 10g 也可以，6~10g 之间都可以用。吃的时候得加点酒，黄酒比较好。吃散就用黄酒调和，酒能帮助通行经络。这首方是现在治口眼歪斜（面瘫）最常用的、最主要的方，确实有效。应用时也可以加点祛风药，防风、天麻、秦艽都可以。

功用是祛风化痰止痉，用于风痰阻于头面，损伤经络。主要就是祛风，现在常用于颜面神经麻痹以及面神经炎出现的口眼歪斜。

玉 真 散

《外科正宗》

【组成】 南星　防风　白芷　天麻　羌活　白附子各等分(6g)

【用法】 上为细末，每服二钱(6g)，用热酒一盅调服。外用适量，敷患处。（现代用法：共为细末，每次 3~6g，每日 3 次，用热酒或童便调服；外用适量，敷患处；亦可作汤剂。服药后盖被取汗，并宜避风。）

【功用】 祛风化痰，定搐止痉。

【主治】 破伤风。牙关紧闭，口撮唇紧，身体强直，角弓反张，甚则咬牙缩舌，脉弦紧。

【讲述】 玉真散是治破伤风的。这个病发作起来很难治，它是伤处受风。现在受伤之后，就打破伤风血清，可以防止发作。这个病发作起来是强直性抽搐。你们都知道角弓反张吧，特别痛苦啊！但病人意识清楚。伤处被风，中医早就认识到是中了“风毒”，因为这个抽搐和其他抽搐不一样，很重，意识很清楚。

治疗的主要药是天南星，祛风止痉的作用比较好，且能攻毒，恰恰符合破伤风的病机，所以作为君药。这个药有毒，用量要谨慎，但是 6g 肯定不好使，至少要 9g，多了可以用 15g，因为这个药毒性很强，用量要慎重。方中白附子能祛风化痰，也能止痉。天麻平肝息风止痉，主要药是这三个。下面加入的羌活、白芷、防风，都是帮助祛风的。现在临床应用常常加入全蝎和蜈蚣，这两个药用散剂比较好，一次各 2g，冲服，能加强疗效。玉真散功用是祛风定搐，叫祛风止痉也可以。

消 风 散

《外科正宗》

【组成】 荆芥　防风　牛蒡子　蝉蜕　苍术　苦参　当归　胡麻　生地　石膏　知母各一钱(各 6g)　木通　甘草各五分(各 3g)

【用法】 水二盅，煎至八分，食远服。（现代用法：水煎服。）

【功用】 疏风养血，清热除湿。

【主治】 风疹、湿疹。皮肤疹出色红，或遍身云片状斑点，瘙痒，抓破后渗出津水，苔白或黄，脉浮数。

【讲述】　消风散是现在最常用治荨麻疹的方。临床治荨麻疹多数以这方为基础,进行加减变化。荨麻疹中医叫瘾疹,就是疹出瘙痒,抓挠之后常常变成红色。因为它是由风邪引起的,发作、变化比较快,说起就起,说消就消。

瘾疹的原因大概有两条:第一条是"无风不作痒",这是主要的;第二条叫"无湿不作痒"。一方面祛风,一方面祛湿,这是主要的两条。然后再分究竟是风寒啊,还是风热,要区别这一点,这是第二项。第三项就是看这个人的素质,是气虚呀,还是血虚,是热啊,还是寒,这要分清。也就是在前两条的基础上,再辨别寒、热、虚、实。

消风散除了治疗瘾疹之外,也治风疹、湿疹。因为它的症状也是皮肤瘙痒,原因也是由风邪、湿邪引起的,所以都可以用。

由于"无风不作痒",所以首先要祛风。方中用荆芥、防风作为君药。不论风寒、风热,首先都是用荆芥、防风来祛风。特别是荆芥,能祛血中之风,二者经常一起合用。另外,这首方原来是治疗风热的,所以加上两个疏散风热药,一个是牛蒡子,再一个是蝉蜕,这两个药都是疏散风热的,也能止痒。如果是属于风寒的,那就用麻黄、桂枝了。"无湿不作痒",所以就得祛湿。主要是苍术和苦参,两个药都是祛湿的,也可以止痒。在止痒这方面,苦参效果较好,能够燥湿止痒,还能杀虫,像"疥"、"癞"那种皮肤瘙痒,或者像现在说的牛皮癣,中医叫银屑病,皮肤瘙痒的,都有湿热生虫,用苦参燥湿杀虫止痒,效果都比较好。苍术帮助祛湿,也有一定的止痒作用。还有木通,祛湿热的,用量比较轻,用五分。知母、石膏还是清热,用时要看是否有风湿化热。当归、生地养血凉血,因为有热象。为什么用养血药呢?中医治疗风病,有时要活血祛风,叫"血行风自灭",在这种情况下,可以用点活血药,再者就是"养血祛风"。病程一长,风邪化燥,燥伤阴血,特别是银屑病,一般都加些养血药,当归起养血活血作用。胡麻仁养血祛风,一般胡麻仁是指黑芝麻,比如炙甘草汤中的麻仁。黑芝麻就叫胡麻仁,有养血润燥作用,还可以补肾、养阴。另外还有一个叫胡麻仁的,就是"亚麻子",这个胡麻仁能够祛风止痒,所以现在用消风散,一般都是用亚麻子。为了区别这两个胡麻仁的名称,把亚麻子叫"壁虱胡麻",因为亚麻子的颜色像"壁虱"似的,这个药能祛风止痒,一般不用黑芝麻了。当然如果有血虚的,用黑芝麻也还是可以的。最后加甘草,还是调和药性。

这首方在应用的时候,一定不要照搬。现在真正热象这么明显的不太多,所以石膏和知母用的机会不太多。

治风剂中,疏散外风这部分讲了六首方,都是治外风,都可以叫风邪,基本上都是用发散的方法祛风。川芎茶调散是治疗风邪头痛,可以分经论治,酌情加减。大秦艽汤是治真中风邪中经络,属血弱不能养筋,舌强不能言,手足不能运动的。小活络丹是治风寒湿痹证,邪气深伏,经络瘀阻而筋骨疼痛的,亦治经络间有湿痰死血的中风后遗症。牵正散主治风痰阻于头面的口眼歪斜。玉真散主治破伤风。消风散主治风湿瘾疹和风疹、湿疹。

第二节　平息内风

内风实质不是风,它发生的症状像风,比如眩晕,抽搐,半身不遂等,都是风的证候。但是原因呢?是由于脏腑的功能变化,而引起的这种风的症状,所以也叫风。内风大概分以下几类:第一类是热极生风,高热引起的抽搐;第二类是阴虚血少,阴血不足,筋失所养;第三类是阴虚阳亢,肝肾阴虚,肝风内动。第一类纯属实证,第二类纯属虚证,第三类属虚中夹实。在热极生风里,又有三种证候,一种是阳明热甚,扰动肝风,属大承气汤证;一种是心包热盛,扰动肝风,属紫雪丹证;第三种是肝热生风,属羚角钩藤汤证。

羚角钩藤汤

《通俗伤寒论》

【组成】 羚角片先煎,一钱半(4.5g) 双钩藤后入,三钱(9g) 霜桑叶二钱(6g) 滁菊花三钱(9g) 鲜生地五钱(15g) 生白芍三钱(9g) 京川贝去心,四钱(12g) 淡竹茹鲜刮,与羚角先煎代水,五钱(15g) 茯神木三钱(9g) 生甘草八分(3g)

【用法】 水煎服。

【功用】 凉肝息风,增液舒筋。

【主治】 肝热生风证。高热不退,烦闷躁扰,手足抽搐,发为痉厥,甚则神昏,舌质绛而干或舌焦起刺,脉弦数。

【讲述】 羚角钩藤汤是治疗肝热生风的主要方剂,是一类方。诊断肝热生风证可以用排除的方法,即排除阳明热盛扰动肝风,没有阳明腑实热盛,没有数日不大便;再就是排除心包热盛扰动肝风,心包热盛一定神昏比较重,因为心主神明。

肝经热盛,可以扰乱神明,所以也有神昏,但程度较轻,是以抽搐为主。既然是肝经热盛,就应该清肝泻热,平肝息风,或者叫凉肝息风。因此,这个方以羚羊角为君药。羚羊角有两大特点,一是直接入肝经,清肝息风,这是清肝息风作用最好的一味药;另外一个特点就是清肺热,当肺热较盛的时候,可以用羚羊角。下面配伍钩藤,钩藤也是凉肝息风药,但是作用就比羚羊角差得多,用三钱、五钱,一两也不如羚羊角,但也有凉肝息风的作用,只是力量较小,作用比较缓和。钩藤又能平肝潜阳,平肝潜阳也能帮助息风,作为臣药。注意下面这两个药,桑叶和菊花,二、三钱都可以。这两味药是桑菊饮的主要药,是治疗风热客于肺络的,主症是咳嗽。在桑菊饮里这两个药是君药和臣药,入肺经宣肺散风热,所以治风热客肺的轻证,叫风热客于肺络。那么在这首方里作为臣药,在羚羊角的作用下,这两个药就不是解表药了,就变成清肝热的了,协助羚羊角、钩藤加强清肝热、息肝风的作用。这两个药如果配伍补益药,这两个药就是补益的。比如杞菊地黄丸中,菊花不是散风热的,也不是清肝热的,而是养肝的,因为它配在六味地黄丸里就成补药了。桑叶呢?桑叶也有养血作用,古方有个桑麻丸,就是桑叶与黑芝麻配伍,制成蜜丸,有补益肝肾,养血明目,乌须黑发作用。所以药物的配伍很重要,这就是方剂的配伍,药的地位不同,发挥的作用也不同。上边的四味药,都叫凉肝息风药,都能清肝热、息风。那么肝热抽搐,还与伤阴有关,热邪伤阴,阴津不足,筋失所养,则出现抽搐。所以又加入生地和白芍,生地滋补肝肾,能养肝阴;白芍入肝,养肝阴,同时缓急,就能使它不致于筋脉挛急,有缓解抽搐的作用,这两个药是佐药。其次加两味清热化痰药,帮助息风。肝热之后津液耗伤,津液和热结合,容易生痰,有痰之后,痰热就容易蒙蔽心窍,所以也可出现神昏,但较轻。所以加川贝母和竹茹,清热化痰,也能帮助治疗神昏,清热也能息风。还有一个药叫茯神木,用茯神安神,也能帮助息风。单用木不用茯苓,是怕茯苓有渗湿作用,再伤阴津,所以单用木。少加点甘草,一方面是调和药性,另外就是配合白芍,叫芍药甘草汤,可以酸甘化阴,柔肝缓急,帮助缓解抽搐。

全方的功用就是凉肝息风,增液舒筋。除了清肝热的药之外,再加上生地和白芍一些养阴药,养阴就能舒筋,因为热病伤津,筋失所养,养阴能够舒筋,治疗抽搐。

儿科最常见的肝热生风,叫"急惊风"。小孩儿发烧抽搐,不神昏,也没有腑实,是肝热生风。大家知道理中丸治的"慢惊风"是属于虚寒证,大多数是由"急惊风"转变而成,大部分是由于用寒凉药物过多，损伤脾阳所致。"急惊风"的基本治疗原则，可以参照羚角钩藤汤的组方原理裁定。

镇肝熄风汤

《医学衷中参西录》

【组成】 怀牛膝一两（30g）　生赭石轧细，一两（30g）　生龙骨捣碎，五钱（15g）　生牡蛎捣碎，五钱（15g）　生龟板捣碎，五钱（15g）　生杭芍五钱（15g）　玄参五钱（15g）　天冬五钱（15g）　川楝子捣碎，二钱（6g）　生麦芽二钱（6g）　茵陈二钱（6g）　甘草钱半（4.5g）

【用法】 水煎服。

【功用】 镇肝息风，滋阴潜阳。

【主治】 类中风。头晕目眩，目胀耳鸣，脑部热痛，心中烦热，面色如醉，或时常噫气，或肢体渐觉不利，口角渐形歪斜；甚或眩晕颠仆，昏不知人，移时始醒；或醒后不得复原，脉长有力者。

【讲述】 镇肝熄风汤是治疗"内中风"的，也叫"类中风"，这就区别于"真中风"。这首方出自《医学衷中参西录》，是张锡纯的方。张锡纯先生是河北省盐山县人，是很著名的近代医学家，它的学术特点，就和这本书名一样，"衷中参西"——衷心热爱中医，但是参考西医。有些理论参考西医，甚至有的用药也是中西合用。他曾经用过"石膏阿斯必林汤"。这位医家有很多建树，他在衷中参西方面，是一位比较优秀的医家。

镇肝熄风汤就是衷中参西的产物。这个方治的就是肝阳上亢，阳亢过盛，肝阳化风，出现猝然昏倒，不省人事，半身不遂，口眼歪斜。张锡纯认为，这个病就是西医说的"脑溢血"，那时叫"脑充血"，现在叫"脑出血"。他认为这种病人，平素大都有高血压，到最重的时候，就会出现脑出血，就相当于中医说的"肝阳上亢"，"肝阳化风"。《素问·调经论》有一句话："血之与气，并走于上，则为大厥"。所以这种病人，出现肝阳上亢之后，气和血都上涌，"并走于上"，太过之后，就出现大厥。根据这个原理，既符合中医的"血之与气，并走于上"，气血上攻，又符合西医说的"高血压"、"脑充血"。所以在治疗上，主要是使气血下行，叫镇肝熄风，这个名就很好，重镇肝阳，平息肝风，使气血下降。就是根据这个原理，创制了这首方。

内中风的病人，平素头目眩晕、目胀耳鸣，这都是高血压的特征。头目胀痛，耳鸣如潮，响得很厉害，这是肝阳上亢，气血上壅。再就是脑部痛热，经常出现头痛，而且是感觉热痛，心中烦热，面色如醉，这是由于气血上攻，出现眼睛、脸红，甚至潮红，尤其是下午为著。另外就是由于气血上壅，常常出现噫气。这样的病人，平常大概都有这些症状，现在也叫"中风先兆"。有了这些先兆之后，一旦有了什么原因，或者是情绪上的原因，或者是饮食上的原因，或者是起居不慎的原因，就可以出现气血并走于上，出现大厥，就是突然昏倒，不省人事，半身不遂，口眼歪斜。轻者过一段时间可以苏醒，有的较长时间才能醒过来，醒后不能复原，半身不遂，口眼歪斜，甚至语言謇涩。脉象一定是"弦长有力"，叫"肝阳上亢，肝气有余"，所以脉弦长，三部都是弦脉，弦而且长，过于本位，这是使用镇肝熄风汤的脉象标准，非常重要。

证是肝阳上亢，治疗上主要是镇肝潜阳，使气血下行。所以方中君药有两个：代赭石和怀牛膝，用量各一两。民国时期的一两是30g，这两个药都用30g，代赭石镇肝潜阳，强力重镇，使肝阳下潜，肝气下降，不降也得降。旋覆代赭汤是用代赭石降胃气，重镇胃气。在这首方里，是重镇肝气，当然也重镇胃气，主要的还是重镇肝阳，叫镇肝潜阳，不同于一般的平肝潜阳，和白芍、天麻的作用都不一样。另一个君药怀牛膝引血下行，两药相合，使气血下行。那么为什么出现肝阳上亢？所有肝阳上亢、肝风内动，都是由于肝肾阴虚来的，水不涵木，这两个药现在是重镇，使气血下行，在一定程度上叫“治标”。为什么气血逆乱？根本原因还在于肝肾阴虚，所以单用这两个药治标，那只是一时之计。这个病比较急，“急则治其标”，所以以治标的药为君。同时还要治本，下面又配伍了四个滋阴潜阳药：龙、牡、龟、芍，都生用。特别是龙骨、牡蛎要用生的，如果用煅的就偏于固涩了，生用滋阴潜阳。龟板和白芍相比，龟板偏于补肾阴，白芍偏于养肝阴，治肝肾阴虚，白芍又是平肝药，平肝也可以息风。四个药合在一起，滋阴潜阳，平肝息风，各用五钱，都是臣药，既治本，又治标。上面的六个药是主要药，标本兼治，以治标为主。还有个问题，就是肝阳上亢之后，阳亢容易生热，所以病人面色潮红，脑中痛热，这都是火的症状，就是阳亢生热。那么这个火，显然是虚火上炎，因为肝肾阴虚，阳亢生热，虚火上炎。因此，再加两个滋阴降火药，玄参和天门冬。玄参大家都知道，是滋阴降火药，滋阴清无根之火，清浮游之火。浮游之火就是虚火，是肝肾阴虚之后，那种虚火上浮，这种叫无根之火，玄参既能滋阴，又能清热。天门冬偏入肾经，也是滋阴清热药，在方中是佐药。方中用代赭石作君药，重镇容易伤胃，应该加甘草，保护胃气。另外，这种重镇药其性下降太过，加点甘草还能延缓药力，使代赭石和牛膝这些药作用时间长一些。

张锡纯最初治这个病，制这个方剂，就是这几味药。这九味药，咱们看配伍是比较恰当，当然确实有效。因此开始用的时候，大多数都非常有效。但是有少数人，吃完之后，反而觉得气血上壅，病情加重。这就说明这个方，总体上是对了，但是还有不足之处。什么不足呢？药与证是适宜的，那么还有什么不适宜的呢？那就要考虑药与人的关系了。现在是治肝阳上亢，要考虑肝的生理特点，肝的生理特点是什么？喜条达，恶抑郁，那么现在这个方呢？是条达的？还是抑郁的呢？对了，是抑郁的。一点条达肝气作用都没有。《素问·灵兰秘典论》讲：“肝者，将军之官”，其性刚果，刚强暴躁，若是用强力重镇，这就抑郁肝性，不符合肝的生理特点。抑郁肝性，强力重镇，反而激发它的反动之性，反而使肝阳暴张。因此，有些人吃了它之后，反而病情加重，或者气血上壅，反而不舒服。根据这种情况，应该加入条达肝气药。那么疏肝理气，应该加什么呢？加柴胡行不行？肯定不行！柴胡能疏肝，但又能“升阳”。要用柴胡，肯定麻烦了，它反而使阳气上升了，所以这个方显然不能用柴胡。其他疏肝理气药，大多都有辛燥之性，不适宜阴虚阳亢。那么选来选去，选一个川楝子，川楝子是苦寒的，所以他仿照一贯煎用川楝子。川楝子这个药疏肝作用也不太强，所以又加一味茵陈蒿，茵陈蒿在《中药学》里没说有疏肝作用，但是张锡纯认为，茵陈春季发芽最早，“得初春少阳生发之气，与肝木同气相求，泻肝热兼疏肝郁，实能将顺肝木之性。”他又想，这个人常常有胃气上逆，平胃药和胃药有什么兼能疏肝的呢？想来想去，他又选了一个麦芽，用生麦芽，他说“麦芽为谷之萌芽，生用之亦将善顺肝木之性，使不抑郁”，且方中金石介类药较多，有碍胃气的和降，加入麦芽还可以消食和胃。这三个药各用二钱，也是佐药，条达肝性，疏肝理气。方中加入这三个药之后，“而后用此方者，自无它虞也。”以后再用这个方，就没有前面说的弊端了。所以最后就把这首方确定下来，这十二味药组织性、条理性非常强，衷中参西，效果非常好。

这首方的功用叫镇肝息风就可以了，滋阴潜阳肯定是有的，重点就是镇肝息风。应用这首方的时候一定要注意，是以肝阳上亢，气血逆乱为主证，脉象一定是弦长有力的，这相当于现在说的“动脉硬化”、“高血压”。这首方在中风发作前、发作后，就是脑出血的发作前或发作后都可以用。发作前这叫中风先兆，这种高血压也好，动脉硬化也好，出现头痛眩晕、耳鸣如潮、颜面潮红，脉弦长有力的，就可以用，一直吃到脉缓和为止。如果吃到脉缓和了，可以不得中风了。这首方剂很好，疗效确切，是现在治疗内中风常用的方，特别是咱们要学习这种中医结合西医的思路,注意要"衷中参西",不要"衷西参中"。因为用中药得讲中医理论,以中医为本,不能离开中医的基本理论,离开中医理论去用中药,就是"无本之木","无源之水",所以一定要按照中医的理论去辨证施治。

天麻钩藤饮

《中医内科杂病证治新义》

【组成】 天麻(9g) 钩藤后下(12g) 石决明先煎(18g) 山栀 黄芩(各9g) 川牛膝(12g) 杜仲 益母草 桑寄生 夜交藤 朱茯神(各9g) (原书未著用量)

【用法】 水煎服。

【功用】 平肝息风,清热活血,补益肝肾。

【主治】 肝阳偏亢,肝风上扰。头痛,眩晕,失眠,舌红,苔黄,脉弦。

【讲述】 这首方出自《杂病证治新义》。著者是现代人,是成都医学院的胡光慈先生,是一位很高明的西医。他是我国第一批西医学习中医的高级医师。毛主席那时候号召西医学习中医,在中西医结合上选几位高级的西医学家去学习中医。他们学完之后,好多人都用中医理论辨证论治,用中药、方剂治疗,有的甚至都撇开西医。因为他是西医出身,所以他与张锡纯的中医参考西医略不相同。他是力求中西医尽量结合,既符合中医理论,又具有西医思维。天麻钩藤饮就是立足于西医,但还是按照中医理论去组方。

这首方也是治肝阳上亢的,现在说是治高血压的,而且是常用方,比镇肝熄风汤作用缓和。镇肝熄风汤证是阳亢过盛,肝阳化风,气血逆乱,病情比较重。我们一般常见的高血压病,大多是原发性高血压,或者是其他原因引起的高血压,不致于出现气血逆乱。所以一般的肝阳上亢出现的头晕、头痛、失眠,用天麻钩藤饮这首方,效果确实不错。这首方中的药物经现代药理研究,大多有降压作用,按中医理论就应该是平肝潜阳,滋补肝肾。

方中首先用天麻、钩藤,这都是平肝潜阳药。因为原方中没有用量,大概用15g、25g就可以。把这两个药作君药,平肝潜阳,叫平肝息风也行。《素问·至真要大论》里讲:"诸风掉眩,皆属于肝","掉"就是动风,颤动、抽搐,中医叫风;"眩"中医也叫风,也是肝阳上亢,肝风内动,所以用这两个药平肝潜阳,平肝息风。然后加上石决明,石决明也是平肝潜阳药,能够清肝明目,这是最常用的,因为是种介类,比较重,用生的也有滋阴作用,但更主要是平肝潜阳,用量可以重一点,30g、50g都行。这三个药都有降压作用,而且在降压药里都有平肝潜阳作用,符合中医的肝阳上亢证。那么肝阳上亢,源自于肝肾阴虚,所以又选了几个补益肝肾的药,杜仲、牛膝和桑寄生,这三个药都有补肝肾作用,牛膝还能引血下行,而且都有降压作用,但滋阴作用不足,应该加点滋阴药,效果更好。另外阳亢能生热,所以加栀子、黄芩,这就不是清虚热,是清实热的,这两个药也是降压药,但也能清热。高血压病人确实也容易生热,容易有火。镇肝熄风汤是肝肾阴虚,阴虚内热,所以用玄参、天冬滋阴清热。方中用益母草,益母草是活血的,配伍牛膝有引血下行作用。另外,益母草也有利水作用,从西医角度来说,利水也能帮助降压。最后加点夜交藤、朱茯神养心安神。肝阳上亢之后,容易扰乱心神,出现失眠,用夜交藤、朱茯神,就能够养心安神。朱茯神就是把茯神外面挂上朱砂,朱砂能清热、安神,也有降压作用。

功用是平肝潜阳,补益肝肾,清热活血。治疗肝阳上亢,以头目眩晕为主症,也可能出现头痛、失眠,舌质是红的,舌苔是黄的,脉象应该是弦而略数。如果舌苔不是黄的,可以加滋阴药,如生龙骨、生牡蛎、生龟板、生白芍都可以。如果舌苔是黄的,不要加滋阴药,这是个界线。

内风第二类是阴虚血少。血少就是血虚，用四物汤，如果血虚生风，就加些平肝潜阳药养血息风，这叫血虚生风。阴虚血少里还有个阴虚，阴虚动风，主要见于热病后期。高热之后，热邪伤阴，阴津不足，筋失所养，出现抽搐，表现为“瘈疭”。“瘈疭”和“抽搐”不一样，“瘈疭”比较缓和。阴虚动风，不像急惊风，不像肝热生风。肝热生风抽得比较急，这个抽得比较缓和，慢慢的抽，不是强直的，不是急动的。这是由于阴虚血少，筋失所养。主要方剂就是大定风珠。

大定风珠

《温病条辨》

【组成】 生白芍六钱(18g) 阿胶三钱(9g) 生龟板四钱(12g) 干地黄六钱(18g) 麻仁二钱(6g) 五味子二钱(6g) 生牡蛎四钱(12g) 麦冬连心，六钱(18g) 炙甘草四钱(12g) 鸡子黄生，二枚(2个) 鳖甲生，四钱(12g)

【用法】 水八杯，煮取三杯，去滓，再入鸡子黄，搅令相得，分三次服。(现代用法：水煎去滓，再入鸡子黄搅匀，温服。)

【功用】 滋阴息风。

【主治】 阴虚动风证。温病后期，神倦瘈疭，脉气虚弱，舌绛苔少，有时时欲脱之势。

【附方】 三甲复脉汤(《温病条辨》) 炙甘草六钱(18g) 干地黄六钱(18g) 生白芍六钱(18g) 麦冬不去心，五钱(15g) 阿胶三钱(9g) 麻仁三钱(9g) 生牡蛎五钱(15g) 生龟板一两(30g) 生鳖甲八钱(24) 水煎服。功用：滋阴复脉，潜阳息风。主治：温病邪热羁留下焦，热深厥甚。脉细促，心中憺憺大动，甚则心中痛者。

【讲述】 大定风珠是治温病后期，《温病条辨》叫做“下焦温病”，就是温病后期，热病高热之后，甚至出现青蒿鳖甲汤证之后。青蒿鳖甲汤证是阴虚潮热。再发展，阴虚再重，那就出现温热后期阴津大伤的症状，严重的时候就出现抽搐。大定风珠是治阴虚动风最重的方剂。

温病后期，神倦、瘈疭、肌肤消瘦、干涩。热病伤阴，阴津大伤，所以肌肉消瘦，皮肤干涩。阴液大亏，筋失所养，故缓缓抽搐。精神萎靡不振，脉气虚弱，虚细无力，舌绛苔少，出现时时欲脱之象，这是阴虚动风最重的时候。

既然是阴液大伤，当然就必须以滋阴为主，所以这个方用生地、麦门冬各六钱，就是18g，用到30g更好，滋养阴液，养阴生津，这是主要的。然后加上三个药，叫“三甲”，龟板、鳖甲、牡蛎，都是生用，统称为三甲，都是介类药，各四钱，这三个药都是滋阴潜阳药，也可以说是滋阴息风药，潜阳和息风只是程度不同而已。阴虚动风，在滋阴的基础上，平肝息风，以滋阴为主，所以君药用生地和麦门冬，而且用量比较大，其药力居方中之首。三甲是臣药，是在滋养阴液的基础上，再加入滋阴息风药。下面注意这两个药，一个是阿胶，一个是鸡子黄。阿胶和鸡子黄两个合在一起就是滋阴息风药。珠，就是这个鸡蛋黄。鸡子黄一定要生用，把汤药熬好了，趁热倒在碗里，有滋阴息风作用。吴鞠通说：“鸡子黄，镇定中焦，通彻上下，合阿胶能预息内风之震动”。阿胶、鸡子黄和三甲合用之后，主要是滋阴息风。下面再加白芍滋阴、柔肝、缓急、荣筋；麻仁就是黑芝麻，也是滋阴润燥，以助滋阴息风。最后加五味子，五味子属于收敛药，配伍养阴药能收敛阴津，不是“有时时欲脱之势”吗？加五味子收敛阴津，使滋阴作用发挥得更好，这叫“补而不失”。最后加甘草调和药性，配伍白芍，即芍药甘草汤，又能缓急、荣筋、舒筋。这就是大定风珠的用药，重点是滋阴，同时潜阳息风。整个方的功用就叫滋阴息风。

下面咱们再讲几首与大定风珠有关的方剂。大定风珠去掉五味子和鸡子黄，用量稍有变化,叫三甲复脉汤,这个方治的病是大定风珠证的前身。大定风珠已经出现神倦、瘛疭、脉气虚弱这些证候,如果轻一点,就是三甲复脉汤治的病。还是温病后期,阴液大伤,出现心中憺憺大动,脉细促。这个伤阴的证候,还是肌肉消瘦,皮肤干涩,毛发焦枯,舌绛苔少,心中憺憺大动,要抽还没抽,所以就用三甲复脉汤。因为没抽,所以就不用鸡子黄了;没有"时时欲脱",也不用五味子了。三甲复脉汤去掉龟板,叫二甲复脉汤,显然症状要比三甲复脉汤轻,君药还是生地和麦冬,肯定还是温病后期,津液大伤,只是还没到那种"心中憺憺大动"的时候,那么出现什么证候呢?出现"手指但觉蠕动"。这还是阴虚,肌肉消瘦,皮肤干涩,舌绛苔少,脉细数。手指但觉蠕动,要抽还没抽,所以用二甲复脉汤。二甲复脉汤再去掉鳖甲和麻仁,叫一甲复脉汤,一甲复脉汤是治温病后期阴虚,但不像二甲复脉汤那么重,阴虚症状也比较轻一点。但是为什么一甲复脉汤单加牡蛎一味呢?就是这时候出现了便溏,如果还用那么多滋阴药就容易加重腹泻了,腹泻就更伤阴了,所以它的养阴药量也用得轻一点,把黑芝麻也去掉,就加一味生牡蛎,这个叫一甲复脉汤。一甲复脉汤要是再去掉牡蛎呢?这叫加减复脉汤。加减复脉汤还用麻仁,治温病后期的许多证候。温病后期,只要还没出现一甲、二甲、三甲复脉汤、大定风珠治的证候,大部分都是加减复脉汤治的病。甚至加减复脉汤也可以治疗大便不通,温病后期伤阴的大便不通,不能用承气汤,脉又虚软的,可以用加减复脉汤,滋阴润肠通便。为什么叫加减复脉汤呢?是炙甘草汤变化来的。炙甘草汤是《伤寒论》中治"脉结代,心动悸"的,炙甘草汤又叫复脉汤。加减复脉汤就是在炙甘草汤里,把那些温性药都去掉,去掉桂枝、人参、生姜、大枣,剩余那些都是滋阴药,都是寒凉药了。因为温病、热病伤阴了,所以不能用温热药,再加白芍,就叫加减复脉汤。这就是一系列温病后期的滋阴润燥的方法,一步一步病情加重,用药一步一步增多,思考这些问题,便于理解方剂的加减应用。

我们再从加减复脉汤说起,梳理一下加减复脉汤的系列方剂。加减复脉汤是炙甘草汤去参、桂、姜、枣,加白芍,治温病后期,热邪伤阴的诸多证候。加减复脉汤去麻仁加牡蛎,是一甲复脉汤,治温病后期,阴虚而大便溏者。加减复脉汤加牡蛎、鳖甲,是二甲复脉汤,治温病后期,热邪伤阴而见手指但觉蠕动者。二甲复脉汤加龟板,是三甲复脉汤,治温病后期,热邪伤阴而见心中憺憺大动,脉细促者。三甲复脉汤加鸡子黄、五味子,是大定风珠,治温病后期,热邪伤阴而见神倦瘛疭,时时欲脱者。

小　　结

治风剂这章分为两部分,一部分为外风,另一部分为内风。虽然都有"风"字,但它们发病的病因病机、临床表现、治疗方法及组方用药截然不同。外风指的是真的受风了,是感受自然界的风邪,就是风、寒、暑、湿、燥、火六淫的那个风。内风并不是真的感受风邪,而是内脏病变产生的症状像"风",实质不是风。外风我们一般用发散的方法治疗,内风则需要视病机的不同而对证治疗,或者平肝息风,或者清热息风,或者滋阴息风,或者养血息风,或者滋阴潜阳,这都属于内风的治疗方法。外风大体可以有三种情况,一是风邪中于肌表,像解表剂我们讲过的方剂及治疗湿疹、瘾疹的消风散都属于这一类;二是风邪客于经络,又分为风邪痹阻经络和风邪损伤经络两种情况;三是伤处被风,现在得这个病一般都打疫苗,很少喝汤药了。内风也有三种情况,一种是热极生风,又分为阳明热盛扰动肝风,高热抽搐伴有数日不大便,用大承气汤治疗;还有心包热盛扰动肝风,高热抽搐伴有神昏谵语,可以用紫雪治疗;肝经本身有热,热极生风,抽搐为主,用羚角钩藤汤治疗。第二种是阴虚血少,又分为阴虚动风和血虚动风,阴虚动风可以用大定风珠，血虚动风主要以四物汤为主加减化裁；最后一种是阴虚阳亢，这种临床上比较常见，这里还有阴虚与阳亢的偏盛偏衰的区别。

治风剂讲了十一首方，其中疏散外风剂六首，平息内风剂五首。疏散外风的第一首方是川芎茶调散，虽然方名中有川芎，但它的用量不是最大的，方中薄荷叶八两，用量最大，这个要注意。这个方是治疗风邪头痛的，这个头痛的特点一是病情变化快，二是遇风则痛。方中用了一些祛风止头痛的药，而且它是分经用药，最后用清茶冲服这个散剂。如果头痛时间较长，痛的又比较重，提示风邪已经入络，可以加点祛风通络药。大秦艽汤治疗风邪损伤经络的"真中风"，是由于血虚，不能濡养筋脉，又感受风邪，经络不通了，才会出现手足不能运动，舌强不能语言。治疗上除了祛风，还应该养血活血。方中用量最大的药是秦艽，最大的特点就是"荣筋"，祛风舒筋。配伍生地、熟地、当归、川芎、白芍，重在养血；茯苓、白术主要通过助脾运化而加强它的养血作用。小活络丹是个成药，方中大多数药都能入筋骨，搜风外出，可见风邪侵犯部位比较深，侵犯到筋骨。这个方是治痹证常用的，也治经络间有湿痰死血的中风后遗症，特别要注意川乌、草乌的应用。牵正散用于风痰阻于头面的口眼歪斜效果很好。因为口眼不正，所以要牵正。这个方就三味药，都有毒性，白附子善于祛除面部的风邪，也有化痰作用，在用量相等的情况下，它的力量是最大的，所以用作君药。用黄酒冲服，能帮助通行经络。玉真散是治破伤风的，是因为破伤中了"风毒"，临床可见牙关紧闭，身体僵直，角弓反张，这个方的功用是祛风定搐。疏散外风的最后一个方是消风散，这是治疗瘾疹最常用的方。中医认为"无风不作痒"，"无湿不作痒"。因此，方中用了荆芥、防风祛风，苍术、苦参、木通祛湿。又因为"治风先治血，血行风自灭"，用了当归、生地养血，胡麻仁既能养血，又能祛风止痒。这首方所治的瘾疹是属于风热的，用了蝉蜕、牛蒡子疏散风热，石膏、知母还是清热，生地也有凉血作用。我们之前讲过防风通圣散，也可以治疗瘾疹。

平息内风这一节的方，适用于内风所致的病证。羚角钩藤汤是治疗肝热生风的主要方剂，肝热生风表现是以抽搐为主，既然是肝经热盛，就应该凉肝息风。羚羊角凉肝息风的力量比钩藤大，用作君药。这个方要注意桑叶、菊花！这两味药与不同的药物配伍，作用不同。在这里，主要是清肝热。热伤阴津，筋失所养，可见抽搐，用生地、白芍滋养肝阴，白芍也可以缓急柔筋。方中也加了清热化痰和养心安神药，主要治疗神昏。镇肝熄风汤是治疗"内中风"的常用方剂。"内中风"相当于西医说的"脑出血"。这个方镇肝潜阳息风之力较强，又能引气血下行，主要用于肝肾阴虚，肝阳上亢，气血上涌，出现的猝然昏倒，不省人事，半身不遂，口眼歪斜。镇肝潜阳，引气血下行的主药是代赭石、怀牛膝，用为君药。气血逆乱的根本原因在于肝肾阴虚，方中又加了四个滋阴潜阳药。最后要特别注意茵陈蒿、川楝子、麦芽，它们可以条达肝气，疏肝理气，顺应肝性。天麻钩藤饮是治肝阳上亢的，现在说是治疗高血压的常用方。肝阳上亢出现的头晕、头痛、失眠，用这个方效果确实不错。方中用天麻、钩藤作君药，平肝息风，石决明用量可以重一点，平肝潜阳。肝阳上亢，源于肝肾阴虚，又加了杜仲、桑寄生、牛膝补益肝肾，牛膝可以引血下行，这个方主要的药就是这些。全方是以平肝息风为主，同时还能补益肝肾，清热活血。大定风珠是治疗温病后期，热灼真阴，虚风内动的手足瘈疭，有时时欲脱之象，是治疗阴虚动风的主要方剂。珠，指的是鸡子黄，生用就有滋阴息风的作用。方中用了"三甲"，滋阴潜阳。因为有时时欲脱之象，用五味子收敛阴津。整个方就是滋阴息风。温病后期伤阴，滋阴润燥的方剂还有加减复脉汤、一甲复脉汤、二甲复脉汤、三甲复脉汤，病情逐渐加重，最重的就用大定风珠来治。

（毕珺辉　编写）

第十三章　治　燥　剂

燥病分为两大类,一种是外燥,一种是内燥。外燥就是燥邪,燥为秋之气,所以感受外燥的病都发生在秋季,因此,把它叫做“秋燥”。那么,秋天是肺之主气,所以秋燥都是伤肺。秋燥病都以咳嗽为主症,因为秋燥伤肺,它就是以咳嗽为主症。

秋燥里面还分两类,一种叫“凉燥”,一种叫“温燥”。凉燥就是得之于深秋,叫做“秋深气凉,西风肃杀”,秋天属于燥气,那么冷得早一点,这个燥气就和寒气相合,一个燥再加一个寒,两个并在一起就叫燥寒,燥寒用术语讲就叫“凉燥”,就是燥邪加点寒邪,它基本上相当于外感风寒咳嗽。凉燥的咳嗽要比风寒咳嗽轻一些,较严冬的风寒为轻,因为它是秋天的凉气,而不是冬天的那种寒气,因此“凉燥”又叫“次寒”,也叫“小寒”。因为风寒比较轻,有咳嗽,也有发热恶寒,也有头痛身痛,也是无汗,但是它不是麻黄汤证;也不像三拗汤证,三拗汤也是治风寒咳嗽的,但是凉燥比那些为轻,这种是风寒轻证,季节性很强,秋天,而且大多都处于深秋,深秋的凉气来的比较早,就容易得这个病,这是“凉燥”。那么“温燥”呢?温燥显然是一种燥邪加一种热邪,形成的温燥。温燥得自于秋天阳光比较厉害的时候,久晴无雨,秋阳以曝,秋天该凉不凉,热气还不撤,这时候就容易形成温燥。温燥要比春天那种风温重一点儿,因为它既有热又有燥,还是属于风热咳嗽这个范围之内,相当于风热咳嗽,所以这个要比风热咳嗽稍稍重一点儿,就是比桑菊饮治那个病稍稍重一点儿。所不同的差啥呢?就差一个燥。桑菊饮治那个就比较轻了,但咳,身不甚热,口微渴。温燥也是咳嗽为主症,由于这个病是温燥,所以发热比较明显,而且有明显燥的特点,就是干。这种咳嗽一般都是痰比较少,或者干咳少痰,出现口干咽燥,而且得病在秋季,这就是温燥。

外感的燥邪,治法还得从外解。所以治疗这种病的时候,总的原则就是宣肺,所以这部分就叫做“轻宣外燥”。轻宣外燥还是以解表为主,宣肺散邪,所以这一部分还是属于“汗法”。

内燥大致上可以分三类。内燥实质是阴虚,所以咱们临床上很少讲内燥,一般都是以阴虚立论。那么这一部分,就按阴虚去理解,它也就是阴虚的病。按燥说,大体上可以分上、中、下三燥。上燥主要是肺,就是肺阴虚证。肺阴虚证咱们讲过百合固金汤,百合固金汤就是治肺阴虚的。肺阴虚,所以也是咳嗽,由于阴虚生内热,所以那个方是以二地为君药。阴虚生内热,热灼血分,所以就出现咳痰带血,也是有午后发热、五心烦热、口干咽燥、两颧红赤、舌红少苔、脉细数,那就是百合固金汤,是治肺阴虚的。那么这个肺燥也可以用百合固金汤。

中燥主要是胃阴虚,很少有脾阴虚,脾阴虚是很难见到的。胃阴虚一般都是发生在热病的后期,这个时候主要是饮食上的失调,不饥不食,干脆就不想吃饭,有的不觉得饿,就是胃阴虚了,胃中干燥了,胃中津液不足了,就出现不饥不食。当然还有一些阴虚症状,口干咽燥、舌红少苔、脉细数,也有这些特点。

下燥主要有两个方面,一个是肾,就是肾阴虚。六味地黄丸就是治肾阴虚,现在很少叫“下燥”,都用肾阴虚这个词代替了。其次,就是大肠干燥。许多肠燥病也是阴虚,大肠津液不足,这主要是大便干燥,习惯性便秘的人,大多数都属于下燥。

内燥都是阴虚来的,不论上燥、中燥、下燥都是阴虚来的,所以这一部分治疗起来还是要滋阴润燥,这个和阴虚治法是一样的,因为就是阴虚。把这个意思先说清楚就可以了。下面这个概念就好理解了,它的概念就是一部分是轻宣外燥,一部分是滋阴润燥,治疗外燥和治疗内燥的,这就叫治燥剂。分类就按照这个分了。

注意事项就是分清外燥和内燥就可以了,外燥有温、凉的区别,内燥有上、中、下的不同。另外,外燥和内燥,往往也互相为病,有内燥的人容易感受外燥,就是素体阴虚的,容易感受外燥;外燥也可导致内燥。另外就是内燥的问题,内燥虽然有上、中、下的区别,但往往都是互相并见的。上燥,肺燥常常和肾阴虚关系比较密切,百合固金汤证就是肺肾阴虚,"肾上连肺","肺为水之上源",所以上燥下也燥,下燥也能引起上燥,这就是脏腑关系。肺胃也是,肺胃也是母子关系,肺燥也可以引起胃燥,胃燥也可以引起肺燥。肺和大肠就更明显了,这是表里关系。要注意脏腑的关系就可以了。

第一节　轻宣外燥

杏　苏　散

《温病条辨》

【组成】 苏叶(9g)　半夏(9g)　茯苓(9g)　前胡(9g)　苦桔梗(6g)　枳壳(6g)　甘草(3g)　生姜(3g)　大枣去核(3枚)　杏仁(9g)　橘皮(6g)　(原书未著用量)

【用法】 水煎温服。

【功用】 轻宣凉燥,理肺化痰。

【主治】 外感凉燥证。恶寒无汗,头微痛,咳嗽痰稀,鼻塞咽干,苔白脉弦。

【讲述】 杏苏散治外感凉燥,也叫治凉燥伤肺。这个方就是这么几味药,原书没有用量,就是根据情况,自己定量。看看这个方,是不是感觉很熟?是什么方变化来的能不能知道?解表剂里有一个方治风寒咳嗽的,能不能看得出来?这个方是参苏饮的变化方。参苏饮就是用苏叶作君药,就是治风寒咳嗽,一般叫伤风咳嗽。参苏饮用人参了,因为它是治气虚的人得的风寒客肺。

那么这个病显然没有肺气虚,没有气虚,所以就把人参去掉了。那么把人参去掉了,剩下的主要药还是以苏叶为君。还是以杏仁配伍苏叶,这样呢,苏叶在这里就是宣肺散风寒了,那么苏叶宣肺当然要比麻黄力量轻,药力也缓和。凉燥比风寒为轻,所以用苏叶,不能用麻黄,用苏叶辛温宣肺散风寒。杏仁也是辛温的,它能宣利肺气,杏仁有宣肺作用,主要是利肺气,使肺经的风寒去而肺气和。肺里的风寒一去,肺气调和了,宣降功能恢复到正常了。那么肺失宣降,气机不畅,所以有胸膈满闷。肺气以肃降为顺,凉燥束肺,肺主宣发肃降功能失常,所以加桔梗和枳壳,一升一降,宣利肺气,使肺气肃降有权。剩下那几个就是祛痰的了,因为凉燥束肺,肺气不降,所以就生痰。半夏、陈皮、茯苓、连前胡都算上,这些都是祛痰药。前胡有解表作用,能帮助宣肺,前胡还有行气、降气作用,也能帮助利肺气;前胡又能祛痰,所以配合了半夏、陈皮、茯苓,这就是祛痰的。最后加点甘草调和药性,少加点生姜、大枣调和营卫,因为也属于表证,所以要调和营卫。

这个方就是参苏饮的加减变化方,因为这个方的表证比较轻,所以不用葛根了。这个病有燥邪,所以也不用木香了,木香比较燥。这个方就是参苏饮去掉人参、葛根、木香,加杏仁,因为属于燥病所以加杏仁。

杏苏散治疗比较轻的风寒咳嗽,四季都可以用,只要是风寒咳嗽轻证就可以用杏苏散。这个方的功用就叫轻宣凉燥,理肺化痰。主治的症状特点就是带有恶寒发热,也有头痛身痛,也是无汗,以咳嗽为主症。因为风寒比较轻,所以咳嗽也不是太重。

桑杏汤

《温病条辨》

【组成】 桑叶一钱(3g)　杏仁一钱五分(4.5g)　沙参二钱(6g)　象贝一钱(3g)　香豉一钱(3g)　栀皮一钱(3g)　梨皮一钱(3g)

【用法】 水二杯,煮取一杯,顿服之,重者再作服。(现代用法:水煎服。)

【功用】 清宣温燥,润肺止咳。

【主治】 外感温燥证。头痛,身热不甚,微恶风寒,口渴,咽干鼻燥,干咳无痰或痰少而黏,舌红,苔薄白而干,脉浮数而右脉大者。

【讲述】 桑杏汤显然是以桑叶和杏仁为主药的。这个方是治温燥的,基本上和桑菊饮差不多。方才的杏苏散和参苏饮差不多,那么这个桑杏汤基本上和桑菊饮差不多。桑菊饮是治风热客于肺络,其证但咳,身不甚热,口微渴,病邪比较轻。那么桑杏汤是治秋燥,温燥伤肺的轻证,也是治咳嗽,身上也不太热。不同的就是燥,就是有口干咽燥,而且发生在秋天,它有这个特点,也是干咳少痰所以这个方还是用桑叶、杏仁。桑叶在这个方里就是轻宣温燥,轻宣燥邪,杏仁还是宣利肺气,这个都比较好理解。

燥邪和一般风热所不同的,一个是干,另外一个是燥邪容易伤气,温燥容易伤气,所以下面加点滋阴润燥药,再加点滋阴补气药。一个是沙参,沙参是滋阴药,能润肺,能补气。贝母能润肺,能化痰、止咳。豆豉就是帮助解表的,豆豉解表作用比较缓和。再加点栀子皮,不用全栀子,单用这个皮,这个意思是说皮比较轻,能够入肺经,有点清热作用。再一个就是用梨皮,就是咱们吃的白梨,用那个梨皮,梨皮就是润燥的,润肺的,所以肺燥咳嗽吃点白梨,就能帮助润肺。

这个方的功用是轻宣温燥,治疗温燥伤肺的轻证。轻证就是有点头痛,身热也不太厉害,身热不甚,有点口渴,口渴也不太重,有点口鼻干燥,干咳少痰,舌质稍微红一点,脉稍微数一点,大概就是这个特点。

清燥救肺汤

《医门法律》

【组成】 桑叶经霜者,得金气而柔润不凋,取之为君。去枝、梗,净叶,三钱(9g)　石膏煅,禀清肃之气,极清肺热,二钱五分(8g)　甘草和胃生津,一钱(3g)　人参生胃之津,养肺之气,七分(2g)　胡麻仁炒,研,一钱(3g)　真阿胶八分(3g)　麦门冬去心,一钱二分(4g)　杏仁泡,去皮尖,炒黄,七分(2g)　枇杷叶刷去毛,蜜涂,炙黄,一片(3g)

【用法】 水一碗,煎六分,频频二三次,滚热服。(现代用法:水煎,频频热服。)

【功用】 清燥润肺。

【主治】 温燥伤肺证。身热头痛，干咳无痰，气逆而喘，咽喉干燥，鼻燥，心烦口渴，胸满胁痛，舌干少苔，脉虚大而数。

【讲述】 清燥救肺汤治疗秋燥，温燥伤肺最主要的方就是清燥救肺汤。这个方和桑杏汤比，是治疗温燥伤肺的重证，身热比较重，口干咽燥比较重，咳嗽比较重。外燥治疗原则还得是宣肺，因此这个方还是以桑叶作君药。清凉宣肺就是用桑叶，桑叶用三钱，作为君药，是这个方内用量最大的一味药，药力它是最大了。温燥比较重，就属于热邪了，所以还要加上点清肺热的，那么燥邪比较重，燥胜则干，所以也得加滋阴药。所以下面又加了两个药，一个是加石膏，石膏清肺热，这里值得注意的是石膏的用量，不能超过桑叶，如果石膏用量超过桑叶，这个桑叶就不是宣肺了，就是清里热的。石膏是大寒药，如果配上桑叶，用量又大过桑叶，那么桑叶就没有宣的作用了，变成清里热的药了。石膏是矿质物，质比较重，用少了不能清热，所以用到二钱半，没超过桑叶。再一个就是麦门冬，麦门冬用一钱二分，这个很讲究。也就是它的用量也不能超过桑叶，它的用量一超过桑叶，这个桑叶就成了润肺的，就成了补肺清热的了。麦门冬当然就是养阴润肺的，滋阴润肺。因为温燥，温就是热，燥就是干，所以加石膏、麦门冬。另外，燥邪容易伤气，热伤元气，燥热也容易伤气。因此温燥伤肺除了咳嗽之外，也有气短，所以下面又加了人参，人参只用七分，用量特别小，还是那个意思，用量不要太大，太大之后，这个方就不宣了。所以时时要注意到这个问题，不要影响桑叶的宣肺，因为有外邪，所以人参只用七分，当然在这里只算佐药了，这个是补肺气。外邪束肺之后，肺失宣降，肺气以肃降为顺，外邪伤肺，肺肯定开合功能失常，那么这里用桑叶宣肺，还得加利肺药，所以下面又加两个利肺药。一个是杏仁，这个好理解了，杏仁也用七分，量很轻。另一个是枇杷叶，枇杷叶在这里也是利肺药，也是利肺气治咳嗽的，枇杷叶只用一个叶，最多也就是七分。用这两个药是利肺气的，配合桑叶，使肺有宣有降。那么，为什么要加这两个利肺气药呢？两味药有啥区别？杏仁利肺气偏于平喘，枇杷叶利肺气偏于止咳，所以把它两个都用上了。肺燥咳嗽，口干咽燥，整个肺气都是干燥的，所以干咳少痰，痰稠难咯。往往由于气道干燥，咳嗽损伤血络，容易出现咳痰带血，因此，下面又加阿胶和胡麻仁。阿胶是润肺的，能滋阴润燥，能止血，在滋阴润燥的同时，还能止血。胡麻仁呢？就是黑芝麻，黑芝麻主要起润肠作用，也能养肺阴，但主要是起润肠作用。肺和大肠相表里，肺燥则肠燥，就是肺燥之后就容易引起大便干燥，所以润肠也有助于润肺，润肺燥也有利于润肠燥，这个是一脏一腑，表里关系。另外，黑芝麻也能润肾燥，黑芝麻是补肾药，补肾阴的。肾上连肺，肾和肺是母子关系，金能生水，用黑芝麻补肾阴，也能防止子盗母气，这个确实是一种很好的治法。最后有一个甘草，润肺也行，调和药性也可以。清燥救肺汤的组方原理大概就是这些。

这个方几乎把所有的治肺方法都集中在一起了宣肺、清肺、润肺、补肺、利肺都有了。温燥伤肺，它会引起这么多的变化，阴也虚了，气也不足了，肺气不宣了，也不降了，所以这个方体现的治法也比较多。这个就是清燥救肺汤，它治疗秋燥属于温燥伤肺的重证。这是非常著名的一个方剂。

这个方我方才说了石膏和麦门冬的用量，千万不能超过桑叶。这是治疗外燥，治疗外燥应该是以宣为主。这个方如果会用的话，也可以治疗内燥，肺燥。很简单，把麦门冬加大用量，以麦门冬为君，加大用量，用20g、30g，甚至50g，以它作君药，这就是润肺的，治肺阴虚咳嗽。那么桑叶作为臣药、佐药都行，这个桑叶既能帮助补肺，又能帮助宣肺，因为肺主宣降，也就是在润肺燥的同时，要使肺有开有合，恢复肺的正常生理功能。所以用好这个方可以治内燥，而且治内燥还确实是不错的。特别是那些肺阴虚，现在说的肺结核，有的病人阴虚得特别厉害，不敢咳嗽，咳嗽一声，咽喉就像锯子拉的一样，有的大声喊叫，甚至于大哭，特别痛苦，那就是阴虚肺燥。这个方重用麦门冬，根据热邪的情况确定石膏用量，其余的那些润肺药都可以适当加量。

这个方可以和百合固金汤相提并论，清燥救肺汤在临床应用上，不亚于百合固金汤。百合固金汤证燥热在血分，阴虚肺燥，热在血分；清燥救肺汤治阴虚肺燥，热在气分，这个特点要注意。热在气分有什么特点？像白虎汤证热在气分，有身大热、汗大出、口大渴、脉洪大，那是白虎汤证热在气分，完全是实热证。如果是虚证的话，肺阴虚，热在气分，依然是有身热，阴虚伤阴比较重就不汗出了。口渴，阴虚了津液不足了，当然就更渴了。那么这个脉呢？就是脉大而虚软，脉大而虚数。纯阴虚是细数，舌红少苔，脉细数。百合固金汤证是肺阴虚，热在血分，所以干咳少痰，痰中带血，骨蒸潮热，两颧红赤，舌红少苔，脉细数。

第二节 滋阴润燥

滋阴润燥剂属于补阴剂，治疗阴虚内燥。

麦门冬汤
《金匮要略》

【组成】 麦门冬七升(42g) 半夏一升(6g) 人参三两(9g) 甘草二两(6g) 粳米三合(3g) 大枣十二枚(4枚)

【用法】 上六味，以水一斗二升，煮取六升，温服一升，日三夜一服。(现代用法：水煎服。)

【功用】 清养肺胃，降逆和中。

【主治】

1. 虚热肺痿。咳嗽气喘，咽喉不利，咯痰不爽，或咳唾涎沫，口干咽燥，舌红少苔，脉虚数。
2. 胃阴不足证。呕吐，纳少，呃逆，口渴咽干，舌红少苔，脉虚数。

【讲述】 麦门冬汤这个方是《金匮要略》的。看看原方主治，原方是治肺痿的，肺痿也是咳嗽。肺痿大多数都是肺阴虚，久咳不止，大多数也相当于肺结核。长期咳嗽，肺阴虚了，肺气以肃降为顺，肺阴虚之后，肺的功能失常了，肺气就不肃降了。肺气不降，就出现肺气上逆，所以这个方原来就是治"火逆上气，咽喉不利"。就是咽喉不利，咽中觉得总有痰，痰气不利。阴虚肺燥，就咳不上来，而且还有上气，上气就有点喘。所以麦门冬汤治肺痿，带有咳嗽、喘，以干燥为主，就是这个特点。治疗方法叫止逆下气，就是因为肺气上逆了，所以就应该用滋阴降逆法治疗。

这个方的君药是麦门冬，方才说清燥救肺汤的时候，用好了可以治内燥，君药改用麦门冬，这是滋阴润肺的主要药。原方用七升，这个用量比较大，一升相当于六两，七升就是四十二两，现在折算大约是120g。一般常用70g就可以了，这就是滋阴润肺了。但这个药也是个滋腻药，它会影响肺气的肃降，所以下面又加一点半夏，半夏一升。阴虚肺燥的人，本来不应该用半夏，但这个证肺气上逆比较厉害，除了咳嗽、喘之外，还有吐涎沫、咽喉不利，所以就用了半夏。但这个半夏用量要注意，半夏只用一升，麦门冬和半夏的用量是7∶1。在大量麦门冬的作用下，半夏的燥性就被麦门冬的润性给制约了；半夏在大量麦门冬的配合下，其燥性去而降逆之性存，就是它的燥性没有了，只保留它的降逆之性。另外，大量的麦门冬得半夏也滋而不腻了。这个方要特别注意，就是麦门冬和半夏用量的关系是7∶1。再就是它们两个的配伍关系，少量半夏配大量麦门冬，其燥性去而降逆之性存。为了加强麦门冬的滋阴作用，下面加三两人参，人参是补气的，补脾的，它和麦门冬配伍，就相当于生脉散，这叫补气生阴，加强麦门冬的养阴作用，而且通过补气，补气养阴。再加粳米养肺阴，粳米能养肺阴，又能补脾，再加上大枣、甘草，这些都是补脾药，所以这个方又有一个作用，叫补土生金。土能生金，虚则补其母，这个方是虚则补其母，补土生金的代表方。参苓白术散也有补土生金的作用，那个主要是肺脾气虚。这个方也是补土生金的，主要是肺阴虚。这个方主要是滋阴的，用大量麦门冬是滋阴的，是治疗肺阴虚的。由于这个方加上这四个补脾药，又出现了一个问题。这四个药的用量不要太大，如果用量大了就会影响半夏的降逆作用。另外，由于这个四味药是脾胃药，那么麦门冬除了养肺阴之外，也能养胃阴，因此，这个方又治胃阴虚的胃气上逆。原方是治肺阴虚的，肺气上逆，咽喉不利。由于麦门冬也可以养胃阴，还有大部分药都是脾胃药，所以这个方也可以用于治疗胃阴虚的胃气上逆。胃阴虚的胃气上逆，那当然就出现呕吐、呃逆、噫气。所以原方是治肺阴虚，肺气上逆，治肺痿，干咳、少痰、咽喉不利、口干咽燥、皮肤干涩、毛发焦枯、脉细数。那么胃气上逆，也是这样，也是口干咽燥，但是症状就是呕吐、呃逆、噫气。所以这个方既治胃阴虚的胃气上逆，又治肺阴虚的肺气上逆。

养阴清肺汤
《重楼玉钥》

【组成】 大生地二钱(6g) 麦冬一钱二分(9g) 生甘草五分(3g) 玄参钱半(9g) 贝母去心，八分(5g) 丹皮八分(5g) 薄荷五分(3g) 白芍炒，八分(5g)

【用法】 水煎服。

【功用】 养阴清肺，解毒利咽。

【主治】 白喉之阴虚燥热证。喉间起白如腐，不易拭去，咽喉肿痛，初期或发热或不发热，鼻干唇燥，或咳或不咳，呼吸有声，似喘非喘，脉数无力或细数。

【讲述】 "养阴清肺"这还是治肺阴虚，不过这个方是治疗白喉的。白喉是烈性传染病，是一类传染病，那是很厉害的，传染性很强，是死亡率很高的一种传染病。这个方出在《重楼玉钥》，"重楼"是啥？不是咱们中药的重楼，重楼就是指咽喉说的。"玉钥"，那显然这把钥匙很好，这个重楼(咽喉)锁住了、堵着了，差点憋死了，用这个玉钥，打开这个门，打开这个喉门。这个方名很好，书名也不错。

《重楼玉钥》这本书是清代的，作者叫郑梅涧，是安徽省歙县人。他们家是祖传喉科，郑梅涧他们哥俩和他父亲、他祖父都是喉科大家，郑梅涧叫"南园喉科"，他弟弟叫"西园喉科"，都是非常著名的喉科专家。白喉这个病，在这个方之前，大多数人不会治，就是大多数中医都不会治这个白喉。很多医家都把这个白喉来势比较急，发展比较快，当作风寒治；有的好一点的，当作风热治；有的按照毒火治，结果治来治去都治不好。郑梅涧他们看到这个病之后，就思考为什么这个病都治不好？以前的治法都是按照外感风寒、风热，甚至风毒去治，或者是清热泻火，这些方法结果都治不好。后来他们体会到，这个病是以内因为主，凡是得这个病的，都是由于本质不足。本质不足主要是肺肾阴虚,而且小孩多,大人少。小孩先天不足,小儿是稚阴之体,稚阴未充,所以这个病多数都是肺肾阴虚。因此他就一反常态,不按前人的方法治,他就完全用滋阴的方法,疗效就比较显著,生者甚众。所以最后他说:"此症发于肺肾,凡本质不足者,或遇燥气流行,或多食辛热之物,感触而发",感受一种毒邪,就发生这种病了。他就按照这个理论,立了这个养阴清肺汤。有了这个方之后,这个白喉治疗效果就比较好,当然还有一部分是治不好的。白喉就是喉间起白如腐,咽喉起一层白色的膜,这个膜把咽喉给盖上了,所以这个人憋的透不过气,这种白膜肯定是擦不掉的。当然也有咽喉疼痛,憋的似喘非喘,就是憋得很厉害,喘不过气来,这个就是白喉。

这个方就是从养阴、滋养肺肾入手。首先是用生地作君药,这个量一般都是小孩用量,大人应该加大一点,二钱就是6g,这都是治小孩用的,这个是养肾阴;麦门冬就是养肺阴的;玄参就能帮这两个药在养阴的同时,还能清热解毒。因为感触一种毒邪,肺肾阴虚,所以用两个滋养肺肾之阴,同时再加上玄参,既能滋阴,又能清热解毒,也可以叫清虚火。肺肾阴虚,虚火上炎,所以用玄参。这个方主要药是这三个药。下面就加点丹皮,丹皮也是清虚火的,六味地黄丸用丹皮,降相火的,它有清虚火作用。另外丹皮能凉血活血消肿,治咽喉疼痛。用点白芍也是养阴的,贝母用川贝母,川贝母是润肺化痰的,也能散结消肿,这三个药配伍主要作用是消肿。用白芍也是养阴,或用赤芍也可以,它能帮助活血消肿。少用点薄荷,要少用,才用五分,就是有点解表作用,而且薄荷能轻而上行,使药力往上走,在大量滋阴药里少用点薄荷,显然解表作用不是太强了。因为是感触而发,感触一种外邪才发病的,所以少用点薄荷来疏散外邪。最后加点甘草,调和药性,也可以解毒。

这就是养阴清肺汤,就是治疗白喉的,很有创造性。咱们也应该学他这种精神,有点创造性,不蹈覆辙,前人治不好了,你还那么走,又何必呢?所以像这种精神,我说将来治癌症,很可能不知哪一天,哪一位,可能对于治疗癌症能有所创造了。这都是前人治不好的病,咱们要去思索,它到底是什么原因?可能有一定创新,有些发明,这种精神应该学习!这个方的功用就是养阴清肺,解毒利咽。

文化大革命之前,1964年和1965年之间,天津南开医院有几位西医,学中医之后开始研究中医。他们研究一个方,就是在养阴清肺汤的基础上,创制一个方治疗"咽白喉"。白喉分"咽白喉"和"喉白喉"。喉白喉比较难治,白喉憋死那些,很多都是喉白喉。他们在这个方的基础上,基本上还是用了前三个药,就是生地、麦门冬和玄参,以这三个药为主,加了一个连翘清热解毒,这是一种毒邪,连翘可以轻宣透邪,它主要是清热解毒。另外加一个黄芩清热泻火。就这么五个药,结果治疗咽白喉比养阴清肺汤效果还好。这个方本来是不公开的,但是文化大革命一闹嚓,就给公开了,所以现在全世界都知道了。他们还研究一个治喉白喉的,治喉白喉效果不如治咽白喉好,但是也比原来好得多。这个方到现在还保密,这是国家级机密。

玉 液 汤

《医学衷中参西录》

【组成】 生山药一两(30g) 生黄芪五钱(15g) 知母六钱(18g) 生鸡内金捣细,二钱(6g) 葛根钱半(5g) 五味子三钱(9g) 天花粉三钱(9g)

【用法】 水煎服。

【功用】 益气滋阴，固肾止渴。

【主治】 消渴气阴两虚证。口干而渴，饮水不解，小便数多，或小便混浊，困倦气短，舌嫩红而干，脉虚细无力。

【讲述】 玉液汤是《医学衷中参西录》里的，又是张锡纯的。这个方是治疗糖尿病的常用方，中医叫消渴。消渴病分上、中、下三消，上消以口渴为主，中消以善饥为主，下消以小便多为主。那么玉液汤呢？就是治消渴日久，主要病机为气阴两虚。气虚主要是中气虚，就是脾气虚；阴虚呢，主要是肾阴虚，就是脾肾两经，气阴两虚。脾气虚不能正常输布津液。《素问·经脉别论》说："饮入于胃，游溢精气，上输于脾，脾气散精，上归于肺，通调水道，下输膀胱"。正常情况下应该是这样，可是现在因为脾气虚了，饮食入胃之后，脾不能散精了，津液、水谷精微都下流了，下流了之后，上边肺的津液不足了，不能散精于肺了，津液不能上达到肺，所以就口渴。津液都下流了，小便就数多，所以上边口渴，下边小便数多。这就是气阴两虚，中焦脾气虚，下焦肾阴虚。肾主二便，肾阴虚不能正常统摄二便了，所以小便数多。基本原理就是这些，这是按照中医理论说的。

按照西医理论说，玉液汤里的药都有降血糖作用。"衷中参西"嘛，他就是选择既符合中医理论，这是很主要的，"衷中"嘛，但是他又参考西医，选那些能降血糖的药物。

这个方的主要药是黄芪和山药，这两个药用量比较大。黄芪补脾，补中益气，山药既能补脾又能补肾。补脾本来应该用人参，现在的应用有不少加人参的，因为人参补脾能生津，也能治消渴病。不过黄芪和人参比起来说，黄芪的降血糖作用要比人参好一些。他说当时的报纸上，连篇的报道黄芪能降血糖，所以他就用这个降血糖。山药也是，它也有降血糖作用，所以这两个是主要药。然后下面又加上知母、天花粉，知母是滋阴润燥的，既能滋肾阴，又能滋肺阴，用知母滋阴润燥解渴。天花粉也是养阴生津的，这都是止渴的。基本上按照原方的用量就比较好。少用点葛根，升发脾胃清阳。葛根也是降糖药，升发脾胃清阳，加强脾的转输功能，葛根当然能生津止渴了。最后用点鸡内金，鸡内金能够助消化，他说这个药能帮助脾的转输功能，使水谷精微经过脾的转输，布达到五脏六腑，使津液不能都完全下趋，这个用的很好，助脾运化。最后再加五味子，五味子是补肾的，补肾、固涩、收敛，使小便不致于数多，就是减少小便的次数。五味子也是补肾的，也能生津、止渴。上面喝水少了，下面尿就少了。

整个方就是益气养阴，补脾益肾。这个方现在经常用于治疗消渴病，治疗慢性的、时间比较长的、出现脾肾两虚的，这个方确实不错。临证应用可以适当加减，有的加人参，有的加乌梅，有的加生地，有的加白术，有的加丹参，有的加黄连。这要看情况，有热的加黄连，没热的千万不要加黄连，苦燥药能伤阴。有血瘀的加丹参，甚至还有加疏肝药的，加点白芍也可以，这就根据情况辨证施治。消渴病绝对不是只有一个证型，但消渴日久大多数是属于气阴两虚的，所以这个方是比较常用的。

益胃汤

《温病条辨》

【组成】 沙参三钱(9g)　麦冬五钱(15g)　冰糖一钱(3g)　细生地五钱(15g)　玉竹炒香，一钱五分(4.5g)

【用法】 水五杯，煮取二杯，分二次服，渣再煮一杯服。（现代用法：水煎服。）

【功用】 养阴益胃。

【主治】 胃阴不足证。不饥不食，口干咽燥，大便干结，舌红少津，脉细数。

【讲述】 益胃汤是治疗胃阴虚的。胃阴虚主要是口渴不饥，益胃汤是《温病条辨》的方，治热病后期，热病伤阴的胃阴虚证。胃阴虚的主要症状是不饥，不知饿，不想吃，这就是胃的津液不足了，所以不能进食，同时伴有口渴、口干咽燥、大便干结、舌红少苔、少津、脉细数，这就是胃阴虚。

这个方一共是五味药，还是用生地、麦门冬养胃阴，加沙参、玉竹也是养胃阴，这四味药合在一起主要都是养胃阴。少用点冰糖，冰糖也是养阴的。这么五个药，药量不要太大，滋阴太过了，还是不吃，所以慢慢滋润。煎好了之后，应该是频饮，慢慢滋润，口不干了，唾液也有了，一有唾液之后，就该能吃了。益胃汤治疗胃阴虚，《温病条辨》还用益胃汤治"阳明温病，下后汗出"。阳明温病本来就已经耗伤津液了，如果用下法泻下之后，邪热已去，病人汗自出，更伤阴液，所以用益胃汤恢复胃的阴液。

琼玉膏

申铁瓮方，录自《洪氏集验方》

【组成】 新罗人参春一千下，为末，二十四两 生地黄九月采、捣，十六斤 雪白茯苓木舂千下，为末，四十九两 白沙蜜十斤

【用法】 人参、茯苓为细末，蜜用生绢滤过，地黄取自然汁，捣时不得用铁器，取汁尽去滓，用药一处，拌和匀，入银、石器或好瓷器内封用。每晨服二匙，以温酒化服，不饮者，白汤化之。（现代用法：前三味加水煎3次，合并药液，浓缩至稠膏。另取白蜜加入搅匀，加热微炼，装瓶密封备用。每服9~15g，早晚各服1次，温开水冲服或酒化服。）

【功用】 滋阴润肺，益气补脾。

【主治】 肺肾阴亏之肺痨证。干咳少痰，咽燥咯血，气短乏力，肌肉消瘦，舌红少苔，脉细数。

【讲述】 琼玉膏是治疗肺痨的，肺阴虚的肺痨。就这么四味药，生地用量最大，十六斤。用鲜生地洗干净，压榨把汁取出来，就要生地汁。然后加上蜂蜜十斤，再加茯苓面、人参面，茯苓是三斤一两，三斤是四十八两，人参是一斤半，二十四两，就把它们和在一起用磨口瓶或小罐装起来，经常喝、频喝。能够滋阴、润肺、凉血，治疗咳痰带血、口干咽燥，属于肺肾阴虚的。用生地作君药，既补肾壮水，滋阴清热，又凉血止血。用蜂蜜补中润肺，与生地配伍，滋补肺肾，润燥凉血。佐以人参、茯苓补气健脾，培土生金，茯苓并能祛湿化痰，可使滋而不腻，补不留邪。全方四药能够滋润肺肾，补脾益气，凉血止血。方名"琼玉"，琼浆玉液，是珍贵饮品。琼玉是珍贵的美玉。琼浆和玉液都是美酒，道家认为饮玉液可以长生，所以命为琼玉膏。

增液汤

《温病条辨》

【组成】 元参一两（30g） 麦冬连心，八钱（24g） 细生地八钱（24g）

【用法】 水八杯，煮取三杯，口干则与饮，令尽，不便，再作服。（现代用法：水煎服。）

【功用】 增液润燥。

【主治】 阳明温病，津亏便秘证。大便秘结，口渴，舌干红，脉细数或沉而无力。

【附方】 增液承气汤（《温病条辨》） 元参一两（30g） 麦冬连心，八钱（24g） 细生地八钱

(24g) 大黄三钱(9g) 芒硝一钱五分(4.5g) 水八杯,煮取三杯,不知再服。功用:滋阴增液,泄热通便。主治:热结阴亏证。阳明温病,燥屎不行,下之不通,口干唇燥,舌红苔黄,脉细数。

【讲述】 增液汤是治阳明病数日不大便,不可行承气者,不能用承气汤的,增液汤主之。阳明热盛,大便干燥,本来应该用承气汤,如果这个人津液不足,热病伤阴,"津液不足,无水舟停者,增液汤主之"。这种情况下出现大便干燥的,应该用增液汤,增水行舟。

这三个药玄参、麦冬、生地都是滋阴润燥药,大量用就能引起腹泻,所以用量一定要大,小量就无济于事了,那就是一般滋阴润燥的了。方才咱们讲的养阴清肺汤就是这三个药为主,但是用量比较小,用量一大就滋阴润燥,就引起腹泻,这个叫增水行舟。玄参一两是30g,麦冬、生地都是八钱,用24g,用量大就能增水行舟。这个伤阴比较重,多用一点没关系。这时候一定要注意,《温病条辨》里很清楚的说到:"阳明温病,无上焦证,数日不大便,当下之,其人阴素虚,不可行承气者,增液汤主之"。阴气虚,津液不足了,单用承气汤,下也不通,因为无水舟停,因此《温病条辨》里又有"下之不通"的辨治法则。"下之不通,其证有五",下之不通的有五种情况,都不能用承气汤攻下,其中有一个就是无水舟停。在泻下剂里我们学过新加黄龙汤,那也是治疗阳明温病下之不通的,是属于正虚不能运药的,"正虚不能运药,不运药者死,新加黄龙汤主之"。新加黄龙汤就是增液承气汤加人参、当归、海参、甘草,以及少许姜汁。这个既有正气虚,又有津液大伤。

增液汤就是治疗阴津不足,无水舟停的大便不通。一定是干燥症状明显,肌肤干涩、唇口干燥、小便短少,口舌都是干裂的。如果吃完增液汤,一天一宿还不大便,可以在这个方里加点大黄、芒硝。加上三钱大黄,一钱半芒硝,就叫增液承气汤。这个方的作用就介于调胃承气汤和增液汤之间,还有燥屎,还有热,还有津液不足,这就得酌情,在文字上就很难表达了。

这些方的关系都是很重要的,虚实之间都很重要。所以就应该酌情考虑,但是千万不要误治,该用大承气汤的可不能给增液汤,那就要坐误事机,给耽误了。那么该用增液汤的,也不能用承气汤,无水舟停的,攻之不下,误用承气汤反伤脾胃。所以在这之间选方用药须特别注意。

前面许多滋阴的方都有增液汤这三味药,这三味药是滋阴润燥的常用药,少用主要是治阴虚,多用就是增水行舟。

小 结

燥病分为两大类,一种是外燥,一种是内燥。外燥多发生在秋季,也称为"秋燥",与肺关系密切,以咳嗽为主症。秋燥又分"凉燥"和"温燥",凉燥又叫"次寒"、"小寒",凉燥的咳嗽要比风寒咳嗽轻,温燥的咳嗽要比风热咳嗽重。内燥可以分为上、中、下三燥,上燥主要是肺阴虚,以咳嗽少痰为主;中燥主要是胃阴虚,以不饥不食为主,下燥主要是肾阴虚和大肠干燥,肾阴虚以腰膝酸软、口燥咽干为主;大肠干燥以大便干燥为主。外燥的治疗原则是"宣肺",叫"清宣外燥";内燥总的来说都有阴虚,所以要"滋阴润燥"。

治燥剂讲了十首方,其中轻宣外燥剂三首,滋阴润燥剂七首。杏苏散这个方是参苏饮的变化方,因为没有气虚把人参去掉,表证较轻不用葛根,燥邪也不用木香,属于燥病又加了杏仁。这个方治外感凉燥,以咳嗽为主,也可见有恶寒发热、头痛身痛、无汗。功用就叫轻宣凉燥,理肺化痰。这个方治疗比较轻的风寒咳嗽,四季都可以用。桑杏汤是治疗温燥伤肺的轻证,有点头痛、身热不甚、口微渴、有点口鼻干燥、干咳少痰。这个方与桑菊饮差不多,不同的是多了一个"燥"邪。功用是轻宣温燥,润肺止咳。温燥伤肺最主要的方是清燥救肺汤,治疗温燥伤肺的重证。外燥的治疗原则要"宣肺",因此,清燥救肺汤还是以桑叶作君药,清凉宣肺。温重则热，燥胜则干，用石膏清肺热，麦冬滋肺阴。一定要注意，这两个药的用量不能超过桑叶，否则，这个方就不能宣肺了，也不是治疗外燥的了，主要的药就是这三味。燥热伤气，又加了少量人参补肺气。肺气以肃降为顺，用杏仁、枇杷叶利肺气。燥邪易伤血络，用阿胶润燥止血。胡麻仁就是黑芝麻，一方面润肺，同时也可以润肠。这个方如果将麦门冬用量加大，用作君药，也可以治内燥的肺阴虚证。这个方和百合固金汤都是治阴虚肺燥的，前者治热在气分，可见身热、口渴、无汗、干咳、脉虚大而数。后者治热在血分，有干咳、痰中带血、骨蒸潮热、两颧红赤、舌红少苔，脉细数。

滋阴润燥剂的麦门冬汤，在《金匮要略》里是治疗肺痿，属肺阴虚，肺气上逆。可见干咳少痰，咽喉不利，口干咽燥，皮肤干涩，毛发焦枯，脉细数。这个方也可以治胃阴虚的胃气上逆，见有呕吐，呃逆，嗳气，舌红少苔，脉细数。这个方要注意麦门冬和半夏的用量关系和配伍关系！麦门冬和半夏的用量是7∶1；半夏在大量麦门冬的配合下，其燥性去而降逆之性存，麦门冬得半夏滋而不腻。因为加了人参、粳米、大枣、甘草四味补脾药，这个方也有“培土生金”之意，主要是滋肺阴的。功用是滋养肺胃，降逆和中。养阴清肺汤是治疗白喉的，特点是喉间起白如腐，不易拭去，咽喉肿痛，似喘非喘。这个病小儿多发，与小儿先天禀赋不足，肺肾阴虚，又感受一种毒邪有关。方中用生地养肾阴，麦门冬养肺阴，玄参既滋阴又清热解毒。这个方主要药就是这三个，少加点白芍帮助养阴，川贝母润肺化痰散结，丹皮清虚火，薄荷疏散风热。这方的功用就是养阴清肺，解毒利咽。玉液汤是治疗消渴日久的，主要病机为气阴两虚。有口干而渴，小便数多，困倦气短，舌嫩红而干，脉虚细无力。方中主药是黄芪、山药补脾益气，兼能补肾。又加了知母、天花粉滋阴润燥，生津止渴。葛根能升发脾胃清阳，生津止渴。鸡内金助脾运化，五味子固肾、生津止渴。功用就是益气滋阴，固肾止渴。这个方里的药，现在药理研究证实大都有降血糖的作用。益胃汤是治疗胃阴虚的。主要是不饥不食，伴有口渴，口干咽燥，大便干结，舌红少津，脉细数。方中用生地、麦门冬、沙参、玉竹养阴益胃。琼玉膏是治疗肺肾阴虚的肺痨。可见干咳少痰，咽燥咯血，气短乏力，肌肉消瘦，舌红少苔，脉细数。功用是滋阴润肺，益气补脾。增液汤治疗阴津不足，无水舟停的大便不通。方中用玄参、生地、麦冬增液润燥，助水行舟。这三味药是滋阴润燥的常用药，少用主要治阴虚，多用就是增水行舟。吃完增液汤，如果还不大便，又加大黄、芒硝，名叫增液承气汤。

（赵雪莹　编写）

第十四章 祛 湿 剂

祛湿剂是治疗湿邪为病的。湿邪为病分为两大类,一种是外湿,一种是内湿。外湿就是自然界六淫的湿邪,就是风寒暑湿燥火这个“湿”,是从外受的。内湿,是从内里生的湿。内里生的湿大多数是和肺、脾、肾三经有关,而且最主要的是脾。脾主湿,脾虚失运就生湿。肺和湿也有很大关系,肺为水上之源,肺气如果不能正常肃降,也能停湿,也会生痰。肾主水,这个在六味地黄丸、肾气丸都讲过了,肾虚不能主水,也能生湿。主要是这三经,其他好多脏腑都和湿有关系。三焦是水道,三焦不利,也会停湿;小肠主泌别清浊,小肠有病,不能正常泌别清浊,也会生湿,这个在导赤散中已经讲过了。其他像肝经,肝气不疏,气郁也可以生湿。所以这个湿邪和五脏六腑关系都很密切。内脏病变很容易生湿。

湿和水这两者是多与少的关系。“湿为水之渐,水为湿之积”,湿多了就成水,水少了就是湿。湿和痰,又是异名同类,“湿聚成痰”,湿郁可以成痰,所以水、湿、痰、饮,都是异名同类。名称不同,它的发病特点有所不同,所以把它分开来,分为这么几个名词。“内湿”也叫“湿邪”,但“内风”不能叫“风邪”,“内燥”也不能叫“燥邪”,而“内湿”可以叫“湿邪”。所以这一章叫“祛湿剂”,不论内湿、外湿,都应该用排除的、祛邪的方法。但是,外湿是从外来的,还是要以发散为主,所以,治外湿的方法,还是属于“汗法”。内湿,主要是利小便,当然利小便的方法就不一样了。肺气不降,就应该宣降肺气,肾虚的就应该补肾利水,脾虚的就应该健脾利水。其他还有燥湿、化湿、行气等治法。

先看外湿。外湿大多数是由于居处卑湿,就是长期在潮湿低洼地方生活,很容易得外湿。最常见的是“风湿”,风湿、寒湿、湿热,都可以从外湿而来。再一个就是冒雨涉水,经常在水上作业,像南方很多在船上生活的人,都容易受湿邪。长期的汗雨沾衣,经常被雨淋湿,也都容易感受外湿。外湿多数都侵犯皮毛和肌肉,所以最常见的是“痹证”。湿邪常常和风邪合并在一起,称为“风湿”,叫“风湿痹证”;或者和寒邪结合在一起,称为“寒湿痹证”;或者风、寒、湿一齐杂至,都称“痹证”。还有湿热相合而成的“湿热痹证”。另外就是比较常见的一些皮肤病,皮肤疮疡、疥癞、瘾疹,和湿都有很大关系。上一章治风剂里所讲的消风散,治瘾疹的,治湿疹的,“无湿不作痒,无风不作痒”,所以风疹、湿疹一般都是由于风湿而来的。外湿可以和多种邪气相兼,最常见的是风、寒、热邪,湿邪和暑邪也可以合并为病,所以,外湿发病是比较广泛的。

内湿大多是由于饮食不节而来的,多是饮食伤脾,如恣啖生冷,长期吃些生冷食物,或用寒凉药过多,都会寒凉伤中。伤脾了,脾不运化了就生湿了。生硬的食物,不好消化的东西,消化不良,也会饮食伤脾,出现脾虚生湿,这是比较常见的。当然,这和嗜酒也有很大关系,“酒家”大多数都比较肥胖,是湿邪过盛,过食肥甘的人也容易生湿。所以饮食调节是很重要的,饮食不节就容易生湿。内湿最常见的就是湿邪困脾,湿邪困脾,脾不能运化,消化不及,就出现饮食减少。湿属阴邪,黏腻重滞,最容易影响气机,气机不畅,就会出现脘腹胀满、嗳气、呃逆等。

另外,湿邪重滞、下注,所以下焦病比较多。下焦病最常见的,主要是小便不利、淋浊,甚至癃闭,这些都是湿停下焦。水湿壅盛的可以发生水肿。其次还有痿证,《素问·生气通天论》里讲:"湿热不攘,大筋软短,小筋弛长,软短为拘,弛长为痿"。痿就是两个腿不好使。湿热在下焦还可以出现痹证,以及一些下焦的疮疡,其他还有黄疸、呕吐、泄泻、湿疹等,都和湿邪有关,湿邪为病是比较多的。

湿邪为病的治疗方法也比较复杂。大体上外邪在肌表的,仍需要解表法,甚至可以取微汗,使湿从外解。特别是风湿初起,我们讲麻黄加术汤时已经说过了,"微微似欲汗出者,风湿俱去也"。有些风湿包括风寒湿侵入筋骨的就应该用搜风法。

内湿的治法总以健脾、利小便为常法。"治湿当健脾,脾旺湿自绝","治湿不利小便,非其治也"。湿在中焦常用化湿法,叫芳香化湿,还有一种燥湿法。这两个方法,怎么区别运用呢?化湿法是用芳香药,芳香药有个特点,叫做芳香醒脾,一般脾虚的时候,脾气困倦,湿邪伤脾,脾虚不能运化水湿,这时最好用芳香化湿法,它既能醒脾,焕发脾的健运功能,又能化解湿邪。燥湿法一般是中焦湿邪比较重的时候使用,祛湿作用比较快。湿气盛的时候,也可以用利湿法,用燥湿法的同时,也可以配合利湿法。利湿法多是用于湿在下焦,使湿邪从小便而去。水湿壅盛的还可以用逐水法。另外,治疗内湿又常配伍行气药,行气可以帮助运化水湿,叫"气化则湿化"。

这章的分类,一是化湿和胃,就是治疗中焦停湿的,也可以叫湿邪困脾,这是最常见的一部分,也是最主要的一部分。再一个就是清热祛湿,治疗湿热病;还有渗湿利水,治疗小便不利;温化寒湿,治疗寒湿为病;祛湿化浊,治疗湿浊病;祛风胜湿,治疗风湿病。这一章一共分这么六节。

第一节 化湿和胃

化湿和胃,主要是治疗中焦停湿,一般叫湿邪困脾。湿邪困脾与脾失运化,气机不畅有关,所以,湿邪停于中焦,主要是见有脘腹胀满。气滞加上脾失运化,当然就不思饮食了。另外,有肢体沉重,湿属阴邪,湿性重滞,湿气盛就感觉到身体沉重。沉重之后,当然就有些怠惰,许多胖人都有这个特点。讲逍遥散的时候,说过这个事儿。逍遥散治肝郁脾虚,如果湿气盛的人,可见下肢浮肿。所以许多女子容易出现脾虚停湿,怠惰嗜卧,甚至下肢水肿。舌苔是白腻苔,而且有的舌苔很厚,叫做白腻而厚,或者叫舌苔厚腻。主要用方就是平胃散。

平胃散

《简要济众方》

【组成】 苍术去黑皮,捣为粗末,炒黄色,四两(12g) 厚朴去粗皮,涂生姜汁,炙令香熟,三两(9g) 陈橘皮洗令净,焙干,二两(6g) 甘草炙黄,一两(3g)

【用法】 上为散。每服二钱(6g),水一中盏,加生姜二片,大枣二枚,同煎至六分,去滓,食前温服。(现代用法:共研细末,每服4~6g,姜枣煎汤送下;或作汤剂,水煎服。)

【功用】 燥湿运脾,行气和胃。

【主治】 湿滞脾胃证。脘腹胀满,不思饮食,口淡无味,恶心呕吐,嗳气吞酸,肢体沉重,怠惰嗜卧,常多自利,舌苔白腻而厚,脉缓。

【讲述】 平胃散就用四味药。这四味药用量比较好记，就是四、三、二、一这个比例。在这种比例的情况下，药力最大的应该是苍术，即或用量相等的话，也是苍术力量大。苍术以燥湿为主，它的燥性要比白术大，而且苍术也是芳香药，能芳香辟秽，解秽浊之气。秽浊之气，也是一种湿浊之气，芳香化湿也能祛除湿浊之邪。芳香又能醒脾，所以苍术也有健脾作用，但苍术健脾作用比白术要小得多了，而燥湿作用比白术大得多。它是以燥湿为主的，所以湿气盛的时候，主要是用苍术。湿邪阻碍气机，所以治湿就得行气，叫“气化则湿化”，因此方中加厚朴三两，当然就是臣药了。厚朴主要是行气，行气能消胀，治胀满。另外，厚朴也是芳香药，也有芳香化湿作用，但力量比较小；厚朴也是燥药，燥湿作用也比较小，主要还是行气。在行气的同时，也能芳香化湿，也能燥湿，能帮助苍术祛湿。陈皮当然就是佐药了，陈皮也是理气药，也有健脾作用，但力量比较小；也有一定的燥湿作用，那当然力量更小了，它主要还是理气。另外还能和胃，能使胃气下降。脾湿内停，脾失健运，脾胃不和，所以出现呕吐、泄泻。清气在下则生飧泄，胃气不降则生呕吐，所以用陈皮，既理气，又健脾，又能和胃。最后用甘草为使，用来调和药性。这四个药，主要是燥湿行气。少加点生姜、大枣，这个就好理解了，肯定是调和脾胃的。如果用汤药，就加点生姜、大枣一同煎服。如果用散剂，就用姜枣煎汤冲服。平胃散这个方，主要是燥湿行气，教材上写的燥湿运脾，行气和胃。

平胃散主治湿邪困脾，或叫湿滞脾胃。主要证候就是八个字，脘腹胀满，舌苔厚腻。平胃散是治湿邪困脾的基础方，临床运用可以适当加味。如果湿邪化热，叫湿热困脾，舌苔黄腻或苔黄厚腻，口苦，或者是出现口黏，或口苦而黏，可以在这个方里加一些苦寒燥湿药，最常用的就是黄连、黄芩。还有一种叫寒湿困脾，寒湿困脾就是湿从寒化。寒湿困脾，主要是疼痛，不单独是胀满了，就是脘腹胀痛，又胀又痛。以前学过一个治脘腹胀痛的方，属于寒湿证的，记不记得？就是厚朴温中汤。厚朴温中汤就是治寒湿气滞的，能燥湿除满，行气温中。厚朴温中汤是以厚朴作君药，是以行气为主，以胀为主。如果用平胃散的话，那就是以湿为主，寒湿应该是又胀又痛，是脘腹胀痛。舌苔白厚或舌苔厚腻，一看舌苔厚腻了，就应该用平胃散，不能用厚朴温中汤，要区别开。厚朴温中汤证也有湿邪，但是湿邪比较轻，所以舌苔是薄的。寒湿困脾，应该加温中祛寒药，主要是干姜，也可以用草豆蔻，干姜主要是温中散寒，草豆蔻温中、散寒、祛湿、行气。如果湿气比较盛的时候，出现水肿了，还可以加一些利水药，如茯苓、泽泻、猪苓都可以加。

这里有两个词要注意！“湿热”与“寒湿”，不能叫“湿寒”，也不能叫“热湿”。这是习惯常用的术语，你不要把它说错了，说错了就贻笑大方了。

藿香正气散

《太平惠民和剂局方》

【组成】 大腹皮　白芷　紫苏　茯苓去皮，各一两（各3g）　半夏曲　白术　陈皮去白　厚朴去粗皮，姜汁炙　苦桔梗各二两（各6g）　藿香去土，三两（9g）　甘草炙，二两半（7.5g）

【用法】 上为细末，每服二钱，水一盏，姜钱三片，枣一枚，同煎至七分，热服，如欲出汗，衣被盖，再煎并服。（现代用法：散剂，每服6g，生姜3片、大枣1枚，煎汤送服；或作汤剂，加生姜3片、大枣1枚，水煎服。）

【功用】 解表化湿，理气和中。

【主治】 外感风寒,内伤湿滞证。霍乱吐泻,恶寒发热,头痛,胸膈满闷,脘腹疼痛,舌苔白腻,脉浮或濡缓。以及山岚瘴疟等。

【讲述】 藿香正气散这个方大家都很熟悉了。这个方是治霍乱的。霍乱这个病就是上吐下泻。夏天这个病比较多,相当于现在的急性胃肠炎,或者是胃肠型感冒。夏季湿气比较盛,如果稍微饮食不洁,或饮食不节,都可以得这个病。霍乱这两个字,就是挥霍变乱,很快就乱了。什么乱了呢?就是清浊不分,清气不升,浊气不降。脾的清气不升,胃的浊气不降,脾的清气不升就泻,胃的浊气不降就吐。胃以降为顺,不降就吐,脾以升为顺,不升就泻。"清气在下则生飧泄",这就是脾胃不和,清浊不分。

霍乱病的类型比较多,讲理中丸的时候,是不是说理中丸能治霍乱了?理中丸治的霍乱,是脾胃虚寒的霍乱。今天讲藿香正气散治的霍乱,叫风寒霍乱,就是外感风寒,内伤暑湿。平素这个人就脾胃停湿,内里有湿,湿伤脾胃,就影响脾胃的升降,一旦感受风寒,风寒和内湿相合,正气抗邪,脾胃的中气不能运化,加重了脾胃不和,脾气不升,胃气不降,所以挥霍变乱,很快就出现上吐下泻。因此,这个病开始的时候,外表有风寒,就发热恶寒、头痛身痛、无汗;内里是湿邪伤脾,清浊不分,上吐下泻。藿香正气散治这个病,就是这个特点。治疗方法,当然有表证就得解表;有里证,有湿就要祛湿、和脾胃。

这个"霍乱",和传染病的"霍乱"不同。传染病的霍乱是烈性传染病,是霍乱弧菌引起的。这个一般叫"急性胃肠炎",或者叫"肠胃型感冒"。到暑季了,这个病就比较多了,所以这个药应该是家庭常备药。以后大家脾胃不和的时候,可以吃点藿香正气散。现在市场上的藿香正气水、藿香正气丸、藿香正气软胶囊,基本上是这个方,稍微有些改变。

外感风寒,内伤湿滞,所以在治疗上就应该外散风寒,内化湿邪,而且要理气,升清降浊。最恰当的药就是藿香,所以这个方就是以藿香为君药。藿香辛温气香,能外散风寒、内化暑湿、理气和中、升清降浊。藿香这一个药,正好符合风寒霍乱这个病机。藿香是辛温药、解表药,所以能外散风寒;藿香是芳香药,芳香化浊,所以能内化暑湿;藿香也是个理气药,它本身就能理气和中,升清降浊,所以这个药是治风寒霍乱的主要药。为了加强藿香的作用,下面给它配一些药:一个就是用止吐药,加半夏、陈皮,半夏、陈皮有和胃止呕作用,帮助藿香止吐。另外,就是帮助止泻,用白术、茯苓,白术、茯苓当然是健脾利湿的,能帮助止泻。主症就是上吐下泻,所以这四个药为臣药。其次应该用点理气药了。祛湿要理气,脾胃不和也要理气,使气机调和,脾的清阳得升,胃的浊气得降。方中用桔梗、厚朴、大腹皮,都是行气药。桔梗能升,厚朴和大腹皮能降,使气机有升有降。同时桔梗有宣肺作用,宣肺还能帮助解表。方中少加紫苏和白芷,紫苏和白芷都是解表药,帮助藿香辛温解表、散风寒。解表药为什么单选这两个?因为这两个都是气香的,还可以帮助芳香化湿,既解表又能化湿,而且紫苏还能理气。这个方的解表作用比较小,因为夏天解表力量不要太强,而且主症是上吐下泻,表证比较轻。最后还有甘草和生姜、大枣,大多数治脾胃病都用姜、枣,因为姜、枣是治疗脾胃病最常用的药,叫使药,它能调和脾胃、调和营卫、调和气血、调和阴阳、调和表里。这个方的功用就叫解表化湿,理气和中。

第二节 清热祛湿

清热祛湿,这是治疗湿热病的。湿热病比较多,所以这一节的方也比较多。另外,要注意一个问题,就是湿和热的关系。湿属阴邪,热为阳邪,治热宜寒,但寒能碍湿。所以这里要权衡湿与热的轻重，用药要恰如其分，过用寒凉反而助湿为虐。

茵陈蒿汤
《伤寒论》

【组成】 茵陈六两(18g) 栀子擘，十四枚(12g) 大黄去皮，二两(6g)

【用法】 上三味，以水一斗二升，先煮茵陈，减六升，内二味，煮取三升，去滓，分三服。(现代用法：水煎服。)

【功用】 清热利湿退黄。

【主治】 湿热黄疸。一身面目俱黄，黄色鲜明，身热，无汗或但头汗出，口渴欲饮，腹微满，小便短赤，舌红苔黄腻，脉沉数或滑数有力。

【讲述】 茵陈蒿汤是治中焦湿热发黄，湿郁化热，出现黄疸。黄疸这个病，中医的理论是脾湿，脾主黄。现代医学认为是胆汁外溢，所以都说这个病是肝胆湿热，但是按照中医理论说，应该是脾经湿热。茵陈蒿汤治的黄疸叫阳黄，阳黄就是湿热黄疸。还有“阴黄”，属于寒湿证。“阳黄”是以热为主，所以它这个黄是“一身面目俱黄”，身黄，面黄，眼睛黄，眼睛不黄的不能叫黄疸。而且是黄色鲜明，《伤寒论》说“身黄如橘子色”，并伴有身热、口渴、苔黄、脉数。“阴黄”是黄色晦暗，灰黄色，舌质淡，苔灰白，脉沉迟，属寒湿证。阳黄易治，阴黄难瘳。茵陈蒿汤就是治阳黄的。阳黄的病因主要是湿热，治疗就是清热利湿退黄。

清热利湿退黄的主要药就是茵陈蒿，原方六两，用它作君药，这个药的特点，就是清热利湿退黄。为了加强茵陈蒿的作用，下面再加两个药。一个是栀子，一个是大黄，栀子十四枚，大约相当于三两，大黄用二两。用这两个药，主要是通利二便，栀子能利三焦，通水道，“三焦者，决渎之官，水道出焉”，三焦就是水道，所以它能够清热利湿，使湿热从小便出。吃了栀子之后，尿是深黄色，《伤寒论》讲，“尿如皂荚汁色”。实质是栀子的色素，所以病人吃了栀子，尿也黄了。但确实它能够通利三焦，能屈曲下行，使湿热从小便出。那么大黄当然是通利大便，使湿热从大便出。这两个药就加强了茵陈蒿的清热利湿退黄作用。方里的大黄，不论是大便通利与否，应该是个必用药。大黄不是因为大便干燥才用的，用它的目的，是通过泻下排除湿热，使湿热从大便出。所以对这两个药要特别注意，这两个药配伍在一起，是通利二便，很重要的是利小便，治黄必须利小便，所以栀子用量比大黄略多。

茵陈蒿汤治的病是湿热，湿热就是两种邪气，一个是湿，一个是热。那么黄疸病不一定都是湿热并重。有的病人可能是热重于湿，有的病人则是湿重于热。所以用茵陈蒿汤，还要根据这个情况去加减变化。如果热多湿少的话，这个方还应该加清热祛湿药，可以加黄柏、黄芩，龙胆草也好，是以清热为主的。热多病人身热就比较重，舌苔黄腻，脉弦数。如果是湿重于热的，舌苔不太黄，微黄，但苔很厚，脉略数，就是湿邪比较重，这时候就要加点清热利湿药，诸多清热利湿药都可以用，最常用的就是车前子、竹叶，或者加利湿的泽泻、茯苓等。这个方是治疗湿热黄疸最主要的一个方，也是最常用的基础方，是非常有效的方。功用就是清热利湿退黄。

八　正　散

《太平惠民和剂局方》

【组成】 车前子　瞿麦　萹蓄　滑石　山栀子仁　甘草炙　木通　大黄面裹煨，去面，切，焙，各一斤(各9g)

【用法】 上为散，每服二钱，水一盏，入灯心，煎至七分，去滓，温服，食后临卧。小儿量力少少与之。(现代用法：散剂，每服6~10g，灯心煎汤送服；汤剂，加灯心，水煎服。)

【功用】 清热泻火，利水通淋。

【主治】 湿热淋证。尿频尿急，溺时涩痛，淋沥不畅，尿色浑赤，甚则癃闭不通，小腹急满，口燥咽干，舌苔黄腻，脉滑数。

【讲述】 八正散这个方好理解，也是常用方，是治疗下焦湿热，或者叫膀胱湿热的小便淋涩，中医叫“淋证”，小便涩痛，小便短少，相当于现在的尿路感染，出现尿频、尿急、尿痛。严重的可以小便不通，叫“癃闭”。八正散是常用方，有效方，也是基础方。

原方各药用量基本相等，滑石应该是君药。滑石性质滑利，能清热利水通淋，有滑利作用，能治尿道涩痛，而且能利小便，所以用为君药，用量要重一点，因为它药性比较平和，所以可以多用一点，20g、30g都可以。木通是通利药，它能通利尿道，可以清热利水通淋。木通“通”的作用比较好，所以治癃闭，治小便不利，有通窍利水作用，上面这两个药都作君药。下面加上萹蓄、瞿麦、车前子，都是清热利水通淋药，还有好多清热利水通淋药，也可以用。但原方就用车前子、萹蓄、瞿麦，这三个药都是臣药。那么清热利水通淋药为什么用这三个药？这三个药的利水通淋作用稍有点差别。什么差别呢？就是车前子不仅是清热利水通淋、入膀胱经，而且能入心和小肠经，小肠主泌别清浊，所以清利小肠，就可以帮助清热利湿。瞿麦能入肺经，也能清肺，肺为水之上源，所以清肺也可以帮助利水通淋。萹蓄直接入膀胱经。下面还用栀子和大黄，这两个药和茵陈蒿汤用栀子、大黄是一个道理，都是使湿热从二便出。最后用甘草，因为这个方滑石是君药，讲六一散的时候就说过了，用滑石就得用甘草来保护胃气，延缓药效。因为滑石沉重滑利，很容易伤胃，而且药效比较短，加甘草之后可以延长药效，保护脾胃。甘草除了调和药性、保护胃气、延缓药效之外，甘草还能直达茎中，止茎中痛，就是直达尿道，叫“茎中”，直达茎中、尿道，来止茎中痛，它能缓急止痛。所以茎中痛比较明显的，可以多用点甘草，而且习惯上用甘草梢，甘草梢能直达茎中。在用法里还有灯心，也是清热利水通淋。八正散的功效，就叫清热利水通淋，叫清热泻火、利水通淋也可以。这当然就是治湿热淋证的，湿热淋证，就是小便频数，小便涩痛，小便短少，甚至癃闭不通，舌苔一般都是黄的，舌质是红的，脉是数的。因为有湿邪，所以苔应该是腻的，黄腻苔。八正散是治湿热淋证的基础方，现在诸多湿热淋证都用八正散这个方，不过要根据证候不同，适当的进行加减。

湿热淋证里还有个“石淋”，这个大家都知道了，石淋就是尿路结石，肾结石、膀胱结石，中医叫“石淋”。石淋就是溲中有砂石，而且尿道痛得比较厉害，不是一般的淋痛，石头要从小便出来，当然会痛得比较厉害。有的肾结石，或者是输尿管结石，成为绞痛。石淋就用八正散加上化石药，化石最好的药就是金钱草，这时候应该把金钱草作为君药，用到30g、50g都可以。用金钱草、海金沙、石韦、鸡内金都可以，主要是金钱草、海金沙。还一个叫“血淋”，血淋咱们学过什么方了？对，就是用止血剂里治血淋的小蓟饮子。回头看看，小蓟饮子里有多味清热利水通淋药，木通、滑石、栀子等。在八正散里加上一些清热凉血药如小蓟、生地、白茅根等，也可以治血淋。还有一个叫“膏淋”，“溲如膏脂”，就是尿混浊，包括乳糜尿，属于湿热的，也可以用八正散，加上能够分清化浊的药，最常用的就是萆薢和石菖蒲。还有“气淋”、“劳淋”。“劳淋”是淋证日久，就成虚劳病了，反复发作，遇劳则发，这个就是“劳淋”。有属于肾虚的，有属于脾虚的，可以分别加补肾或者补脾的药。“气淋”有属气滞的，有属气虚的，分别加一些理气药或者补气药就可以。总之，八正散是治湿热淋证的常用方、基础方，无论什么淋证，只要属于湿热证，都可以适当加减运用，效果特别好，临床用的非常多。

三仁汤

《温病条辨》

【组成】 杏仁五钱(15g) 飞滑石六钱(18g) 白通草二钱(6g) 白蔻仁二钱(6g) 竹叶二钱(6g) 厚朴二钱(6g) 生薏苡仁六钱(18g) 半夏五钱(15g)

【用法】 甘澜水八碗，煮取三碗，每服一碗，日三服。(现代用法：水煎服。)

【功用】 宣畅气机，清利湿热。

【主治】 湿温初起或暑温夹湿之湿重于热证。头痛恶寒，身重疼痛，面色淡黄，胸闷不饥，午后身热，苔白不渴，脉弦细而濡。

【讲述】 三仁汤这个方有点不太好理解。这个方是治湿温初起的，湿温病是温病的一种。温病有风温、温热、暑温、秋燥、冬温、湿温。湿温多发生在长夏初秋，长夏主湿，所以这个季节容易得湿温病。湿温病也是外感，外感湿热。吴鞠通给湿温病下个概念，他说：“湿温者，长夏初秋，湿中生热，即暑病偏于湿者也”。这个病的实质是暑病偏湿的，暑当然是热，长夏也是暑，长夏又是湿，所以是暑病兼湿，暑病偏于湿，既有暑病的特点，又有湿热的特点，而且重点是湿，“暑病偏于湿者也”。这就是这个病的病因，也是这个病的特点。湿温的发病还与内湿有关，素有内湿的人感受暑湿，就容易成为湿温病。所以，薛生白认为是“内湿引动外湿”。他讲：“太阴内伤，湿饮停聚，客邪再至，内外相引，故病湿热。”这说明是素有太阴脾虚停湿，加上外感湿热，内湿招引外湿，外湿引动内湿，“内外相引，故病湿热”。既有外感长夏初秋的暑湿，又加上内里的湿饮，所以才形成了这种“湿温”。

湿温病，很多医生不认识，当然就不会治。三仁汤是吴鞠通治疗湿温病的一个主要方剂，而且是特别有效的。这个病初起，因为湿邪比较盛，所以也有点发热恶寒，头痛身痛。面容有些呆滞，湿属阴邪，湿性呆滞，所以得这个病，表情也呆滞，西医叫“无欲状”，咱们中医叫“呆滞”，一般人把这个病叫“秋呆子”。因为一般医生不会治这个病，所以吴鞠通讽刺说，不是病呆，而是医呆，“医者呆，反名病呆”，甚至给治坏了，成为坏病。他说：世医不知此为湿温，见其头痛恶寒、身重疼痛，以为伤寒而汗之，汗伤心阳，反而这个病人出现神昏目瞑。有人见到胸闷不饥，以为是停积，而用泻药，结果重伤脾胃而洞泄不止。有人看到病人午后身热，便认为是阴虚，用一些滋阴药，本来就湿盛，还给用滋阴药，结果是两阴相合，这边湿气盛，那边滋阴，两个阴气相合，以至胶结不解，变成坏病。

吴鞠通发现这个问题之后，并认识到这是“暑病偏于湿”，所以就制成三仁汤，取效甚捷。湿温病的临床症状是头痛恶寒，身重疼痛，苔白不渴，脉弦细而濡，面色淡黄，胸闷不饥，午后身热。湿温的病因病机就是内湿招引外湿，暑病偏于湿。所以这个方重点还是用滑石，既能解暑,又能利湿,清热利湿解暑,所以用它作为君药。原方用六钱,清代的六钱就是现在的 18g,用 30g 也好,多用点没关系。由于太阴内伤,素有里湿,里湿是脾虚来的,所以应该健脾利湿,因此用薏苡仁,用生薏苡仁,生薏苡仁偏于凉,甘微寒,既能健脾,又能利湿,且能祛湿热,健脾利湿清热。与滑石配伍在一起,那就是清热解暑,健脾利湿。另外一个,就是方中重用杏仁,重用杏仁就是宣利肺气,宣利肺气有利于祛湿,宣肺也可以轻宣表邪。因为这个时候表邪不太重,由于素有内湿,内外相引,所以湿温初起邪气就偏于里,而里湿证比较明显,所以又加清热利湿的通草、竹叶,帮助清热利湿。下面用两个温性的行气药,白蔻和厚朴。这两个都是行气药,行中焦之气,行脾胃之气,以祛中焦之湿。为什么要用这两个偏温性的药?就是防止“寒凉碍湿”。湿属阴邪,清热利湿药是寒性药,容易阻碍湿邪,湿得寒则凝;另一方面,这两个药都能芳香化湿醒脾,加这两个药,既能行气,又能醒脾祛湿,而且防止滑石寒凉碍湿。方中还用半夏,半夏就是调和脾胃了,半夏和胃,因为湿邪困脾,脾气不升,胃气不降,用半夏就是和胃降逆;另外半夏也是燥湿的,也是能帮助祛湿。整个方的作用,就是清热利湿祛暑,同时兼有行气作用,能行中上二焦之气,开水之上源,畅中焦脾气,渗利湿热。另外,这个方叫三仁汤,三仁就是指杏仁、白蔻仁、薏苡仁,杏仁开上焦肺气,白蔻仁畅中焦脾气,薏苡仁利中下二焦湿热,简单说叫宣上,畅中,渗下。

三仁汤是个很重要的方,课后要好好复习。这个方治疗湿温病初起,湿多热少之证。所以这个方利湿的作用比较大,竹叶、通草、薏苡仁、滑石都是清热利湿药,而清热的作用小于利湿。由于湿多,所以才像“秋呆子”。有些书不像咱们今天这么讲的,你们再参考参考,好好理解这个意思,不要学呆了。叫三仁汤,绝不是“三仁”作君药,这个千万要注意!如果三仁作君药,是治不好这个病的。

下面介绍一个病例,1999 年我曾治一位伏暑高热病人,史某,男,14 岁。3 个月前发病,初起发热头痛,周身不适,继而体温逐渐升高,口服感冒药后体温可降至 37℃左右,停药后体温迅速上升。先后到数家省、市医院诊治,曾静脉点滴多种抗生素及中药治疗,一直高热不退,体温高达 43℃。许多医生都不相信,结果换几次体温计,都是升到最高点。患者来求治时,体温 39.5℃(服解热药 3 小时后),面赤头痛,微恶风寒,无汗,时有身痛,口微渴,饮食无味,舌质稍胖嫩,苔白腻,脉弦细略数。诊断为伏暑高热,治以清暑利湿。方用滑石 30g,薏苡仁 30g,青蒿 10g,半夏 10g,通草 10g,白薇 15g,竹叶 10g,丹皮 10g,白豆蔻 10g,甘草 10g。三剂,水煎服。服一剂后,身热降至 38.8℃。服二剂后,热势大减,体温降至 37.9℃。三剂尽,热退身和,诸症消失。随访未见复发,已正常上学。

三仁汤这个方很难理解。三仁汤是治疗湿温病的,湿温病有很强的季节性,“长夏初秋,湿中生热,即暑病偏湿者也”。它是一种湿热病,相当于暑湿病,不过它是以湿为主,是湿多热少。因此这个方用滑石作君药,既能清热利湿,又能解暑,治暑湿。素有内湿,再感受外界的暑湿,内湿引动外湿,内外相引。因此方中不能单独用滑石清热解暑,而加上等量薏苡仁健脾祛湿,主治里湿,同时薏苡仁微寒,也能清热利湿。再一个就是杏仁,杏仁能开上焦肺气,“气化则湿化”。以上一个君药,两个臣药,这是主要的。方中用“三仁”,杏仁、薏苡仁、白蔻仁,所以名为三仁汤,但不能因此说三仁是君药。“三仁”配伍,叫宣上、畅中、渗下是可以的。三仁汤除了治湿温病之外,因为它有清热利湿的作用,而且治湿多热少之病,所以又可以治痹证。有个病叫做“布氏杆菌病”,也叫“波状热”,在 20 世纪 60 年代初期,黑龙江省曾流行过“波状热”,以三仁汤为基础方进行加减变化,治疗效果很好。

甘露消毒丹

《医效秘传》

【组成】 飞滑石十五两(15g) 淡黄芩十两(10g) 绵茵陈十一两(11g) 石菖蒲六两(6g) 川贝母 木通各五两(各5g) 藿香 连翘 白蔻仁 薄荷 射干各四两(各4g)

【用法】 生晒研末,每服三钱,开水调下,或神曲糊丸,如弹子大,开水化服亦可。(现代用法:散剂,每服6~9g;丸剂,每服9~12g;汤剂,水煎服。)

【功用】 利湿化浊,清热解毒。

【主治】 湿温、时疫,湿热并重证。发热口渴,胸闷腹胀,肢酸倦怠,颐咽肿痛,或身目发黄,小便短赤,或泄泻淋浊,舌苔白腻或黄腻或干黄,脉濡数或滑数。

【讲述】 甘露消毒丹,《温热经纬》一名普济解疫丹。这个方也是治疗湿温病,暑热湿邪伤于气分,属于湿热并重的。与三仁汤比较,三仁汤证是湿多热少,所以身热不甚,一般叫身热不扬。甘露消毒丹是治湿热并重,这个身热要比三仁汤证明显。既然热比较重了,所以他的症状也比三仁汤证重。

下面看这个方,这个方三个君药,其中还是滑石用量最大,这个就好理解了,治“暑病偏湿者也”。另一个就是茵陈,茵陈也是清热利湿药,这个病有发黄,所以又用茵陈。再一个就是用黄芩,黄芩是清热燥湿药,清热大于燥湿。这三个药合起来,是清热祛湿,二者并重,所以它是治疗湿热并重的。方中又用一些芳香化湿药,石菖蒲、藿香、白豆蔻,这三个药都是温性的,由于这个病湿热并重,主要药都是寒凉的,为了防止寒凉碍湿,所以加几个芳香化湿药,一方面帮助祛湿,一方面防止寒凉碍湿。同时还能芳香化浊,显然这个病兼有一种浊邪,湿浊郁热成毒,因此这个方又可以治疗时疫,时疫就具有流行性,用芳香化浊,芳香解毒,芳香化湿。再就是加木通,木通是清热利湿药,使湿热从小便出。这四个可以算臣药,因为用量都比较轻,药力比较小。方中又用连翘清热解毒,连翘主要是清上焦毒热的,这个病有咽痛,颐肿,就是腮腺肿。还用贝母消肿散结,贝母是化痰药,在这个方里就能化痰散结消肿。射干清热解毒,消痰利咽。薄荷清利咽喉。全方的功用就是利湿清热,化浊解毒。清热利湿并重,而且能化浊解毒。

这个方主治证就是湿温、时疫,时疫就是一种流行病。具体症状有发热恶寒,而发热比较重,恶寒不明显。另外有胸脘痞闷,咽喉肿痛、颐肿,身目发黄,小便短赤,淋浊,或者是大便泄泻。上焦的咽喉肿痛,颐肿,目黄,口渴;中焦的湿热发黄,脘腹胀满;下焦的小便短赤,或者大便泄泻。看出这个病湿热并重,而且湿热充斥上中下三焦,所以病情比较重。王孟英在《温热经纬》里称赞这个方是“治湿温时疫之主方”,“并主水土不服诸病”。舌苔应该是黄腻苔。脉一般都是滑数的。

甘露消毒丹要和三仁汤鉴别好。三仁汤证是湿多热少,甘露消毒丹证是湿热并重。甘露消毒丹治的湿温病要比三仁汤重,发热也比较高,胸脘痞闷、肢体困倦、口渴。三仁汤口不渴,因为热少湿多口就不渴。

连朴饮

《霍乱论》

【组成】 制厚朴二钱(6g) 川连姜汁炒 石菖蒲 制半夏各一钱(各3g) 香豉炒 焦栀各

三钱(各9g)　芦根二两(60g)

【用法】 水煎温服。

【功用】 清热化湿,理气和中。

【主治】 湿热霍乱。上吐下泻,胸脘痞闷,心烦溺赤,舌苔黄腻,脉濡数。

【讲述】 连朴饮这个方是治"湿热霍乱"的,霍乱主症就是上吐下泻。那么湿热霍乱就是有湿热的特点,舌苔是黄的,有湿舌苔就腻,所以舌苔黄腻,脉也是滑数的。与藿香正气散相比,藿香正气散治风寒霍乱,是内伤暑湿,外感风寒,所以有恶寒,头痛身痛。理中丸治的霍乱是脾胃虚寒,所以有脘腹疼痛,舌淡苔白,脉沉迟。霍乱的病机都是脾胃不和,气机紊乱,清浊不分,清气不升,浊气不降,清浊混杂在胸脘,所以出现胸脘懊侬,说吐就吐了,说泻就泻了。所有的霍乱都有懊侬不安,或者腹痛。

连朴饮是以芦根作君药,用量最大,是二两,这个要特别注意!连朴饮是以芦根做君药,不是连朴。二两现在就是60g,因为《霍乱论》是清代的,所以二两就是60g,芦根能清热、和胃、止呕。显然,这个吐泻是以呕吐为主的。既然是湿热病,就应该用一些清热祛湿药。所以方中用黄连一钱,你看芦根是二两,60g,黄连用一钱3g。所以这个方的芦根特别突出,主要是止吐。黄连当然是清热燥湿了,入脾胃清热燥湿,以治湿热之本。由于是气机不和,所以又用厚朴,厚朴二钱,就是行气的,一方面调气,一方面气化则湿化,这两个是臣药。为了加强止吐作用,所以加半夏一钱,半夏能降胃气止呕吐。方中又加石菖蒲一钱,石菖蒲芳香化湿,化湿醒脾,也有利于止泻。方中还有两个药是栀子和豆豉,这两个药叫栀子豉汤,《伤寒论》的方,用量相等。栀子和豆豉合在一起能够宣发胸脘的郁热,在《伤寒论》里治疗心中懊侬,心胸烦闷。这个方是芦根作君药要特别注意!这个方的功用就是清热化湿,理气和中。主治湿热霍乱,以吐为主。

当归拈痛汤(拈痛汤)

《医学启源》

【组成】 羌活半两(15g)　防风三钱(9g)　升麻一钱(3g)　葛根二钱(6g)　白术一钱(3g)　苍术三钱(9g)　当归身三钱(9g)　人参二钱(6g)　甘草五钱(15g)　苦参酒浸,二钱(6g)　黄芩炒,一钱(3g)　知母酒洗,三钱(9g)　茵陈酒炒,五钱(15g)　猪苓三钱(9g)　泽泻三钱(9g)

【用法】 上锉,如麻豆大。每服一两(30g),水二盏半,先以水拌湿,候少时,煎至一盏,去滓温服。待少时,美膳压之。(现代用法:水煎服。)

【功用】 利湿清热,疏风止痛。

【主治】 湿热相搏,外受风邪证。遍身肢节烦痛,或肩背沉重,或脚气肿痛,脚膝生疮,舌苔白腻或微黄,脉濡数。

【讲述】 当归拈痛汤是治疗风湿热痹的。风湿热痹的病因,除了湿热之外,还有风邪。这个病可以是平素内有湿热,然后外感风邪,风邪和湿热相合,就可以出现风湿热痹;或者是平素有内热,外感风湿,风湿与内热相合;也可以是素有内湿,然后外感风热;更可以是风湿热三种外邪同时外感。总之,是风、湿、热三个邪气合在一起,客于经络、肌肉、筋骨而成风湿热痹。风湿热痹什么特点?大概就是书上写的这些,风邪一般都伤于上焦,湿邪一般都伤于下焦,风邪善行数变,所以风湿热痹是周身关节疼痛,周身上下、关节、肌肉出现疼痛,而且肿痛,上下游走疼痛,一般叫"窜痛",遍身肢节烦痛。湿热偏重,也可以出现脚气,脚气就是单独腿痛,膝以下痛,这种湿热脚气就是肿痛。如果是寒湿脚气,那就是只痛不肿。又痛又肿的,就是湿热脚气,也应该伴随着发热。湿热下注,也可以出现脚膝生疮。风湿热痹,舌苔是黄腻的,脉应该是数的。既然是风、湿、热三个邪气,三个邪气就不一定相等,也可能风多,也可能湿多,也可能热多。三仁汤证是湿多热少,那么当归拈痛汤所治的风湿热呢?分析原方就可以看出哪种邪气偏重。

这个方有两个君药,一个是羌活,一个是茵陈,二者各五钱,是用量最多的。羌活是祛上焦和表部的风寒湿邪,而羌活的性质是温的,它是祛风寒湿的,这个病是风湿热病,当然要把它的温性给制约了,单要它那种辛散作用,祛风湿。所以下面给它加上一个茵陈蒿,茵陈蒿就是清热利湿的。这时羌活主要是祛风湿,茵陈主要是祛湿热,配伍起来就是祛风湿热邪。茵陈蒿大家都知道治湿热黄疸,但对风湿关节疼痛,也是常用药,它有通利关节作用,能治关节肿痛。为了加强祛湿热作用,方中又用黄芩和苦参。这两个都是清热燥湿药。可以辅助茵陈清热祛湿,同时也能降低羌活的温性。方中又用猪苓、泽泻利水渗湿,更是偏于祛下焦湿邪。脚气、脚膝生疮,都是下焦湿热。这样的病人,一般平素都有内湿,湿郁化热,然后感受风邪,所以方中用几个祛风药帮助羌活祛风。一个是防风,祛风胜湿;再就是升麻、葛根,这两个药都是发散风热药,配伍祛湿热药就可以治风湿热痹。素有内湿,湿来于脾,脾虚停湿,所以方中又用人参、白术、苍术补气健脾祛湿。白术能健脾燥湿;苍术能燥湿健脾,而且也能发散风湿;人参补气健脾,以扶正祛邪。方中当归在这里起两个作用,一个是配合人参,补气养血,扶正祛邪;一个是活血止痛。最后加点知母,清热养阴,既帮助清热,又能防止燥药伤阴。甘草就是调和药性。从全方的组成来看,风湿多伤于上焦,湿热多伤于下焦,所以用羌活偏于祛上焦风湿,用猪苓、泽泻偏于祛下焦之湿。

综合全方的功用,就是清热利湿,疏风止痛。主治风湿热痹。临床应用的时候,还可以适当地进行加减。风邪偏盛的,就是游走痛比较明显,防风的用量可适当加大一点,葛根的量也可以多一点,羌活的用量不要太大,因为它是温性的。防风为风药中之润剂,药性缓和,所以用量可以加大一点。如果热邪偏重的,还可以加清热药,原方有黄芩,或者是加黄柏,薏苡仁也是很常用的,薏苡仁治疗湿热的关节肿痛效果也很好。

二　妙　散

《丹溪心法》

【组成】 黄柏炒　苍术米泔水浸,炒(各9g)　(原书未著用量)

【用法】 上二味为末,沸汤入姜汁调服。(现代用法:二药等分,研细末和匀,每次3~5g;或制成丸剂,每次5g;亦可作汤剂,水煎服。)

【功用】 清热燥湿。

【主治】 湿热下注证。筋骨疼痛,或两足痿软,或足膝红肿疼痛,或湿热带下,或下部湿疮,小便短赤,舌苔黄腻。

【附方】

1. 三妙丸(《医学正传》)　黄柏切片,酒拌,略炒,四两(12g)　苍术米酒浸一二宿,细切,焙干,六两(18g)　川牛膝去芦,二两(9g)　上为细末,面糊为丸,如梧桐子大,每服五七十丸(10~15g),空心,姜、盐汤下。忌鱼腥、荞麦、热面、煎炒等物。功用:清热燥湿。主治:湿热下注之痿痹。两脚麻木或肿痛,或如火烙之热,痿软无力。

2. 四妙丸(《成方便读》)　黄柏　苍术　牛膝　薏苡仁各八两(各9g)　水泛为丸,每服6~

9g,温开水送下。功用:清热利湿,舒筋壮骨。主治:湿热痿证。两足麻木,痿软,肿痛。

【讲述】 二妙散只有两味药,就是苍术和黄柏,大家在中药学里肯定知道二妙散了。苍术和黄柏用量相等,当然就是以苦寒为主了,因为黄柏是苦寒药,它的药力比等量苍术大,所以是君药。黄柏当然是清热燥湿了,而且主要是治下焦湿热。显然二妙散是治下焦湿热的。苍术还能燥湿健脾,显然这个下焦湿热是由于脾湿下注而来的,就是素有脾湿,湿郁化热,然后湿热下注,所以二妙散主要是治湿热下注的。既可以治湿热下注的痹证,也可以治下焦湿热的痿证,也可以治湿热下注的下部湿疮,以及湿热下注的带下病。二妙散里没有祛风药,所以不能治风湿,完全是下焦湿热。

临床运用可以适当加味,现在有许多加味二妙散。这个方如果加牛膝,就叫"三妙"。《医学正传》用为丸剂,所以叫三妙丸。牛膝善走下焦,那显然更是下焦的事儿。黄柏和苍术,本来就是治湿热下注的,再加上牛膝,显然完全固定在下焦了。另外牛膝还有强筋壮骨的作用,所以治痿证比较好。牛膝有川牛膝和怀牛膝,怀牛膝补肝肾强筋骨作用比较好,川牛膝活血祛瘀作用比较好,三妙丸一般是用川牛膝,既补肝肾又活血,活血有助于祛湿,但用怀牛膝也可以。三妙丸再加薏苡仁,就是四妙丸。薏苡仁健脾利湿,祛下焦湿热也很好。《内经》里讲的"治痿,独取阳明",说明痿证是阳明湿热下注来的,所以加薏苡仁,既健脾又利湿,既治痹证,也治痿证。

第三节 利水渗湿

利水渗湿,一定是以甘淡药为主的,主要作用应该是通利小便,主治是以小便不利为主症的疾病。

五 苓 散

《伤寒论》

【组成】 猪苓去皮,十八铢(9g) 泽泻一两六铢(15g) 白术十八铢(9g) 茯苓十八铢(9g) 桂枝去皮,半两(6g)

【用法】 上捣为散,以白饮和服方寸匕,日三服,多饮暖水,汗出愈,如法将息。(现代用法:散剂,每服6~10g,多饮热水,取微汗;汤剂,水煎温服取微汗。)

【功用】 利水渗湿,温阳化气。

【主治】

1. 蓄水证。小便不利,头痛微热,烦渴欲饮,甚则水入即吐,舌苔白,脉浮。
2. 痰饮。脐下动悸,吐涎沫而头眩,或短气而咳者。
3. 水湿内停证。水肿,泄泻,小便不利,以及霍乱吐泻等。

【讲述】 五苓散出自《伤寒论》。这个方主要治小便不利,是湿邪停蓄下焦。这个方有五味药,泽泻用一两六铢,一两等于二十四铢,一两等于四分,一分是六铢。那么一两六铢,要是论铢说,就等于三十铢,要是按分说呢?就是五分,也可以叫一两一分。另外三个药,茯苓、猪苓、白术都是十八铢,十八铢是一两的四分之三,是三分。泽泻用五分,显然这个方泽泻是君药,都是淡渗利水药,把泽泻突出了,那显然泽泻是君药了。那下面的茯苓、猪苓就是臣药了。都是淡渗利水药,用泽泻作君药,显然是取泽泻直达水府膀胱,那么显然这个病是水蓄膀胱,叫蓄水证。现在叫"尿潴留"。泽泻能直达下焦,入肾与膀胱经,渗湿利水。为了加强泽泻的利水作用,所以加上茯苓和猪苓,这三个药是淡渗利水的主要药。这三个药的差别,就是茯苓补利兼优,它既能健脾,又能利水,所以叫补利兼优;猪苓只利不补,就是猪苓只是利水药,没有补的作用;泽泻就介于茯苓与猪苓之间,泽泻有补肾作用,在六味地黄丸里面讲过了,但是它的补肾作用很小,补的力量不如茯苓,利水的力量也不如猪苓。利水作用最好是猪苓,但猪苓用多了容易伤肾。三个药配伍之后,一君二臣,主要是利水,通利小便。下面的白术,也是十八铢,白术和三个利水药合在一起,也有利水作用,但白术的主要作用还是健脾。一方面配合利水药加强利小便,一方面健脾,助脾运化,尽量使水湿从中焦运化,不让它完全下注膀胱。所以用白术健脾,使水湿通过脾的运化而布散到全身,减轻膀胱的蓄水。方中桂枝用半两,半两就是十二铢,就是二分。为什么用桂枝?桂枝在这个方里主要作用是温阳化气。膀胱为什么不能排尿?就是气化不足。《素问·灵兰秘典论》说:"膀胱者,州都之官,津液藏焉",下一句话"气化则能出矣"。膀胱是藏津液的,尿能够排得出来,就是依赖膀胱的气化作用,"气化则能出矣"。如果膀胱气化不足,阳气不足,膀胱就不能排尿。阳气不足就不能使水湿下行,就会膀胱蓄水。膀胱停水反过来又能使气化不足。水属阴邪,水气多阳气就不足了,所以更排不出尿来。因此这个时候加点桂枝温阳化气,帮助膀胱去利水,这等于恢复膀胱的气化功能。桂枝当然是佐药。五苓散的主要特点,就是化气利水。

《伤寒论》里的蓄水证,是由于太阳表邪未解,内传太阳之腑,以致膀胱气化不利。所以这个时候还有点表证,还有点发热,所以原方用法里要求服后"多饮暖水,汗出愈"。吃完药后,喝热水取汗,取汗就是帮助桂枝解表。这时桂枝就是一药两用了,一个是温阳化气,一个是取汗解表。喝热水取汗,相当于桂枝汤的啜粥。取汗桂枝可以解表,不取汗就不能解表,那就是化气利水。

这个方由于化气利水作用比较好,利小便作用比较强,因此,除了治蓄水证之外,还可以治由于小便不利引起的一些疾病。如水肿,水肿有小便不利的可以用五苓散,利水消肿;水泻,腹泻如注,呈水样便,这个叫"水泻",水泻就应该利小便,使水走前阴,利小便则能实大便。《伤寒论》里还用五苓散治霍乱。霍乱还是上吐下泻,五苓散是以利小便为主,显然这个霍乱是以泻为主,呕吐比较轻。连朴饮治的霍乱是以吐为主。另外,五苓散还治眩晕,在《金匮要略》里用五苓散治眩晕,这个眩晕叫痰饮眩晕,"假令瘦人,脐下有悸,吐涎沫而癫眩者,此水也,五苓散主之"。这个病是由于水饮来的,水饮内停,饮阻清阳,就会出现眩晕。用五苓散利小便,使水饮从小便而去。五苓散治眩晕的特点,是有脐下动悸,这是饮停下焦,水气内动。五苓散还治一种病,叫"水逆"。水逆病就是饮水即吐,它是蓄水病的发展。蓄水病小便不利,小便越不利,就越口渴,水液停在膀胱,水精不能四布,所以上边就口渴。凡是水气内停的都有口渴,因为水气不能正常运化,津液不能上朝于口,所以口渴。你看水肿病人一般都有口渴,越肿越渴,水都停于肌肤了,它不能濡养五脏六腑了,所以口渴。小便不利,越不利越口渴,口渴就要喝水,喝水就往下趋,都到膀胱去了,所以越渴越喝,越喝越渴,越喝越运化不了,喝的膀胱已经满了,无地自容了,所以出现"水入即吐",这就叫"水逆证"。这些都是五苓散所治的病,都是以小便不利为主证。

五苓散的功用就是化气利水,叫利水渗湿,温阳化气也可以。简单说就叫化气利水。最后再把五苓散的主治归纳一下:一、蓄水,二、水肿,三、水泻,四、眩晕或者叫痰饮眩晕,五、水逆病,六、霍乱。这个要记一下。

猪　苓　汤

《伤寒论》

【组成】 猪苓去皮　茯苓　泽泻　阿胶　滑石碎，各一两(各10g)

【用法】 以水四升，先煮四味，取二升，去滓，内阿胶烊消，温服七合，日三服。(现代用法：水煎服，阿胶烊化。)

【功用】 利水渗湿，清热养阴。

【主治】 水热互结伤阴证。小便不利，发热，口渴欲饮，或心烦不寐，或咳嗽，或呕恶，或下利，舌红苔白或微黄，脉细数。亦治热淋、血淋，小便涩痛，点滴难出者。

【讲述】 猪苓汤也是淡渗利水的，这个方治的病，叫水热互结。五苓散治的病是气化不利，阳气不足，所以属于寒水。水热互结就是水气和热邪结在一起，所以也出现小便不利。因为有热，所以也口渴，也有发热，而且热象比较明显。舌质是红的，舌苔也黄，脉也数。猪苓汤治的病，还有邪热伤阴。这个方在《伤寒论》里是治伤寒之邪传入阳明或少阴，化而为热，与水相搏，而成水热互结证，在化热过程中使阴气受伤。总之，是热邪伤阴，水热互结而小便不利。因此这个方用药稍微有点复杂，因为它是热邪伤阴了，而且还有小便不利，必须利水，但利多了还容易伤阴；要是用滋阴药又影响利水，一般滋阴药都属于滋腻之品，所以它影响利水。猪苓汤在这方面处理得比较好，它在利水的同时加养阴药，但是养阴还不影响利水。这个方还是把三个淡渗利水药都用上了，而且用量相等。用量相等的情况下，当然猪苓的利水力量比较强，所以猪苓是君药。然后再加上滑石，清热利水，治疗水热互结。养阴是加阿胶，阿胶虽然是个滋阴药，但是滋而不腻，不像熟地、麦门冬这些滋腻药，阿胶是滋而不腻，所以它养阴而不影响利水，这就是猪苓汤的用药特点。这个方的功用就是利水、清热、养阴，以利小便为主。由于方中有阿胶，阿胶除了养阴之外，又可以止血，所以它也可以用于治疗血淋，但是与小蓟饮子相比，它远不及小蓟饮子的清热、凉血、利水作用。临床上要酌情使用。

下面把猪苓汤和五苓散再鉴别一下。这两个方都是淡渗利水，以利水为主的，主症都是小便不利，所以都用那三个淡渗利水药。两个方的不同点，五苓散用桂枝，是温阳化气，舌苔是白的，脉是浮的。但在杂症里脉不一定浮，一般水肿、水泻都是沉脉，沉缓的多。猪苓汤用滑石清热利水，舌质是红的，苔是黄的，脉是数的，这说明水热互结，邪热伤阴。二者都有身热、口渴，猪苓汤证身热较为明显。

防己黄芪汤

《金匮要略》

【组成】 防己一两(12g)　甘草炒，半两(6g)　白术七钱半(9g)　黄芪去芦，一两一分(15g)

【用法】 上锉麻豆大，每抄五钱匕(15g)，生姜四片，大枣一枚，水盏半，煎八分，去滓，温服，良久再服。服后当如虫行皮中，从腰下如冰，后坐被上，又以衣被绕腰以下，温令微汗，瘥。(现代用法：作汤剂，加生姜、大枣，水煎服。)

【功用】 益气祛风，健脾利水。

【主治】 风湿表虚证。汗出恶风，身重疼痛，舌淡苔白，脉浮。亦可用于风水表虚证。

【讲述】 防己黄芪汤是《金匮要略》的方。这个方主要是治风湿表虚证，或者风水表虚证，两个病都可以。风湿表虚证就是风湿痹证兼有汗出恶风的，风水表虚证就是水肿兼有汗出恶风的。表虚证的特点就是汗出、恶风。风湿和风水都是外受风邪与水湿相合，水与湿异名同类，只是多与少的关系。湿盛就身重，水多了就肿，所以二者治法相同，只要是水湿表虚证都可以用防己黄芪汤。这个病治疗起来比较困难，有风应该解表发汗，但还表虚汗出，发汗容易伤表，表虚又容易感受风邪。表虚还得固表，固表就容易留邪，固表则风邪不去，不但风邪去不了，水湿也去不了。所以这个方的用药，它有个特殊性，要祛风不伤表，固表不留邪。

这个方两个君药，防己和黄芪，防己用一两，黄芪用一两一分。防己既能祛风，又能行水，治小便不利，治水肿也行，治痹证也行，治风湿也行。方中用五分黄芪，这个比例很重要，黄芪当然是补气固表的。这两个药配伍起来，用这样的比例，就能达到祛邪不伤正，固表不留邪。防己是个苦寒药，辛苦性寒，药力比较猛，所以黄芪用五分，比防己多一点，基本上可以达到既祛风，又固表，祛风不影响固表，固表不影响祛风，祛邪不伤正，固表不留邪。下面用白术，白术既能帮助黄芪固表，又能帮助防己祛湿，健脾祛湿。因为风水、风湿，一般都是素有内湿，脾虚停湿，然后感受风邪，就形成了风湿或者是风水，所以加白术，不要多，多了之后固表作用太强也不行，影响祛风。最后少加点甘草，来调和药性。

学这个方的中心意思，就是讲祛邪和扶正的关系。防己这个药是苦寒之品，药性比较猛，《药性论》说它有小毒，一般用量不要太大，大体上按这个方比例调就可以了。多用补药，就影响防己祛风，多用风药，就影响固表气。这个条理要清楚，虚实关系搞清楚，用药要恰如其分。最后加点生姜、大枣，调和表里，调和营卫。生姜、大枣也能运化水湿，生姜能祛水饮，大枣补脾能制水。这两个药合起来之后，对表气来说，能调和营卫，使表气得和；对内里来说，能调和脾胃，使脾胃调和，也能运化水湿。

五　皮　散

《华氏中藏经》

【组成】 生姜皮　桑白皮　陈橘皮　大腹皮　茯苓皮各等分(各9g)

【用法】 上为粗末，每服三钱(9g)，水一盏半，煎至八分，去滓，不拘时候温服。(现代用法：水煎服。)

【功用】 利水消肿，理气健脾。

【主治】 水停气滞之皮水证。一身悉肿，肢体沉重，心腹胀满，上气喘急，小便不利，苔白腻，脉沉缓，以及妊娠水肿。

【讲述】 五皮散是用五种皮，"陈茯姜桑大腹齐"。五个皮都有利水作用，而且都是皮，显然它是治疗皮水的，皮水是水肿病的一种。水肿病的分类，有阳水、阴水、风水、皮水，《金匮》上还有"正水"、"石水"。像十枣汤也是治水肿的，是水湿壅盛，一身上下都肿，而且二便不利，就用十枣汤。疏凿饮子也是治水肿的，是表里同病，疏凿饮子既能解表，又能利水，开通一切水道，能够行水气。肾气丸和济生肾气丸都可以治水肿，是属于阳虚水肿，阳虚水肿就是"阴水"，是由于肾阳虚出现的水肿。

五皮散是专门治皮水的，皮水也是一身都肿，它和风水几乎相同，风水也是一身都肿，不过风水肿从上起，先从头上起，从眼睑很快就肿遍全身，这就是风水，它起于上焦，而且有恶风，风水恶风，是风水相搏于肌肤，所以治宜发汗。那么皮水呢？皮水也是肌肤水肿，但不恶风，是水湿从内里来的，内里的水湿留于肌表，这就叫皮水。五皮散是治疗皮水的，是内里的水湿，充斥到皮肤了，所以它的治法就是利小便。五苓散也可以。这是肌肤肿盛，所以想到了五个皮，以皮达皮，利水消肿。

先说这五个皮，从利水来讲，还是茯苓皮的利水力量比较大一点，所以茯苓皮是君药。陈皮和大腹皮，都是行气利水的，利水需要行气，气行则水行。生姜皮，专门治皮水，生姜是辛温的，但皮是辛凉的。至于桑白皮，那就是开水之上源了，它既能行肺气，而且它又能行水，也有利水作用，主要是利肺气，开水之上源。五皮散就是治肌肤水肿，既没有胸水，也没有腹水，肌肤水肿，当然有小便不利了，如果小便通利就不会肿了。也有用地骨皮的，还有用五加皮的，这基本上都可以，但地骨皮和五加皮利水作用不太好。西瓜皮、黄瓜皮利水作用都很好，如果原方这些皮找不到，就用黄瓜皮、西瓜皮，黄瓜皮和西瓜皮也都是中药。

第四节 温化水湿

温化水湿，治疗寒湿病和寒水病。寒湿，当然就是痹证了，寒水，那就是水肿了，还是湿和水的关系。

苓桂术甘汤

《金匮要略》

【组成】 茯苓四两(12g) 桂枝三两(9g) 白术三两(9g) 甘草二两(6g)

【用法】 上四味，以水六升，煮取三升，分温三服。(现代用法：水煎服。)

【功用】 温阳化饮，健脾利水。

【主治】 痰饮病中阳不足证。胸胁支满，目眩心悸，短气而咳，舌苔白滑，脉弦滑或沉紧。

【讲述】 苓桂术甘汤又名茯苓桂枝白术甘草汤，这个方好学，就这么四个药，苓、桂、术、甘，用量是四、三、三、二，君、臣、佐、使，这个很好记。这个方茯苓用量最大，当然茯苓是君药了，就是淡渗利水的了，治饮、治水、治湿都可以。桂枝是臣药，在茯苓作用下的桂枝，就是温阳化气，温阳化气就帮助茯苓利水，这和五苓散的桂枝意义基本相同。不过，这四个药都是脾胃药，它以茯苓为君，茯苓是脾胃药，而且这四味药，连桂枝、白术、甘草都是脾经药，因此，这个方是治中焦停饮，就是水饮停在中焦。五苓散用泽泻做君药，那显然水饮停留在下焦。这个方都是脾胃经药，作用都是在中焦，所以它就是治水饮停留在中焦的。而且白术和茯苓都能健脾，所以与桂枝配伍又有温阳健脾的作用，也能利水化饮，治中焦停饮。

中焦停饮，一个是出现头晕，五苓散也治眩晕，那是下焦停饮。中焦停饮一样也可以阻遏清阳，阳气不得上升就引起头眩，所以这个苓桂术甘汤也能治眩晕。这个眩晕是停饮中焦，五苓散治饮停下焦，它有个最重要的特点，是“脐下动悸”；这个饮停中焦是“心下动悸”，就是“头眩，心下悸”，所以它的用药集中在中焦。这个方和五苓散作比较，用药用得特别好，特别清楚，而且准确，这个眩晕，叫“饮停中焦”。饮停中焦，影响脾胃的运化，所以这样的病人一般都有胸胁支满。在一定程度上，也会影响呼吸，所以有时感觉气短，吸气不能达到丹田，这也和饮阻清阳有关。舌苔一般是白滑苔，一般舌质都比较淡。脉一般都是弦脉，或者滑脉，或者弦滑脉都可能。

甘草干姜茯苓白术汤

《金匮要略》

【组成】 甘草二两(6g)　白术二两(6g)　干姜四两(12g)　茯苓四两(12g)

【用法】 上四味，以水五升，煮取三升，分温三服。(现代用法：水煎服。)

【功用】 祛寒除湿。

【主治】 肾著病。身重，腰下冷痛，腰重如带五千钱，饮食如故，口不渴，小便自利，舌淡苔白，脉沉迟或沉缓。

【讲述】 甘草干姜茯苓白术汤，简称“甘姜苓术汤”，就是甘草、干姜、茯苓、白术，一共四个药，就按这四个药起的方名。这四个药，干姜和茯苓用量最大，各四两，白术、甘草各二两。干姜四两是君药，干姜是大辛大热的，茯苓是甘淡性平的，同样用四两，也是干姜力量大。干姜是君药，茯苓当然就是臣药了，那白术当然就是佐药，甘草就是使药。这个好理解。那么这四个药，也都是中焦药，都是入脾胃药。干姜是温中散寒的，茯苓、白术、甘草都入中焦脾胃，健脾祛湿。

显然这个方是治寒湿病，就是中焦寒湿证。寒是阴邪，湿也是阴邪，那么寒、湿都属于阴邪，所以其性下注。从中焦再往下一走，就到下焦去了。寒湿下侵，侵犯到下焦去了，就出现腰痛，是寒湿腰痛。腰距离中焦最近，所以寒湿向下一沉就侵犯到腰。这种腰痛有个特点，叫“重痛”，《金匮要略》里讲，腰痛“腰重如带五千钱”，这个腰痛就像用五千个大钱串在一起围在腰上，五千钱是很重的，所以叫“重痛”。就这个特点，就是寒湿下侵的一种腰痛。

由于主要是腰痛，而且是重痛，是沉重疼痛，所以把这个病叫“肾着病”。腰为肾之外府，寒湿侵犯到肾之外府，重着疼痛，所以把这个病叫“肾着病”，因此这个方又名“肾着汤”。脾胃寒湿下侵了，所以脾胃没显示出来有寒湿病，因此饮食如故。寒湿下侵没伤到肾的本脏，只伤肾的外府，所以小便也正常。病属寒湿，当然口也不渴。这个病也属于痹证的范畴。舌质肯定是淡的，苔白或白腻，脉当然是沉迟的。

真武汤

《伤寒论》

【组成】 茯苓三两(9g)　芍药三两(9g)　白术二两(6g)　生姜切，三两(9g)　附子炮，去皮，破八片，一枚(9g)

【用法】 以水八升，煮取三升，去滓，温服七合，日三服。(现代用法：水煎服。)

【功用】 温阳利水。

【主治】

1. 阳虚水泛证。肢体浮肿或沉重，腰以下为甚，畏寒肢冷，腹痛泄泻，小便不利，或咳喘呕逆，或心悸头眩，舌淡胖，苔白滑，脉沉细。

2. 太阳病发汗太过，阳虚水泛证。汗出不解，其人仍发热，心下悸，头眩，身瞤动，振振欲擗地。

【讲述】 真武汤也是《伤寒论》的方，这个方在《伤寒论》里是治阳虚停水的。主要是肾阳虚，肾主水，肾阳虚不能化水，所以水气内停，可以出现四肢沉重疼痛，小便不利，腹痛下利，也可能发生水肿。肾气丸、济生肾气丸都是治阳虚水肿的方，真武汤也是治肾阳虚水肿的。阳虚水肿属于寒水证，寒水、水湿下注，所以就出现水肿，而且下肢肿得比较重。阳虚水肿除了腰以下水肿、腰膝酸软之外，应该有手足不温，小便不利，舌淡苔白，脉沉迟，或者是脉沉微。这是真武汤治的第一个病，叫阳虚水停。

真武汤治的第二个病，就是治疗大汗亡阳，阳虚水泛，也是阳虚停水。大汗亡阳，就是由于吃发汗药，汗出过多，像吃大青龙汤发汗过多，就会出现真武汤证。大汗亡阳，阳虚不能化水，出现水气内停。这个病人一般内里都有水饮，如果没有水饮，那就是四逆汤治的病。大汗亡阳，出现四肢不温，精神萎靡，脉微细，这个就是四逆汤治的病。如果内里有水气的话，那就是真武汤治的病。由于大汗亡阳，阳虚不能制水，水气内动，所以会出现心下悸，这是水气凌心，心阳失养。也有头眩，还是饮阻清阳。汗出多了，伤阳了，阴气也伤了，所以又可以见到"身瞤动，振振欲擗地"。就是大汗亡阳，阳虚之后，阳失温煦，加上阴液不足，肌体失养，再加上水气内动，所以就出现"瞤动"，瞤动得厉害了，就"振振欲擗地"，站不稳了。擗，音痞，顿足的意思。

这个病既然是阳虚水气内停，当然有小便不利，还有手足不温，所以治疗的方法就应该温阳利水。温肾阳，就必须用附子，所以这个方就是以附子作为君药。附子就是温肾助阳，包括肾气丸、济生肾气丸，都是用附子治肾阳虚。下面就应该是行水了，行水当然是用茯苓和白术，两味药配伍在一起，而且重用茯苓，当然就是利水了，是健脾利水。这三个药配伍在一起，就是温阳利水了。主要是温肾阳，也可以温脾阳。方中用生姜，不用干姜而用生姜，用生姜是什么含义呢？一个是能温中，也可以温中散寒，另外生姜能行水气，能化痰饮，在这里就能温中行水了，叫温中化饮也行，叫温散水湿也可以。上面这四个药，好像没有什么难理解的。下面的问题就是白芍，方中用白芍是非常特殊的，也是很难理解的。真武汤用白芍，大概有三个作用：一个是利小便，没听说过吧？一般都讲白芍是敛阴、养血，从来就不说白芍利小便，但是，《神农本草经》确实就说白芍是利小便的。所以张仲景这个方里选择白芍，在茯苓、白术的配合下可以利水，但它的利水作用并不大。作用不大为什么还选它呢？那说明用白芍还有第二个意思。第二个意思，就是要柔肝缓急止痛，治腹痛，治下利腹痛，这个在芍药汤里已经讲过了。这里的腹痛，也是肝脾不和，脾阳不足，肝木乘脾可见腹痛。特别是还有第三个作用，就是养阴舒筋，治"身瞤动"，它能养阴、舒筋，使筋脉舒缓，如芍药甘草汤，不是治脚挛急吗？这个方的白芍要特别注意！就是它有特殊的作用，就是把这三个作用都理解好。白芍作一个佐药，配合君、臣药，起这么三个作用。回过头看，这个白芍是选得非常恰当的，一个药把这三个问题都解决了。

这个方的功用就是温阳利水，加上柔肝舒筋也好。真武汤是很有名的一个方子，主治阳虚水气内停。注意它治两个病，《伤寒论》里就是那两条。第一条就是阳虚水气内停，第二条就是大汗亡阳，水气内动。特别是方中的白芍，要理解好。现在可以用这个方治慢性肾小球肾炎的水肿，心源性水肿，美尼埃综合征的眩晕，辨证为脾肾阳虚，水气内停的，重点是肾阳虚。

实 脾 散

《重订严氏济生方》

【组成】 厚朴去皮,姜制,炒　白术　木瓜去瓤　木香不见火　草果仁　大腹子　附子炮,去皮脐　白茯苓去皮　干姜炮,各一两(各6g)　甘草炙,半两(3g)

【用法】 上㕮咀,每服四钱(12g),水一盏半,生姜五片,大枣一枚,煎至七分,去滓,温服,不拘时服。(现代用法:加生姜5片、大枣1枚,水煎服。)

【功用】 温阳健脾,行气利水。

【主治】 阳虚水肿。身半以下肿甚,手足不温,口中不渴,胸腹胀满,大便溏薄,舌苔白腻,脉沉迟。

【讲述】 实脾散是宋代的方子。这个实脾散实质上就是真武汤的变化方,也是治阳虚停水的,这个方是专门治水肿的。原书称为"阴水",即阳虚水肿。

看看这几个药似乎就很清楚了。这个方用量基本都相等,在用量相等的情况下,附子和干姜两个都是君药。真武汤用生姜,现在把生姜换为干姜,显然这个病是阳虚寒盛,阳虚生寒,阳虚比较重,寒邪也比较重,所以附子、干姜并用。附子温阳,干姜散寒,两药配伍,就是温阳散寒,助阳能祛寒,散寒能助阳,两者互相为用,而且干姜还能温脾散寒,温运脾阳。因为内有水气,所以还用茯苓、白术利水。总起来这四个药,还是温阳利水。不过这个寒邪,比真武汤证来说,寒邪要盛一点。手足不温的程度、水肿的程度、或者腹痛的程度,都要比真武汤的重一点。方中又加木瓜,木瓜有芳香化湿作用,又能醒脾化湿。方中又用几味行气药,木香、厚朴、大腹子(槟榔)、草果仁,大腹子就是槟榔,槟榔的皮是大腹皮,槟榔能破气行水。厚朴也是芳香化湿,草果仁能行气温中燥湿。所以,这四个药都是行气的,行气能帮助利水。用这么多行气药,说明有气滞。真武汤里没用行气药,显然它没有气滞。有气滞就有腹胀,这是非常突出的特点。真武汤证就没有腹胀。实脾散证既有水肿,又有气滞,又有腹胀,甚至是脘腹胀满。这也说明这个水肿病不单独肾虚,还有脾虚,脾主运化,脾不运化了,又出现气滞,气滞又加重了停水,所以脘腹胀满。加行气药既消胀,又帮助利水,一举两得。这是实脾散的特点,这也是和真武汤不同的地方。最后少加点甘草,就是调和药性。加点生姜、大枣调和脾胃。生姜也有行水作用,但不把生姜放在主要位置,把干姜放在主要位置,就是因为阳虚寒盛。注意这个方是干姜和生姜共用,但是生姜的用量特别小,干姜和生姜同用的方,前面还有厚朴温中汤,大概的意思和这个差不多,也是中焦寒湿。

这个方的功用就是温阳健脾,行气利水,它就不单独是肾阳虚,而是脾肾阳虚。脾肾阳虚,水湿内停,气机阻滞,所以出现水肿和腹胀。这个方是专门治水肿的,这个水肿叫"阴水肿",也叫"阳虚水肿"。当然是身半以下肿甚,伴有腹胀腹痛,四肢不温,口不渴,舌淡苔白,脉沉迟。

从肾气丸到济生肾气丸,到真武汤,到实脾散,这四个方都是治阳虚水肿的,都可以叫"阴水",而且都是肾阳虚,所以统称叫阳虚水肿就可以了。先区别一下真武汤和实脾散,刚才讲过了,二者都是脾肾阳虚,水气内停,但真武汤证主要是肾阳虚;实脾散证主要是脾阳虚。两个主治症的最明显区别,就是有没有腹胀。有腹胀的就是实脾散证,除了阳虚之外,又有气滞,脾主运化,脾运不及就容易产生气滞。二者都是阳虚,都有手足不温,舌苔白,口不渴,脉沉迟。真武汤和肾气丸、济生肾气丸也要区别开,肾气丸是以熟地作君药,"地八山山四,苓泽丹皮三,桂附各一”,显然是以补肾为主,不是以温肾为主,也叫肾阳虚,但是以肾虚为主,这个方的利水作用很小,因此,肾气丸虽然是治下焦水肿,但是肿的程度比较轻,以肾虚为主。所以肾气丸一般治疗水肿后期,水肿基本消退,而以肾虚症状比较明显,包括诸多肾虚症状。而真武汤证,水肿比较厉害,按之没指,而且阳虚程度比较明显,如手足不温、腹痛等,这个要区别开。那么济生肾气丸,虽然是肾气丸的药加车前子、牛膝,但附子作君药,附子用量重,熟地用量极轻,因此,这个方的补肾作用很小,温阳作用大,显然肾虚症状比较轻,而水肿症状比较重。真武汤证是肾虚症状不明显,但是寒的症状、阳虚的症状比较明显。真武汤和济生肾气丸都是用在肿甚的时候,真武汤证阳虚手足不温,舌淡苔白,脉沉迟,或者脉沉无力,而没有明显肾虚症状。如果有肾虚症状又水肿比较明显的,就用济生肾气丸。把这个关系要搞清楚,从药物组成上分析,君药是什么,臣药是什么。像真武汤和济生肾气丸都是以附子作君药,但是臣药就不同了。这四个方一定要区别好,临床应用才能取得明显效果,反过来用错了,该补肾不补肾,该温阳不温阳,该利水不利水,那就不行了。

第五节 祛湿化浊

祛湿化浊就是治疗湿浊内蕴的一类疾病,湿郁生浊,浊也是湿。常见的就是白浊、白带。白浊一般就是小便混浊,有的尿后,从尿道里流出一种白色混浊的东西。还有“赤浊”,就是淡红色的。白浊大部分都是虚寒,也有一部分是属于湿热的。白带是女子阴中流出白色黏液,绵绵如带。

萆薢分清饮(萆薢分清散)

《杨氏家藏方》

【组成】 益智 川萆薢 石菖蒲 乌药各等分(各9g)

【用法】 上为细末,每服三钱(9g),水一盏半,入盐一捻(0.5g),同煎至七分,食前温服。(现代用法:水煎服,加入食盐少许。)

【功用】 温肾利湿,分清化浊。

【主治】 虚寒白浊。小便频数,浑浊不清,白如米泔,凝如膏糊,舌淡苔白,脉沉。

【讲述】 萆薢分清饮显然是分清化浊的。方中四味药用量相等,萆薢能够利湿化浊,能够分清化浊,讲八正散的时候,讲过膏淋,就是加萆薢。再就是菖蒲,菖蒲也是分清化浊的,能芳香化浊,但它不能利水,萆薢有利水作用,又能分清化浊。菖蒲是芳香化湿药,能帮助萆薢分清化浊。菖蒲性温,所以治虚寒白浊。乌药能祛下焦膀胱冷气,祛下焦虚寒,乌药的温性比菖蒲大,能祛寒。再就是益智仁性温,能温肾暖膀胱,缩小便,治小便频数。这样的病人一般都小便频数,益智仁能够治遗尿。讲过缩泉丸,益智仁和乌药都是缩泉丸的药,这个方就等于是缩泉丸加萆薢和菖蒲,治疗小便混浊,小便频数,属于虚寒证的。如果是属于湿热证,就不能用益智仁和乌药了,用萆薢、菖蒲,加清热利湿药,如车前子、竹叶、瞿麦、黄柏都可以,那就是治疗湿热白浊。用法里少加点盐,就是入肾,做引子,做使药,引药入肾经。这个方的功用是温暖下元,利湿化浊,叫温肾化浊也可以。

完 带 汤

《傅青主女科》

【组成】 白术土炒,一两(30g) 山药炒,一两(30g) 人参二钱(6g) 白芍酒炒,五钱(15g) 车前子酒炒,三钱(9g) 苍术制,三钱(9g) 甘草一钱(3g) 陈皮五分(2g) 黑芥穗五分(2g) 柴胡六分(2g)

【用法】 水煎服。

【功用】 补脾疏肝,化湿止带。

【主治】 脾虚肝郁,湿浊带下。带下色白,清稀如涕,面色㿠白,肢体倦怠,大便溏薄,舌淡苔白,脉缓或濡弱。

【讲述】 完带汤显然是治白带的。白带病是女子的多发病,俗称“十女九带”。尤其是中年女子,白带病比较多。这个方是清代《傅青主女科》的。这个方治疗白带效果很好。白带这个病的病机傅青主总结为四句话,第一句叫“脾气之虚”,第二句叫“肝气之郁”,第三句是“湿气之侵”,第四句是“热气之逼”。他说,带下都是湿证,都是由于湿来的,那么这个湿,就是肝郁脾虚来的,脾虚生湿,是以脾虚为主。脾虚木乘,肝郁脾虚,脾虚生湿,湿气下侵,然后就是湿郁化热。总之,这个病是以脾虚为主,主要是脾虚生湿,肝郁克脾,湿邪下注,所以出现这种白带。把这四句话记住之后,完带汤的组方原理、配伍关系就非常好理解了。

这个方用量最大的是两个药,一个是白术,一个是山药,这两个药都有健脾作用,白术健脾燥湿,以治脾虚生湿之源;山药除了补脾之外,还有补肾作用。白带!白带!是“带脉”为病,是脾湿下流,注入带脉,带脉绕腰间一周,湿气下注到带脉,带脉如果能约束住,湿气就不成白带了。带脉虚了,湿气继续下注,就成白带了,因此用白术健脾燥湿之外,还用山药补肾,带脉隶属于肾,绕腰间一周,腰是肾之府,所以用山药既补脾,又补肾,补肾就是补带脉,带脉不虚,湿邪下犯到带脉,也不能成白带。所以在补脾的同时,用山药既补脾又补带脉。这两个药作为君药。为了加强补脾作用,方中再加人参,人参是臣药,用量比较轻,用它补脾益气,配合白术就能补气健脾,运化水湿。上面这三个药,重点是补脾,同时也补带脉,重点是治“脾气之虚”。其次就是“肝气之郁”,肝郁克脾,所以又用五钱白芍,白芍当然就是柔肝的,柔肝理脾治“肝气之郁”。还有“湿气之侵”,为了加强祛湿作用,所以又加苍术三钱,也是臣药,燥湿健脾,以加强祛湿之力。最后是“热气之逼”,所以加车前子三钱,也作为臣药,清热利湿。上面这六个药就是方中的主要药。君臣配伍,健脾柔肝,祛湿清热。下面加上一些佐药,一个加陈皮理气,理气帮助疏肝,理气帮助祛湿,陈皮还有健脾作用。下面又加一个柴胡,柴胡和白芍配伍主要是疏肝,柴胡和人参、白术配伍,还能升发脾胃清阳,升发脾胃清阳就能祛湿。柴胡是升提药,配在补脾益气药里就是升发清阳,引清阳之气上升。最后加上黑荆芥穗,把荆芥穗炒黑,荆芥穗也是祛风药,也能升发清阳,它和健脾药配伍在一起,就是升发脾胃清阳;和疏肝药配伍在一起就是疏肝,取其辛散作用,疏达肝郁,所以它和柴胡配伍起疏肝作用,和白术、人参配伍在一起,就能升发脾胃清阳。而且荆芥穗炒黑了,还有固涩作用,可以收湿止带,就是治带下。这个方的药物配伍用的特别恰当,药量特别合适,重点特别突出,君臣佐使组织非常严谨,所以治疗效果非常好。最后还是得加点甘草,调和药性,调和脾胃。

完带汤是治白带的主要方剂,如果运用得好,可以治疗各种带下。带下分五种,青赤黄白黑,青带、白带、黄带、赤带、黑带。因为带下都是湿,无论什么带,都属于湿,都属于脾虚生湿,湿邪下注，但必须随证化裁。

第六节　祛风胜湿

祛风胜湿是治风湿病的，显然是治痹证用的，治疗风湿痹证。以前讲过防己黄芪汤、九味羌活汤、麻黄加术汤、身痛逐瘀汤、小活络丹、三仁汤、当归拈痛汤等，都是治疗风湿的，也是治疗痹证的。这里再补充讲两个方。

羌活胜湿汤
《脾胃论》

【组成】 羌活　独活各一钱(各6g)　藁本　防风　甘草炙，各五分(各3g)　蔓荆子三分(2g)　川芎二分(1.5g)

【用法】 上㕮咀，都作一服，水二盏，煎至一盏，去滓，食后温服。(现代用法：作汤剂，水煎服。)

【功用】 祛风胜湿止痛。

【主治】 风湿犯表，头痛身重，肩背、腰脊疼痛，难以转侧，苔白，脉浮。

【讲述】 羌活胜湿汤是李东垣《脾胃论》里的方，是治疗风湿痹证初起的，主要是风湿犯于太阳经。太阳经有什么特点呢？主要症状是头痛、背痛、腰痛，循着太阳经脉从头顺着脊柱往下走，所以风湿侵犯太阳经，常见头痛和肩颈项痛、背痛、腰痛，以上半身为著。肩背痛不可回顾，疼的不敢回头，腰背疼的难以转侧。这个方是二活并用，羌活是君药，因为方中入太阳经上行的药居多，况且羌活是入太阳经引经药，善治上焦和表部的风寒湿邪，所以，羌活应该是君药，而且还应该多用一点，治头痛、颈项痛、肩臂痛、背痛、腰痛。那么太阳经它不单独都在上焦，太阳经往下走就到下焦了，所以再加上独活，就是治下焦的风寒湿邪。二活合用，就能祛一身上下的风寒湿邪。然后又加了一些太阳经药，藁本入太阳经，祛风散寒除湿，治头痛，而且藁本能引药上至巅顶，善治巅顶痛。再就是用蔓荆子，蔓荆子轻而上行，祛风止头痛。川芎更是祛风止头痛之要药。所以，羌活胜湿汤侧重走上焦祛风除湿，止头身痛。防风更是祛风胜湿的常用药。甘草能缓和诸药辛散之性，并且能调和诸药。全方的功用，就是祛风胜湿，治风湿初入太阳经。现在常用于肩臂痛，治老年肩、肩周炎、颈椎病等。

独活寄生汤
《备急千金要方》

【组成】 独活三两(9g)　桑寄生　杜仲　牛膝　细辛　秦艽　茯苓　桂心　防风　芎䓖　人参　甘草　当归　芍药　干地黄各二两(各6g)

【用法】 上㕮咀，以水一斗，煮取三升，分三服，温身勿冷也。(现代用法：水煎服。)

【功用】 祛风湿，止痹痛，益肝肾，补气血。

【主治】 痹证日久，肝肾两虚，气血不足证。腰膝疼痛、痿软，肢节屈伸不利，或麻木不仁，畏寒喜温，心悸气短，舌淡苔白，脉细弱。

【讲述】 独活寄生汤也是治风湿的,是治久痹的。久痹就是痹证日久,几个月,几年。这样的痹证有什么特点呢?一般都是风湿已经深入筋骨,甚至侵犯到脏腑了。肝主筋、肾主骨,这时就出现肝肾不足了。肝肾不足,肝不能主筋,肾不能主骨,所以筋骨出现痿软,或者是不用,或者是屈伸不利。《素问 · 痹论》有"尻以代踵,脊以代头"的描述。第二个特点,就是这种风湿之邪耗伤气血,风消万物,风邪侵犯日久之后就耗伤气血,气血亏虚,就出现肌肉消瘦、气短乏力、心悸等。这个病治疗和一般的就不一样了,因为风湿入于筋骨了,还得使风湿从外解,这就不是一般祛风湿药羌活、防风所能解决的。这个时候的用药,应该是"搜风",就是把入里的风邪搜出来,入筋骨间去搜风外出。搜风药一般比较缓和一点的就是独活、细辛、川芎,要是重一点的病,这样的搜风药就不好使了,就得用川乌、草乌了。川乌、草乌入里搜风,或者用一些虫类药,白花蛇、乌梢蛇、全蝎、蜈蚣等,搜风通络。还应该用一点活血药,活血通络,使风湿没有伏匿之地。临床上常说:"治风先治血,血行风自灭",就是指这个说的。这里要注意,风湿初起,邪在肌表,不要早用活血药,会使经络疏通,引邪深入。这是一条原则。其次,就要补肝肾。损伤肝肾了,肝肾不足了,就得补肝肾。第三就得补气血。第四就得舒筋,就是加点舒筋药,不舒筋,筋就伸不直了,加舒筋药都很难伸了,所以这时候关节都变形了。这是总的治疗原则,大家明白了这个道理,然后再看看独活寄生汤,就比较清楚了。

方中用独活作君药,用独活搜风,祛下焦和筋骨间的风寒湿邪。然后加上细辛、川芎,在独活的作用下,这两个药也是搜风药了,因为细辛入少阴经,入里搜风外出;川芎入厥阴经,也是入里搜风外出。这是用于轻证的,重证就不是这三个药所能治的了,不是不可用,而是它们的力量太单薄了,必须要加重,原则上就是刚才讲的。下面加点秦艽和防风,秦艽就是舒筋了,防风什么时候都可以用,有风就可以用防风,就是祛风舒筋。上面这五个药主要是搜风的,加上点舒筋药。然后就是补肝肾药,补肝肾药的选择,最好要它既补肝肾又能祛风湿,所以选杜仲、牛膝、桑寄生,既能补肝肾,又能祛风湿。下面就是补气血,用十全大补汤补气养血,四君子汤、四物汤,加黄芪、肉桂就是十全大补汤。这里十全大补汤去掉白术和黄芪,为什么要把这两个药去掉?这两个药是什么方?是玉屏风散的主要药,这两个药是固表药,也叫芪术汤。芪术汤就是固表的,补气固表是治表虚自汗的。这个方如果用这两个药有什么问题呢?它补气固表就影响搜风了。上面的独活、细辛、川芎,搜风的药力比较缓和,如果给它加上黄芪、白术的话,它一固表,就影响搜风,所以在这种情况下,不用黄芪和白术。但是很多痹证,特别是这种久痹,黄芪、白术还是常用药,它能补气,还能祛湿,还能健脾,那就看会不会用了。防己黄芪汤就是黄芪和白术,加上防己,那也是治痹证的。那是风湿表虚证,当然得用黄芪和白术了。有些久痹,用黄芪和白术是可以的,但必须不影响搜风。如果搜风力量大一点,还真应该加黄芪、白术,使它搜风不伤表,祛邪不伤正。这就得看两方面的力量,哪方面比较大。一方面要固表,一方面要搜风,但要达到"固表不留邪,祛邪不伤正"的目的。这就是方剂的配伍关系,这是很重要的,主要讲原理。总起来看,这个方确实很缓和,不论是祛风湿,还是补肝肾,它的性质都比较缓和。这个方对久痹见有肝肾不足、气血两虚的,效果也确实很好。

几年前曾经治一个老太太就是久痹。老太太病十几年了,比较瘦,胳膊也伸不开了,腿也弯了,行动很困难。心悸气短,四肢无力,真正是气血两虚,肝肾不足,又是个久痹,符合独活寄生汤证。她是个老太太,要是用药力量太猛了,用点川乌、草乌吧,还怕耗伤正气,所以我就用独活寄生汤,基本上是原方,没用黄芪、白术,开了七副。第二周来了,痛有些减轻,觉得挺舒服。那么又接着给她开了一周,基本上还是这个方。三周后老太太又来了,能走了,疼痛大减,体力大增,没想到有这么大的效果,这回再不能小瞧独活寄生汤了。

小　　结

祛湿剂是治疗湿邪为病的，分为两大类，一种是外湿，一种是内湿。外湿是六淫中的湿邪，多侵犯皮毛和肌肉，最常见的是痹证。内湿是从内生的湿，多数与肺、脾、肾三脏有关，最主要的是脾。内湿多数由于饮食不节而来。外湿用表散法，使湿从外解。内湿以健脾、利小便为常法。

这一章讲了二十三首方，其中化湿和胃剂两首，清热祛湿剂九首，利水渗湿剂四首，温化水湿剂四首，祛湿化浊剂两首，祛风胜湿剂两首。化湿和胃剂主要治疗中焦停湿，代表方就是平胃散。平胃散主治湿滞脾胃，主要症状是脘腹胀满，舌苔厚腻。这个方和厚朴温中汤都可以治疗寒湿困脾引起的脘腹胀痛，但平胃散证是以"湿"为主，舌苔是厚腻的；而厚朴温中汤证是以气滞为主，以胀为主。平胃散是治湿邪困脾的基础方。苍术为君，燥湿健脾，厚朴为臣，行气消胀，陈皮为佐，理气健脾和胃，甘草为使，调和药性。功用是燥湿运脾，行气和胃。藿香正气散是外散风寒，内化湿浊的常用方，适用于湿滞脾胃而外感风寒的霍乱吐泻，相当于现在的胃肠型感冒。这个方主要的药是藿香，能外散风寒，内化暑湿。为了增强它的作用，又用半夏、陈皮和胃止呕；白术、茯苓健脾利湿止泻，这四个药配伍在一起，上吐下泻的问题就基本解决了。霍乱病的类型比较多，所用的方子也不同。脾胃虚寒用理中丸，水湿内停用五苓散，湿热用连朴饮，外感风寒、内伤湿滞就用这个方。

清热祛湿剂是治疗湿热病的，适用于外感湿热，或湿热内蕴所致的病证。茵陈蒿汤是治疗湿热黄疸最主要的一个方，也是最常用的基础方。这个黄疸的特点是一身面目俱黄，黄色鲜明，也称为"阳黄"。功用就是清热利湿退黄，主要的药是茵陈蒿。八正散是治疗湿热淋证的基础方、常用方。湿热淋证就有小便频数，小便涩痛，小便短少，甚至癃闭不通，舌质红，舌苔黄腻，脉滑数。方中用滑石、木通等诸多清热利水通淋的药，功用就是清热泻火，利水通淋。这个方效果很好，只要淋证属于湿热的，都可以适当加减运用。三仁汤和甘露消毒丹都可以清热祛湿而治疗湿温，前方祛湿之力较强，用于湿温初起，邪在气分的湿重于热证。后方清热与祛湿并重，用于湿温时疫，邪在气分的湿热并重证。三仁汤治的湿温病属暑病偏于湿，可见头痛恶寒，身重疼痛，面色淡黄，胸闷不饥，午后身热，苔白不渴。这个病不应该发汗、泻下、滋阴，而应以清热利湿祛暑为主，兼宣畅气机。这个方清热利湿的药比较多，方名虽叫三仁汤，但不是以三仁作君药，这点很重要。三仁指的是杏仁、白蔻仁、薏苡仁，有宣上、畅中、渗下之意。甘露消毒丹治的湿温病是湿邪充斥三焦，病情比三仁汤重，发热比较高。可见胸脘痞闷，肢体困倦，颐咽肿痛，身目发黄，小便短赤，大便泄泻。全方的功用是利湿化浊，清热解毒。连朴饮治湿热霍乱，以吐为主。霍乱主症是上吐下泻，因为是湿热，所以舌苔是黄腻的，脉是滑数的。方中用芦根二两作为君药，清热和胃止呕，这个要注意。全方清热化湿，理气和中。当归拈痛汤和二妙散都可以治疗湿热下注引起的脚气肿痛，脚膝生疮。前方主要治疗风湿热痹，是风、湿、热三种邪气合在一起，客于经络、肌肉、筋骨而成，特点是遍身肢节烦痛，全方利湿清热，疏风止痛。后者可以治疗湿热下注的痹证、痿证及带下病，完全是下焦湿热，全方就二味药，清热燥湿，加牛膝是三妙丸，再加薏苡仁是四妙丸，治疗痿证效果比较好。

利水渗湿剂治疗水湿壅盛证，以小便不利为主症。五苓散和猪苓汤均为利水渗湿的常用方，主症都是小便不利，所以都用了泽泻、茯苓、猪苓淡渗利水。不同的是，五苓散配桂枝、白术，温阳化气利水，舌苔是白的，脉是浮的，主治水湿内盛，膀胱气化不利证。这个方可以治六种病，蓄水、水肿、水泻、眩晕、水逆和霍乱。猪苓汤配伍滑石、阿胶，清热养阴，舌质红，舌苔是黄的，脉是数的，主治邪气入里化热，水热互结，灼伤阴津证。防己黄芪汤是治风湿表虚证，或者风水表虚证的。风湿表虚是风湿痹证兼有汗出恶风，风水表虚是水肿兼有汗出恶风。这个方有两个君药，防己和黄芪，要注意这两个药的配伍比例，是4：5，它的特点就是祛风不伤正，固表不留邪。全方益气祛风，健脾利水。五皮散是专门治皮水的，见一身悉肿，心腹胀满，小便不利。皮水的特点是肌肤水肿，水湿从内而来，在内的水湿留于肌表。它的功用就是利水消肿，理气健脾。

温化水湿剂适用于阳虚不能化水或湿从寒化所致的痰饮、水肿等证。苓桂术甘汤中用的药都是脾经药，治水饮停在中焦。饮停中焦就会有心下动悸，目眩，胸胁支满，气短，舌苔一般是白滑苔，脉一般是弦滑。这个方能温阳化饮，健脾利水，是治中阳不足，饮停心下的基础方。甘草干姜茯苓白术汤主治肾著病，是由脾胃寒湿下侵所致。这个病主要是腰痛，寒湿下侵腰痛的特点是重痛，如带五千钱，治疗就应该祛寒除湿。真武汤和实脾散都治脾肾阳虚，水气内停的水肿，都用了附子、茯苓、白术温补脾肾，利水渗湿。前方以附子为君，偏于温肾，又佐芍药，养阴舒筋，缓急止痛，兼能利水，主治肾阳虚水肿而见小便不利，腹痛下利，四肢沉重疼痛。也可以治大汗亡阳，水气内动而见身瞤动，振振欲擗地。后者以附子、干姜共为君药，偏于温脾，又配伍厚朴、木香、草果、槟榔行气消胀，并能帮助利水，主治脾阳虚，水气内停的水肿，兼有胸腹胀满。全方除了温阳健脾，又能行气利水。

祛湿化浊剂治疗湿浊内蕴的一类疾病，常见的病有白浊、白带。萆薢分清饮是分清化浊的，治疗虚寒白浊。虚寒白浊的特点是小便频数，浑浊不清，白如米泔，凝如膏糊。方中主要的药是萆薢，既能利水，又能分清化浊。菖蒲芳香化浊，乌药祛下焦膀胱冷气，益智仁温肾暖膀胱，缩小便，全方温肾化浊。完带汤是治疗白带的主要方剂。这个病是以脾虚为主，脾虚生湿，肝郁克脾，湿邪下注，出现白带。方中用量最大的两个药是白术和山药，白术健脾燥湿，山药补益脾肾，固带脉。最后，要注意柴胡和黑荆芥穗这两个药，这两个药和白芍配伍能疏肝；和人参、白术配伍能升发脾胃清阳而祛湿；荆芥穗炒黑还有固涩作用，可以祛湿止带。全方补脾疏肝，祛湿止带，如果运用得当，可以治疗各种带下。

祛风胜湿剂是治疗风湿痹证的，适用于风湿之邪侵犯肌表、经络、关节等证。羌活胜湿汤和独活寄生汤都治疗痹证，前者是治疗风湿痹证初起的，主要是风湿犯于太阳经。主要症状有头痛、肩背痛、腰痛、以上半身为著。这个方偏重于走上焦祛风除湿，止头身痛。后者是治久痹的，风湿之邪已经深入到筋骨，损伤肝肾，所以筋骨萎软，或者不用，或者屈伸不利。风邪侵袭日久就会耗伤气血，气血亏虚，所以肌肉消瘦、气短乏力、心悸。治疗上应该搜风外出，兼益肝肾，补气血。这个方补气血用的是十全大补汤去掉白术和黄芪，因为这两个药是固表药，补气固表就会影响搜风。但是，有些久痹，用这两个药是可以的，原则上要掌握好搜风和固表的关系，达到“固表不留邪，祛邪不伤正”的目的。这个方很缓和，对于久痹见有肝肾不足、气血两虚的，效果很好。

（梁　雪　编写）

第十五章　祛　痰　剂

凡以祛痰药为主组成，具有消除痰涎作用，治疗痰证的方剂，统称为祛痰剂。痰可以分为有形之痰和无形之痰两大类，有形之痰是能看见的，一般以咳嗽为主症，这是要重点讲的。还有一种痰叫做无形之痰，无形之痰是看不见的，但是在中医辨证的时候按痰去辨证。比如五苓散治痰饮，以眩晕为主症，苓桂术甘汤也是以眩晕为主症，这个痰饮就是看不见的，中医辨证的时候就认为这是痰。无形之痰能生很多怪病，临床有许多病用常规的辨证辨不清楚的时候，最后可以按痰来辨证。痰生百病，痰生怪病，瘰疬、瘿瘤（甲状腺肿）、甲状腺功能亢进，以及乳房结节等这些病，也可以按痰来论治，像阳和汤治阴疽，有些痰核、流注也是按痰来治疗的。有形之痰大体可分为热痰、寒痰、湿痰、燥痰、风痰等，这也是常见的，还有气痰、食痰，痰的种类很多。

总的来说痰是因为湿生成的，痰和饮都是湿，湿的来源主要来源于脾，脾为生痰之源，所以治痰大多都要健脾祛湿。最常用的是茯苓，许多方剂都用茯苓，它能健脾，能渗湿，这是由脾生的。再一个是由肾生的，特别是肾阳虚，肾阳虚不能化水，阳虚水泛为痰，肾不能主水了，水湿泛滥了。最常见的就是脾和肾，所以常说脾为生痰之源，肾为生痰之本。再一个就是和肺的关系密切，肺为水之上源，肺气不能肃降之后，在肺里也能成痰。同时，肺又为贮痰之器，痰生于脾，藏于肺。治痰的时候主要是祛湿，湿来源于脾和肾，另外和肺的关系密切。再一个治痰都要理气，所有积滞都要行气，祛湿要行气，活血要行气，治痰更需要行气。痰随气而升降，气升则痰升，气降则痰降，我们常说“治痰先治气，气顺痰自消”。这是治痰应该知道的。

第一节　燥湿化痰

痰由湿生，湿痰的特点是痰多易咯。另外，湿痰常有胸膈满闷，因为痰停于肺，肺的宣降功能失常，肺气不能正常肃降，就感觉胸膈满闷。再一个就是舌苔，白腻苔，湿邪较重的，舌苔白腻而厚。脉象一般是滑脉、弦滑脉、缓滑脉，缓滑说明脾虚，弦滑说明气滞，这就是湿痰的特点。湿痰治疗当然要燥，所以这一节叫燥湿化痰，常用的方就是二陈汤。

二　陈　汤
《太平惠民和剂局方》

【组成】 半夏汤洗七次　橘红各五两（各15g）　白茯苓三两（9g）　甘草炙，一两半（4.5g）

【用法】 上药㕮咀，每服四钱（12g），用水一盏，生姜七片，乌梅一个，同煎六分，去滓，热服，不拘时候。（现代用法：加生姜7片，乌梅1枚，水煎服。）

【功用】 燥湿化痰，理气和中。

【主治】 湿痰证。咳嗽痰多,色白易咯,胸膈满闷,不欲饮食,恶心呕吐,或头眩心悸,肢体困倦,舌苔白滑,脉滑。

【讲述】 这是治痰的基础方,什么都不会,只会二陈汤就能治痰,二陈汤可以治疗各种痰病。因为痰都是由湿生成的,所以燥湿化痰能治疗各种痰,无论是热痰还是寒痰,只要它是痰,就是由湿生成的,所以燥湿是治痰的基本治法。二陈汤君药当然是半夏了,半夏是燥湿化痰的主要药、常用药,把它作为君药,用9g,北方常用量15g。第二个药就是橘红,橘红就是陈皮去白,把橘子皮的白色橘络去掉,剩下的就是橘红。陈皮带白主要是和胃,也能化痰,又能理气。去掉白,单用橘红,它既是理气药又是燥湿药,橘红的燥性比较强,一方面理气,气顺痰自消;再一个帮助半夏燥湿。这两个药就是这个方的主要药。二陈汤就指的这两个药,它们放陈久者良,放了一年之后效果好。中药里有六味药都是放陈久者良,其中二陈汤有两个,其他四个是枳壳、狼毒、麻黄、吴茱萸。

上边两个药主要是治疗已生之痰,已经生成的痰用燥湿理气。善治痰的,最好治生痰之本,所以方里加了茯苓,加茯苓显然是健脾渗湿,以治生痰之本。治生痰之本,健脾利湿,不让它生痰。下面少用炙甘草,调和药性,也包括调和脾胃。一般说二陈汤就是指这四个药,方中原来还有生姜,因为半夏作君药,用生姜能助半夏之功,能解半夏之毒。除了生姜之外,用法里还有一个特殊的药是乌梅,用一个乌梅,原方是粗散煎服,乌梅用量很轻,用乌梅的目的是收敛肺气,使肺气有开有合。同时,也有"欲劫之而先聚之"的意思,想要消灭它,先把它集中了,集中之后再一网打尽,这样祛痰作用比较快。痰多的时候可以少用乌梅,因为用多了影响辛散,半夏辛温、橘红辛苦,加点乌梅就可以有散有收,调和肺的功能。乌梅用多了,还会影响祛痰。

全方的功用就是燥湿化痰,理气和中,调和脾胃。脾胃调和之后就不生痰了。主治就是湿痰证。二陈汤作为基础方去用,各种痰都可以用二陈汤,除了燥痰之外,燥痰就不能再用燥药了。

下面讲一讲二陈汤的加减运用。如果治热痰,热痰也用二陈汤,热痰的特点就是痰稠,颜色是黄的。这时舌苔是黄腻的,脉是数的,一般是滑数。在这个方里加点清肺热的药,常用的如黄芩、桑白皮,再就是石膏,常用的就这三个。其他还有瓜蒌、贝母、胆南星、天竺黄。这三个药能不能区别开?桑白皮、黄芩、石膏,这三个药都是清肺热的常用药,见有身热、痰黄、口渴,这个时候加石膏;如果痰黄、苔黄、身不甚热、口不渴,这时加黄芩。石膏清热好,如果是见身热、口渴的用石膏,但是痰是由湿生的,湿得寒则凝,过于寒凉之后,反而不能消痰了,清热可以,痰不能消。桑白皮是甘寒的,如果是午后身热,带有潮热的,舌上少苔的时候用桑白皮,这三个都是清肺热的常用药,它们也可以两两同用,这就需要酌情使用了。

下面就是寒痰,痰是清稀的,颜色是白的,叫寒痰,叫寒饮也可以。舌质肯定是淡的,舌苔是白滑或是白润的,脉一般是沉弦脉,这个在二陈汤基础上主要加什么?主要加干姜、细辛,最常用的是这两个。湿痰如果比较重的时候,还可以加点祛湿药、燥湿化痰药,如天南星、白术等。

燥痰不该用二陈汤,但它是痰,痰就是由湿生的,湿就应该燥,但本身来说就燥,痰少、难咯、咽喉干燥。燥痰的主要治疗方法是润燥化痰,可以取法于麦门冬汤,方中麦冬、半夏的比例是7∶1,再加点其他的润肺化痰药,瓜蒌、川贝等都可以。最好还是不用二陈汤,避免麻烦。

风痰主要是眩晕。食痰就是病人咳嗽、痰多,同时停食,老年人多见。有的老年人饭后就咳嗽、吐痰,本来就停湿,再加上饮食伤脾,这个加点消食药就可以,选既有消食作用还有化痰作用的药，莱菔子最好。

还有气痰，相当于苏子降气汤治疗的痰，胸膈满闷，痰气交阻，就在二陈汤基础上加点行气药，如枳壳、厚朴等。二陈汤这个方是个治痰的基础方，所以好多痰证都可以用这个方，把这首方学好了，治痰基本就可以了。

茯苓丸（治痰茯苓丸）

《全生指迷方》，录自《是斋百一选方》

【组成】　茯苓一两（6g）　枳壳麸炒，去瓤，半两（3g）　半夏二两（12g）　风化朴硝一分（1g）

【用法】　上四味为细末，生姜自然汁煮糊为圆，如梧桐子大，每服三十圆（6g），生姜汤下。（现代用法：姜汁糊丸，每服6g，姜汤或温开水送服；亦可作汤剂，加入生姜3～5片，水煎服，风化朴硝冲服。）

【功用】　燥湿行气，软坚消痰。

【主治】　痰停中脘，流于经络证。两臂疼痛，手不得上举，或左右时复转移，或两手麻木，或四肢浮肿，舌苔白腻，脉沉细。

【讲述】　茯苓丸也叫治痰茯苓丸，也叫指迷茯苓丸，这首方出自《全生指迷方》。这首方主要是治疗肩臂疼的，手不得上举，时常左右转移，一边疼几天，又到另一边疼几天。这个病辨证是痰来的，一般把这种病按风湿来治，后来有按血瘀来治的。可是本方按痰来辨证，这个辨证可难了，怎么知道它是痰来的？这就是无形之痰了，看不见痰，也不咳也不喘，这就是临床的经验了，这个辨证很难。一般看痰都是滑脉，这个脉沉细也是有痰。这个病有痛感，如果按风湿治，脉不应是沉细。痰沉伏于里，所以脉是沉细的，痰停中脘，脾气不畅，痰气上犯，脾主四肢，所以臂痛。按痰治把这个病治好了。现在就用排除法，各种辨证法都不灵，就按痰来治了。

方中共四味药，半夏量最大，用作君药，茯苓和半夏配伍在一起，这个痰肯定是在中焦，都是脾胃药。加上枳壳理气宽中，气顺痰自消。最后加风化硝，在方中用量最小，一分，取它软坚化痰作用，朴硝也是化痰药。这个方就这四味药，作用就是燥湿行气、软坚化痰。这个方是个特殊方，辨证治法就是这个原则，痰停中脘，痰气上犯经络，所以臂痛，这也就是刚才说的痰生怪病，痰生百病。

温　胆　汤

《三因极一病证方论》

【组成】　半夏汤洗七次　竹茹　枳实麸炒，去瓤，各二两（各6g）　陈皮三两（9g）　甘草炙，一两（3g）　茯苓一两半（4.5g）

【用法】　上锉散，每服四大钱（8g），水一盏半，姜五片，枣一枚，煎七分，去滓，食前服。（现代用法：加生姜5片、大枣1个，水煎服。）

【功用】　理气化痰，清胆和胃。

【主治】　胆胃不和，痰热内扰证。胆怯易惊，虚烦不眠，口苦吐涎，或呕吐呃逆，或惊悸不宁，或癫痫，舌苔腻，脉弦滑或略数。

【讲述】 温胆汤也是二陈汤的变化方,还是二陈汤那四个药加竹茹和枳实。这和二陈汤比,稍微有点变化了,还是燥湿化痰,但加上竹茹和枳实,一个就是有清热作用,一个就是有行气作用。特别是加竹茹,用量和半夏相等,还是半夏为君药,燥湿化痰,加上竹茹二两,因为它没有半夏力量大,所以作为臣药。竹茹这个药清热化痰,另外竹茹又是和胃药,清热和胃。还有一个主要作用,叫做清胆,治胆热,蒿芩清胆汤就是温胆汤的变化方。温胆汤除了化痰和胃之外,还有清胆作用,所以能治胆胃不和。蒿芩清胆汤也不只治湿热阻遏少阳,也治疗胆胃不和。竹茹这个药就是既能清胆和胃,又能化痰,所以这个方能治疗胆胃不和,温胆汤就是治疗痰热内扰,胆胃不和。半夏燥湿化痰,竹茹清胆和胃,枳实、陈皮行气,加强和胃作用。胃气以降为顺,气顺痰自消。茯苓不用说了,健脾利湿。甘草益气和中,然后加生姜、大枣,五片生姜,一枚大枣,调和脾胃,这就是温胆汤这个方。它的功用就是理气化痰,清胆和胃。

下面看治的病,一个叫胆怯易惊,胆小、害怕。再一个就是虚烦不宁,病人觉得烦,胆为清净之府,稍有热就烦。再就是呕吐、呃逆。另外,痰热内扰可出现失眠和癫痫。温胆汤可治这五个病,都是胆胃不和来的,加上痰热内扰。这些病可以分别出现,这就是温胆汤这个方。

这个方叫温胆汤,实质是清胆的,蒿芩清胆汤就是在这个方的基础上加上青蒿、黄芩、碧玉散,治疗胆胃不和、湿热郁遏少阳,它有好多症状和这个相似。它既然是清胆,那为什么叫温胆汤呢?这个方最早来源于孙思邈的《千金要方》,书中的生姜用四两,没有茯苓,也没有大枣。生姜用四两,半夏、陈皮、枳实、竹茹各二两,甘草一两。这个方生姜用量最大,全方药性偏温。它治什么病呢?大病后,虚烦不得眠,失眠,这个病是"胆寒故也"。胆经有寒,是胆寒来的,胆寒这个病后来也很少见,所以这方叫温胆汤。现在讲的方引自《三因极一病证方论》,宋代的,现在常用的都是现在我们讲的这首方。现在生姜用量小很多,所以变成治痰热的,《三因极一病证方论》也没有把方名改过来,依然叫温胆汤。这个方治的病比较多,怎么确认它是胆胃不和,痰热内扰?一个是舌质微红,舌苔是微黄、薄黄的,一般应是稍腻微黄。脉应该是略数,有点热象也不重。这个方是临床常用方,它的地位不亚于二陈汤。

第二节　清热化痰

清气化痰丸
《医方考》

【组成】 陈皮去白　杏仁去皮尖　枳实麸炒　黄芩酒炒　瓜蒌仁去油　茯苓各一两(各6g)　胆南星　制半夏各一两半(各9g)

【用法】 姜汁为丸。每服二至三钱(6~9g),温开水下。(现代用法:姜汁为丸,每服6~9g,温开水送下;亦可加生姜5片,水煎服。)

【功用】 清热化痰,理气止咳。

【主治】 热痰咳嗽证。咳嗽痰黄,黏稠难咯,胸膈痞闷,甚则气急呕恶,舌质红,苔黄腻,脉滑数。

【讲述】　清气化痰丸还是二陈汤的变化方，就是二陈汤去掉甘草，由于它是治疗热痰，所以就不用生姜了，下面加什么了呢？加的是胆南星、瓜蒌仁、黄芩，加上这几味清热化痰药，这个方的君药就变了。虽然是二陈汤的变化方，但君药变了，君药是胆南星，用量最大。天南星是热的，是辛苦温，胆南星就是辛苦寒，把天南星压成粉装进牛胆里，牛胆是苦寒的，天南星的辛热被牛胆汁给制约了。天南星燥湿化痰比半夏还厉害，装在牛胆里就变成清热的了，而且最好的胆南星是九转南星，把它装入牛胆中烘干，干燥之后，再粉碎装入牛胆中，这样做九次，清热化痰作用相当好。方中瓜蒌仁和黄芩都是臣药，各一两，瓜蒌仁除了清热化痰之外还能理气，再加上黄芩清热化痰，这三个药主要都是清热化痰。下面还是二陈汤，半夏为佐药，在二陈汤中是君药，在这个方中它配合着胆南星燥湿化痰。茯苓健脾渗湿以杜生痰之源。接下来用杏仁、枳实、陈皮，为了理气，气顺痰自消。还是二陈汤为基础，一变就变成清热痰的方了，这个方是现在治疗热痰的常用方，凡是咳嗽痰黄的基本上都用这个方。这个方没用甘草，用点也可以，但原方没有用，乌梅不可用，甘草可不用。因为热痰黏稠，所以不能收敛，一收敛就留邪了，乌梅不可用就是这个道理。虽然是二陈汤的变化方，但是君药变了，主治证就变了，变成治热痰的了，主要症状就是咳嗽痰黄黏稠，舌红苔黄腻。

小陷胸汤

《伤寒论》

【组成】　黄连一两(6g)　半夏洗，半升(12g)　瓜蒌实大者一枚(20g)

【用法】　上三味，以水六升，先煮瓜蒌，取三升，去滓，内诸药，煮取二升，去滓，分温三服。(现代用法：水煎服。)

【功用】　清热化痰，宽胸散结。

【主治】　痰热互结之小结胸证。胸脘痞闷，按之则痛，或咳痰黄稠，口苦，舌苔黄腻，脉滑数。

【讲述】　小陷胸汤治小结胸病，前面有个大陷胸汤，治疗大结胸病，这都是《伤寒论》的方。结胸病都是外邪入里化热，《伤寒论》称："病发于阳，而反下之，热入因作结胸"，是误下，热邪入里而成结胸病，有大结胸和小结胸。大结胸病是热邪和水，是水热互结，相当于现在的胸膜炎和腹膜炎，从心下到少腹，硬满而痛，包括胸水、腹水的实证。用手按之就痛，就用大陷胸汤，大黄、芒硝、甘遂。小陷胸汤是痰热互结，没那么多水，是痰，这痰是无形之痰，辨证按痰来辨。小结胸是痰热互结在心下，所以主要症状是心下痛，相当于胃脘，"正在心下，按之则痛"，口苦，舌苔黄腻，脉滑数，这就辨证为小结胸证。这个方君药是瓜蒌，宽胸理气、化痰，然后加上一两黄连和三两半夏，黄连清热，半夏化痰，所以主治痰热互结。半夏、黄连配伍叫辛开苦降，治疗心下痞痛。这个方就这三味药，现在常用它治疗痰热咳嗽，胸痛，也可以治疗胃脘痛，或胸痛连及胃脘。

滚痰丸(礞石滚痰丸)

《泰定养生主论》，录自《玉机微义》

【组成】　大黄酒蒸　片黄芩酒洗净，各八两(各240g)　礞石一两(30g)，捶碎，同焰硝一两，投入

小砂罐内盖之，铁线缚定，盐泥固济，晒干，火煅红，候冷取出　沉香半两(15g)

【用法】 上为细末，水丸如梧桐子大。每服四五十丸，量虚实加减服，清茶、温水送下，临卧食后服。(现代用法：水泛小丸，每服6~9g，日1~2次，温开水送下。)

【功用】 泻火逐痰。

【主治】 实热老痰证。癫狂惊悸，或怔忡昏迷，或不寐，或寐怪梦，或咳喘痰稠，或胸脘痞闷，或眩晕耳鸣，或绕项结核，或口眼蠕动，或骨节卒痛难以名状，或噎塞烦闷，大便秘结，舌苔黄厚腻，脉滑数有力。

【讲述】 滚痰丸也叫礞石滚痰丸，以大黄、沉香、黄芩、礞石组成，就这么四味药。其中礞石是君药，礞石一两，大黄、黄芩各八两，沉香半两。大黄尽管八两也没有礞石一两作用大，礞石这个药的药力特别猛，燥性特别强，而且这个药又是矿物质，质地较重，这个药祛痰作用相当强，能攻坠实热之老痰、顽痰，别的药攻不动，就得礞石。而且这个礞石用硝煅，礞石一两，火硝一两，煅过之后，毒性才能稍微减弱，而祛痰之力更强。臣药用大黄八两，开痰火下行之路，使痰火下行，从大便而出。黄芩就是清上焦热。沉香降气开郁，这个药降气力量也很大，使气顺痰消。

这个方是用丸剂，功用就是泻火逐痰。看看它治什么病，尽是些怪病，癫狂惊悸，温胆汤也能治癫狂惊悸，如果实热老痰就得用礞石滚痰丸。这方可以治疗狂躁型精神病，绕项结核，口眼蠕动或梦寐奇怪之状，做怪梦、噩梦，骨节卒痛，难以名状，说不清楚是怎么个痛法。大便秘结，舌苔黄腻，脉滑数有力，弦而有力的，这都是礞石滚痰丸治疗的。这个方药力峻猛，所以虚人慎用。

第三节　润燥化痰

润燥化痰，这是真正的燥痰，治燥痰的主要方剂就是贝母瓜蒌散。

贝母瓜蒌散

《医学心悟》

【组成】 贝母一钱五分(9g)　瓜蒌一钱(9g)　花粉　茯苓　橘红　桔梗各八分(各6g)

【用法】 水煎服。

【功用】 润肺清热，利气化痰。

【主治】 燥痰咳嗽。咳嗽痰少，咯痰不爽，涩而难出，咽干口燥哽痛，或上气喘促，苔白而干。

【讲述】 贝母瓜蒌散是润燥化痰，以瓜蒌和贝母为君药。再就是天花粉，也是润燥化痰的，茯苓健脾利湿化痰，橘红理气燥湿化痰，桔梗宣利肺气。这个方就是润燥、清热、理气、化痰。这里需要说明的是燥痰和阴虚的关系，阴虚咳嗽，有肺阴虚，也有肺肾阴虚，阴虚也是痰少难咯。但阴虚的脉是细数的，舌红少苔脉细数，用百合固金汤。因为那是阴虚。燥痰并不是阴虚，它就是燥，没有阴虚内热证候，只是咯痰不爽，涩而难出，舌不红，苔白而干。阴虚一般病程长，燥痰病程短。

第四节 温化寒痰

苓甘五味姜辛汤
《金匮要略》

【组成】 茯苓四两(12g) 甘草三两(9g) 干姜三两(9g) 细辛各三两(9g) 五味子半升(5g)

【用法】 上五味,以水八升,煮取三升,去滓,温服半升,日三次。(现代用法:水煎服。)

【功用】 温肺化饮。

【主治】 寒饮咳嗽证。咳嗽痰多,色白而清稀,口淡喜唾,胸膈痞满,舌苔白滑,脉弦滑。

【讲述】 苓甘五味姜辛汤显然干姜是君药,干姜三两,茯苓四两,细辛三两,五味子半升,甘草三两。干姜大辛大热,入肺能温肺化饮。细辛是臣药,在干姜的作用下,是温肺散饮。这就相当于小青龙汤温肺化饮这一部分,小青龙汤去掉解表的,剩下的基本就是苓甘五味姜辛汤。茯苓四两,这个也是臣药,健脾利湿化痰。五味子是佐药,敛肺止咳,和细辛配伍,一散一收,干姜、细辛、五味子,三者一温一散一收,散不伤正,收不留邪,同时恢复肺的开合功能。小青龙汤用半夏燥湿化痰,这个用茯苓健脾利湿化痰。总之,寒饮就得温化,所以干姜为君药;加细辛温肺散饮;防止耗散太过,所以加五味子,配伍细辛有散有收,调和肺的功能。加点甘草调和药性,这就是苓甘五味姜辛汤。

《金匮要略》中有一系列方治寒饮,相当于一个完整的病例。开始这个痰是外寒所致,用小青龙汤治疗。服用小青龙汤后,表邪解了,恶寒发热头痛感觉没了,但是还有咳嗽、痰多、痰稀。表邪解了,寒饮没完全治好,又出现了冲气上逆,寒气上冲,所以仲景把小青龙汤解表的部分去掉,只留下桂枝,又加茯苓,叫桂苓五味姜辛汤,有温肺化饮降冲气作用。吃了之后,冲气好了,但还有寒饮咳嗽,这时候就用苓甘五味姜辛汤。吃过之后病还是没好,又出现呕,这时加什么?在这个方里又加半夏,这个方叫苓甘五味姜辛夏汤,有呕了,加半夏,又能化痰又能止呕,多好啊。吃完之后呕好了,又有点"形肿",就是颜面和肌肤有点像浮肿似的,这是肺的水饮未尽,溢于肌表,肺气不利,不能通调水道。这加什么?肺气不利,加什么?没有表证不用麻黄,又加杏仁,这个方名叫什么?苓甘五味姜辛夏仁汤。吃完这个之后,又出现面热如醉,脸红了,这是一部分寒饮化热了,寒饮化热这个怎么办?加什么?加大黄,方名叫什么呢?苓甘五味姜辛夏仁大黄汤。这是一个系列方,理解好小青龙汤,再熟悉一下这几个系列方,对于治疗寒饮证基本上就有准头了。

第五节 化痰息风

化痰息风这部分主要治疗风痰证,什么叫做风痰证?一般说的风痰是内风夹痰。内风一般指肝风,肝风内动,风痰上扰。风痰证最常见的病,一个是抽搐,再一个就是昏迷,好多昏迷症状都是由风痰导致的,中风痰壅,猝然昏倒,半身不遂。还有一个是眩晕,叫做风痰眩晕,风痰眩晕顾名思义是由风痰造成的,风性善行而数变,有视物动摇的症状,有天旋地转的感觉,并伴随恶心呕吐。有的书籍把外感引起的咳嗽称为风痰,这不太合理,外感咳嗽不应叫做风痰,应该称为伤风咳嗽,例如止嗽散所对应的病证,参苏饮也治外感咳嗽,杏苏散也是同理,都不能称为风痰。风痰的定义主要是内风夹痰,外风不能夹痰,这个概念应该理清。

半夏白术天麻汤

《医学心悟》

【组成】 半夏一钱五分(9g) 天麻 茯苓 橘红各一钱(各 6g) 白术三钱(18g) 甘草五分(3g)

【用法】 生姜一片,大枣二枚,水煎服。(现代用法:生姜 3 片,大枣 2 枚,水煎服。)

【功用】 化痰息风,健脾祛湿。

【主治】 风痰上扰证。眩晕,头痛,胸膈痞满,呕恶,痰多,舌苔白腻,脉弦滑。

【讲述】 半夏白术天麻汤仍是二陈汤的变化方,在二陈汤的基础上加平肝息风的天麻,天麻是平肝息风药,而且具有化痰作用,它的特长就是治疗风痰,为方中君药。另一个君药是半夏,加强祛痰作用。天麻和半夏配伍在一起,肯定是治疗风痰的。李东垣说:“足太阴痰厥头痛,非半夏不能疗,眼黑目眩,非天麻不能除。”二者配伍化痰息风,是治风痰眩晕的最佳组合。白术用量比较大,为方中臣药,加强健脾祛湿的作用,治生痰之源。茯苓健脾利湿,陈皮理气和胃,使痰湿去,脾胃和。用少许甘草,调和药性。加生姜、大枣,因为不是热痰,可以加生姜了,而且还可以多加,因为这样的病人往往会有恶心呕吐。另外姜、枣合在一起可以调和脾胃,所以姜、枣可以多用一些。现在用这个方治疗耳源性眩晕症,效果非常好。另外,李东垣也有个半夏白术天麻汤,两个方的主要差别是李东垣的方中有人参、黄芪和苍术、泽泻,适用于平素脾胃气虚,湿痰偏盛的眩晕、头痛。

定 痫 丸

《医学心悟》

【组成】 明天麻 川贝母 半夏姜汁炒 茯苓蒸 茯神去木,蒸,各一两(各 6g) 胆南星九制者 石菖蒲石杵碎,取粉 全蝎去尾,甘草水洗 僵蚕甘草水洗,去嘴,炒 真琥珀腐煮,灯草研,各五钱(各 3g) 陈皮洗,去白 远志去心,甘草水泡,各七钱(各 4.5g) 丹参酒蒸 麦冬去心,各二两(各 12g) 辰砂细研,水飞,三钱(2g)

【用法】 用竹沥一小碗,姜汁一杯,再用甘草四两熬膏,和药为丸,如弹子大,辰砂为衣。每服一丸。(现代用法:共为细末,用甘草 120g 煮膏,加竹沥汁 100ml 与生姜汁 50ml 为丸,每次 9g;亦可作汤剂,加甘草 12g 水煎,去渣,入竹沥、姜汁、琥珀、朱砂冲服。)

【功用】 涤痰息风。

【主治】 痰热痫证。忽然发作,眩仆倒地,不省高下,甚至手足抽搐,目斜口歪,口吐涎沫,叫喊作声;或癫狂;舌苔腻而微黄,脉弦滑。

【讲述】 定痫丸主要治疗痫证,俗称羊角风。痫证的治疗一般分为两个时期:一个是痫病发作时,突然昏倒,口吐涎沫,四肢抽搐,两目上吊,牙关紧急。属于痰热内蕴,风痰上扰,这时要清热化痰、息风止痉,定痫丸就是这个时候服用。一个是平时发作休止时,治法主要是健脾燥湿化痰,辨证调理。

这个方的主要药是竹沥，竹沥一碗，这一碗大概有四两。纯正的竹沥性苦寒，清热化痰作用较好。同时配伍胆南星，所以这个方的清热化痰作用很强。竹沥的清热化痰作用非常好，但是它不能息风，胆南星除了清热化痰作用外，还具有凉肝息风作用，所以用这两味药就决定了这个方的主要作用，就是清热化痰息风。下面的药都是围绕化痰、息风作用加的，贝母、半夏、茯苓都是化痰药，僵蚕、全蝎、天麻是息风药。还加了一些安神药，比如朱砂、琥珀、茯神、远志，安神就能帮助息风。石蒲配伍远志利窍逐痰，安神定志；陈皮行气化滞，使气顺则痰自消；丹参、麦冬清心除烦。这个方用过之后，如果不抽了，就不要用了，应该给予补气健脾药以治本。原书上说在吃完定痫丸后，应该吃"河车丸，以断其后"，河车丸补脾益肾，以杜绝生痰之源。所以这个病在治疗的时候千万不要伤脾。在这个意义上再说礞石滚痰丸，作用特别猛，用量不易太过，容易伤脾，伤脾之后这个病就容易反复发作，长期不愈，这个事情要注意，用药需恰当。在补的时候也应注意，不要痰热很盛的时候吃人参、紫河车，那就糟糕了，使痰热胶固，就会使痰难开难化。这个方用丸药，临时做成汤剂也是可以的。定痫丸的功用是涤痰息风，加上清热这个词就更恰当了，叫清热涤痰息风。

小　　结

祛痰剂咱们一共讲了十首方剂，燥湿化痰剂讲了二陈汤、茯苓丸、温胆汤三首方；清热化痰剂也讲了三首方，分别是清气化痰丸、小陷胸汤、滚痰丸；润燥化痰剂只讲了贝母瓜蒌散这一首方；温化寒痰剂同样只讲了一首苓甘五味姜辛汤；化痰息风剂讲了半夏白术天麻汤、定痫丸两首方。

第一节燥湿化痰剂，是用来治疗湿痰的。讲的第一个方是二陈汤，这个方子很重要，一定要记住，是治痰的基础方。《医方集解》里就讲"治痰通用二陈"，什么痰证都可以用二陈汤做基础方。比如说热痰，在它基础上加点贝母、黄芩等清热化痰药；寒痰，可以加点干姜、细辛来温化寒痰；湿痰重的加点天南星等，大家参照教材，要灵活掌握运用本方。最后要记住这个方为什么要加一个乌梅，因为方中橘红、半夏都是辛温香燥之品，恐其有耗气伤阴之嫌，所以加乌梅以敛肺气，同时乌梅和半夏配伍，散中有收，祛痰而不伤正，另外有"欲劫之而先聚之"的意思。接着讲的茯苓丸善于消顽痰，书上讲这个方子治疗痰伏中脘、流注经络所致的两臂疼痛等症，这里的痰指的是无形之痰，辨起证来很难，这个就要靠临床经验了，前面也提了，用排除法，其他的辨证都不是，就按痰来治疗。第三首方讲的是温胆汤，这个方也是临床常用方，组成是在二陈汤基础上去掉乌梅，加上枳实、竹茹而成。主治痰热内扰、胆胃不和的胆怯易惊、虚烦不宁、呕吐呃逆、失眠多梦、癫痫等证。胆属木，胆热则木失条达，故有烦躁不宁；胆又主决断，胆热则见胆怯易惊，失眠多梦等症状；胆木犯胃，可见胃失和降的呕吐、呃逆；痰热内闭可发癫痫。咱们说了温胆汤是临床常用方，既能治痰热引起的有形之痰，又能治无形之痰，书上提的主治虚烦不眠、呕吐呃逆及惊恐、癫痫等就是无形之痰的范围。再就是要理解为什么叫温胆汤？从整个组成来看温胆汤是偏凉的方剂，为什么不叫清胆汤，这里有历史沿革问题，大家要理解，要知道这个事，具体我就不重复说了，大家课后好好复习一下。

第二节讲的是清热化痰剂，它适用于热痰证。这节咱们首先讲了清气化痰丸和小陷胸汤，这两个方都有清热化痰的作用，但前者善于下气止咳，后者宽胸散结效果较好。清气化痰丸也是二陈汤的变化方，怎么变化的？就是二陈汤减掉甘草、乌梅，又加上杏仁、胆南星、枳实、瓜蒌和黄芩这几味药。这里大家要注意，虽然本方是二陈汤变化来的，但是君药是胆南星，君药变了，主治证就变了，所以清气化痰丸主治的不是湿痰，而是热痰。小陷胸汤主治的小结胸病，前面咱们学了大陷胸汤，要注意区别这两个方。大陷胸汤是治疗大结胸病，小陷胸汤治的是小结胸病。大结胸病是热邪与水互结，小结胸病是邪热与痰互结，知道这些基本的，将来学习《伤寒论》时再深入理解。这节最后一个方讲的是滚痰丸，功用泻火逐痰，专治实热老痰所致的疾病，其见症很广，且多千般怪症。原因就是实热老痰，或上蒙清窍，或扰乱心神，或壅遏在肺，或流于经络、关节，或积于肠胃，而见昏迷癫狂、眩晕耳鸣，或惊悸怔忡、梦寐怪状，或胸脘痞闷，或绕项结核，或大便秘结等。再要强调的就是本方药力峻猛，虚人慎用。

第三节讲的是润燥化痰剂，主要用来治燥痰。讲了贝母瓜蒌散，这个方具有润肺化痰的功效，主治燥痰所致的咳嗽痰稠，咳之不爽，涩而难出等症。肺燥有痰之证要润肺化痰，但是矛盾出来了，滋润之品多助湿而妨碍祛痰，化痰的药又多辛燥容易耗阴伤津，所以治疗时要润燥化痰兼顾。

第四节讲了温化寒痰剂，适用于寒痰证，苓甘五味姜辛汤温肺化饮，主治寒痰水饮在肺的咳嗽痰多、清稀色白。前面咱们也学了一首治疗寒饮的方子，是什么了？小青龙汤。那么苓甘五味姜辛汤与小青龙汤有什么异同呢？两方均治寒饮，组成上都有细辛、干姜、五味子、甘草这几味药，细辛温肺散饮，干姜温肺化饮，同时又温脾阳助化湿，五味子敛肺止咳，三药一散一温一敛，使寒饮去、肺气和。苓甘五味姜辛汤在此基础上配伍茯苓，善治寒饮伏肺证；小青龙汤在此基础上用麻黄、桂枝，则能治外寒内饮。

第五节讲的是化痰息风剂，适用于风痰，这个风痰大家要注意，主要是内风夹痰。半夏白术天麻汤即二陈汤减乌梅加白术、天麻而成，有化痰息风的功效，由治湿痰变为治疗风痰引起的眩晕、头痛，这也是临床常用方。定痫丸主要是治疗痫证的，而且是用于痫证发作期，适用于痰热内蕴，风痰内扰出现的突然昏倒、口吐涎沫、四肢抽搐、两目上吊、叫喊作声。

（赵雪莹　编写）

第十六章　消　食　剂

消食剂显然是治疗食积的，能够治疗食积的这类方就叫做消食剂。治疗食积大概要分两类，一个是消食化滞，一个是健脾消食。食积大部分由脾虚来的，也有食积伤脾来的。小孩食积比较多，大人食积的比较少，但是现在大人食积的也不少了，现在的人暴饮暴食，容易得脾胃病。

这一章总的来说属消法，但是其中一部分属于下法，也可用吐法。下法和吐法都是用来治疗有形积滞的，病情比较急，属于实证的。但是病程比较长，属于虚证的，应该用消法，或消补兼施。

第一节　消食化滞

保　和　丸

《丹溪心法》

【组成】 山楂六两(18g)　神曲二两(6g)　半夏　茯苓各三两(各9g)　陈皮　连翘　莱菔子各一两(各3g)

【用法】 上为末，炊饼为丸，如梧子大，每服七八十丸，食远白汤下。(现代用法：共为末，水泛为丸，每服6~9g，食后温开水送下；亦可水煎服。)

【功用】 消食和胃。

【主治】 食积证。脘腹痞满胀痛，嗳腐吞酸，恶食呕恶，或大便泄泻，舌苔厚腻微黄，脉滑。

【讲述】 保和丸以山楂作君药，为什么用山楂作君药？显然食积的病人多数是吃肉造成的，很少有吃五谷杂粮造成食积的，当然也有。相对来说肉是难消化的，山楂主要可以消肉积。第二味药是神曲，神曲的量要小一些，在这里是臣药。神曲也是消食的，它的特点是消酒积，看来从古到今，喝酒喝出病的人是很多很多的。所以积滞最多的是肉积，其次是酒积。那么最少的就是谷积，很少有吃五谷杂粮造成食积的，所以方中莱菔子用量很小，莱菔子主要消谷面之积，这三味药是消食的主要药。这三味药合用可以消各种食积，但这里是以消肉积为主。如果这个病人是酒积的话就多用些神曲。有了食积之后，脾胃自然就不和了，就会发生吐泻，所以下面就加了一些药。加半夏显然是和胃止吐，胃气不得下降就会吐。脾不运化就会出现泻，所以方中加了茯苓、陈皮，用来祛湿、理气、健脾止泻。这好像又是二陈汤的组方思路，主要是调和脾胃。其次是食积容易化热，所以方中加了少量连翘，连翘一方面可以清热，一方面可以散结。

这就是保和丸这个方，纯以消食为主，功用就是消食和胃，主要治疗食积。食积的最大特点是恶食，而且是什么食积就恶什么，比如肉积就恶肉，喝酒喝多了就讨厌再喝酒了。当然过了积滞这个阶段再想喝就是另外一回事了。还有嗳腐的特点，就是打嗝时有难闻的味道，同时会有脘腹胀满的感觉，食积停留于胃肠会有满胀感。舌苔是厚腻的或者是滑的，脉是滑脉。保和丸作为消食化积的基础方，可以适当加减，灵活运用。现在市场上卖的大山楂丸基本上就是这个方，而且其中主要是山楂。

枳实导滞丸

《内外伤辨惑论》

【组成】 大黄一两(9g)　枳实麸炒，去瓤　神曲炒，各五钱(各9g)　茯苓去皮　黄芩去腐　黄连拣净　白术各三钱(各6g)　泽泻二钱(6g)

【用法】 上为细末，汤浸蒸饼为丸，如梧桐子大，每服五十丸至七十丸，温水送下，食远，量虚实加减服之。(现代用法：共为细末，水泛小丸，每服6~9g，食后温开水送下，每日2次；亦可作汤剂，水煎服。)

【功用】 消食导滞，清热祛湿。

【主治】 湿热食积证。脘腹胀痛，下痢泄泻，或大便秘结，小便黄赤，舌苔黄腻，脉沉有力。

【讲述】 枳实导滞丸这个方就属于下法了，用下法治疗食积的，要比保和丸治的病要重而且急。枳实导滞丸是小承气汤的变化方，君药是大黄，臣药是枳实，攻下食积。下面又加了神曲，可以消酒积。这个方的主要药就这三味，一个君药，两味臣药，攻下食积，特别是消酒积。食积可以化热，尤其酒积更容易化热，所以加黄连、黄芩各三钱，用量较少，起到清热燥湿的作用。食积一化热就容易引起痢疾、腹泻，在讲芍药汤的时候提到痢疾是由食积和湿热造成的，食积和湿热是造成痢疾的主要原因。所以在方中加了白术、茯苓和泽泻，起到健脾利湿止泻的作用。黄连、黄芩治疗痢疾，白术、泽泻、茯苓可以止泻，以利小便实大便。这个方治的食积比较重，所以用大黄作为君药，以排除食积，同时排除湿热。食积化热也可能出现大便干燥，也可以用这个方。

木香槟榔丸

《儒门事亲》

【组成】 木香　槟榔　青皮　陈皮　广茂烧　黄连麸炒，以上各一两(各3g)　黄柏　大黄各三两(各9g)　香附子炒　牵牛各四两(各10g)

【用法】 上为细末，水丸，如小豆大。每服三十丸，食后生姜汤送下。(现代用法：共为细末，水泛小丸，每服3~6g，食后生姜汤或温开水送下，日2次；亦可作汤剂，水煎服。)

【功用】 行气导滞，攻积泄热。

【主治】 痢疾，食积。赤白痢疾，里急后重，或食积内停，脘腹胀满，大便秘结，舌苔黄腻，脉沉实。

【讲述】 木香槟榔丸与枳实导滞丸治的病很接近，都属于下法，所不同的是，木香槟榔丸行气作用强，对应的症状以腹部胀满为主。木香、槟榔、牵牛、大黄是这个方的主要药，体现出这个方的行气和泻下作用都很厉害，整个方的药力要比枳实导滞丸大。下面又加了诸多行气药，比如香附、青皮、陈皮、莪术(广茂)，其中莪术还是破气药。然后下面加上清热药黄连和黄柏，显然这里的湿热比较重了。这个方的行气攻积泻热作用要比枳实导滞丸作用大,这里面没有利湿药,不能治疗腹泻。这个方出自张子和的《儒门事亲》,张子和原来用这个方治疗痢疾的里急后重,现代用来治疗食积所致的痢疾,单独食积也可以。食积化热比较重可以用这个方,它和枳实导滞丸的主要差别就是行气力量大、泻下力量猛,行气、泻下作用都比枳实导滞丸大。

第二节 健脾消食

健脾消食治疗脾虚停食或者食积伤脾,总之是食积和脾虚两个同时具有,代表方是健脾丸。

健 脾 丸

《证治准绳》

【组成】 白术白者,炒,二两半(15g) 木香另研 黄连酒炒 甘草各七钱半(各 6g) 白茯苓去皮,二两(10g) 人参一两五钱(9g) 神曲炒 陈皮 砂仁 麦芽炒,取面 山楂取肉 山药 肉豆蔻面裹煨熟,纸包捶去油,以上各一两(各 6g)

【用法】 上为细末,蒸饼为丸,如绿豆大。每服五十丸,空心、上下午各一次,陈米汤下。(现代用法:共为细末,糊丸或水泛小丸,每服 6~9g,温开水送下,日 2 次;亦可作汤剂,水煎服。)

【功用】 健脾和胃,消食止泻。

【主治】 脾虚食积证。食少难消,脘腹痞闷,大便溏薄,倦怠乏力,舌苔腻而微黄,脉虚弱。

【讲述】 健脾丸这个方的基础方是香砂六君子汤,是香砂六君子汤去掉半夏,非常明确的说这个病没有呕吐,下面加焦三仙(炒山楂、炒神曲、炒麦芽),焦三仙是消食的。又加了肉豆蔻和山药,显然是止泻的,所以这个方能治疗脾虚停食腹泻,但不吐,这就很清楚了。加了黄连,主要是起到清热作用,黄连的清热作用要比连翘好。这个方的君药是人参,臣药是白术,其余全都是佐药,重点是补气健脾,是补中有消,或者叫消补兼施也可以。治疗脾虚停食腹泻,主要见症是食少难消,大便溏薄。脾虚停食腹泻,属虚寒的较多,如果是虚寒证就应把黄连去掉,加上干姜,就变成理中丸加味了。现在市场上健脾丸有好几种,不单是这一个方,咱们讲的这个方是出自《证治准绳》的。

肥 儿 丸

《小儿卫生总微论方》

【组成】 黄连去须 神曲炒,各一两(各 9g) 使君子仁 肉豆蔻面裹煨,去面 麦蘖炒,各半两(各 6g) 木香二钱(3g) 槟榔不见火,两个(9g)

【用法】 上为细末,面糊和丸,如萝卜子大。每服二三十丸,熟水送下,食空服。(现代用法:共为细末,糊丸如萝卜子大,每服 20~30 丸,空腹温开水送下;亦可水煎服。)

【功用】 消食导滞,清热驱虫。

【主治】 小儿疳积。消化不良，面黄体瘦，肚腹胀大，发热口臭，大便溏薄，舌苔黄腻，脉虚弱。亦治虫积腹痛。

【讲述】 根据方名就能看出是给小孩吃的，适合体质消瘦的小孩服用。小孩有食积之后就会消瘦，食少难消容易造成营养不良，时间长了就消瘦了，严重的就叫“疳”了，大人为“痨”，小孩为“疳”，是一种虚劳病。大脑袋、小细脖，腹大青筋，就是疳病的表现。此外肥儿丸也是驱虫剂，小孩有疳积、消化不良常常是由湿热生虫造成的，多数是蛔虫，肥儿丸可以清热祛湿杀虫。方中有黄连、神曲，神曲起健脾消食作用。中医讲湿热生虫，所以方中加了黄连以祛湿热。另外加了使君子治虫积，特别是善于杀蛔虫，治小儿疳积。剩下的药都是消食的了，麦蘖（麦芽）和神曲配合就是健脾消食。木香、槟榔是行气导滞的，槟榔也可以驱虫，特别是驱绦虫。现在的肥儿丸也有好几种，全国大约有五六种，基本的原则都是健脾消食。有没有黄连，黄连用多少都不一样，如果是原方的话就用黄连，而且用量很大，不宜长时间服用，容易苦寒败胃。这个方功用就是消食导滞，清热驱虫，健脾作用很小，主要治疗小儿疳积。

小　　结

消食剂是分两大类来讲的，分别是消食化滞剂和健脾消食剂。

消食化滞剂讲了保和丸、枳实导滞丸及木香槟榔丸，这三个方都可以用于食积内停。保和丸以消食为主，功用当然是消食和胃。方中山楂、神曲、莱菔子三味药合用可以消各种食积，临证时以脘腹胀满、恶食嗳腐及舌苔厚腻等为辨证要点。枳实导滞丸与木香槟榔丸都有行气攻积、泻热导滞作用，都属于下法，都能治疗湿热积滞引起的便秘或痢疾。那么怎么区别运用呢？枳实导滞丸是小承气汤的变化方，但它的攻下力量比木香槟榔丸缓和，当然要比保和丸治的病要重一些，适用于积滞较轻、痞满不重的病证。木香槟榔丸攻积破滞力量比较强，比枳实导滞丸行气力量、泻下力量都要大，常用在积滞较重，腹部胀满较重的食积重证。还要知道，张子和用木香槟榔丸原来是治疗痢疾里急后重的。

健脾消食剂治疗的就不仅仅是食积了，还有脾虚，是脾虚引起的食积，或者是食积之后伤脾了，这都可以。这一节讲了健脾丸、肥儿丸。健脾丸的基础是香砂六君子汤，方中补气健脾药与消食行气药共用，是消补兼施的方剂。食积容易化热，故方中加入黄连以除食积所化之热。如果是偏于虚寒的，就不能用黄连了。这个方适用于脾虚食积证，单纯的食积就不能用这个方了。肥儿丸是治疗小儿疳积的常用方。小儿疳积是由饮食不节，损伤脾胃，食积化热，湿热生虫造成的，所以本方又是常用的杀虫剂。湿热生虫，所以方中加了黄连祛湿热，加槟榔、使君子祛虫积。本方以杀虫消积为主，同时还能清热、健脾。最后还需注意这个方不能长期服用，因为方中黄连用量较大，容易伤伐脾胃，影响小儿的生发之气，所以这个方不宜长期服用。

（唐明哲　编写）

第十七章 驱 虫 剂

驱虫剂简单看看它的概念，驱虫剂是治疗虫积的，虫积的范围比较广，但一般讲的主要是肠道寄生虫。其他还有肝吸虫、血吸虫、肺吸虫，这些都不在这一章之内。中医讲驱虫，主要是肠道寄生虫，而且最多的是蛔虫。现在生活好了，卫生条件好了，蛔虫病也很少了。在新中国成立前，或新中国成立初期，蛔虫病是比较多的。几乎是十人九虫，有的蛔虫很多，形成蛔虫团。1960年，我们下乡巡回医疗，看到一个女的一次排出二十多条虫子。蛔虫多了，形成一团了，把肠道堵住了，肚子痛得特别厉害，那就是蛔虫梗阻。有的蛔虫从肠子窜到胆道去了，那叫"胆道蛔虫病"，这是急腹症，因为胆道比较细，它窜到里面去之后，肯定是痛得非常厉害，痛得手脚都凉了。

乌 梅 丸

《伤寒论》

【组成】 乌梅三百枚(30g) 细辛六两(3g) 干姜十两(9g) 黄连十六两(6g) 当归四两(6g) 附子炮，去皮，六两(6g) 蜀椒出汗，四两(5g) 桂枝去皮，六两(6g) 人参六两(6g) 黄柏六两(6g)

【用法】 上十味，异捣筛，合治之，以苦酒渍乌梅一宿，去核，蒸之五斗米下，饭熟捣成泥，和药令相得，内臼中，与蜜杵二千下，丸如梧桐子大。先食饮服十丸，日三服，稍加至二十丸。禁生冷、滑物、臭食等。(现代用法：乌梅用50%醋浸一宿，去核捣烂，和入余药捣匀，炼蜜为丸，每服9g，日服2~3次，空腹温开水送下；亦可作汤剂，水煎服。)

【功用】 温脏安蛔。

【主治】 蛔厥证。腹痛时作，手足厥冷，时静时烦，时发时止，得食而呕，常自吐蛔。兼治久利。

【讲述】 乌梅丸原来是治伤寒厥阴病的代表方。太阳病的代表方是麻黄汤、桂枝汤，少阳病的代表方是小柴胡汤，阳明病的代表方是白虎汤、承气汤，太阴病的代表方是理中丸，少阴病的代表方是四逆汤。

厥阴病的代表方是乌梅丸。厥阴病的主要特点，是寒热错杂。这时候的病人出现厥热交错，可能厥两天热两天；厥一天热一天；厥三天热三天，反复交错。说厥就厥，四肢厥冷，然后说热就热了。厥阴病是到了伤寒的后期。伤寒最危险的时候是少阴病，其次就是厥阴病。太阴病一般不死人，就是到少阴病、厥阴病的时候，就容易死人了，特别是少阴病的时候，死亡率最高。厥阴病有从太阴直接进入厥阴的，有从少阴传入厥阴的。厥阴是阴尽阳生之脏，所以病至厥阴就出现寒热错杂现象。

乌梅丸主要是治蛔厥的，就是伤寒到了厥阴病阶段，寒热错杂，胃热肠寒。蛔虫长期居住在肠，肠寒了，不适于它居住了，它就找热乎的地方，就从肠往上走，再加上"蛔闻食臭出"，蛔虫闻到饮食的香味它就往上窜，往上走就到胃里去了。一到胃，胃热又不适于它居住了，而且是热灼蛔虫，所以它就乱动，没出路了，最后就从嘴里吐出来。在这个乱动过程中，搅得病人腹痛，胃痛，心中懊侬，烦躁不宁，以至阴阳气不相顺接，出现手足厥逆，这就是蛔厥。当蛔虫吐出之后，胃中安宁，痛烦都暂时停止。但到再次进食的时候，又蛔闻食臭出，所以再次躁扰，再次厥逆，吐蛔之后，再次暂时安静。如此反复，所以蛔厥是时发时止，特别是蛔出则安。

首先这个病是蛔虫，所以首要的是先驱蛔虫。驱蛔虫主要药就是乌梅，原方是三百枚，原来是做丸药的，现在做汤剂，用30g、50g都可以。乌梅这个药是酸的，“望梅止渴”。酸，中药里酸味最大的就应该是乌梅。酸有什么好处呢？“虫得酸则安”，虫怕酸，它到胃以后，就是胃酸刺激它，再加上胃中热，所以它就躁动乱窜。虫怕酸，一遇上酸味之后，它就不动了。临床上看到病人胃痛，或者是腹痛，如果诊断不清的话，怀疑他是虫痛，“九种心痛”其中有一个就是“虫痛”。要是诊断不清的话，就先给病人喝一口醋，大约几分钟的时间，若是不痛了，基本上可以定为虫积。乌梅本来就酸得很厉害，又用醋把它泡上，酸上加酸了。书上写苦酒，苦酒就是醋。乌梅用醋泡一宿，那就特别酸了，药效更强了。因此用乌梅作为君药。

其二是“辛能伏蛔”，再加上辛味药，辛味药能使蛔虫不动，现在说就是辛味药能使蛔虫麻痹。最好的是川椒和细辛。川椒、细辛大家都知道了。为什么单选这两个药呢？这两个药都有辛麻的性质，这两个药都可以做外敷麻药，所以“虫得辛则伏”。乌梅丸驱蛔的主要药基本上就是这三个，细辛六两、川椒四两，现在用汤药的话，细辛用5～9g，川椒用10～15g，就可以达到这个目的。下面就根据寒热错杂情况，用一些寒药和热药。热药用附子、干姜、桂枝，这三个药加在一起是二十二两，这就是温脏祛寒，祛肠中之寒。治胃热的寒药是黄连、黄柏。黄连、黄柏加在一起也是二十二两，黄连十六两、黄柏六两，所以它是寒热基本相当。至于用黄柏，就是这个方是治厥阴病，厥阴病属于下焦，属于肝经，所以用黄柏。用黄连当然是清上热的，这个上和下是相对而言的，不是上焦，主要是指中、下二焦说的，下焦是寒，中焦是热，这也叫上热下寒，现在说就是胃热肠寒。黄连、黄柏还有个特点，就是苦，还有一句话，叫“虫得苦则下”，苦能下蛔，蛔虫怕苦，见到苦味，它就往下走，闻到饭香，就往上走。酸、辛、苦，这是治蛔虫比较常用的。当然没有热不要特意去用苦，特别是黄连、黄柏，有酸有辛的就够了。一般驱蛔虫，还应该加点泻药，使蛔虫从大便排出。方中还用人参和当归，因为这个病已经到伤寒后期了，已经气血两虚了，所以加人参、当归来扶助正气，益气养血，加速机体的恢复。

现在治一般的蛔虫就不要拘泥在原方上了。有的蛔虫病舌苔白，舌质淡，脉沉迟，这就是寒，这时候就不必用黄连和黄柏，把清热药去掉。也有的蛔虫病属于热证，就不应该用附子、干姜、桂枝。附方里有个理中安蛔汤和连梅安蛔汤，大体上就是这个意思。

乌梅丸的功用，一般都叫“温脏安蛔”。本来治寒热错杂，本来是温中清热驱蛔。大家都说是“温脏安蛔”，所以也就约定成俗了。诚然，这个方的温性略大于寒性，但不能把清热的就给丢了，实质它还应该有补虚。完整地说，应该是温中清热，补虚驱蛔。

另外乌梅丸也能治久痢，就是治痢疾，书上加个久泻，还是以痢疾为主。久痢，《伤寒论》原来也讲治久痢。乌梅用量最多了，久痢就是有点滑脱的意思，乌梅主要是涩肠，所以它可以治久痢。寒热错杂的，原方不用动就可以了。久痢不都是寒热错杂的，所以真正治久痢的时候，还得随时加减变化，不能原方照搬。

化 虫 丸

《太平惠民和剂局方》

【组成】 胡粉(即铅粉)炒 鹤虱去土 槟榔 苦楝根去浮皮,各五十两(各1500g) 白矾枯,十二两半(375g)

【用法】 上为末,以面糊为丸,如麻子大。一岁儿服五丸,温浆水入生麻油一二点,调匀下之,温米饮下亦得,不拘时候。其虫细小者皆化为水,大者自下。(现代用法:上药为末,面糊为小丸,每次6g,一岁小儿服1g,每日1次,空腹,米汤送下。)

【功用】 驱杀肠中诸虫。

【主治】 肠中诸虫。发作时腹中疼痛,往来上下,时作时止,痛甚剧,甚至呕哕涎沫,或吐清水。

【讲述】 化虫丸能治多种虫积,最常用的是治蛔虫,其次就是绦虫。绦虫的病人大便有虫体,一节节脱下来的白色的薄片,所以一般叫寸白虫。再就是蛲虫,蛲虫现在也少了。蛲虫生在肛门里,是一种很细像线条似的小白虫,肛门瘙痒,也是由于饮食不洁来的。

这个方一共五味药,白矾的用量稍微小一点,其他都相等。主要药是胡粉,胡粉就是铅粉,铅是有毒的,杀虫的力量比较强,能杀多种虫。叫化虫丸,原书说这个药能把虫化为水,主要是靠铅粉。再一个就是白矾,白矾酸苦,酸苦一个能泻,再一个就是能软,使虫体化为水,主要是靠这两个药。再就是鹤虱,这个药也有毒,鹤虱主要是治蛔虫的。苦楝根皮,也是治蛔虫的,"虫得苦则下"。槟榔主要治绦虫,有个"槟榔南瓜子合剂",就是用槟榔和南瓜子,成人槟榔一次可以吃60g,用量相当大。加上二两南瓜子,南瓜子也治绦虫。这两个药都有润肠和泻下作用,所以就不用再吃泻药了,过两个小时之后,就可以把绦虫的虫体和头一次排下来,这个治绦虫效果很好。这个方都做成丸剂,因为有毒,所以不能长期吃。如果用几次驱虫驱得不好,或者没下净,要过一段时间再吃,隔三天五天的,或隔一周再吃一天,这样比较好,吃多了就容易中毒,特别是铅中毒。虫积的症状就是腹痛,时发时止,而且"往来上下,时发时止"。

小 结

驱虫剂这章讲的方子也比较少,现在生活条件好了,虫积病也少了。

驱虫剂顾名思义,具有驱虫作用。乌梅丸长于温脏补虚,清热安蛔,适用于上热下寒、寒热错杂的蛔厥证。乌梅丸是治厥阴病寒热错杂的主方,又可以治寒热错杂的久泻久痢。还要注意这首方的配伍特点,根据"虫得酸则静,得辛则伏,得苦则下"去理解这首方的组成。化虫丸方中杀虫药比较集中,以杀肠内诸虫为主,是适用于治疗各种肠道寄生虫病的通剂。

(毕珺辉 编写)

第十八章　涌　吐　剂

涌吐剂现在用得不多了,但还要讲。这个方法还是很好,很简单,而且用钱也很少,治病效果确实很好,所以有这种适应症的时候还是用吐法好。如咱们讲的宿食,就是食积,食积尚在胃中胀疼得很厉害,最简单的方法就是让他吐,吐出去就好了,不必消食。最简单的方法,用手指头去探喉咙,吐出来就好了,或者找根翎毛探喉咙吐了就好了。譬如有人误食毒物,食物中毒了,只要毒物尚在胃中,就赶快让他吐,吐完就好了。所以这个吐法,该用的时候真的很好。

另外,吐法原来还用在"中风痰壅"上,中风卒然昏倒,不省人事,喉中痰声漉漉,这就叫痰迷心窍,有的叫"痰厥"。看有没有半身不遂,有半身不遂的叫"中风";没半身不遂的就叫"厥证"。初发的时候都可以用吐法。有的人是癫狂病,发作的时候狂躁不安,灌点蓖麻子,吐完就安定了,神志也可以清醒。其他还有喉痹,喉痹就是咽喉两边肿得很厉害,甚至影响呼吸,这个时候就给他吐一下,吐后可以消肿。还有就是干霍乱,干霍乱就是吐泻不得,要吐还吐不出来,要泻还泻不下去。这个病很厉害,可以采取吐法,通过涌吐把邪气排出去,因为这个邪气主要在胃。

下面就是使用注意事项。使用吐法要注意,要中病即止。第二,服药不吐,也需要探吐。第三,要是呕吐不止,服用生姜汁就可以止住了。吐完要避风,因为吐完胃气虚了,伤伐中气了,所以要避风,防止外感。

如果把吐法再深入的讲,"吐法"可以当"汗法"使用。有些外感病,可以用吐法,"其在上者,因而越之"。外感病一般都在上焦,属于表证,可以用吐法,可以出汗。金元四大家的攻下派张子和善用吐、下法,他有时候把吐法当汗法使用,确实很好,不用吃药,吐一下就可以发汗,表证就可以解了。现在一般也不愿意用了,也不会用,几乎已经失传了。

瓜　蒂　散

《伤寒论》

【组成】 瓜蒂熬黄,一分(3g)　赤小豆一分(3g)

【用法】 上二味,分别捣筛,为散已,合治之,取一钱匕(2g)。以香豉一合(9g),用热汤七合,煮作稀糜,去滓,取汁合散,温顿服之。不吐者,少少加;得快吐乃止。(现代用法:将两药研细末和匀,每服1~3g,用香豉9g煎汤送服。不吐者,少少加量再服。)

【功用】 涌吐痰涎宿食。

【主治】 痰涎宿食,壅滞胸脘证。胸中痞鞕,烦闷懊侬,欲吐不出,气上冲咽喉不得息,寸脉微浮。

【讲述】 瓜蒂就是甜瓜的蒂子,叫苦丁香,味特别苦。"酸苦涌泄为阴",苦味药能令人吐。瓜蒂特别苦,吃到胃里之后,刺激胃,使人呕吐。只是瓜蒂这一味药,把它压成面,熬水也可以。一次大约用3g就能吐。吐什么呢?一个是吐宿食,再一个就是吐痰饮。一般痰饮多的人,要能会用的话,给他吐一下,吐完之后,痰会大量减少。我曾看到一位病人,是肺气肿痰多,他不是故意吃吐药，可能是吃了什么不洁净的东西，吐了之后他的痰减少很多。所以这个吐法还是很好的，但必须用于体质比较好的病人，或者气不虚的人。瓜蒂就能吐宿食、吐痰涎，毒物也可以，只要在胃中的、在胸膈的、在咽喉的都可以吐，所以治喉痹可以用，治癫狂也可以用。瓜蒂散原方还有赤小豆，为什么加红小豆呢？一个是红小豆本身是酸的，它配合瓜蒂就形成了酸苦合用，就是“酸苦涌泄为阴”了，能加强瓜蒂的涌吐作用。另外，赤小豆也属于谷物之类的，咱们都经常吃，它能保护胃气，防止涌吐伤胃。原方还用豆豉熬粥，冲瓜蒂和赤小豆面。豆豉能宣发胸脘的邪气，宣发也能帮助催吐，另外淡豆豉也能保护胃气。实质上，只用瓜蒂一味就能吐。加赤小豆，吐得可能稍微好一点。用豆豉保护胃气，还能宣发胸脘的邪气，虽吐而不伤正气。吐法可以用，而且要尽量学会用，但是可不要盲目的用。

参 芦 饮

《丹溪心法》

【组成】 人参芦（15g） （原书未著用量）

【用法】 研为末，水调下一二钱（3~6g），服后以物微探吐之。

【功用】 涌吐痰涎。

【主治】 气虚，胸膈痰涎壅盛证。痰多气急，胸膈满闷，温温欲吐，脉象虚弱。

【讲述】 参芦饮就是用人参的芦头，参芦熬水喝，可以引起呕吐。原来内服药用人参都是去芦，现在研究认为，芦头好，芦头含的人参皂苷比人参体的含量还要高。中医用人参还得去芦，这个芦是起呕吐作用的，但是它毕竟是个参芦，吃了它也不一定吐，所以吃完参芦一般还要探吐。这个方主要是治虚人的，体质比较差一点的人，又不能用瓜蒂散的，就给他用参芦饮。

小 结

这一章讲了两个方，瓜蒂散涌吐作用较强，擅长涌吐痰食，适用于痰食壅滞于胸脘的实证。参芦饮药性缓和，主治体虚胸膈痰涎壅盛的病证。

（孔 菲 编写）

方剂索引

六画

七画

八画

九画

十画

十一画

十二画

十三画

十四画

十五画以上